U0287371

复杂肝胆胰疾病
诊治难点与创新

主　编　吴金术

编　者　（以姓氏笔画为序）

王　俊　王永刚　毛先海　尹新民　田秉璋　成　伟

刘昌军　汪新天　沈贤波　陈梅福　易为民　段小辉

彭　创

绘　图　吴金术

校　对　刘曼君

科学出版社

北　京

内 容 简 介

本书作者从肝胆外科临床工作积累的大量病例中，精选出复杂、疑难病例165例加以解析。每例病例皆阐述发病经过、临床各项检查、诊断、手术过程、预后情况及病例点评。手术过程部分图文结合，手术照片图结合线条图讲解手术具体过程；病例点评部分总结该病例在治疗方面的难点、实施过程中的创新以及手术技巧，引发读者思考。

本书资料翔实、丰富，实用性强，可供临床外科医师、研究生参考阅读。

图书在版编目（CIP）数据

复杂肝胆胰疾病诊治难点与创新 / 吴金术主编 . -- 北京：科学出版社，2019.9
ISBN 978-7-03-062264-8

Ⅰ . ①复… Ⅱ . ①吴… Ⅲ . ①肝疾病—诊疗 ②胆道疾病—诊疗 ③胰腺疾病—诊疗 Ⅳ . ① R57

中国版本图书馆 CIP 数据核字（2019）第 193125 号

责任编辑：于 哲 / 责任校对：郭瑞芝
责任印制：肖 兴 / 封面设计：龙 岩

科 学 出 版 社 出版
北京东黄城根北街 16 号
邮政编码：100717
http://www.sciencep.com

三河市春园印刷有限公司印刷

科学出版社发行 各地新华书店经销

*

2019 年 9 月第 一 版 开本：787×1092 1/16
2019 年 9 月第一次印刷 印张：28 3/4
字数：657 000
定价：248.00 元
（如有印装质量问题，我社负责调换）

主编简介

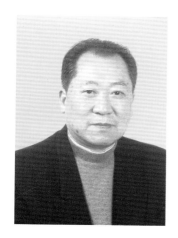

吴金术，主任医师、教授、博士生导师。湖南省人民医院首席专家，美国弗吉尼亚大学荣誉教授。曾任湖南省医学会副会长、湖南省人民医院副院长、湖南省人民医院肝胆医院院长、湖南省医学会肝胆专业委员会主任委员。

从事医学临床工作62年，施行各种手术约4万台次。1983年组建湖南省人民医院肝胆小组，从3名医生、3张床开始，经过30多年的奋斗、拼搏，现在已达830张床、375名医护人员，2014年手术量达10 000余台次。他和同道们开创了治疗肝胆管结石的"肝胆管盆式内引流"、肝胆管结石外科手术治疗"24字原则"、入肝的14条途径，收治医源性近段胆管损伤604例，并提出了医源性近段胆管损伤的分类与治疗原则，主张解剖性肝切除，所著《解剖性肝切除》一书于2013年由人民卫生出版社出版。

获国家发明专利8项、省部级科研成果8项，发表论文400余篇，著有《临床胆石病学》《吴金术肝胆胰外科》《医源性胆道损伤》《医用创面胶在肝胆外科的应用》《肝胆胰外科疑难病例精选》等14部著作，收集相关专业图片6万张、肝胆胰手术录像1000部，在国内及美国、日本等500多家医院讲学、做手术。

先后荣获"全国卫生文明建设先进工作者""湖南省劳动模范""湖南省优秀专家""全国百佳医师""中国医师奖"等荣誉称号。

前　言

　　一晃，60 年的临床工作过去了。回首往事，心潮起伏，难以平静。笔者先后在湘西自治州卫生学校、湘西自治州人民医院、西非塞拉利昂罗蒂芬克医院、湖南省人民医院学习和工作，为了治疗患者、诊治疑难病症，常奔波在湘西苗家山寨等地。笔者当时在医疗条件极为艰苦的基层医院，在蚊帐里做手术，面临一个又一个疑难杂症，在生与死的搏斗中不断攻克医学疑难，治病救人的知识不断深化，诊疗技能在实践中、创新中不断提升。

　　1983 年，湖南省人民医院成立了肝胆外科小组，成立之初只有 3 位患者、3 张床位、年肝胆手术 18 台。经过与同道们 30 余年的不断拼搏，不断攻克难点、不断创新，肝胆外科获得了长足的发展，救治了数以万计的疑难杂症患者。笔者与同事被邀请到全国 500 多家医院以及美国、日本讲学、会诊、做手术，获得了同道们的称赞、患者的信任。

　　笔者收集了近几年诊治的复杂肝、胆、胰病例 165 例，彩色图片近 700 幅，笔者手绘线条图 200 余幅，整理成此书。全书共分五章，其中每个病例由病例介绍、难点与创新三个部分组成，内容深入浅出、图文并茂，紧密结合临床，适于医学院校、临床各线医护人员阅读。

　　望、触、叩、听是攻克诊疗难点的根本，是医学发展创新的源泉，是大医精诚所在。

　　由于时间仓促，经验有限，错误难免，恳请同道们指正。

吴金术

2019 年 8 月 8 日

i

目　录

第一章　肝

　　肝重约 1500g，位于膈下，是人体的重要器官。肝外科病是常见病，湖南省人民医院肝胆外科肝疾病占 30%，包括肝胆管结石、肝癌、肝破裂、肝脓肿、肝硬化、门静脉高压症等，其诊治在相关诊疗指南的指导下，使许多患者恢复了健康。但临床病症错综复杂，肝的疑难杂症不断出现。例如，肝胆管结石并发左右肝萎缩、尾叶肥大，肝胆管结石并发胆汁性肝硬化、门静脉高压、门静脉海绵样变，肝胆管结石并发胆瘘，肝胆管结石并发终末期肝病等。

　　再如，20kg 的巨块肝癌，累及邻近器官的肝癌；2 岁小孩从 20 层高楼坠落，昏迷休克，8 个器官系统损伤；胆源性门静脉高压、食管胃底静脉破裂，是门奇断流，还是分流？

　　本章分享肝部疾病病例的诊疗过程。

第一节　肝胆管结石

　　肝胆管结石是常见病、多发病。1998 年，吴金术等著《临床胆石病学》一书，30 年过去了，肝胆管结石仍是常见病。2017 年肝内胆管结石的比例占胆石病的 36.6%，其疾病的复杂性、危险性较 20 世纪 80 年代明显增加。面对这一情况，不断克难、创新，使这类疾病的手术效果不断提高。2014 年，吴金术等提出改良盆式内引流，使反流性胆管炎从27.9% 降至 5%，残石率从 17% 降至 7%。

（一）肝胆管结石的诊断内涵（S、St、A、C 模式）

　　（1）结石（stone，S）

　　（2）胆管狭窄（stricture，St）

　　（3）胆管变异（abnormal，A）

　　（4）胆道并发症（complicatione，C）：包括：①胆汁性肝硬化、门静脉高压、门静脉海绵样变。②肝肥大萎缩征：包括左右肝萎缩、尾叶肥大。③胆瘘：包括胆管支气管瘘；胆管胸膜瘘；胆管 – 胃 – 肠道瘘；胆管腹膜腔漏；胆管外漏。④胆道出血。⑤胆源性肝脓肿。⑥胆管癌。⑦高位 AOSC。

（二）肝胆管结石的治疗

　　综合治疗，个体化方案。肝胆管结石的治疗不能只靠一种方法，也没有一种治疗肝胆管结石的万能方法。

（三）肝胆管结石的外科治疗原则（"24 字"原则）

　　清除胆石，解除狭窄，切除病肝，矫治畸形，通畅引流，保肝保胆。

解除胆管狭窄是外科手术治疗的核心，肝胆管盆式内引流是为突出解除肝胆管狭窄而命名。

（四）入肝"十四条途径"

入肝十四条途径即敞开进达肝门狭窄处的路径，包括：①肝圆韧带途径；②胆囊床途径；③结石感途径；④左肝外叶胆管途径；⑤不保留门静脉左支的左肝外叶胆管途径；⑥ S_{4-b} 胆管途径；⑦肝桥胆管途径；⑧肝叶（段）切除途径；⑨尾叶胆管途径；⑩ Rouviere 沟途径；⑪胆囊管途径；⑫瘘管途径；⑬桥襻空肠途径；⑭胆总管途径。

以上 14 条途径中，以肝圆韧带途径和胆囊床途径使用最多。

（五）入肝的基本技能"四边法"

"四边法"，即"边穿刺""边缝""边扎""边牵"。"边穿刺"亦可为"边扪触"，即扪触结石感、胆管囊性感。有条件的医院可配合术中 B 超确定结石及邻近结石的门静脉、动脉、肝静脉。

（六）胆道镜

目前作为胆道镜使用的是纤维胆道镜和硬质输尿管镜，配合取石网或钬激光碎石。临床经验证明，胆道镜能有效降低残石率。对于一些肝硬化、门静脉高压的病例，胆道镜是一种有效的选择。尤其在解决胆管狭窄后，胆道镜的优势明显。

（七）肝切除

肝切除是治疗肝胆管结石的有效手段，但应严格掌握适应证，其适于肝纤维囊性变、胆管癌、胆源性肝脓肿。切肝并不适用于所有的肝胆管结石，也不是所有的肝胆管结石都要切肝、都能切肝，肝切除后残留肝增大，胆管延长、变异，易发胆石。要记住，对于有些患者来说，3% 的尾叶肝常能将其救活，故不可轻易切肝。

（八）肝胆管结石的手术方式

目前主要有两种，即开腹术和腹腔镜。目前仍以开腹为主，腹腔镜的指征在逐渐扩大。

（九）肝胆管结石的手术方法

目前主要是胆肠内引流、肝叶切除和胆总管探查 T 形管引流。1983 年，吴金术、谌忠友和周海兰创造肝胆管盆式内引流。作为临床医生，应该以疾病为依据选择手术的指征、时机及方法。

（十）改良盆式鲁氏 Y 形吻合术

经过 30 多年的摸索、成功与失败的较量，2 万多例肝胆管结石的肝胆管盆式术，证明在延长胆石复发、再手术期限方面优势明显，是治疗肝胆管结石的有效手段，但亦发现反流性胆管炎发生率达 27.9%。在腹腔镜空肠与桥襻空肠侧 – 侧吻合，以及空肠与桥襻空肠同步缝合抗反流效果良好的影响下，2016 年，吴金术等提出改良肝胆管盆式鲁氏 Y 形吻合术，经过 645 例的临床观察，反流性胆管炎发生率降至 7%。主要改良体现在以下几个方面：

（1）入肝途径由原来的 8 条增加至 14 条。

（2）桥襻空肠经结肠肝曲系膜戳孔引至第一肝门与十二指肠同步平行。

（3）空肠与桥襻空肠侧 – 侧吻合。

本节将近 2 年所经治的各类肝胆管结石诊治情况与大家分享。

典型病例

病例1：全肝结石，胆管多处狭窄、变异，施改良盆式鲁氏Ｙ形吻合术

患者，男，36岁。间发右上腹痛、寒热5年，复发加重10天。

体温（T）37.6℃，脉率（P）81次/分，呼吸（R）20次/分，血压（BP）114/65mmHg。神清合作，黄疸（－）。心、肺无明显异常。腹平、浅静脉未见曲张。腹壁软，肝、胆囊、脾未扪及，剑突右下方压痛，叩击右肝区示心窝部疼痛。Murphy征（－），无胃振水音，腹水征（－）。双下肢正常。

白细胞（WBC）5.50×10⁹/L，中性粒细胞（N）57.6%，血小板（PLT）156×10⁹/L，总胆红素（TBIL）33.5μmol/L，直接胆红素（DBIL）16.3μmol/L，总蛋白（TP）66g/L，白蛋白（ALB）35.7g/L，谷草转氨酶（AST）45U/L，谷丙转氨酶（ALT）78U/L，血清前白蛋白（PA）100mg/L，血清胆碱酯酶（CHE）4775U/L，糖类抗原（CA$_{19-9}$）9.5kU/L。

CT（2016年9月23日，外院）：肝轮廓清，表面光整，左肝外叶肥大、左肝内叶较小（图1-1-1）。肝内、外胆管显著扩张，均充填大量胆石（图1-1-2），"狗尾征"（－），胆管内径约1.5cm。胆囊不大，壁不厚，未见明显胆石充填。门静脉不粗大、曲张，"花篮边征"（－）。脾大8个肋单元。胰头不大，主胰管不扩张。无腹水。

【术前诊断】肝胆管结石。S：全肝、胆总管（BCD）。St：左肝管（LHD）、右肝管（RHD）、S₃。A：无。C：胆汁性肝硬化、门静脉高压症；肝肥大萎缩征（左肝外叶肥大、左肝内叶萎缩）；急性梗阻性化脓性胆管炎（AOSC）。

【手术过程】

（1）择期，平仰卧位，右上腹"反L"形切口。见：无腹水，腹膜上无癌性结节。肝色泽棕红，左肝外叶肥大，左肝内叶萎小，各肝叶结石感明显，无纤维萎缩。肝外胆管外径约1.5cm，其内可及胆石。胆囊6cm×3cm，无胆石。肝十二指肠韧带无静脉曲张。胰头不大。脾稍大，下极接近左肋缘下。

（2）"四边法"切开肝外胆管、取石（图1-1-3），结扎胆囊动脉、胆囊管，移除胆囊。

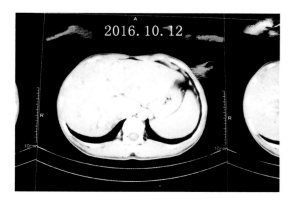

图1-1-1　CT：左肝外叶肥大、左肝内叶萎缩；肝外胆管扩张，充填大量胆石

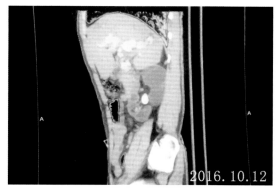

图1-1-2　CT：肝内、外胆管扩张，充填大量胆石

（3）经肝圆韧带途径逐步切开左肝管、左肝内叶胆管及右肝前叶胆管，清除右肝前叶、左肝内叶胆管内胆石。

（4）左肝外叶胆管相对狭窄，故经 S_2、S_3 胆管结石感途径，清除 S_2、S_3 胆管结石，并与左肝管沟通。

（5）尾叶胆管口狭窄，内径约 0.1cm，以 6-0 薇乔线做尾叶胆管、左肝管内吻合，使其口径延长至 1.3cm（图 1-1-4）。发现左右尾叶共干，右肝后叶胆管汇入 S_9 胆管，经此清除尾叶胆管及右肝后叶胆管结石，缝闭 S_2、S_3 胆管切口。

（6）整修、拼合、组成肝胆管盆，内径达 4cm（图 1-1-5）。

（7）切取桥襻空肠，完成改良盆式鲁氏 Y 形吻合术。

（8）逐层关腹。手术历时 4.5 小时，失血量约 50ml，取出胆石 81g（图 1-1-6）。

手术示意图见图 1-1-7。

【术后诊断】肝胆管结石。

S：全肝、BCD。St：LHD、右前叶胆管（RABD）、S_3、S_9 胆管。A：右肝管缺如，右前叶胆管汇入右尾叶胆管，左、右尾叶胆管共干汇入右肝管。C：胆汁性肝硬化、门脉高压症；肝肥大萎缩征（左肝外叶肥大、左肝内叶萎缩）；AOSC。

【实施手术】改良盆式鲁氏 Y 形吻合术，S_2、S_3 结石感途径切开、取石。

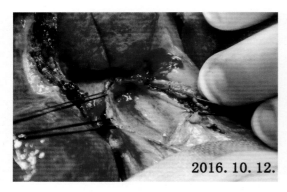

图 1-1-3 肝外胆管切开

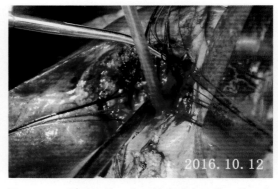

图 1-1-4 尾叶胆管、左肝管内吻合示剪刀剪开左尾叶胆管、左肝管"隔壁"

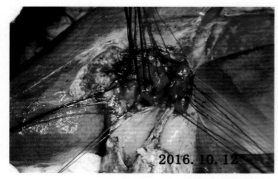

图 1-1-5 肝胆管盆、左肝管后壁口为左肝管、左尾叶胆管内吻合口

图 1-1-6 胆石树

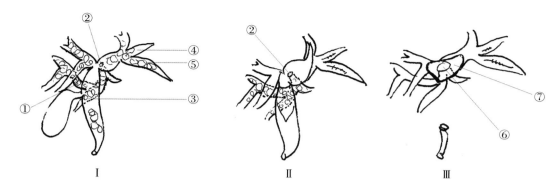

图 1-1-7　手术示意图

Ⅰ. 术前；Ⅱ. 右肝后叶胆管开口于右尾叶胆管；Ⅲ. 术后

注：①右肝后叶胆管；②尾叶胆管口狭窄；③右尾叶胆管；④ S_2 胆管；⑤ S_3 胆管；⑥尾叶胆管左肝管内吻合；⑦肝胆管盆

【术后】 无胆漏、出血、肝功能不全等并发症，恢复平顺。术后复查 CT 无胆石残留。

【难点与创新】 本例是复杂肝胆管结石病例，原拟施左肝外叶切除、右肝后叶切除、胆管 T 形管引流，后改为改良盆式鲁氏 Y 形吻合术，获得较好的效果。

（一）难点

（1）全肝内胆管结石。

（2）左、右肝管口及尾叶胆管口狭窄，S_2、S_3 胆管相对狭窄。

（3）S_1、S_9 胆管共干，开口于左肝管，其胆管口真性狭窄。右肝后叶胆管汇入 S_9 胆管。

（4）并发胆汁性肝硬化、门静脉高压症、肝肥大萎缩征。左肝外叶肥大，充填胆石，不能切除。

（二）创新

采用"内吻合"改良盆式鲁氏 Y 形吻合术。

（三）外科手术技巧

（1）组成肝胆管盆：①"四边法"解除左、右肝管口狭窄。②沿肝圆韧带途径切开左肝管，显露尾叶胆管口，做尾叶胆管、左肝管内吻合，解除尾叶胆管狭窄，清除 S_9、S_1 胆管内胆石。③利用 S_2、S_3 胆管结石感途径，清除了 S_2、S_3 胆管结石，与左肝管沟通。④拼合组成肝胆管盆。

（2）做结肠肝曲系膜戳孔，桥襻空肠经此达肝胆管盆，与十二指肠同步、平行。

（3）空肠、桥襻空肠侧 - 侧吻合，同步缝合。

（4）4-0 Prolene 线做肝胆管盆 - 桥襻空肠连续、外翻缝合。

病例 2：肝胆管结石、左右二级肝门胆管狭窄，施左肝外叶、右肝后叶切除，T 形管及夹心 T 形管引流术

患者，女，49 岁。反复右上腹痛 20 年，再发加重 15 天。

T 36.7℃，P 81 次 / 分，R 20 次 / 分，BP 118/70mmHg。神清合作，黄染（-）。心、肺

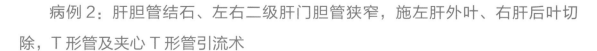

正常。腹平，浅静脉未见曲张。腹壁软，肝、胆囊及脾未扪及，剑突右下方压痛，叩击右肝区示心窝部疼痛。腹水征（－）。双下肢正常。

WBC $5.67×10^9$/L，N 64.9%，PLT $237×10^9$/L，TP 77.1g/L，ALB 37.8g/L，TBIL 9.8μmol/L，DBIL 2.3μmol/L，AST 25U/L，ALT 10.8U/L，PA 201mg/L，CHE 6847U/L，CA_{19-9} 36.4kU/L。

CT（2017年2月28日，湖南省人民医院）：肝轮廓清，表面光整，肝叶比例无明显失常。左肝外叶、右肝后叶、尾叶内胆管中度扩张，充满高密度结石，无积气。肝外胆管内径约1.5cm，见胆石（图1-1-8）。胆囊增大，其内无胆石。胰头不大，全胰管不扩张。脾大6个肋单元。无腹水。

增强扫描（静脉期）（图1-1-9）："狗尾征"（－）、"日晕征"（－），肝十二指肠韧带无静脉曲张。

【术前诊断】肝胆管结石。S：肝Ⅱ段（S_2）、肝Ⅲ段（S_3）、肝Ⅵ段（S_6）、肝Ⅶ段（S_7）、右尾叶（S_9）、胆总管（BCD）。St：左外叶胆管、右后叶胆管（RPBD）、S_9。A：无。C：胆汁性肝硬化。

【手术过程】

（1）择期，右上腹"反L"形切口入腹。见：无腹水，腹膜无癌性结节。左肝外叶、右肝后叶纤维萎缩，明显结石感，右尾叶结石感明显，余肝色泽棕红，无明显结石感。肝外胆管外径约1.5cm，有结石感。胆囊约7cm×3.5cm，无结石感。脾不大。胰头软、不大。

（2）离断肝周粘连，放置Pringle止血带，顺逆结合切除胆囊。

（3）阻断入肝血流，钳夹法切除左肝外叶及右肝后叶。术者觉得取出右尾叶胆管结石困难，请笔者会诊。

（4）笔者了解病情、阅读血清生化及影像资料、察看术野后，洗手上台，发现：① 左肝二级肝门狭窄，内径约0.5cm，残存左肝外叶较大，进一步切除困难。②右肝二级肝门狭窄，残存右肝后叶胆管长约1.5cm，内径1cm，其前方有门静脉右肝后支跨越。③右肝尾叶胆管胆石较多，病灶胆管约3cm×1.5cm，开口汇入右肝后叶胆管，切除困难。④左肝外叶胆管和右肝后叶、尾叶胆管放置引流管困难。

（5）对术中所见困难，笔者采取以下方法：①延长腹壁切口呈鱼钩状，右膈下填塞纱

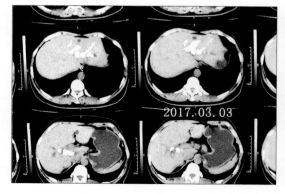

图1-1-8　CT：左肝、右肝后叶胆管扩张，充填胆石

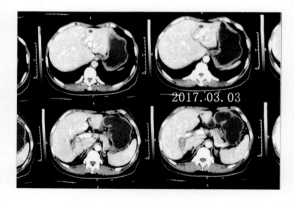

图1-1-9　CT（静脉期）：门静脉不大，肝十二指肠韧带无静脉曲张

布垫托出右肝。②配合使用硬质输尿管镜、钬激光碎石，清除残存右肝后叶及右肝尾叶胆管内胆石约 5g。③"四边法"进一步延长右肝管切口达狭窄处，试图钳夹、切断跨越其前方的门静脉右后支，残存右肝后叶立即缺血变成蓝色，而作罢。④经右肝管放置 12 号犁形管入右肝后叶、尾叶胆管，4-0 Prolene 线连续缝闭右肝后叶胆管残端，注水测试无胆漏。⑤取 16 号 T 形管，直臂插入外径 0.2cm 硅胶管，制成夹心 T 形管，其夹心管经左肝管入残留左肝外叶胆管，4-0 Prolene 线连续缝闭残端。⑥2 支 T 形管直臂分别经肝总管、胆总管右侧壁戳孔引出（图 1-1-10），4-0 Prolene 线连续缝闭肝外胆管切口，注水测试无胆漏、出血。⑦ 关腹。"三合一液"冲洗术野，放置左、右膈下乳胶引流管各 1 根，就近低位安放胆道引流管，逐层关腹。

手术历时 5 小时，失血量约 200ml，取出胆石约 35g。手术示意图见图 1-1-11。

【术后诊断】肝胆管结石。S：S_2、S_3、S_6、S_7、S_9、胆总管。St：左外叶胆管、右后叶胆管、S_9。A：右尾叶胆管汇入右后叶胆管、门静脉右肝后支异位。C：胆汁性肝硬化，左肝外叶、右肝后叶纤维萎缩。

【实施手术】非解剖性左肝外叶、右肝后叶切除，硬质输尿管镜、钬激光碎石，胆管 T 形管、夹心 T 形管双引流术。

【术后】无胆漏、膈下脓肿、出血、肝功能不全等并发症。复查 CT 无胆石残留。

【难点与创新】

（一）难点

（1）左右肝双侧二级肝门狭窄，难以实施解剖性左肝外叶及右肝后叶、右尾叶切除。

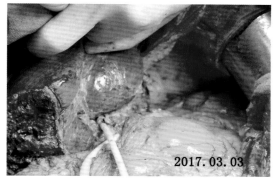

图 1-1-10 橡胶管为 T 形管，分别从肝总管、胆总管右侧引出

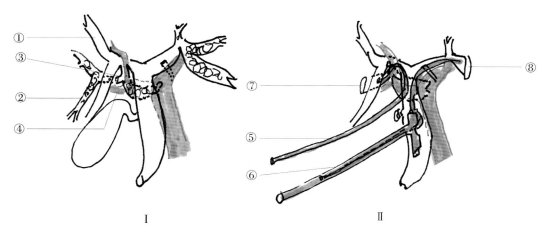

图 1-1-11 手术示意图

Ⅰ. 术前；Ⅱ. 术后

注：①右肝前叶上段胆管；②右肝后叶下段胆管；③右肝尾叶胆管；④门静脉右肝后支；⑤T 形管；⑥夹心 T 形管；⑦右肝后叶残段；⑧左肝外叶残段

（2）胆管变异，右肝尾叶胆管异位开口汇入右肝后叶胆管。

（3）门静脉右肝后支跨越右肝后叶胆管前方，如果切断，将损及残存右肝后叶及右半侧右肝前叶血供。

（二）创新

（1）非解剖性右肝后叶切除。

（2）经右肝后叶残留胆管配合硬质输尿管镜、钬激光碎石。

（3）T形管、夹心T形管双管引流。

（三）外科手术技巧

（1）右肝后叶胆管T形管的放置：①T形管宜用12号，修剪成犁形。②T形管横臂放入残留的右肝后叶下段胆管和右尾叶胆管内。③T形管直臂经肝总管右侧戳孔引出。

（2）左肝夹心T形管的放置：①T形管选择16号，一横臂修剪成近似犁形。②利用吸引器将丝线吸入T形管直臂，经T形管侧壁戳孔引出。③借助丝线将导管引入T形管。

病例3：全肝胆管结石，左肝外叶上、下段胆管狭窄，左肝肥大，施改良盆式鲁氏Y形吻合术

患者，女，64岁。间发右上腹痛30年，再发伴以寒热、尿黄2个月。1个月前，因胆石致AOSC，在我院施PTCD，病情逐渐好转。

T 36.8℃，P 83次/分，R 20次/分，BP 128/78mmHg。神清合作，皮肤、巩膜轻度黄染。心律齐，双肺呼吸音清。腹平，浅静脉不曲张。腹壁软，肝、胆囊、脾未扪及，剑突右下方压痛，Murphy征（–），叩击右肝区示心窝部疼痛。无胃振水音。双腰背部无抬举痛，双下肢无水肿。

WBC 8.13×10^9/L，N 52.6%，PLT 492×10^9/L，TBIL 47.1μmol/L，DBIL 25.6μmol/L，TP 72.6g/L，ALB 37.7g/L，AST 64.5U/L，ALT 79.1U/L，ALP 293U/L，γ–Gt 329.2U/L，PA 212mg/L，CHE 5681U/L，CA_{19-9} 7.5kU/L。

CT（2017年3月14日，湖南省人民医院）：

平扫：肝轮廓清，表面光整，左肝肥大、右肝萎缩。肝内外胆管显著扩张，肝外胆管内径达3cm，左肝外叶胆管内径达3cm，各胆管均充填铸形胆石。胆囊不大，壁不厚，其内少许结石。脾不大。胰头不大，主胰管不扩张。无腹水（图1-1-12）。

增强扫描：动脉期"狗尾征"（–）（图1-1-13）；静脉期门静脉清楚，无静脉曲张（图1-1-14）。

【术前诊断】肝胆管结石，PTCD后。S：全肝、胆囊、胆总管。St：胆总管、左外下段肝管、左外上段肝管。A：无。C：胆汁性肝硬化，AOSC，肝肥大萎缩征（左肝肥大、右肝萎缩）。

【手术过程】

（1）择期，平仰卧位，右上腹"鱼钩"形切口入腹（图1-1-15）。见：无腹水，腹膜上无癌性结节。肝色泽棕红，左肝外叶肥大、右肝萎缩，左肝外叶少许纤维瘢痕，左、右肝明显结石感。肝外胆管外径约3cm，胆囊不大，均有结石感。肝桥宽约2.5cm，方叶不大，其基部覆盖左肝管上半部。脾大小如常。胰头不大，质地软。L_8、L_{12}无肿大。肝十二

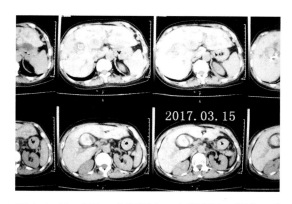

图 1-1-12　CT：左肝肥大、右肝萎缩，肝内、外胆管扩张，充填胆石

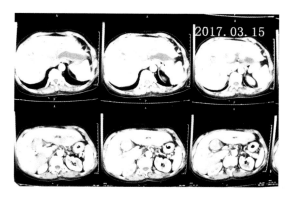

图 1-1-13　CT（动脉期）：腹腔动脉干、肝固有动脉正常

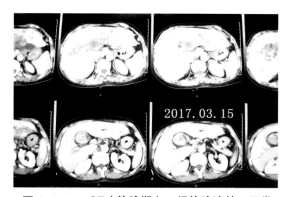

图 1-1-14　CT（静脉期）：门静脉清楚、正常

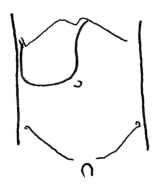

图 1-1-15　手术切口示意图

指肠韧带无静脉曲张。

（2）安置 Pringle 止血带，顺逆结合切除胆囊。

（3）切断肝桥，敞开左肝前纵沟，游离肝方叶基部，裸露左肝管前上面。

（4）"四边法"切开胆总管、肝总管，胆管壁厚约 0.3cm，见壁内静脉曲张，清除肝外胆管结石。门静脉钳伸入左肝管，钳夹左肝管，沿肝圆韧带途径切开左肝管，切缘以无损伤缝线缝扎，牵引数针，敞开左肝管及肝总管、胆总管，显示左肝内叶、左肝外叶及右肝前、后叶胆管口。直视下逐一清除右肝、左肝内叶、左肝外叶上段胆管内胆石。S_3 肝内结石感仍存在。胆总管远端通过 6 号胆道扩张器头。

（5）经 S_3 肝结石感明显处"四边法"予以切开，清除 S_3 肝内胆管结石，至结石感消失，胆道扩张器顺利达左肝管（图 1-1-16）。

（6）配合使用胆道镜，检查肝内各胆管未见残石。

（7）横断胆总管，远端缝闭，近段拼合组成肝胆管盆（图 1-1-17），完成改良盆式鲁氏 Y 形吻合术：①桥襻空肠长 40cm，经结肠肝曲系膜戳孔引至肝胆管盆，与十二指肠同步、平行。②空肠与桥襻空肠做侧侧吻合。③桥襻空肠与肝胆管盆用 4-0 Prolene 线做黏膜外翻连续缝合。放置 14 号 T 形管，注水测试无胆漏、出血。

（8）逐层关腹，T 形管就近经右侧腹壁另戳孔引出。

手术历时 4 小时，失血量 30ml，取出胆色素性结石 147g。术中生命体征平稳，安返回房。手术示意图见图 1-1-18。

【术后诊断】 肝胆管结石，PTCD 后。S：全肝、胆囊、胆总管。St：胆总管（真性）、左外下段肝管（LLSBD）、左外上段肝管（LLUBD）（相对）。A：右肝管缺如。C：胆汁性肝硬化、AOSC，肝肥大萎缩征（左肝肥大、右肝萎缩）。

【实施手术】 经肝圆韧带途径、S₃ 结石感途径清除肝内结石，施改良盆式鲁氏 Y 形吻合术。

【术后】 恢复平顺，复查 CT 无胆石残留。

【难点与创新】

（一）难点

（1）肝胆管结石病史长达 30 年，再发寒热、黄疸 2 个月，说明胆道感染较重。

（2）结石弥散全肝并肝肥大萎缩征（右肝萎缩、左肝外叶肥大），不宜切除。

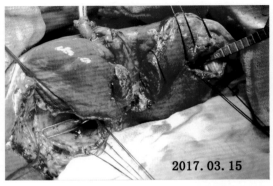

图 1-1-16　胆道刮匙从左肝外叶下段胆管顺利通达左肝管

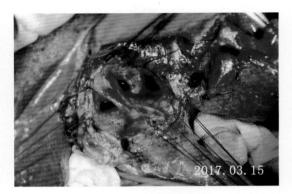

图 1-1-17　肝胆管盆

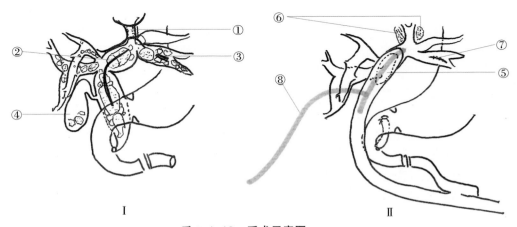

图 1-1-18　手术示意图

Ⅰ. 术前；Ⅱ. 术后

注：①肝桥；②肝圆韧带途径；③S₃ 结石感途径；④胆囊；⑤肝胆管盆；⑥肝桥断面；⑦S₃ 切口缝闭；⑧14 号 T 形管

（3）右肝萎缩，给清除肝内胆石增加了困难。

（4）矮胖体型，给肝的显露带来很多困难。

（二）创新

本例整个手术仅历时 4 小时，失血量仅 20ml，而取出的胆石达 147g，术后恢复平顺，复查无残石，成绩来之不易。

（1）鱼钩式切口便于显露右肝，尤其是肥胖体型、右肝萎缩患者。

（2）提前敞开肝圆韧带途径。

（3）"四边法"切开肝外胆管，经肝圆韧带途径切开左肝管，充分敞开一级肝门，使右肝前叶、后叶胆管口及左肝内叶、外叶胆管口完全暴露于术野，便于取石。

（4）采用左肝外叶下段胆管结石感途径，内外结合，清除其内胆石。

（5）改良盆式鲁氏 Y 形吻合术。

（三）外科手术技巧

（1）胆管切开，使用门静脉钳以减少失血。本例肝胆管结石病史长达 30 年，胆汁性肝硬化，胆管腔扩大，胆管壁血管丰富，故采用门静脉钳钳夹胆管后切开。

（2）左肝外叶下段胆管结石清除，笔者注意了以下几点：①左肝外叶胆管口相对狭窄。②结石感明显处切开肝实质。③借助 Pringle 止血带阻断入肝血流，"四边法"切开胆管。④胆管内与外结石感配合。⑤配合使用胆道镜，甚至 B 超。

（3）术中配合硬质输尿管镜：临床经验证明，手术配合胆道镜能有效降低残石率。本例手术取石后使用胆道镜检查无胆石残留，但不能因此而否认胆道镜的价值。作为外科医生应尽量使用手术清除胆石，而不能对此产生依赖。

病例 4：全肝结石，胆总管口真性狭窄，左肝肥大、右肝萎缩，经肝圆韧带途径等施改良盆式鲁氏 Y 形吻合术

患者，女，74 岁。间发右上腹痛 56 年，ENBD 后 4 个月。幼小时常呕吐、便出蛔虫。2001 年，因"胆石病"在当地医院施"胆囊切除术"。4 个月前，因"肝胆管结石""AOSC""左下肢静脉曲张"在我院施内镜下鼻胆管引流（ENBD）。

T 36.7℃，P 79 次 / 分，R 20 次 / 分，BP 125/70mmHg。神清合作，无黄疸。心律齐、无杂音，双肺呼吸音清。腹平，浅静脉不曲张，无胃肠型。腹壁软，剑突右下方压痛，Murphy 征（−），叩击右肝区示心窝部不适，肝、胆、脾未扪及，无胃振水音，无腹移动性浊音。双腰背部无抬举痛，双下肢无水肿，鼻胆管从右鼻孔引出。

WBC $6.3×10^9$/L，N 57.7%，PLT $170×10^9$/L，TBIL 25.4μmol/L，DBIL 15.3μmol/L，TP 59.6g/L，ALB 34g/L，AST 52.9U/L，ALT 49.5U/L，ALP 318.3U/L，γ–Gt 277U/L，PA 120mg/L，CHE 4066U/L，C_{12}（−）。

CT（2018 年 7 月，湖南省人民医院）：肝轮廓清，表面光整，左肝肥大、右肝萎缩。左肝内胆管扩张，左肝外叶下段胆管内径约 1.5cm，扩张胆管内充填胆石（图 1–1–19）。胆总管内径达 2cm。胆囊未见。全胰管不扩张。脾大 8 个肋单元。无腹水。腹膜后淋巴结不肿大。

磁共振胰胆管成像（MRCP）（2018 年 7 月，湖南省人民医院）：右肝管缺如，右肝后

叶胆管汇于左肝管（图 1-1-20）。

【术前诊断】肝胆管结石，ENBD 后。S：S_2、S_3、S_4、S_5、S_8、S_6、S_7、S_1、左肝管、右肝管、胆总管、肝总管。St：胆总管。A：无。C：肝肥大萎缩征（左肝肥大、右肝萎缩）。

【手术过程】

（1）择期，平仰卧位，全身麻醉，"倒 T"形切口入腹。见：无腹水，大网膜上无曲张静脉。肝色泽棕红，表面光整，左肝肥大、右肝萎缩，肝表面明显结石感。肝桥、肝方叶不大。肝外胆管外径约 2cm，结石感清楚。胆囊已切除。肝十二指肠韧带无静脉曲张。胰、脾不大。

（2）安置 Pringle 止血带。

（3）阻断入肝血流，"四边法"切开肝外胆管，沿肝圆韧带途径切开左肝管口、左肝管及左肝内叶胆管，达 S_{4-b} 脉管，全程敞开左肝管、左肝内叶胆管，先后清除其内胆石。显示左肝外叶上、下段胆管口，直视下清除其内胆石。右肝管及右肝上、下段胆管口的内径分别为 0.5cm，0.5cm，0.4cm。

（4）经左肝外叶上、下段结石感明显处，先后切开 S_2、S_3 胆管，清除其内胆石，与左肝管沟通，配合胆道镜察看无胆石残留，以 4-0 Prolene 线缝闭胆管切口。

（5）经胆囊床途径切开右肝管、右肝前叶胆管，直视下清除右肝内各胆管结石，配合纤维胆道镜察看，清除少许胆石。

（6）胆总管远端仅能通过 3 号胆道扩张器。拔除 ENBD 导管，横断胆总管，组成肝胆管盆，内径达 4cm。

（7）提取桥襻空肠，完成改良盆式鲁氏 Y 形吻合术。

（8）关腹。手术历时 3.5 小时，失血量 50ml，取出胆色素性结石 50g。手术示意图见图 1-1-21。

【术后诊断】肝胆管结石，ENBD 后。S：全肝。St：胆总管（真性）、S_2、S_3、右肝管（相对）。A：无。C：胆汁性肝硬化，肝肥大萎缩征（左肝肥大、右肝萎缩）。

【实施手术】经肝圆韧带途径、胆囊床途径等，施改良盆式鲁氏 Y 形吻合术。

【术后】无胆漏、出血、肝功能不全等并发症，复查 CT 无残石，恢复平顺。

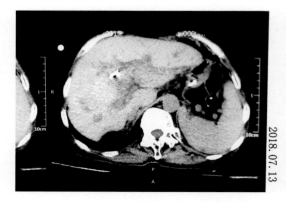

图 1-1-19　CT：左肝肥大，充填胆石

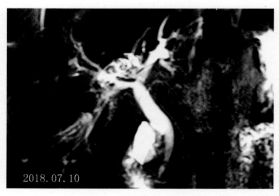

图 1-1-20　MRCP：右肝管区缺如，右肝后叶胆管汇入左肝管

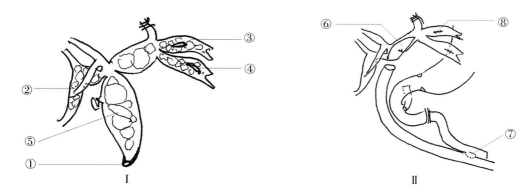

图 1-1-21　手术示意图

Ⅰ. 术前；Ⅱ. 术后

注：①胆总管出口狭窄；②右肝后叶下段胆管；③ S_2 胆管；④ S_3 胆管切口；⑤胆总管结石；⑥肝胆管盆；⑦空肠、桥襻空肠侧 – 侧吻合；⑧ S_2 胆管切口关闭

【难点与创新】

（一）难点

全肝弥散结石，胆总管出口真性狭窄，左肝肥大、右肝萎缩。左肝不能切除，必须保全，结石必须清除。

（二）创新

经肝圆韧带途径、胆囊床途径、结石感途径等，施行改良盆式鲁氏 Y 形吻合术。

（三）外科手术技巧

1. 左肝保护　应注意以下几点。

（1）安置 Pringle 止血带。

（2）经肝圆韧带途径切开左肝管、左肝内叶胆管，清除其内胆石，敞开了进达左肝外叶的通道。

（3） S_2 、 S_3 结石感途径切开 S_2 、 S_3 胆管，清除其内胆石。

（4）配合纤维胆道镜。

2. 清除右肝内胆石，保护右肝　应注意以下几点。

（1）经肝圆韧带途径显现右肝管。

（2）经胆囊床途径切开右肝管，显示右肝前后叶胆管，直视下清除胆石。

（3）配合纤维胆道镜。

3. 改良盆式鲁氏 Y 形吻合术　应注意以下几点。

（1）胆总管出口真性狭窄是改良盆式鲁氏 Y 形吻合术的指征。

（2）经肝圆韧带途径等进达肝内，解除了胆管狭窄，清除了胆石。

（3）横断胆管，组成肝胆管盆。

病例 5：全肝结石，多级肝门胆管狭窄，施改良盆式鲁氏 Y 形吻合术

患者，女，49 岁。间发右上腹痛 20 年，复发寒热、黄疸 29 天。2005 年，外院诊为"胆石病"，施"胆囊切除"。

T 39.6℃，P 98 次 / 分，R 22 次 / 分，BP 120/70mmHg。神清合作，皮肤、巩膜轻度黄染。心律齐，无杂音。双肺呼吸音清。腹平，浅静脉不曲张，陈旧性经腹直肌切口瘢痕长13cm。腹壁软，肝、脾、胆囊未扪及，剑突右下方明显压痛，叩击右肝区示心窝部疼痛。胃无振水音，腹水征（–）。双下肢无水肿。

WBC $17.88×10^9/L$，N 96.7%，PLT $93×10^9/L$，TBIL 45.6μmol/L，DBIL 23.6μmol/L，TP 47.9g/L，ALB 22.6g/L，PA 10.2mg/L，CHE 3469U/L，AST 81.9U/L，ALT 220.6U/L，γ–Gt 690U/L，ALP 295U/L，血尿素氮（BUN）3.12mmol/L，CA_{19-9} 39.5kU/L。

CT（2017 年 1 月 10 日，湖南省人民医院）：肝轮廓清，表面光整，左肝外叶肥大、左肝内叶萎缩。肝内外胆管显著扩张，胆总管内径达 2.5cm，左肝管内径 2cm，肝内外胆管均充填大量胆石。"狗尾征"（–）、"日晕征"（–）（图 1-1-22）。

MRCP（2017 年 1 月 10 日，湖南省人民医院）：肝内、外胆管显著扩大，充满胆石（图 1-1-23）。

【术前诊断】肝胆管结石。S：全肝。St：左肝管、右肝管、右前叶胆管。A：无。C：AOSC。

【手术过程】

（1）入院后予以抗生素（美罗培南）、输液、纠酸、补白蛋白等处理，症状缓解，黄疸消退，肝功能 Child A 级。

（2）择期，平仰卧位，延长原切口成右上腹"反 L"形，入腹。见：无腹水，腹膜上无癌性结节。肝色泽棕红，表面尚光整，左肝外叶上段纤维萎缩、左肝内叶肥大，肝质地稍硬，全肝均有结石感。肝外胆管外径达 2cm，有明显结石感。残存胆囊约 2.5cm×1cm，亦有结石。肝十二指肠韧带无曲张静脉。胰体积不大，质地软。脾不大。

（3）解除胆管狭窄，清除胆石。①离断肝周粘连，填塞右膈下盐水垫，托出右肝，显露肝十二指肠韧带。②"四边法"切开肝总管、胆总管（图 1-1-24），清除其内胆石，远端通过 6 号胆道扩张器。显示左右肝管口狭窄，内径分别为 0.6cm，0.5cm。③经肝圆韧带途径"四边法"切开左肝管（图 1-1-25，图 1-1-29 Ⅱ），清除其内胆石及左肝内叶胆管、左肝外叶下段及上段胆石，扪触左肝外叶上段胆管内仍有胆石。用 Pringle 止血带阻断入肝血流 10 分钟，部分切除 S_2，清除胆石后，以 4-0 Prolene 线缝闭肝断面。④经胆囊床途径清除右肝及右尾叶胆管内结石。

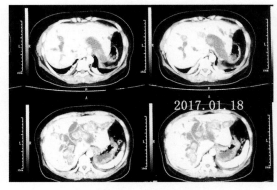

图 1-1-22　CT：肝内外胆管重度扩张，充填胆石

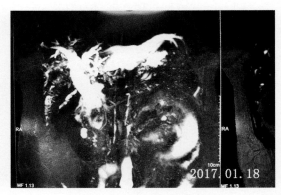

图 1-1-23　MRCP：肝内外胆管重度扩张，充填胆石

"四边法"切开右肝管、右肝前叶胆管及右肝前叶下段胆管，解除右肝管、右肝前叶胆管口狭窄，显现前叶下段、右肝前叶上段胆管（图1-1-26），清除其内胆石。

直视下经右肝尾叶胆管口清除其内胆石，发现右肝后叶胆管汇入右尾叶胆管，经此逐渐清除右肝后叶及其上下段胆石。

⑤横断胆总管，切除残留胆囊管，用4-0 Prolene线缝闭远段胆管残端。

（4）组成肝胆管盆。以4-0薇乔线拼合邻近胆管切缘，组成肝胆管盆，内径约3cm（图1-1-27）。

（5）提取桥襻空肠，完成盆式胆肠鲁氏Y形吻合术。桥襻空肠长40cm，经结肠肝曲系膜戳孔达肝胆管盆，与十二指肠平行，空肠、桥襻空肠侧-侧吻合，同步缝合。

（6）关腹。

手术历时5小时，失血量约100ml。胆石量100g，胆色素性（图1-1-28）。术中生命体征平稳，安返回房。手术示意图见图1-1-29。

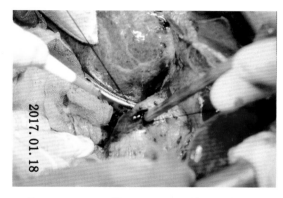

图1-1-24　吸引器头处为切开的肝总管切口

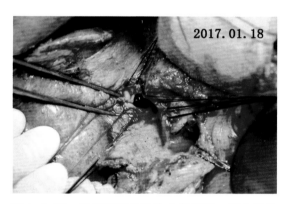

图1-1-25　双极电凝头处为右肝管口，其左侧为已切开的左肝管

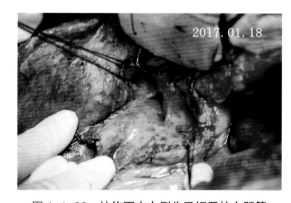

图1-1-26　拉钩下方右侧为已切开的右肝管

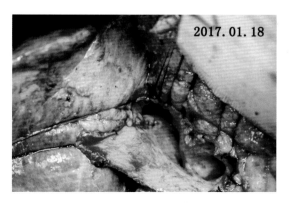

图1-1-27　肝胆管盆

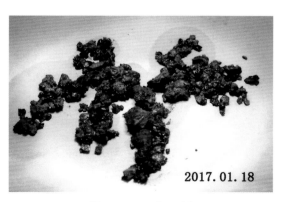

图1-1-28　胆石树

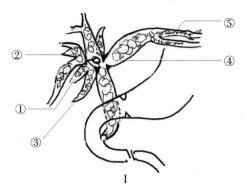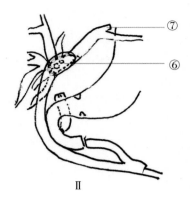

Ⅰ   Ⅱ

图 1-1-29　手术示意图

Ⅰ. 术前；Ⅱ. 术后

注：①右肝前叶下段胆管；②右肝后叶胆管；③右尾叶胆管；④左肝管；⑤S_2胆管；⑥肝胆管盆桥襻空肠吻合口；⑦S_2残端

【术后诊断】肝胆管结石。S：全肝、残留胆囊管。St：左肝管、右肝管、肝Ⅱ段（S_2）、右前叶胆管、右后叶胆管。

A：右肝管缺如，右后叶胆管汇入右尾叶胆管。C：肝肥大萎缩征（左肝外叶下段肥大、左肝外叶上段及左肝内叶萎缩），AOSC，胆汁性肝硬化。

【实施手术】S_2部分切除，残余胆囊管切除，肝胆管盆式鲁氏Y形吻合术。

【术后】恢复平顺，无胆石残留（图 1-1-30）。

【难点与创新】本例肝胆管结石是难度大、危险性高的复杂病例，采用了改良盆式鲁氏Y形吻合术，获得良好的效果。

（一）难点

（1）肝胆管结石病史长，近 29 天的胆道感染。

（2）胆石占全肝，左右肝管多处相对狭窄，胆汁性肝硬化，肝肥大萎缩征，胆管变异。

（3）肝功能 Child 近 C 级，PA↓、CHE↓，不能承受肝切除。

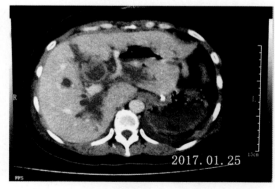

图 1-1-30　术后复查 CT：无胆石残留

（二）创新

本例手术遵循肝胆管结石外科手术"24字原则"，使用改良盆式鲁氏Y形吻合术。

（三）外科手术技巧

（1）大胆使用入肝的肝圆韧带途径、胆囊床途径、胆总管途径，解除胆管狭窄，清除了胆石，保存了肝。

（2）以"三合一液"保护冲洗术野。

（3）组成肝胆管盆，桥襻空肠与十二指肠同步、平行，空肠、桥襻空肠侧–侧吻合。

病例 6：尾叶肝胆管结石，施行尾叶胆管途径，改良盆式鲁氏 Y 形吻合术

患者，男，67 岁。间发右上腹痛、寒热 10 多年，再发 3 个月。2013 年，因"胆石病"在当地医院施"开腹胆囊切除术"。

T 37℃，P 77 次 / 分，R 20 次 / 分，BP 117/76mmHg。神清合作，无黄疸。心、肺无明显异常。腹平，浅静脉不曲张，陈旧性右上腹直肌切口瘢痕长 10cm。腹壁软，剑突右下方压痛，叩击右肝区示心窝部疼痛，肝、脾未扪及。无胃振水音，腹水征（−）。双下肢无异常。

WBC 7.42×10⁹/L，N 72.3%，PLT 250×10⁹/L，TBIL 5.2μmol/L，DBIL 3.7μmol/L，TP 59.2g/L，ALB 36.7g/L，PA 156mg/L，CHE 6234U/L。

B 超（2017 年 2 月 7 日，湖南省人民医院）：肝内胆管扩张，多发结石。

CT（2017 年 2 月 7 日，湖南省人民医院）：肝轮廓清，左肝肥大、右肝萎缩。肝内胆管扩张，多发结石，肝内胆管无积气。肝总管内径约 1.5cm，亦见胆石（图 1-1-31）。胰不大，主胰管不扩张。脾不大。无腹水。

增强扫描（静脉期），笔者阅片见：尾叶胆管扩张，多发结石（图 1-1-32）。腹腔动脉干周大量肿大淋巴结。

【术前诊断】 残留肝胆管结石。S：左肝管、右肝管、肝Ⅳ段（S₄）、肝Ⅴ段（S₅）、肝Ⅷ段（S₈）、肝Ⅶ段（S₇）、右尾叶（S₉）。St：左肝管、右肝管。A：无。C：肝肥大萎缩征（左肝肥大、右肝萎缩）。

【手术过程】

（1）择期，平仰卧位，全身麻醉，右上腹"反 L"形切口入腹。见：无腹水，腹膜无癌性结节。肝色泽棕红，质地中等，左肝外叶肥大、右肝萎缩，结石感不清。胆总管外径约 1.5cm，无结石感。胆囊已切除。脾大小正常。

（2）"四边法"切开胆总管、肝总管，未见胆石。经肝圆韧带途径切开左肝管，显示尾叶胆管口、右肝管口，未见胆石。切开右肝管口，右肝管内径约 0.5cm，插入胆刮匙深达 4cm，仍无胆石。立即请笔者会诊。

（3）笔者了解病情、阅读 CT、察看术野后，洗手上台：①肝十二指肠韧带许多肿大淋

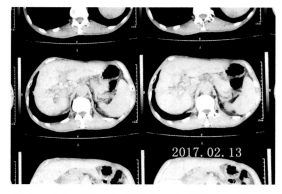

图 1-1-31　CT：左肝肥大、右肝萎缩，肝内胆管扩张、充填胆石

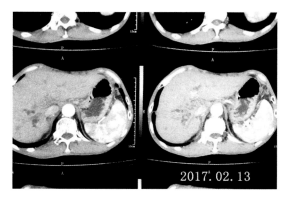

图 1-1-32　CT：右肝后叶、右肝尾叶胆管充填胆石

巴结，不便放置 Pringle 止血带。②扪触尾叶胆管，多发结石，穿刺获胆汁。将左肝外叶向右前方牵开，"四边法"切开左肝尾叶胆管，取出大量胆石（图 1-1-33）。③探查尾叶胆管，发现左右尾叶胆管共干，右肝后叶胆管汇入右肝尾叶胆管。做左肝尾叶胆管与左肝管吻合，使其从针尖大小扩大至 1.5cm（图 1-1-34），"三合一液"冲洗、清洁肝内胆管，组成肝胆管盆。④提取桥襻空肠，完成改良盆式鲁氏 Y 形吻合术，桥襻空肠长 35cm，与十二指肠同步、平行，空肠与桥襻空肠施侧 – 侧吻合。

（4）清点器械、敷料无误，放置好引流管，逐层关腹。

手术历时 6 小时，失血量约 200ml。术中生命体征平稳，安返回房。手术示意图见图 1-1-35。

【术后诊断】残留肝胆管结石。S：S_1、S_9、S_6、S_7、胆总管。St：尾叶胆管口。A：左、右尾叶胆管共干汇入左肝管。S_6、S_7 胆管汇入右尾叶胆管。C：肝肥大萎缩征（左肝肥大、右肝萎缩）。

【实施手术】经肝圆韧带途径切开左肝管。经尾叶胆管途径做 S_1 与左肝管内吻合、改良肝胆管盆式鲁氏 Y 形吻合术。

【术后】无胆漏、出血，恢复平顺。复查 CT：右肝前叶上段胆管仍有少许胆石。

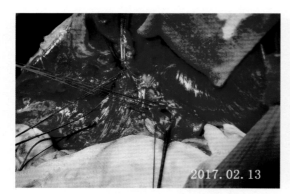
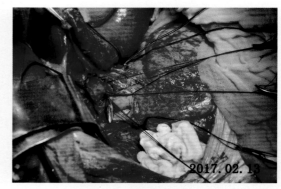

图 1-1-33　拉钩下方为切开的左肝管　　　图 1-1-34　胆道扩张器顺利通过尾叶胆管口，进
　　　　　　　　　　　　　　　　　　　　　　　　　　　　达左肝管

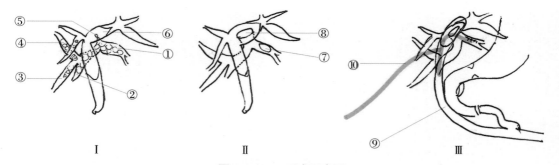

图 1-1-35　手术示意图

Ⅰ . 术前；Ⅱ . 尾叶胆管途径；Ⅲ . 改良盆式鲁氏 Y 形吻合术

注：①S_1 胆管；②S_9 胆管；③S_6 胆管；④S_7 胆管；⑤尾叶胆管口；⑥已切开的左肝管；⑦S_1 胆管切开；⑧S_1 胆管与左肝管吻合口；⑨桥襻空肠；⑩ T 形管

【难点与创新】

（一）难点

本例肝胆管结石的难点在于：左右尾叶胆管共干，开口于左肝管，而且尾叶胆管针尖大小，近闭塞，以至切开左肝管后未见到胆石。术中经左肝管所见尾叶胆管口，都不能进达尾叶胆管。

（二）创新

经右肝尾叶胆管途径、肝圆韧带途径，施改良盆式鲁氏 Y 形吻合术。

（三）外科手术技巧

（1）诊断：①患者的术前主要症状是双侧肩背部胀痛，提示胆石可能在尾叶。②术前 CT 片示肝内胆石主要在尾叶，其中的几个层面示扩张、积满胆石的左尾叶胆管达到门静脉矢状部的左侧，提示尾叶胆管结石。③术中顺利沿肝圆韧带途径切开肝外胆管、左肝管后未见胆石，提示尾叶胆管结石存在。④扪触尾叶胆管结石感存在，"四边法"切开左尾叶胆管，获胆石，证明了尾叶胆石、右肝后叶胆管汇入右尾叶胆管。

（2）类似本例病例，宜先经肝圆韧带途径切开左肝管，而后经尾叶胆管途径切开左或右尾叶胆管，做尾叶胆管、左肝管内吻合。

（3）游离、向右前方牵开左肝外叶，显露左肝尾叶胆管，"四边法"切开尾叶胆管。

（4）左肝管、尾叶胆管吻合，缝针线宜用 4-0 薇乔线。

病例 7：右半肝、尾叶结石，右肝前叶胆管狭窄，施右半肝、右尾叶切除，右肝后叶胆管、左尾叶胆管吻合，T 形管引流术

患者，男，60 岁。反复右上腹痛 1 年，加重 1 个月。

T 36.3℃，P 75 次 / 分，R 20 次 / 分，BP 114/81mmHg。神清合作，无黄疸。心、肺正常。腹平，浅静脉不曲张。腹壁软，肝、胆囊、脾未扪及。剑突右下方压痛，叩击右肝区示心窝部疼痛。腹无移动性浊音。右腰背部抬举痛存在，双下肢无水肿。

WBC $6.37×10^9$/L，N 77.1%，PLT $128×10^9$/L，C_{12}（正常），TBIL 22.5μmol/L，DBIL 5.2μmol/L，AST 52U/L，ALT 49U/L，PA 258mg/L，CHE 8112U/L，TP 66.6g/L，ALB 39.6g/L。

CT（2017 年 3 月 11 日，湖南省人民医院）：右肝萎缩、左肝肥大。右肝及尾叶胆管扩张，多发结石（图 1-1-36）。胆总管内径约 1.6cm。胆囊萎缩，紧挨右肾，未见 L_8 淋巴结肿大。无腹水。脾不大。全胰管不扩张。

【术前诊断】 肝胆管结石。S：S_5、S_6、S_7、S_8、S_9、S_1。St：右肝管、尾叶胆管。A：左、右尾叶胆管共干汇入右肝管。C：肝肥大萎缩征（右肝萎缩、左肝肥大），肝多发脓肿、纤维萎缩。

【手术过程】

（1）择期，平仰卧位，取右上腹"鱼钩"式切口入腹。见：无腹水，腹膜上无癌性结节。左肝显著肥大，右肝萎缩。左肝色泽暗棕色，右肝纤维瘢痕、呈马铃薯样。肝膈间炎性粘连，质地坚，无明显结石感。胆囊呈长带状，贴近右肾。肝总管外径约 1.5cm，第一肝门深陷。肝十二指肠韧带无静脉曲张。脾不大。胰头质地软。

（2）安置 Pringle 止血带，离断右肝膈粘连，戳破清创其间脓肿，切断右肝周韧带，托出右肝。

（3）解剖一级肝门，显露、结扎、切断肝右动脉，做门静脉右干结扎，做右肝后叶胆管套带。右肝前叶胆管过深，未予以套带。右肝缺血分界线不明显。

（4）向左前方翻转右肝，解剖第三肝门，结扎、切断右肝短静脉，显现肝右静脉根部后面。

（5）解剖第二肝门，显现肝右静脉、肝中静脉。沟通肝右静脉、套带。

（6）切除右半肝：① 控制中心静脉压 2cmH$_2$O。②于左右肝纤维瘢痕分界线上、肝中静脉右侧"微榨法"劈离右肝（图 1-1-37），先后显露、结扎、切断右肝前叶下段及右肝前叶上段门静脉支，至肝右静脉根部左侧。③先后钳夹、切断右肝前叶胆管、后叶胆管、门静脉右干、左肝尾叶胆管，左肝尾叶胆管口内径约 1.3cm。④ 门脉钳钳夹、切断肝右静脉，移除右半肝、右尾叶（图 1-1-38）。⑤冲洗、钳夹、清除左肝尾叶胆管内胆石。

（7）做右肝后叶胆管与左肝尾叶胆管端-端吻合，缝合线为 4-0 Prolene 线（图 1-1-39）。

（8）放置 16 号 T 形管于胆总管，一横臂入左肝尾叶胆管，4-0 Prolene 线做胆管切口连续缝合，注水测试无胆漏、出血（图 1-1-40）。

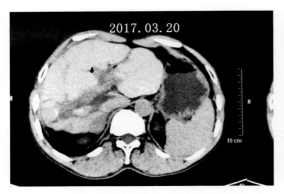

图 1-1-36　CT：左肝肥大、右肝萎缩，右肝及尾叶胆管扩张、充填胆石

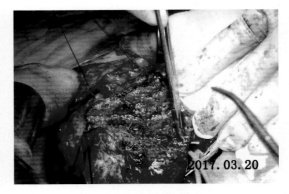

图 1-1-37　钳夹法劈离右肝

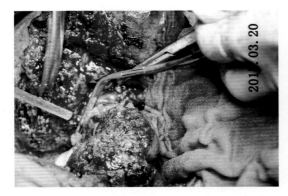

图 1-1-38　吸引器头前方，示门脉钳钳夹肝右静脉

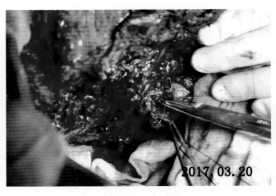

图 1-1-39　镊子钳夹右肝后叶胆管，针穿过右肝后叶胆管达左尾叶胆管

（9）左肝血供良好，肝断面无出血、胆漏，腔静脉充盈、搏动良好。

（10）清点器械、敷料无误，放置右膈下引流管，逐层关腹。右肝标本完整（图 1-1-41）。手术示意图见图 1-1-42。

【术后诊断】 肝胆管结石。S：S_5、S_6、S_7、S_8、S_9、S_1。St：右肝管、尾叶胆管、右肝前叶胆管狭窄。A：左、右尾叶胆管共干汇入右肝管。C：肝肥大萎缩征（右肝萎缩、左肝肥大），右肝多发脓肿、纤维萎缩，肝膈多发脓肿。

【实施手术】 右半肝、右尾叶切除，右肝后叶胆管 – 左肝尾叶胆管吻合，T 形管引流。

【术后】 恢复平顺，无胆漏、膈下脓肿、出血等并发症。

【难点与创新】

（一）难点

（1）肝形态、比例失调，左肝肥大、右肝萎缩，呈"马铃薯"肝，一级肝门移位、深陷。

（2）肝膈间多发脓肿，给游离右肝、第三肝门的解剖增加困难。

（3）左肝极度肥大，肝方叶肥大，给游离右肝、显露一级肝门增加了较多困难。

（4）严重的肝结石、胆管炎症致使分辨右肝蒂、在 Glisson 鞘外解剖十分困难，甚至不可能。

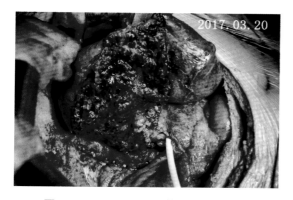

图 1-1-40　16 号 T 形管从胆总管引出

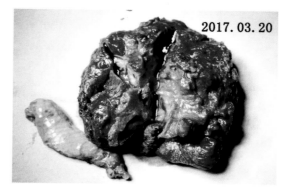

图 1-1-41　胆囊与右肝标本

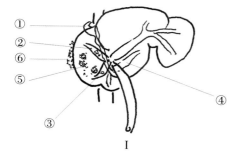

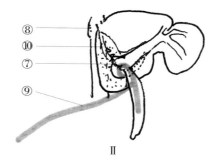

图 1-1-42　手术示意图

I．术前；II．术后

注：①胆囊；②右肝前叶胆管；③右肝后叶胆管；④左尾叶胆管；⑤肝脓肿；⑥肝膈脓肿；⑦右肝后叶胆管 – 左肝尾叶吻合；⑧肝右静脉残端；⑨T 形管；⑩肝中静脉

（二）创新

（1）克服重重困难，做解剖性右半肝、右尾叶切除。

（2）做左尾叶胆管与右肝前叶胆管吻合，多保留了左肝尾叶。

（三）外科手术技巧

（1）认真、细致地做 Glisson 鞘外肝蒂解剖。

（2）经右路、前路结合，切除右肝和右尾叶。

（3）左肝尾叶胆管与右肝后叶胆管吻合，须注意：有意识地多留一些右肝后叶胆管及左肝尾叶胆管；以 4-0 Prolene 线做胆管端 - 端连续、外翻缝合；内放 T 形管横臂支撑，防止胆漏。

病例 8：肝胆管结石并厌氧菌感染，施改良盆式鲁氏 Ｙ 形吻合术

患者，男，49 岁。复发右上腹痛，伴畏寒、发热 6 个月，加重 10 天。病后就诊于当地医院，反复行抗生素治疗，效果不佳而来院。

1997 年，诊为"胆石病"在当地医院施"OC"。2007 年，诊为"胆石病"在我院施"肝方叶切除、T 形管引流术"。

T 36.5℃，P 82 次 / 分，R 20 次 / 分，BP 157/97mmHg。神清合作，皮肤、巩膜轻度黄染。心、肺正常。腹平，浅静脉不曲张，示右肋缘下切口长约 15cm。腹壁软，肝、胆囊、脾未扪及，剑突右下方压痛，Murphy 征（-），叩击右肝区示心窝部疼痛，轻度胃振水音，腹无移动性浊音。双下肢无水肿。

WBC $7.49×10^9/L$，N 76.3%，PLT $149×10^9/L$，TBIL 57.8μmol/L，DBIL 34.8μmol/L，TP 64.5g/L，ALB 37.5g/L，AST 56U/L，ALT 41U/L，PA 124mg/L，CHE 4349U/L，CA_{19-9} 35kU/L。

CT（2017 年 5 月，湖南省人民医院）：肝轮廓清，表面光整，左肝外叶稍大。肝内外胆管扩张，充填胆石，以左肝、右肝前叶为显（图 1-1-43）。胆总管内径约 2cm，积胆石。胆囊未见。胰体不大，胃腔稍大，脾大 6 个肋单元。无腹水。

增强扫描："狗尾征"（-）、"日晕征"（-），主胰管不扩张（图 1-1-44）。

【术前诊断】肝胆管结石。S：胆总管、S_2、S_3、左肝管、S_6、S_7、S_9。St：左肝管、肝总管、胆总管。A：无。C：胆汁性肝硬化，肝肥大萎缩征，高位 AOSC。

【手术过程】

（1）择期，平仰卧位，延长原切口成 Ｙ 形（图 1-1-45）入腹。见：无腹水，腹膜上无癌性结节。肝周广泛粘连，肝呈棕红色，左肝外叶肥大、质地较硬，右肝后叶、左肝外叶明显结石感。胆囊未见。十二指肠球部与一级肝门致密粘连。左肝管、肝外胆管结石感清楚。胃壁增厚，胃腔扩大。胰头质地软。

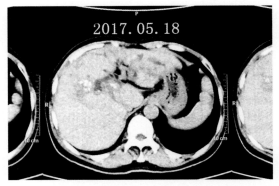

图 1-1-43　CT：肝内、外胆管中度扩张，充填胆石

（2）离断肝周粘连，托出右肝。电刀、电凝离断肝周粘连，历时 1.5 小时，右肝膈粘连未松解，十二指肠与一级肝门分离困难，请笔者洗手上台。

（3）笔者完成以下手术。①以组织剪锐性分离肝膈粘连，纱布垫托出右肝。辨清十二指肠与胆管间隙，离断其间粘连，游离十二指肠，显现肝总管、胆总管，其外径达 2cm，充填大量结石。②"四边法"切开胆总管、肝总管，大量恶臭胆泥、胆石涌出，予以清除，胆总管远端能通过 8 号胆道扩张器。左肝管口狭窄，内径约 0.5cm，延长切开左肝管，清除其内及左肝外叶上、下段胆管结石，"三合一液"予以冲洗清洁。③显现右肝管、右肝后叶胆管口，内径约 0.8cm，取石钳伸入，逐步清除右肝后叶上、下段及右尾叶胆管内结石，同样以"三合一液"冲洗清洁胆管。④纤维胆道镜检查肝内各胆管，未见残石。⑤改良盆式鲁氏 Y 形吻合术：横断胆总管，组成肝胆管盆，内径约 4cm（图 1-1-46）。切取桥襻空肠45cm，经结肠肝曲系膜戳孔，经此引桥襻达肝胆管盆。直线切割闭合器做空肠、桥襻空肠侧 - 侧吻合，同步缝合 6cm。4-0 Prolene 线做肝胆管盆与桥襻空肠连续、外翻缝合，放置14 号 T 形管。

（4）关腹。术野无胆漏、出血。清点器械、敷料无误，逐层关腹。术中加用亚胺培南1g 静脉注入。

手术历时 4.5 小时，失血量 50ml，取出胆石约 90g。手术示意图见图 1-1-47。

【术后诊断】肝胆管结石。S：S_2、S_3、S_6、S_7、S_5、S_8、S_9。St：肝总管、左肝管。A：无。C：胆汁性肝硬化，肝肥大萎缩征（左肝外叶、右肝后叶肥大，右肝前叶萎缩），胆道厌氧菌感染。

【实施手术】改良肝胆管盆式鲁氏 Y 形吻合术。

【术后】无胆漏、出血，无残石，恢复平顺。

【难点与创新】

（一）难点

（1）长期使用抗生素，导致厌氧菌感染。

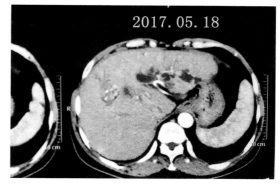

图 1-1-44　CT：动脉期

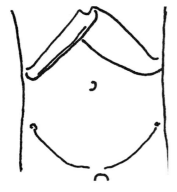

图 1-1-45　手术切口示意图

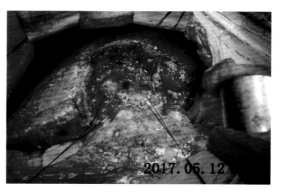

图 1-1-46　肝胆管盆

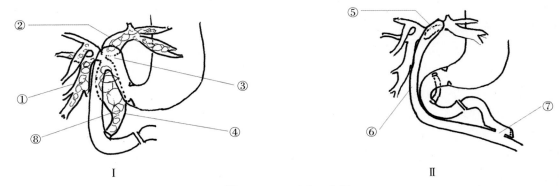

图 1-1-47　手术示意图

Ⅰ. 术前；Ⅱ. 术后

注：①右肝后叶下段胆管；②左肝管；③十二指肠球部；④胆总管；⑤肝胆管盆；⑥桥襻空肠；⑦空肠、桥襻空肠 S-S 吻合；⑧胆石

（2）虽既往只施行过 2 次肝胆管手术，但腹内广泛粘连。

（3）十二指肠与肝总管粘连融合，分离非常困难。

（二）创新

（1）充分解除肝总管、左肝管口狭窄，"三合一液"冲洗清洁肝内外胆管。

（2）改良盆式鲁氏 Y 形吻合术。

（三）外科手术技巧

（1）厌氧菌感染是致死性的。1983 年，笔者经治肝胆管结石并厌氧菌败血症 3 例，先后死亡，防治这一并发症的发生十分重要。为此，宜注意以下几点：①长期胆道梗阻感染、使用广谱抗生素者，术前宜停用抗生素，并作高压氧舱治疗 10 天。②术中胆汁恶臭者，宜用"三合一液"冲洗清洁胆道，并加用有效抗生素，本例加用亚胺培南。③术后继续使用抗厌氧菌药物。④如果术前胆汁培养为厌氧菌，而且药物过敏试验无敏感抗生素，不宜行手术治疗。

（2）腹壁切口足够大，从正常处入腹。

（3）锐性分离致密粘连。

病例 9：肝胆管结石、右肝管缺如，经肝圆韧带途径显现右肝后叶胆管，施改良肝胆管盆式鲁氏 Y 形吻合术

患者，女，50 岁。反复右上腹痛 14 年，复发伴寒热、黄疸 3 天。

T 38.9℃，P 94 次 / 分，R 22 次 / 分，BP 107/67mmHg。神清合作，皮肤、巩膜浅黄。心律齐，双肺呼吸音清。腹平，浅静脉不曲张。腹壁软，肝、胆囊及脾未扪及，剑突右下方压痛，Murphy 征（-），叩击右肝区示心窝部痛，无胃振水音，腹无移动性浊音。双下肢无水肿。

WBC $14.31 \times 10^9/L$，N 83.8%，PLT $51 \times 10^9/L$，TBIL 45μmol/L，DBIL 27μmol/L，TP 55.33g/L，ALB 32.6g/L，AST 60U/L，ALT 62.3U/L，PA 147.6mg/L，CHE 5849U/L。

CT（2017 年 7 月，湖南省人民医院）：肝轮廓清，表面光整，肝形态、比例基本正常。

左肝外叶（图 1-1-48）、右肝后叶胆管中度扩张，充填胆石（图 1-1-49），无积气。肝外胆管不扩张。胆囊稍大，多个胆石。脾大 5 个肋单元。主胰管不扩张。无腹水。肝十二指肠韧带无静脉曲张。

【术前诊断】肝胆管结石。S：S_2、S_3、S_4、S_6、S_7、S_9、胆囊、LHD。St：右后叶胆管、左外叶胆管。A：无。C：胆汁性肝硬化，脾功能亢进。

【手术过程】

（1）择期，平仰卧位，右上腹"反 L"形切口入腹。见：无腹水，腹膜上无癌性结节。肝色泽棕红，表面欠光整，形态、比例无明显失衡，左肝外叶、右肝后叶脏面明显结石感。胆囊不大，结石感存在。肝外胆管外径约 1.3cm，无结石感。肝十二指肠韧带无静脉曲张。胰头不大，脾不大。

（2）切除胆囊，安置 Pringle 止血带。

（3）离断肝周韧带，"微榨法"切除左肝外叶，其内充满胆石。切开肝总管。

（4）经肝圆韧带途径切开左肝管口（内径 0.3cm），左肝管内径 1.5cm，清除其内胆石。并发现右肝管缺如，右肝后叶胆管开口于左肝管，内含大量胆石，胆管口内径约 1.5cm。右肝前叶胆管口内径约 0.6cm，其内无胆石。

（5）直视下清除右肝后叶胆管内胆石约 20g，配合胆道镜进一步检查未见残石。

（6）横断胆总管，组成肝胆管盆（图 1-1-50），切除桥襻空肠 45cm，完成改良盆式鲁氏 Y 形吻合术。

（7）关腹。"三合一液"冲洗术野，右肝断面无胆漏、出血。放置左膈下引流管，清点器械、敷料无误，逐层关腹。

手术历时 3 小时，失血量约 50ml，取出胆色素性结石约 30g。手术示意图见图 1-1-51。

【术后诊断】肝胆管结石。S：S_2、S_3、S_4、S_6、S_7、S_9、G、左肝管。St：左肝管、左外叶胆管。A：右肝管缺如。C：胆汁性肝硬化，脾功能亢进，左肝外叶纤维化。

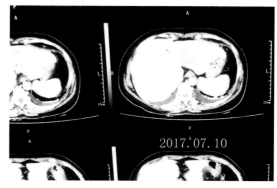

图 1-1-48　CT：左肝外叶胆管结石

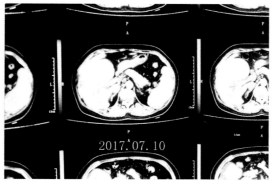

图 1-1-49　CT：右肝后叶胆管结石

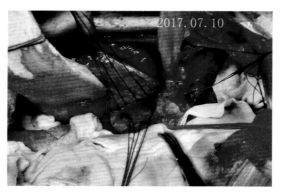

图 1-1-50　肝胆管盆

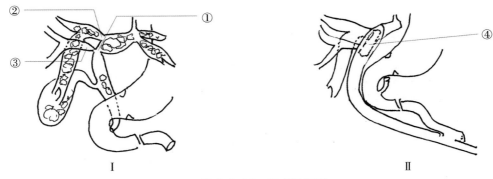

图 1-1-51　手术示意图

Ⅰ. 术前；Ⅱ. 术后

注：① 左肝管口狭窄；② 右肝后叶胆管开口于左肝管；③ 右肝前叶胆管；④ 肝胆管盆

【实施手术】左肝外叶切除、改良盆式鲁氏 Y 形吻合术。

【术后】无胆漏、膈下脓肿、出血等并发症，复查 CT 无胆石残留，恢复平顺。

【难点与创新】

（一）难点

（1）全肝胆石。

（2）右肝管缺如，左肝管口狭窄，右肝后叶胆管开口在左肝管。

（二）创新

（1）经肝圆韧带途径切开狭窄左肝管口，敞开左肝管，发现右肝后叶胆管口。

（2）"微榨法"切除左肝外叶。

（三）外科手术技巧

本例外科手术的关键是如何发现右肝后叶胆管。笔者注意了以下几点：

（1）术前 CT 片清楚提示右肝后叶胆管扩大，大量胆石。

（2）术中切开肝总管，见左肝管口狭窄，经右肝前叶胆管未见右肝后叶胆管及胆石，提示胆管变异，右肝管缺如的存在。

（3）经肝圆韧带途径切开左肝管，果然见到右肝后叶胆管口。

病例 10：全肝内胆管结石，多级胆管狭窄，施改良盆式鲁氏 Y 形吻合术

患者，女，45 岁。间发右上腹痛 10 年，复发加重、黄疸 4 天。2007 年，诊为"胆石病"在当地医院施"OC"。

T 37.2℃，P 84 次 / 分，R 20 次 / 分，BP 115/75mmHg。神清合作，皮肤、巩膜轻度黄染。心、肺正常。腹平，陈旧性右上腹肋缘下切口瘢痕。剑突右下方压痛，剑突下 3cm 可及肝，质地硬，叩击右肝区示心窝不适、疼痛，胃振水音（-），脾未及，腹水征（-）。双下肢无水肿。

WBC 3.57×10^9/L，N 73%，PLT 77×10^9/L，Hb 106g/L，TP 64.6g/L，ALB 37.6g/L，TBIL 60.6μmol/L，DBIL 25.2μmol/L，ALT 111.9U/L，AST 136U/L，PA 92mg/L，CHE 4011U/L，γ-Gt 556.5U/L，ALP 629U/L，CA_{19-9} 7.5kU/L。

CT（2017 年 7 月，湖南省人民医院）：肝轮廓清，体积缩小，形态不规则，比例失调，左肝外叶肥大、左肝内叶萎缩。肝内胆管扩张，尤以左肝及右肝为显，其内均充填胆石。胆总管内径 2.5cm，其内一胆石约 2.5cm×2.5cm。胆囊已切除，脾大 8 个肋单元，胰管不扩张。无腹水（图 1-1-52）。

MRCP（2017 年 7 月，湖南省人民医院）：肝内、外胆管扩张，其内充填多个低信号充盈缺损（图 1-1-53）。

【术前诊断】肝胆管结石，胆囊切除术后。S：S_2、S_3、S_4、S_5、S_6、S_7、S_8、S_9、胆总管。St：左外叶胆管、右肝管。A：无。C：肝硬化、门静脉高压症、脾功能亢进，肝肥大萎缩征（左肝外叶肥大。左肝内叶萎缩）

【手术过程】

（1）择期，平仰卧位，Y 形切口入腹（图 1-1-54）。见：无腹水，腹膜上无癌性结节，腹内广泛致密粘连，尤以肝脏面为显。肝色泽暗棕色，左肝外叶肥大、左肝内叶萎缩。肝圆韧带隐埋于粘连纤维瘢痕中。肝外胆管外径达 2.5cm，结石感明显。胆囊未见。肝十二指肠韧带无静脉曲张。脾大，下极平左肋缘。胰体质软。

（2）分离左肝周、肝脏面、右肝膈粘连，纱布垫填塞右膈下，托出右肝。安置 Pringle 止血带，并做肝固有动脉套线。

（3）15 分钟 +5 分钟模式阻控入肝血流，清除左肝内胆管结石：①"四边法"切开肝总管、胆总管上段，完整取出肝外胆管结石，胆总管远端能通过 3 号胆道扩张器。右肝管口直径约 0.3cm。②沿肝圆韧带途径切开左肝管口、左肝管，清除其内胆石。③瘢痕组织中找出肝圆韧带残端，进而敞开左肝前沟，显现左肝内 4b 段胆管（S_{4b}）脉管支。④"四边法"沿肝圆韧带途径切开左肝内胆管，至左肝内 4b 段胆管脉管处终止，直视

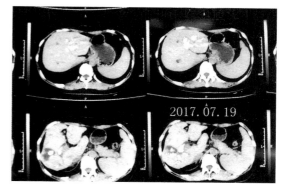

图 1-1-52　CT：肝内胆管扩张，充填胆石

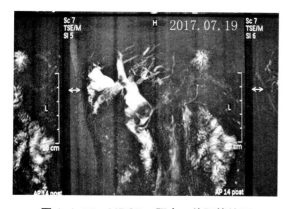

图 1-1-53　MRCP：肝内、外胆管结石

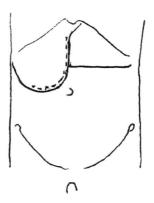

图 1-1-54　手术切口示意图
注：----- 原切口，— 新切口

下逐一清除 S_4、S_2、S_3 胆管内结石（图 1-1-55）。

（4）逐一清除右肝前叶胆管及 S_9 胆管结石。

（5）配合纤维胆道镜逐一检视各肝内胆管，清除 S_3 胆管终末支少许胆石。

（6）横断胆总管，组成肝胆管盆，内径达 5cm（图 1-1-56）。

（7）切取桥襻空肠，完成改良盆式鲁氏 Y 形吻合术（图 1-1-57）。

（8）关腹。"三合一液"冲洗清洁术野。放置好腹腔引流管、胆肠吻合口 T 形管，清点器械、敷料无误，逐层关腹。

手术历时 3.5 小时，失血量约 50ml，取出胆色素性结石 42g。术中生命体征平稳，安返回房。手术示意图见图 1-1-57。

【术后诊断】肝胆管结石，胆囊切除术后。S：全肝。St：左肝管、右肝管、胆总管。A：无。C：胆汁性肝硬化、门静脉高压症、巨脾，肝肥大萎缩征（左肝外叶肥大，左肝内叶、右肝萎缩）。

【实施手术】改良肝胆管盆式鲁氏 Y 形吻合术，配合纤维胆道镜。

【术后】无胆漏、出血、肝功能不全等并发症，恢复平顺。复查 CT 无胆石残留。

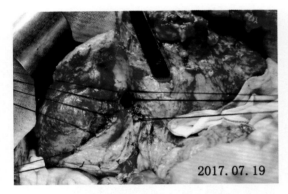

图 1-1-55　沿肝圆韧带途径切开左肝管、左肝内叶胆管

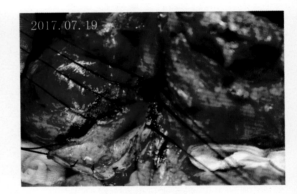

图 1-1-56　肝胆管盆

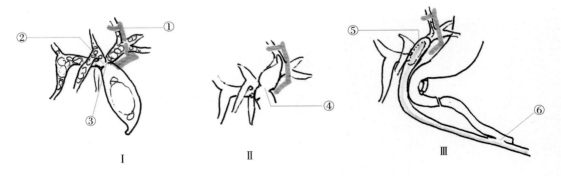

图 1-1-57　手术示意图

Ⅰ. 术前；Ⅱ. 左肝管、胆总管切开后；Ⅲ. 术后

注：① S_{4-b} 脉管；②右肝管口狭小；③左肝管口狭小；④肝总管、左肝管、左肝内叶胆管切开；⑤肝胆管盆；⑥空肠、桥襻空肠之侧 – 侧吻合

【难点与创新】

（一）难点

（1）虽过去只做过 1 次开腹胆囊切除术，但肝周粘连十分严重，左肝前纵沟闭塞，肝圆韧带藏匿于瘢痕组织之中。

（2）左肝管口狭窄，致使进达左肝管困难。左肝内叶蒂不能结扎、切断，致使左肝内叶胆管不能充分切开，进而清除其内及左肝外叶上段、下段胆管结石困难。

（3）右肝管相对狭窄，致使清除右肝内各胆管结石困难。

（4）患者肝功能不佳，全肝结石，不能承受肝叶（段）切除。

（二）创新

（1）选择 Y 形切口，使术野获得充分显露。

（2）Pringle 止血带阻控入肝血流的前提下，经肝圆韧带途径，不切断左肝内 4b 段胆管脉管，解除左肝管口、左肝内叶胆管狭窄，清除左肝内胆管结石。

（3）切开左肝管，敞开右肝管口，直视下逐步清除右肝内各胆管结石。

（4）施行改良盆式鲁氏 Y 形吻合术。

（5）配合术中纤维胆道镜检查肝内胆管，清除了左肝外叶 3 段终末支的胆石。

（三）外科手术技巧

本例没有切肝，但充分解除了肝内胆管狭窄，清除了肝内胆石，术后恢复平顺。其中重要的外科技术之一，是如何经由肝圆韧带途径进行手术。

（1）发现肝圆韧带途径的方法（图 1-1-58）：经肝镰状韧带的残余基部向肝前缘寻找；经肝方叶基部向左侧寻找；在左肝前纵沟的瘢痕组织中寻找。

（2）经肝圆韧带途径切开左肝管、左肝内叶胆管的方法："四边法"切开左肝管口、左肝管；辨清 S_{4-b} 脉管支；"四边法"切开左肝内叶胆管。

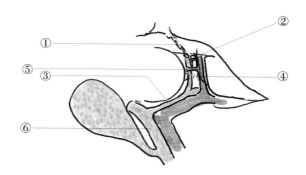

图 1-1-58　肝圆韧带途径的发现

注：①肝镰状韧带残基；②肝方叶基部；③肝圆韧带残端；④门静脉矢状部；⑤门静脉 S_{4-b} 支；⑥肝总管

病例 11：肝胆管结石、胆管变异，施改良盆式鲁氏 Y 形吻合术

患者，女，65 岁。反复右上腹痛、寒热 40 多年，再发加重 1 个月。

T、P、R 正常，BP 135/75mmHg。神清合作，皮肤、巩膜无黄染。心、肺无明显异常。腹平，浅静脉不曲张。腹壁软，肝、胆囊及脾未及，剑突右下方压痛，叩击右肝区示心窝部疼痛，Murphy 征（-）。无胃振水音，腹无移动性浊音。双下肢无水肿。

WBC $6.12×10^9$/L，N 44.1%，PLT $385×10^9$/L，TBIL 18.1μmol/L，DBIL 7.7μmol/L，TP 79.6g/L，ALB 40.1g/L，AST 66U/L，ALT 57.6U/L，PA 198mg/L，CHE 5846U/L，ALP 440.8U/L，γ-Gt 608.7U/L，C_{12}（正常）。

CT（2017 年 9 月，外院）：肝轮廓清，表面光整，左肝肥大，右肝较小。肝内胆管显著扩张，充填胆石，无积气，无"狗尾征"。肝外胆管内径约 1cm，未见明显胆石。胆囊不大，无胆石。增强扫描示无门静脉海绵样变，肝十二指肠韧带无静脉曲张。胰头不大，主胰管不扩张，脾不大，无腹水。

【术前诊断】肝胆管结石。S：全肝。St：一级肝门。A：无。C：胆汁性肝硬化。

【手术过程】

（1）择期，平仰卧位，右上腹"反L"形切口入腹。见：无腹水，腹膜上无癌性结节。肝色泽暗棕，表面光整，左肝肥大，右肝较小，肝方叶覆盖左肝管，肝质地硬，各肝叶可及结石感。胆总管外径约 1cm，无结石感。胆囊 6cm×4cm 大小，壁不厚，无结石感。肝十二指肠韧带无曲张静脉。胰头不大，质地软。脾不大。

（2）做较广范围的肝方叶切除。①顺逆结合切除胆囊。② 安置 Pringle 止血带。③ 阻断入肝血液 15 分钟，钳夹、切除肝方叶及部分右肝前叶下段，显露右肝管、左肝管。

（3）组成肝胆管盆，清除胆石：①"四边法"切开左肝管、左肝内叶胆管。②"四边法"沿胆囊床途径切开右肝管、右肝前叶上段胆管。③做尾叶胆管、左肝管内吻合，使其胆管口从 0.2cm 扩大至 1.5cm。④经已切开的胆管逐一清除各肝内胆管结石，发现右肝后叶胆管汇入尾叶胆管右侧，左肝外叶胆管汇入尾叶胆管左侧。⑤以 4-0 薇乔线邻近胆管切缘，组成肝胆管盆，内径约 4cm，清除胆色素性结石约 70g。

（4）完成改良盆式鲁氏 Y 形吻合术：①横断胆总管。②距屈氏韧带 30cm 横断空肠，切取桥襻空肠 35cm，经结肠肝曲系膜戳孔，与十二指肠同步、平行，引桥襻空肠达肝胆管盆。先后做空肠、桥襻空肠侧－侧吻合，肝胆管盆、桥襻空肠吻合，吻合线用 4-0 Prolene 线。

（5）关腹。"三合一液"清洁、冲洗术野，查无胆漏、出血。清点器械、敷料无误，逐层关腹。

手术历时 3.5 小时，失血量约 100ml，生命体征平稳。手术示意图见图 1-1-59。

【术后诊断】肝胆管结石。S：全肝。St：一级肝门、尾叶胆管口。A：左右尾叶共干，开口于左肝管。S_6、S_7 汇合于尾叶胆管，S_2、S_3 汇合于尾叶胆管。C：胆汁性肝硬化。

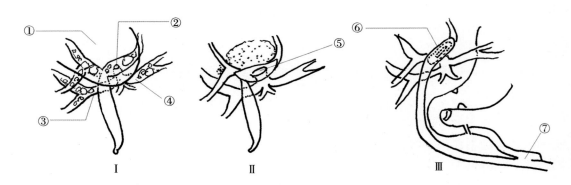

图 1-1-59　手术示意图

Ⅰ. 术前；Ⅱ. 术后；Ⅲ. 改良盆式鲁氏 Y 形吻合术

注：①肥大肝方叶；②左右尾叶共干；③右肝后叶胆管；④左肝外叶胆管；⑤尾叶、左肝管内吻合；⑥肝胆管盆、桥襻空肠吻合；⑦空肠、桥襻空肠 S-S 吻合

【**实施手术**】肝方叶、左肝前叶下段部分切除，左肝管尾叶胆管内吻合、成形，改良盆式鲁氏 Y 形吻合术。

【**术后**】恢复平顺，复查 CT 无胆石残留。

【**难点与创新**】

（一）难点

（1）肝胆管结石病程长。

（2）胆石弥散，多级胆管狭窄。

（3）胆管变异。

（4）肝方叶过度肥大，覆盖一级肝门、左右胆管，胆汁性肝硬化。

（二）创新

（1）较大面积切除肝方叶及部分右肝前叶下段肝。

（2）经肝圆韧带途径、胆囊床途径切开左右肝管。

（3）做尾叶胆管与左肝管内吻合。

（4）改良盆式鲁氏 Y 形吻合术。

（三）外科手术技巧

（1）肝方叶、右肝前叶下段肝切除，应注意以下几点：①阻断入肝血液。②切肝的界线：左侧以左肝前纵沟左侧缘为界，右侧以右肝前叶下段胆管右侧为限。③注意保护左肝管、左肝内叶胆管、右肝前及右肝前叶下段胆管。

（2）左肝管与尾叶胆管内吻合：①充分敞开左肝管。②以 4-0 薇乔线做胆管切缘间断缝合。

（3）肝胆管盆：①切除肝方叶、右肝前叶下段部分肝。②经胆囊床途径切开右肝前、右肝前叶胆管。③经肝圆韧带途径切开左肝管、左肝内叶胆管。④以 5-0 薇乔线做胆管切缘的拼合，使胆管内壁光整。

病例 12：肝胆管结石，左肝管口狭窄、S_9 胆管汇入右肝后叶胆管，施顺行肝圆韧带途径改良盆式鲁氏 Y 形吻合术

患者，女，53 岁。反复右上腹痛、寒热 20 年，加重 2 个月。

T 36.5℃，P 77 次 / 分，R 20 次 / 分，BP 114/75mmHg。神清，巩膜、皮肤无黄染。心律齐，双肺呼吸音清。腹平，浅静脉不曲张。腹壁软，肝、胆囊及脾未扪及，剑突右下方压痛，叩击右肝区心窝部不适，Murphy 征（−）。无胃振水音，腹水征（−）。双下肢无水肿。

WBC $11.5×10^9$/L，N 79%，PLT $121×10^9$/L，Hb 121g/L，TBIL 57.5μmol/L，DBIL 37.6μmol/L，TP 69g/L，ALB 36.8g/L，PA 128mg/L，CHE 8431U/L，AST 54U/L，ALT 46U/L。C_{12}（正常）。

CT（2017 年 11 月，外院）：肝轮廓清，表面光整，肝形态、比例无明显失衡。肝内胆管中度扩张，各段胆管充填胆石，尤以左肝管、左肝内叶胆管为显。左肝管口狭窄。肝外胆管内径 1cm，少许胆石。S_9 胆管汇入右肝后叶胆管。胆囊约 7cm×3.5cm，无明显胆石。肝十二指肠韧带无静脉曲张。胰大 8 个肋单元，胰头不大，主胰管不扩张。

【术前诊断】肝胆管结石。S：全肝。St：肝总管、左肝管口、右肝管口。A：右尾叶胆管汇入右肝后叶胆管。C：高位 AOSC，胆汁性肝硬化。

【手术过程】

（1）择期，平仰卧位，取右上腹"鱼钩"形切口入腹。见：无腹水，腹膜上无癌性结节。肝色泽红润，表面光整，各肝叶（段）结石感明显，肝桥肥大。左肝管、左肝内叶胆管扩张，明显结石感。肝外胆管外径约 1cm，少许结石感。胆囊约 7cm×3cm，无明显胆石。肝十二指肠韧带无曲张静脉。胰头不大，质稍硬。脾下极距左肋缘 2.5cm。

（2）安置 Pringle 止血带，顺逆结合切除胆囊。

（3）顺行肝圆韧带途径切开左肝管、肝总管及胆总管上段，左肝管、左肝内叶胆管口、左肝外叶上段和下段胆管口、右肝前叶和后叶胆管均裸露于术野，左肝管内径 1.5cm，肝总管内径约 0.9cm。直视下逐一清除各肝叶（段）胆管结石，并以"三合一液"冲洗、清洁肝内胆管。

（4）配合使用纤维胆道镜清除 S_8、S_9 胆管残留胆石，并发现 S_2 胆管仍有少许胆石，胆道镜无法进入。

（5）游离左肝外叶，"四边法"做 S_2 肝脏面结石感明显切口，清除约 0.5cm×0.3cm 胆石，并用胆道扩张器与左肝管沟通，经冲洗后，缝闭胆管切口，无胆漏、出血。

（6）横断胆总管，组成肝胆管盆，内径达 3cm。

（7）提取桥襻空肠，完成改良肝胆管盆式鲁氏 Y 形吻合术。

（8）逐层关腹。

手术历时 3.5 小时，失血量约 50ml，安返回房。手术示意图见图 1-1-60。

【术后诊断】肝胆管结石。S：全肝。St：肝总管、左肝管口、右肝管口。右尾叶肝胆管汇入右肝后叶胆管。C：高位 AOSC，胆汁性肝硬化。

【实施手术】经顺行肝圆韧带途径、S_2 胆管结石感途径，施改良盆式鲁氏 Y 形吻合术。

【术后】无胆漏、出血，无胆石残留，恢复平顺。

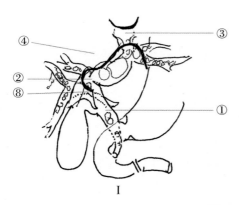
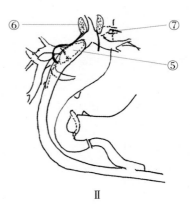

图 1-1-60　手术示意图

Ⅰ．术前；Ⅱ．术后

注：①胆总管；②右肝管口狭窄；③肝桥；④肝方叶；⑤肝胆管盆；⑥肝桥断面；⑦S_2切开口；⑧尾叶胆管开口于右肝后叶胆管

【难点与创新】

（一）难点

（1）胆石弥散全肝，多级肝胆管狭窄，肥大的肝桥、方叶遮盖左肝管。

（2）胆管变异，尾叶胆管开口汇入右肝后叶胆管。

（二）创新

（1）顺行先横断肝桥，分离肝方叶，显现左肝内叶胆管、左肝管，切开左肝内叶胆管、左肝管、肝总管及胆总管上段，谓为"顺行肝圆韧带途径"。

（2）术中配合纤维胆道镜清除残石。

（3）经结石感途径切开 S_2 终末胆管，去除胆石。

（4）改良盆式鲁氏 Y 形吻合术。

（三）外科手术技巧

（1）"顺行肝圆韧带途径"，应注意以下几点。① 适于左肝内叶胆管、左肝管结石，胆管粗大，而左肝管口内陷、狭窄。②安置 Pringle 止血带。③"四边法"逐一切开左肝内叶胆管、左肝管、肝总管及胆总管。

（2）S_2 胆管结石感途径：①游离左肝，将左肝外叶向右前方翻转。②阻断入肝血流。③经结石感明显处"四边法"切开胆管。④经胆管切口与左肝管沟通。

病例 13：全肝结石、多处胆管口狭窄，经多条入肝途径施改良盆式鲁氏 Y 形吻合术

患者，女，49 岁。反复右上腹痛 20 年，无寒战、高热、黄疸，未呕血，曾就诊于多家医院，诊为"肝胆管结石"，担心结石取不净而拒绝手术。

T 36.7℃，P 72 次 / 分，R 20 次 / 分，BP 124/72mmHg。神清合作，皮肤、巩膜无黄染。心律齐，双肺呼吸音清。腹平，浅静脉不曲张，无局限性隆起。腹壁软，肝、胆囊、脾未扪及，剑突右下方压痛，Murphy 征（－），叩击右肝区示心窝部疼痛，无胃振水音，腹水征（－）。双下肢无水肿。

WBC $4.29×10^9$/L，N 62.7%，PLT $217×10^9$/L，TP 63.9g/L，ALB 39.2g/L，TBIL 15.8μmol/L，DBIL 3.8μmol/L，PA 182mg/L，CHE 5703U/L，AST 16U/L，ALT 8U/L，γ–Gt 140U/L，ALP 230U/L，AFP 2.4ng/ml，CA_{19-9} 13.39kU/L。

CT（2014 年 12 月，外院）：肝轮廓清，表面光整，肝叶形态、比例无失衡。肝内外胆管重度扩张，胆总管、左肝外叶下段胆管、右肝后叶胆管内径分别为 4cm、1.5cm、1.5cm，各胆管均充满胆石（图 1-1-61）。增强扫描动脉期示"狗尾征"（－）、"日晕征"（－）（图 1-1-62），静脉期示胆管壁圆润（图 1-1-63）。胆囊未见，脾大 8 个肋单元，胰头不大，全胰管不扩张。无腹水。

MRCP（2017 年 12 月 6 日，外院）：肝

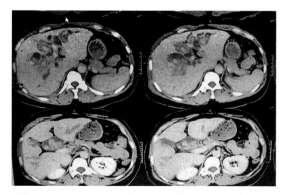

图 1-1-61　CT：肝内、外胆管扩张，充填胆石

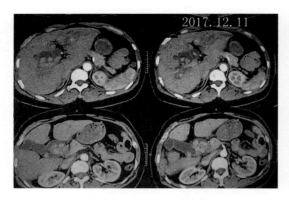

图 1-1-62　CT：动脉期

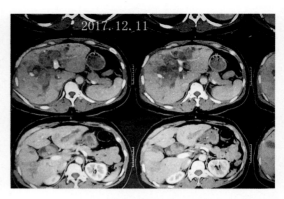

图 1-1-63　CT：静脉期：肝十二指肠韧带无静脉曲张

内外胆管显著扩张，各胆管均充填胆石。左肝管、右肝前叶胆管口、胆总管口狭小。

【术前诊断】肝胆管结石。S：全肝。St：胆总管口、右肝前叶胆管口、左肝管口、左肝外叶下段胆管口。A：无。C：胆汁性肝硬化、门静脉高压症，肝肥大萎缩征（S_1 肥大、左肝肥大、右肝萎缩）。

【手术过程】

（1）择期，平仰卧位，"屋顶"形切口入腹（图 1-1-64）。见：无腹水，腹膜无癌性结节及曲张静脉。肝色泽暗棕红，表面光整，左肝、左尾叶肥大，右肝萎缩，肝质地稍硬，无结节感，但各肝叶段结石感明显。肝外胆管外径达 4cm，明显结石感。胆囊不大，无胆石。肝十二指肠韧带无曲张静脉。胰头不大。脾下极近左肋缘。

（2）离断肝周粘连，安置全腹自动牵开器，右膈下填塞纱布垫托出右肝。

（3）牵拉肝圆韧带，切除胆囊，横断韧带样的肝桥，敞开左肝前纵沟，显现肝方叶基部左肝管。

（4）逆胆总管途径、肝圆韧带途径，"四边法"切开胆总管、肝总管及左肝管、左肝内叶胆管，直视下清除肝外胆管、左肝管、左肝内叶胆管、左肝外叶上段胆管结石。

（5）经胆囊床途径"四边法"切开右肝管、右肝前叶及右肝前叶上段胆管，直视下清除右肝内各胆管结石。

（6）"四边法"经 S_1、S_3 胆管结石感途径切开 S_1、S_3 胆管，清除其内胆石，通过切口与左肝管沟通。

（7）配合纤维胆道镜清除胆管内少许残石。

（8）横断胆总管，组成肝胆管盆，内径达 6cm（图 1-1-65）。

（9）提取桥襻空肠，完成改良盆式鲁氏 Y 形吻合术。

（10）关腹。"三合一液"冲洗术野，放置好温氏孔右侧引流管，清点器械、敷料无误，逐层关腹。

手术历时 4.5 小时，失血量 50ml，取出胆色素性结石 257g，安返回房。手术示意图见 1-1-66。

【术后诊断】肝胆管结石。S：全肝。St：胆总管、左肝管、右肝管、S_1、S_3、左外叶胆管。A：无。C：胆汁性肝硬化、门静脉高压症，肝肥大萎缩征（左肝、左尾叶肥大，右肝萎缩）。

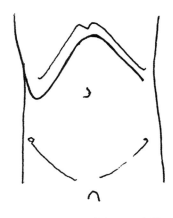

图 1-1-64 手术切口示意图

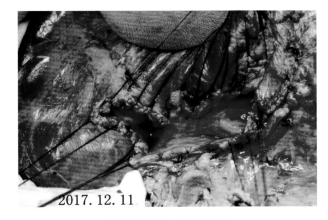

图 1-1-65 肝胆管盆

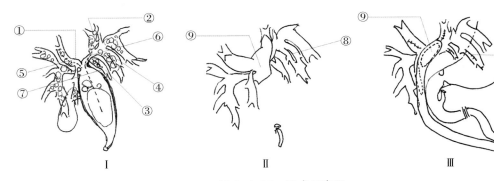

图 1-1-66 手术示意图

Ⅰ.术前；Ⅱ.胆管切开途径；Ⅲ.改良盆式鲁氏 Y 形吻合术

注：①右肝前叶胆管；②左肝内叶胆管；③左尾叶胆管；④左肝外叶下段胆管；⑤胆囊床途径；⑥肝圆韧带途径；⑦左尾叶胆管途径；⑧左肝外叶下段胆管结石感途径；⑨肝胆管盆

【实施手术】经肝圆韧带途径、胆囊床途径、结石感途径施改良盆式鲁氏 Y 形吻合术。

【术后】无胆漏、出血，复查 CT 无胆石残留，第 14 天康愈出院。

【难点与创新】

（一）难点

（1）胆石多（257g），且弥散全肝。

（2）多处胆管狭窄，如胆总管出口，左肝管、左肝外叶胆管口、右肝管、S_3、S_1 等。

（3）胆汁性肝硬化、门静脉高压症。

（4）肝肥大萎缩征。

（二）创新

（1）采取了 4 条入肝途径入肝，解除肝内多处胆管狭窄。

（2）组成肝胆管盆（内径达 6cm），完成改良盆式鲁氏 Y 形吻合术。

（三）外科手术技巧

（1）本例腹部切口宜选择屋顶形切口，而右侧切口连接第 9 肋间。这种切口既方便左肝胆石、胆管狭窄的处理，又方便萎缩右肝的胆石清除。

（2）胆囊床途径。这是一条处理右肝内胆管结石常用的途径，使用时宜注意以下几点：右肝管、右肝前叶下段胆管扩张，充填胆石；配合使用 Pringle 止血带，"四边法"切开，以及肝内胆管插入止血钳引导；右肝充分游离，托出术野。

（3）配合使用纤维胆道镜，有助于降低残石率。注意：肝内胆管充分切开显露，方便纤维胆道镜的使用。须强调的是，肝胆管结石的外科治疗原则是"24 字原则"，绝不是单纯取石。

病例 14：全肝胆管结石、多级胆管狭窄，经胆囊床途径、肝圆韧带途径施改良盆式鲁氏 Y 形吻合术

患者，女，28 岁。间发右上腹痛、寒热 8 年，复发 3 天。2012 年，诊为"胆石病"在外院施"胆囊切除术"。

T 38.7℃，P 84 次/分，R 21 次/分，BP 121/70mmHg。神清合作，皮肤、巩膜无黄染。心律齐，无杂音。双肺呼吸音清。腹平，浅静脉不曲张，示右肋缘下切口瘢痕一条长 13cm。腹壁软，肝、脾未利及，剑突右下方压痛，叩击右肝区示心窝部疼痛，无胃振水音，腹水征（−）。双腰背部无抬举痛，双下肢无水肿。

WBC $24.4×10^9$/L，N 92.8%，PLT $182×10^9$/L，TBIL 24.7μmol/L，DBIL 12.8μmol/L，TP 67.3g/L，ALB 33.5g/L，PA 133mg/L，CHE 5740U/L，AST 16.4U/L，ALT 38.4U/L，C_{12}（正常）。

CT（2017 年 12 月 8 日，湖南省人民医院）：肝轮廓清，表面光整，肝形态、比例无明显异常。肝内外胆管重度扩张，胆总管内径达 4cm，左、右肝管内径分别为 1.8，1.6cm，各肝胆管均充填胆石，无积气，"狗尾征"（−）（图 1-1-67～图 1-1-69）。胰头不大，全胰管不扩张。脾大 6 个肋单元。胆囊未见。无腹水。

MRCP（2017 年 12 月 10 日，湖南省人民医院）：肝内、外胆管扩张明显，充填胆石（图 1-1-70）。

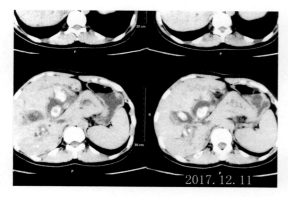

图 1-1-67 CT：肝内、外胆管重度扩张，充满胆石

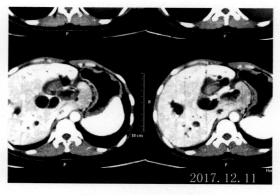

图 1-1-68 CT 动脉期

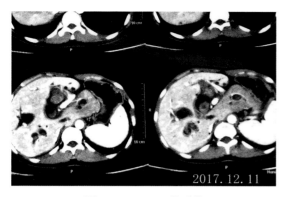

图 1-1-69　CT 静脉期

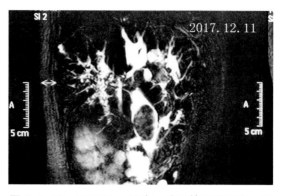

图 1-1-70　MRCP：肝内、外胆管重度扩张，充填胆石

【术前诊断】肝胆管结石。S：全肝。St：胆总管、右前叶胆管、左外叶胆管。A：无。C：AOSC。

【手术过程】

（1）入院后予以输液、抗生素等治疗，症状缓解。

（2）择期，平仰卧位，右肋下切口入腹。见：无腹水，腹膜上无癌性结节，大网膜上无曲张静脉。肝色泽暗棕红色，表面光整，形态、比例无失常，各肝叶段明显结石感。胆囊已切除，肝外胆管外径达 4cm，结石感明显。肝十二指肠韧带无曲张静脉，肝圆韧带消失，左肝前纵沟消失。胰头不大，脾如常。L_8、L_{12} 不肿大。

（3）"四边法"切开肝外胆管，清除胆石，横断肝总管（图 1-1-70）。

（4）笔者完成以下手术：①延长腹部切口，右膈下填塞纱布垫托出右肝。②敞开左肝前纵沟，沿肝圆韧带途径切开左肝管、左肝内叶胆管，清除左肝内叶胆管、左肝外叶下段胆石。③沿胆囊床途径切开右肝前、右肝前叶下段胆管，直视下清除右肝后叶胆管残石。④拼合组成肝胆管盆，内径约 6cm。

（5）切取桥襻空肠，完成盆式鲁氏 Y 形吻合术。

（6）逐层关腹。

手术历时 4 小时，失血量约 100ml，取出胆色素性结石 80g。生命体征平稳，安返回房。手术示意图见图 1-1-71。

【术后诊断】肝胆管结石。S：全肝。St：胆总管、右前叶胆管、左外叶胆管。A：无。C：AOSC。

【实施手术】经肝圆韧带途径、胆囊床途径施改良盆式鲁氏 Y 形吻合术。

【术后】恢复平顺，无胆汁漏、出血等并发症，复查 CT 无胆石残留。

【难点与创新】

（一）难点

（1）全肝结石，多处肝内胆管狭窄，难以取净胆石。

（2）原术者已做胆总管切开取石，并横断肝总管，增加了取石的困难。

（二）创新

（1）经肝圆韧带途径切开狭窄的左肝内叶胆管，清除左肝内叶胆管、S_3 胆管结石。

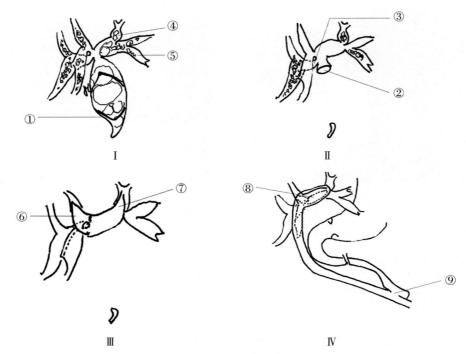

图 1-1-71　手术示意图

Ⅰ.术前；Ⅱ.肝外胆管切除；Ⅲ.肝胆管盆；Ⅳ.改良盆式鲁氏 Y 形吻合术

注：① 肝外胆管切开；②胆总管横断；③右肝后叶胆管；④左肝内叶胆管；⑤ S_3 胆管；⑥胆囊床途径切开；⑦肝圆韧带途径；⑧肝胆管盆；⑨空肠－桥襻空肠吻合

（2）经胆囊床途径切开右肝前叶下段胆管，显现右肝后叶胆管口，直视下清除其内胆石。

（3）改良盆式鲁氏 Y 形吻合术。

（三）外科手术技巧

（1）肝内胆管切开的基础：①足够长的腹壁切口，右膈下填塞纱布垫，托出右肝，变浅术野。② 显现解剖标志，找出肝圆韧带，敞开左肝前纵沟、肝圆韧带途径。③显现胆囊床。

（2）经胆囊床途径："四边法"逐步切开右肝管、右肝前叶及下段胆管，可以直达右肝前缘，使右肝后叶胆管口显现于术野，便于直视下清除其内胆石。

（3）肝圆韧带途径宜注意：①在粘连、瘢痕组织中找出肝圆韧带。②术者示指伸入左肝管内引导，横断肝桥，并将肝方叶与左肝管间相连组织分开，显露左管、左肝内叶胆管。③"四边法"切开左肝管、左肝内叶胆管，切缘边缘缝线留作牵引。

病例 15：全肝结石、多级胆管狭窄，施左肝外叶、肝方叶切除，并胆道出血、左肝内叶胆管损伤，施不保留门静脉左支、左肝外叶胆管途径、改良盆式鲁氏 Y 形吻合术

患者，男，63 岁。间发右上腹痛、易感冒 30 年，复发 1 天。吸烟史 30 年，不饮酒。

T 36.8℃，P 84 次 / 分，R 20 次 / 分，BP 124/76mmHg。神清合作，皮肤、巩膜轻度黄染。心、肺无明显异常。腹平，浅静脉不曲张。腹壁软，肝、胆囊、脾未触及，剑突右下方压痛，Murphy 征（−），叩击右肝区示心窝部疼痛，左胃振水音。双腰背部无抬举痛，双下肢正常。

WBC 7.9×10⁹/L，N 72%，PLT 147×10⁹/L，TBIL 79.8μmol/L，DBIL 48.9μmol/L，TP 68.3g/L，ALB 35.7g/L，AST 178.3U/L，ALT 143U/L，PA 74mg/L，CHE 3368U/L，γ–Gt 160.4U/L，ALP 219U/L，CA$_{19-9}$ 267.2kU/L，AFP 8.61ng/ml。

CT（2017 年 12 月 25 日，湖南省人民医院）：肝轮廓清，表面光整，左肝肥大、右肝萎缩。肝内胆管中度扩张，各胆管内充满胆石（图 1-1-72）。肝外胆管内径约 0.7cm，其内未见胆石。胆囊不大，亦无胆石。显示一级肝门狭窄。增强扫描静脉期，未见肝动脉形态异常，无门静脉海绵样变。全胰管不扩张。脾不大。未见腹水。

【术前诊断】肝胆管结石。S：全肝。St：一级肝门狭窄、左肝管。A：无。C：胆汁性肝硬化，肝肥大萎缩征（左肝肥大、右肝萎缩），高位胆管炎。

【手术过程】

（1）择期，平仰卧位，取右上腹"反 L"形切口入腹。见：无腹水，腹膜上无癌性结节。肝色泽棕红。左肝肥大，表面显多发胀点；右肝较小，质地硬；各肝叶膈面可扪及结石感，以左肝外叶为显。胆总管外径约 0.9cm，未及胆石。胆囊约 6cm×3cm，未及胆石。肝十二指肠韧带无静脉曲张。胰头不大，未及肿块。脾不大。L$_8$ 淋巴结不肿大。

（2）离断肝周韧带，切除胆囊。安置 Pringle 止血带，结扎、切断左肝外叶动脉、门静脉左肝外支，钳夹、移除左肝外叶及部分肝方叶。经左肝断面左肝外叶胆管插入胆道扩张器，发现其胆管口狭窄。左肝尾叶胆管口狭窄，出血，局部以明胶海绵压迫。

经右肝管口，用取石钳清除右肝前、后叶胆管结石，发现右肝前叶胆管口相对狭窄，其内尚有残留胆石。

（3）笔者查询病史、阅读血清生化资料及 CT 片，察看术野，发现：一级肝门仍然深陷，肝方叶切除太少。左肝管未能显现。左肝外叶胆管残留过长，其胆管狭窄。左肝尾叶胆管狭小，其内胆石嵌顿、出血。另外，左肝内叶胆管被缝扎、切断。笔者做了以下处理：

①阻断入肝血流，"四边法"经不保留门静脉左支的左肝外叶切除途径切开左肝外叶胆管，敞开其狭窄胆管，直视下清除左肝尾叶胆管内结石，显现胆管黏膜撕裂出血，用 5-0 薇乔线予以缝扎止血。

②钳夹、移除残留在左肝管前方的肝方叶，显现左肝管，并见左肝内叶胆管口被扎闭，前壁切断，其内血肿约 3ml。清除血块，拆除胆管缝扎线，修复拼合胆管，解除胆管狭窄。

③经胆囊床途径切开右肝管、右肝前叶胆管，直视下清除右肝后叶胆管内残石（图 1-1-73）。

④借助纤维胆道镜察看肝内各胆管，无残石、无出血。

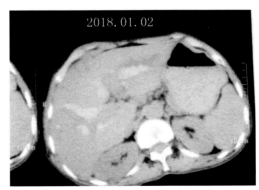

图 1-1-72　CT：肝内胆管中度扩张，充填胆石

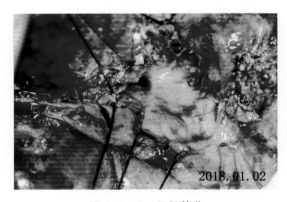

图 1-1-73　肝胆管盆

⑤拼合切开的邻近胆管边缘，横断胆总管，组成肝胆管盆，内径达 6cm。

（4）切取桥襻空肠，完成改良盆式鲁氏 Y 形吻合术。放置左膈下引流管及肝胆管盆引流管。

（5）关腹。清点器械、敷料无误，术野无出血、胆漏，逐层关腹。

手术历时 5 小时，失血量 200ml。生命体征平稳，安返回房。手术示意图见图 1-1-74。

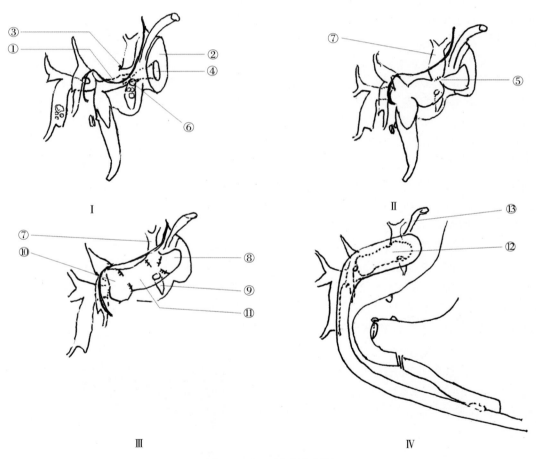

图 1-1-74　手术示意图

Ⅰ. 左肝外叶、肝方叶切除后；Ⅱ. 经不留门静脉左支左肝外叶胆管途径切开后；

Ⅲ. 肝胆管盆；Ⅳ. 改良盆式鲁氏 Y 形吻合术后

注：①左肝方叶断面；②肝方叶残端；③左肝内叶胆管切断；④左肝外叶胆管残端；⑤左肝外叶胆管狭窄；⑥左尾叶胆管口出血；⑦左肝内叶胆管；⑧左肝外叶胆管；⑨左尾叶胆管；⑩右肝前胆管切开；⑪肝胆管盆；⑫肝胆管盆与桥襻空肠吻合；⑬肝圆韧带

【术后诊断】肝胆管结石。S：全肝。St：一级肝门、左外叶胆管、S_1。A：无。C：肝肥大萎缩征（左肝肥大、右肝萎缩），胆汁性肝硬化，医源性胆管损伤（左肝内叶胆管、左肝尾叶胆管），高位胆管炎，左肝胆源性肝脓肿。

【实施手术】经胆囊床途径、不保留门静脉左支左肝外叶胆管途径，施左肝外叶、肝方叶切除，改良肝胆管盆式鲁氏 Y 形吻合术。

【术后】无胆漏、出血、膈下脓肿等并发症，复查 CT 无胆石残留，恢复平顺。

【难点与创新】

（一）难点

（1）全肝弥散性结石。

（2）一级肝门、左肝内叶、左肝外叶胆管多级胆管狭窄。

（3）肝硬化，肝肥大萎缩征。

（4）术中医源性胆道损伤，胆道出血。

（5）术中急会诊，增加了手术难度。

（二）创新

（1）经用不保留门静脉左支左肝外叶胆管切开途径、胆囊床途径，解除了胆管狭窄，组成宽大的肝胆管盆，内径达 6cm。

（2）改良肝胆管盆式鲁氏 Y 形吻合术。

（三）外科手术技巧

（1）不保留门静脉左支的左肝外叶胆管途径，这个途径是笔者在 20 世纪 80 年代所创造，用此途径曾救治过不少病例。使用时须注意以下几点：①左肝肥大，需要保存，不能切除。②切开前，宜先试夹持左肝外叶胆管起始处前壁，如果经夹持后左肝外叶或内叶无缺血分界线，视为可以采用本途径。③ 配合"四边法"切开胆管。

（2）左肝内叶胆管修复。须注意：经肝圆韧带途径切除肝方叶，使左肝管充分显露，敞开左肝前纵沟；以 5-0 薇乔线拼合邻近胆管切缘，保障内壁光整。

（3）尾叶胆管出口的处理。须注意：充分切开左肝管、左肝外叶胆管，使尾叶胆管口暴露在直视下；直视下以 5-0 薇乔线做胆管出口处缝扎，切不可盲目进行填塞或缝扎。

病例 16：肝胆管结石、右肝后叶胆管与右肝前叶胆管异位，经肝圆韧带途径、Rouviere 沟途径，施改良双口盆式鲁氏 Y 形吻合术

患者，男，60 岁。反复右上腹痛 18 年，复发 15 天。

T 36.5℃，P 69 次 / 分，R 20 次 / 分，BP 127/79mmHg。神清合作，轻度黄疸。心率 62 次 / 分，律齐，无杂音。双肺呼吸音清。腹平，浅静脉不曲张。腹壁软，肝、胆囊及脾未触及，剑突右下方压痛，Murphy 征（−），叩击右肝区示心窝部疼痛，无胃振水音，腹水征（−）。四肢正常。

WBC $3.4×10^9$/L，N 71.8%，PLT $62×10^9$/L，TBIL 32.7μmol/L，DBIL 11.2μmol/L，TP 55.6g/L，ALB 34.6g/L，PA 146mg/L，CHE 3739U/L，ALP 157U/L，γ–Gt 208.3U/L，BUN 6.34mmol/L，UA 221μmol/L，Cr 63.69μmol/L，C_{12}（正常）。

心电：窦性心动过缓，阿托品试验（+）。

心脏彩超：二尖瓣、三尖瓣轻度反流。

术前CT（2017年12月26日，湖南省人民医院）：肝轮廓清，表面光整，右肝肥大、左肝萎缩。右肝内胆管中度扩张，尤以右肝后叶胆管为显，其内充填胆石，局部仅一层胆管壁与肝外相隔（图1-1-75）。右肝管口、左肝管口狭窄。肝外胆管内径约1cm，无胆石。胆囊约6cm×4cm，壁稍厚，无胆石。肝十二指肠韧带无静脉曲张。脾大10个肋单元。胰管无明显扩张。未见明显腹水。

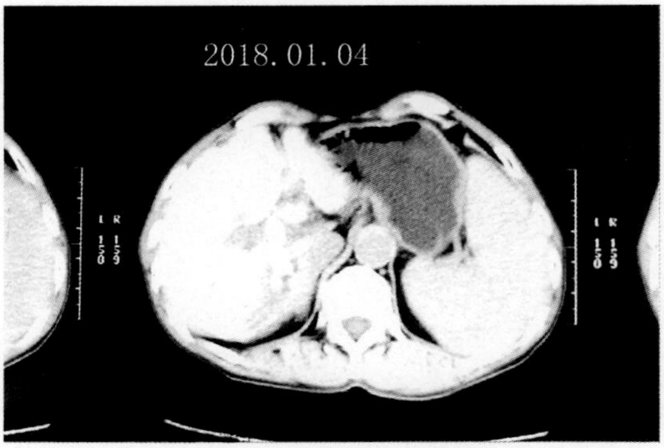

图1-1-75　CT：右肝肥大、左肝萎缩，右肝内胆管扩张、充填胆石

【术前诊断】肝胆管结石。S：S_6、S_7、右肝管、左肝管。St：右肝管、左肝管。A：无。C：胆汁性肝硬化、门静脉高压症，肝肥大萎缩征（右肝肥大、右肝萎缩）。

【手术过程】

（1）术前放置心脏起搏器。

（2）择期，平仰卧位，右上腹"反L"形切口入腹。见：草黄色腹水约800ml，腹膜上无癌性结节、无静脉曲张。肝色泽棕红，肝表面尚光整，右肝肥大、左肝萎缩，肝质地中等硬度，右肝后叶结石感明显。Rouviere沟宽大，外径达2cm。肝方叶肥大，左肝前纵沟"消失"。胆总管外径约1cm，无结石感。胆囊约6cm×4cm，壁轻度水肿。肝十二指肠韧带无静脉曲张，脾下极平左肋缘，胰头不大。

（3）主管医师移去胆囊，"四边法"切开胆总管，未见显现左右肝管口，未能取出肝内胆管结石，请其上级医生洗手。切开右肝前叶胆管，显现右肝管缺如，右肝后叶胆管口内径约0.6cm，右肝前叶胆管位其右侧，内径约0.4cm，并切开左肝管口约1cm，经右肝后叶胆管插入取石钳、刮匙，艰难取出少部分胆石。觉得进一步取石困难，请笔者协助。

（4）笔者查询病史，阅读血清生化、CT片，注意到心率一度降至40次/分，察看了术野，洗手上台，完成以下手术。①利多卡因喷洒一级肝门。②扪触Rouviere沟结石感明显，拟行经Rouviere沟途径入肝。③横断肝桥（图1-1-76），敞开左肝前纵沟，显现左肝管，经肝圆韧带途径切开左肝管（图1-1-77）。④阻断入肝血流，"四边法"切开右肝后叶胆管（图1-1-78），口径长达2.5cm，直视下清除右肝后叶上段、下段及S_1胆管内结石，"三合一液"冲洗清洁肝内胆管。⑤配合胆道镜察看，未见残石。⑥嘱做双口改良盆式鲁氏Y形吻合术（图1-1-79-Ⅱ）。

（5）提取桥襻空肠，完成改良盆式鲁氏Y形吻合术。14号T形管放置右肝后叶胆管，注水测试无胆漏、出血。

（6）关腹。手术历时5小时，失血量约200ml，心率稳定在62次/分，安返回房。手术示意图见1-1-79。

【术后诊断】①肝胆管结石：S：S_6、S_7、S_5、S_8、S_9、LHD。St：右肝后叶胆管、左肝管。A：右肝管缺如，右肝后叶胆管与右肝前叶胆管异位（图1-1-80）。C：胆汁性肝硬化、门静脉高压症，肝肥大萎缩征（左肝萎缩、右肝肥大）。②窦性心动徐缓。

【实施手术】经 Rouviere 沟途径、肝圆韧带途径，施改良双口盆式鲁氏 Y 形吻合术。

【术后】无胆漏、出血等并发症，无胆石残留，恢复平顺。

【难点与创新】

（一）难点

（1）肝胆管结石弥散右肝，右肝管缺如。

（2）肝肥大萎缩征，即右肝肥大、左肝萎缩。

（3）右肝前叶胆管（RFBD）与右肝后叶胆管（RPBD）异位，致使无法全程切开右肝后叶胆管。

（4）肝桥肥大，左肝前纵沟封闭"消失"，致使经肝圆韧带途径困难。

（5）肝硬化，门静脉高压症。

（6）窦性心动徐缓，术中易出现迷走反

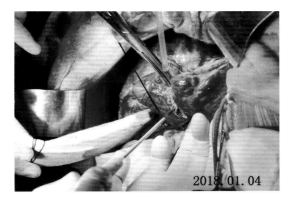

图 1-1-76　电刀指示处为肝桥

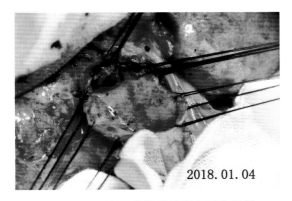

图 1-1-77　经肝圆韧带途径切开左肝管

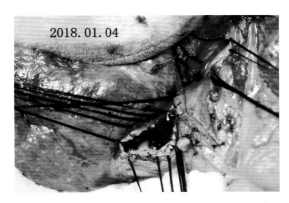

图 1-1-78　丝线牵开处为切开的右肝后叶胆管

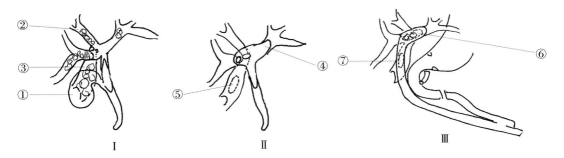

图 1-1-79　手术示意图

Ⅰ. 术前；Ⅱ. 右肝后叶胆管切开后；Ⅲ. 改良盆式鲁氏 Y 形吻合术

注：①胆囊；②右肝后叶上段胆管；③右肝后叶下段胆管；④左肝管末段；⑤右肝后叶胆管切开（Rouviere 沟途径）；⑥肝胆管盆；⑦右肝后叶胆管 – 桥襻吻合口

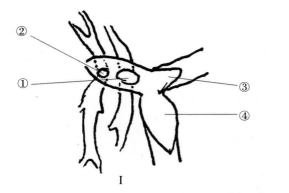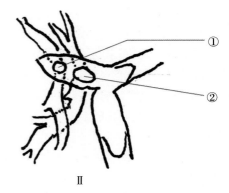

图 1-1-80 RPBD 与 RFBD 错位示意图

Ⅰ. 常见位置；Ⅱ. 本例位置

注：①右肝前叶胆管（RFBD）；②右肝后叶胆管（RPBD）；③左肝管；④肝总管

射、心搏骤停，甚至死亡。本例术中心率一度达 46 次 / 分。

（二）创新

（1）经肝圆韧带途径切开左肝管，充分显现右肝后叶胆管口。经 Rouviere 沟途径切开右肝后叶胆管，清除右肝后叶胆管及 S_9 胆管结石。

（2）改良双口盆式鲁氏 Y 形吻合术。

（三）外科手术技巧

（1）Rouviere 沟途径，原称右肝后叶胆管途径。笔者于 2001 年给 1 例右肝后叶胆管结石患者取石，在取石过程中不慎致右肝后叶胆管穿通、出血，被迫强行将其切开，而发现该途径，并经这一途径救治过不少类似患者，从而定名为右肝后叶胆管途径。使用时应注意：① 右肝后叶胆管扩张，充填胆石，经 Rouviere 沟扪触，结石感明显。②经右肝后叶胆管口插入取石匙引导，"四边法"切开右肝后叶胆管。③本例右肝后叶胆管与右肝前叶胆管错位，不能全程切开右肝后叶胆管，故做双口胆肠内引流。

（2）改良双口盆式鲁氏 Y 形吻合术。注意：①双口指右肝后叶胆管切口及一级肝门胆管盆。②桥襻空肠系膜宜松弛。③ 宜放置 T 形管入右肝后叶胆管，以防胆漏。

病例 17：肝胆管结石，经 Rouviere 沟途径、肝圆韧带途径施改良盆式鲁氏 Y 形吻合术

患者，女，69 岁。反复右上腹痛 20 多年，复发 5 天。

T 36.7℃，P 98 次 / 分，R 20 次 / 分，BP 127/74mmHg。神清合作，无黄疸。心律齐，双肺呼吸音清。腹平，浅静脉不曲张。腹壁软，肝、胆囊、脾未扪及，Murphy 征（+），剑突右下方压痛，叩击右肝区示心窝部疼痛，无胃振水音，腹无移动性浊音。双腰背部无抬举痛，双下肢无水肿。

WBC 5.04×10^9/L，N 57%，PLT 120×10^9/L，Hb 111g/L，TBIL 14.3μmol/L，DBIL 6.2μmol/L，TP 53.7g/L，ALB 33.2g/L，AST 22.68U/L，ALT 45.1U/L，PA 210mg/L，CHE 4850U/L，AMY 102U/L，GLU 5.95mmol/L，C_{12}（正常）。

CT（2018年2月2日，湖南省人民医院）：肝轮廓清，表面光整，左肝肥大、右肝后叶萎缩。肝内胆管明显扩张，充填胆石，以左肝外叶、右肝后叶为显，似鹿角样（图1-1-81），"狗尾征"（−）。胆总管内径约1.5cm，下段见胆石一枚约0.8cm×0.9cm（图1-1-82）。胆囊增大，约10cm×4.5cm，壁厚约0.3cm。胰头不大，主胰管不扩张。脾大6个肋单元。腹膜后无肿大淋巴结。无腹水。

【术前诊断】 肝胆管结石。S：S_2、S_3、S_4、S_6、S_7、S_9、胆总管、胆囊、S_5。St：右后叶胆管、左外叶上段胆管、左胆管。A：右肝管缺如。C：胆汁性肝硬化，肝肥大萎缩征（左肝肥大、右肝后叶萎缩）。

【手术过程】

（1）择期，平仰卧位，做右上腹"反L"形切口，入腹。见：无腹水，大网膜上无静脉曲张。肝色泽棕红，表面尚光整，左肝肥大、右肝后叶萎缩，肝质地硬，左肝及右肝后叶明显结石感。Rouviere沟宽大，结石感清楚。胆总管外径1.3cm，可扪及一颗胆石，直径约1cm。胆囊约8cm×4.5cm，壁厚约0.35cm，亦可扪及结石。横结肠肝曲与胆囊致密粘连，十二指肠与结肠紧密粘连。胃壁不厚，胃腔不大。胰头不大。脾如常。

（2）切除胆囊。

（3）"四边法"沿肝圆韧带途径切开胆总管、肝总管、左肝管，解除左肝管口狭窄（图1-1-83），显示右肝管缺如。右肝后叶胆管口狭窄，内径约0.5cm，位于右肝前叶胆管左侧。逐一直视下清除肝外胆管、左肝管内胆石，以及左肝内叶、左肝外叶下段胆管结石。

（4）做右肝后叶胆管与左肝管内吻合，使右肝后叶胆管口扩大至1.5cm（图1-1-84），直视下取出右肝后叶上、下段胆管结石，以及右肝前叶下段胆管结石。

（5）游离左肝外叶，将其向右前方翻转，显现左肝外上段胆管根部结石感明显处。临时阻断入肝血流，"四边法"予以切开结石感明显处胆管（图1-1-85），清除左肝外叶上段胆管结石，并与左肝管沟通。4-0 Prolene线缝闭胆管切口，注水测试无胆漏、出血。

（6）离断右肝周韧带，托出右肝，临时阻断入肝血流，经Rouviere沟途径切开右肝后叶胆管，清除其内胆石，并与左肝管沟通（图1-1-86）。4-0 Prolene线缝闭胆管切口，注水测试无胆漏、出血。

（7）组成肝胆管盆，内径约4cm（图1-1-87）。①横断肝总管，关闭远段胆管残端。

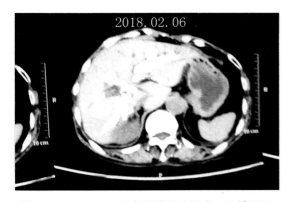

图1-1-81　CT：肝内胆管重度扩张、充填胆石

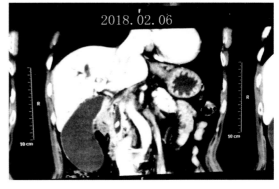

图1-1-82　肝外胆管内径约1.5cm，其内有胆石，胆囊胀大

②拼合整理邻近胆管切缘。

（8）切取桥襻空肠，完成改良肝胆管盆式鲁氏 Y 形吻合术。

（9）关腹。手术历时 4.5 小时，失血量约 150ml，清除胆色素性结石 36g。术中生命体征平稳，安返回房。手术示意图见图 1-1-88。

【术后诊断】肝胆管结石。S：S_2、S_3、S_4、S_6、S_7、S_5、S_9、胆总管、G。St：左肝管、右后叶胆管。A：右肝管缺如，右尾叶胆管汇入右后叶胆管，右后叶胆管汇入左肝管。C：胆汁性肝硬化，肝肥大萎缩征（左肝肥大、右肝后叶萎缩）。

【实施手术】经胆囊床途径、左肝外叶上段结石感途径、Rouviere 沟途径，施改良肝胆管盆式鲁氏 Y 形吻合术。

【术后】无胆漏、出血、肝功能不全等并发症，复查 CT 无胆石残留，恢复平顺。

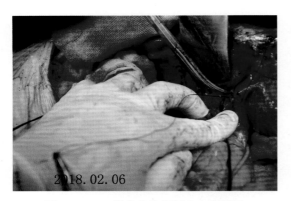

图 1-1-83　钳夹处为切开之左肝管口

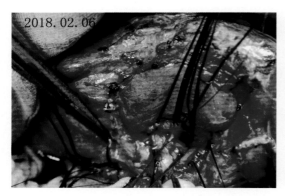

图 1-1-84　右下 1/4 区域内为右肝后叶胆管、左肝管内吻合口

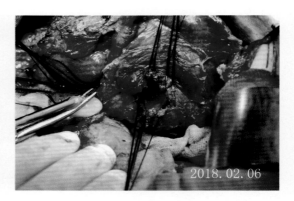

图 1-1-85　左肝外叶结石感途径切开

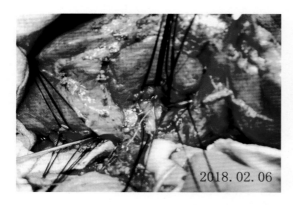

图 1-1-86　右下 1/4 区域为已切开的右肝后叶胆管

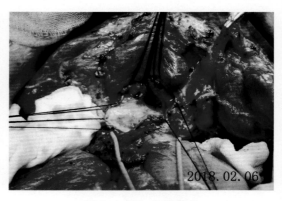

图 1-1-87　肝胆管盆

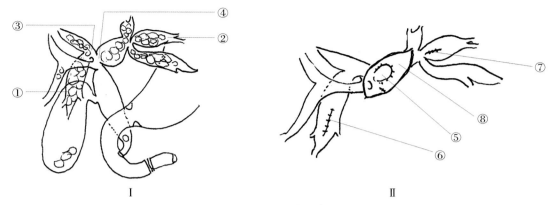

图 1-1-88　手术示意图

Ⅰ. 术前；Ⅱ. 术后

注：①右肝后叶下段胆管；②左肝外叶上段胆管；③右肝后叶胆管；④左肝管口狭窄；⑤右肝后叶胆管、左肝管内吻合；⑥右肝后叶下段胆管切口闭合；⑦左肝外叶胆管切口闭合；⑧肝胆管盆

【难点与创新】

（一）难点

（1）全肝结石，结石弥散而且"畸形"。

（2）胆管变异，右肝管缺如，右肝后叶胆管异位于右肝前叶胆管的左侧。

（3）多级胆管狭窄，如右肝后叶胆管口狭窄、左肝外叶胆管口狭窄。

（4）胆汁性肝硬化，肝肥大萎缩征。

（二）创新

经 Rouviere 沟途径、肝圆韧带途径等完成改良肝胆管盆式鲁氏 Y 形吻合术。

（三）外科手术技巧

左肝外叶上段胆管结石感途径，其实质是结石感途径，但由于切开的胆管位于左肝外叶脏面、肝左静脉的腹面，术野深在，危险性大，加之许多左肝外叶多采用左肝外叶切除，因此，此处左肝外叶上段胆管结石感途径临床使用较少。在使用时宜注意：

（1）左肝外叶上段胆管须扩张、充填胆石，说明胆管口脏面结石感明显。

（2）游离左肝外叶，将其向右前方翻转。

（3）临时阻断入肝血流。

（4）在结石感明确处"四边法"予以切开胆管，并配合胆道镜取石。

（5）经切开的胆管与左肝管沟通。

（6）4-0 Prolene 线连续缝闭切开的胆管。

病例 18：全肝内结石、左肝管口狭窄，经肝圆韧带途径、胆囊床途径等，施改良盆式鲁氏 Y 形吻合术

患者，男，61 岁。右上腹痛 1 个月，加重 7 天。30 多年前，诊为"结石性胆囊炎"在外院施"胆囊切除"。

T 37.6℃，P 81 次 / 分，R 20 次 / 分，BP 127/74mmHg。神清合作，无黄疸。心、肺无明显异常。腹平，浅静脉不曲张，示一条经右上腹腹直肌切口瘢痕长 13cm。腹壁软，剑突右下方压痛，叩击右肝区示心窝部疼痛，肝、脾未扪及，无胃振水音，腹无移动性浊音。双下肢无水肿。

WBC 6.46×10^9/L，N 67.1%，PLT 187×10^9/L，TBIL 12.7μmol/L，DBIL 4.6μmol/L，TP 76.8g/L，ALB 40.3g/L，AST 49.4U/L，ALT 40.5U/L，PA 276mg/L，CHE 6246U/L，γ-Gt 759U/L，ALP 307.3U/L。

CT（2018 年 2 月 28 日，湖南省人民医院）：肝轮廓清，表面光整，左肝肥大、右肝萎缩。肝内各胆管明显扩张，充填胆石，尤以左肝、右肝后叶为显（图 1-1-89）。胆囊未见。肝外胆管外径达 1.6cm，未见胆石。动脉期：肝右动脉跨越肝总管（图 1-1-90）。静脉期：无门静脉海绵样变（图 1-1-91）。胰、脾、双肾无异常。无腹水，腹膜后无肿大淋巴结。

【术前诊断】肝胆管结石，S：S_2、S_3、S_4、S_6、S_7、S_5、S_9、胆总管。St：左肝管、右肝管。A：无。C：胆汁性肝硬化，肝肥大萎缩征（左肝肥大、右肝萎缩）。

【手术过程】

（1）择期，平仰卧位，上腹 S 形切口（图 1-1-92）入腹。见：无腹水。大网膜上无癌

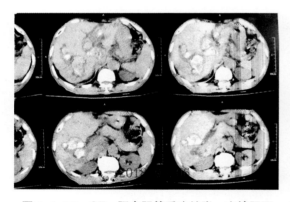

图 1-1-89　CT：肝内胆管重度扩张，充填胆石

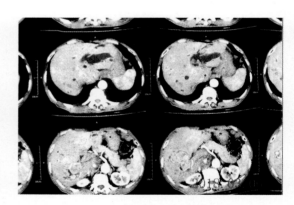

图 1-1-90　CT 动脉期：肝右动脉跨越肝总管

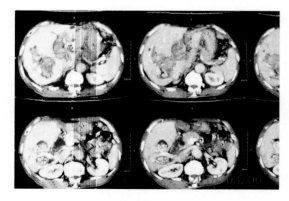

图 1-1-91　CT 静脉期：门静脉无海绵样变

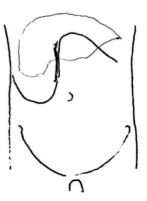

图 1-1-92　手术切口示意图

性结节，无静脉曲张。肝脏面广泛膜性粘连。肝色泽棕红，表面光整，左肝肥大、右肝萎缩，肝质地较硬，各肝叶结石感存在，尤以左肝及右肝后叶为显。胆囊未见。胆总管外径达 1.6cm。肝右动脉跨越肝总管。肝十二指肠韧带上无明显曲张静脉。胰头不大，质软。脾不大。

（2）经肝圆韧带途径切开左肝管口、左肝管及左肝内叶胆管。①安置 Pringle 止血带。②游离肝总管前方一段肝右动脉（图 1-1-93），吊带。③阻断入肝血流，横断肝桥，显现左肝管、右肝内叶胆管。④"四边法"切开胆总管、肝总管、左肝管口、左肝管及左肝内叶胆管。左肝管口内径约 0.5cm，左肝管内径约 2.5cm。直视下清除左肝管、左肝内叶胆管及左肝外叶上、下段胆管结石（图 1-1-94），左肝外叶下段胆管仍有胆石残留。

（3）经左肝外叶下段脏面结石感明显处予以切开，切开长 2cm，经此清除胆管内结石，并与左肝管沟通。

（4）经胆囊床途径切开右肝管，显现右肝前叶、后叶胆管口。①离断右肝管前纤维结缔组织，分开肝门板，显现右肝管，其胆管口约 0.7cm，见右肝前、后叶胆管口。②"四边法"经胆囊床途径切开右肝管、右肝前叶胆管，切口长约 2cm，右肝后叶胆管口、右肝前叶胆管清楚显露于术野。③逐一清除右肝后叶、前叶各胆管内胆石，取石钳直接伸入达右肝前、后叶上下段"肝表面"，原结石感消失。

（5）组成肝胆管盆：①"四边法"横断肝总管，探查胆总管远段胆石，4-0 Prolene 线连续缝闭胆管远段，移肝右动脉至肝总管后。②拼合组成肝胆管盆，内径达 4cm（图 1-1-95）。③ 14 号 T 形管一横臂放入左肝外叶下段胆管，4-0 Prolene 线连续缝闭左肝外叶下段胆管切口，注水测试无胆漏。

（6）提取桥襻空肠，完成改良盆式鲁氏 Y 形吻合术。桥襻空肠长约 35cm，经结肠肝曲系膜戳孔达肝胆管盆，与十二指肠平

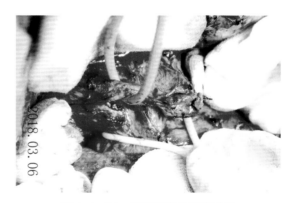

图 1-1-93　导尿管牵拉肝右动脉

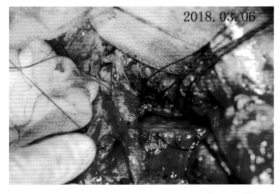

图 1-1-94　肝右动脉跨越已切开的左肝管

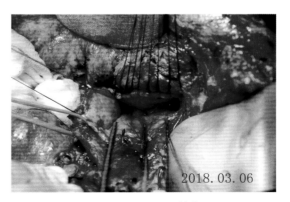

图 1-1-95　肝胆管盆

行。空肠、桥襻空肠之侧－侧吻合以直线切割闭合器完成，放置肝胆管盆 T 形管。

（7）关腹。手术历时 4 小时，失血量约 100ml，取出胆色素性结石 40g，安返病房。手术示意图见图 1-1-96。

【术后诊断】肝胆管结石。S：S_2、S_3、S_4、S_6、S_7、S_5、S_9、胆总管。St：左肝管、右肝管。A：无。C：胆汁性肝硬化，肝肥大萎缩征（左肝肥大、右肝萎缩）。

【实施手术】经肝圆韧带途径、胆囊床途径、逆行胆总管切开途径、结石感途径，施改良盆式鲁氏 Y 形吻合术。

【术后】恢复平顺，无胆石残留。

【难点与创新】

（一）难点

（1）胆石弥散全肝，不易取净。

（2）左肝管口真性狭窄，肝方叶肥大，右肝管口相对狭小，右肝后叶胆管汇入右肝管内。

（3）胆汁性肝硬化，左肝肥大、右肝萎缩。

（4）肝右动脉跨越肝总管。肝总管壁厚，周围致密粘连，绕以曲张静脉。

（二）创新

（1）经采用肝圆韧带途径、胆囊床途径、结石感途径及逆行胆总管切开途径 4 条入肝途径，解除胆管狭窄，清除胆石。

（2）移位肝右动脉，横断肝总管，拼合胆管组成肝胆管盆。

（3）改良盆式鲁氏 Y 形吻合术。

（三）外科手术技巧

（1）入肝途径，解除狭窄，清除胆石。本例入肝途径采用了 4 条，值得提出的是结石感途径。这个病例是用的左肝外叶下段胆管结石感途径，使用时宜注意以下几点。①根据术中所见及术前 CT，确定本例左肝外叶下段存在胆石，并确定本例结石感明显处在左肝

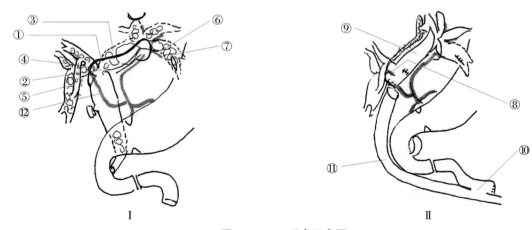

图 1-1-96　手术示意图

Ⅰ. 术前；Ⅱ. 术后

注：①肝方叶边缘；②左肝管口；③右肝管；④右肝后叶胆管；⑤右肝后叶下段胆管；⑥左肝外叶下段胆管；⑦左肝外叶下段胆管切口；⑧右肝管切口；⑨肝胆管盆；⑩空肠、桥襻空肠侧—侧吻合；⑪桥襻空肠；⑫肝右动脉

外叶下段脏面。②经肝圆韧带途径，取出该段胆管内结石。③阻断入肝血流（Pringle 止血带），"四边法"切开结石感明显处胆管，清除其内胆石，并与左肝管沟通。经胆道镜检查无残石，原结石感消失。④以 Prolene 线连续缝闭胆管切口，注水测试无胆漏。

（2）肝右动脉移位。本例肝右动脉跨越肝总管，影响肝总管切开、肝胆管盆的建立，须将肝右动脉移位到肝总管后方。具体操作时宜注意：显露、游离跨越肝总管前方的一段肝右动脉，并套带；切开、横断肝总管，移肝右动脉于肝总管后方。

病例 19：全肝结石，多处胆管狭窄，经肝圆韧带途径、Rouviere 沟途径等 4 条入肝途径，施改良盆式鲁氏 Y 形吻合术

患者，女，56 岁。反复右上腹痛 30 年，复发加重 6 个月。2001 年，就诊当地医院，B 超发现肝胆管结石。拒绝手术。

T 36.5℃，P 77 次 / 分，R 20 次 / 分，BP 118/67mmHg。神清合作，皮肤、巩膜轻度黄染。心律齐、无杂音，双肺呼吸音清。腹平，浅静脉不曲张，未见胃肠形。腹壁软，未扪及肝、胆囊及脾，剑突右下方压痛，叩击右肝区示心窝部疼痛，Murphy 征（-），无胃振水音，腹水征（-）。双腰背部无抬举痛，双下肢无水肿。

WBC $16.62×10^9$/L，N 81%，PLT $414×10^9$/L，TBIL 26.3μmol/L，DBIL 17.5μmol/L，TP 68.5g/L，ALB 32g/L，ALP 831U/L，γ-Gt 416U/L，PA 148mg/L，CHE 5438U/L，AST 67U/L，ALT 73U/L，C_{12}（-）。

CT（2018 年 5 月，湖南省人民医院）：肝轮廓清，表面尚光整，尾叶肥大、左肝萎缩。肝内胆管显著扩张，左肝外叶上段胆管内径达 2.5cm，各肝胆管充满胆石。肝外胆管内径达 3cm，充满胆石。胆囊不大，其内有胆石。脾不大，主胰管不扩张。无腹水，腹膜后无肿大淋巴结。

【术前诊断】肝胆管结石。S：全肝、G。St：胆总管、S_6。A：无。C：胆汁性肝硬化、门静脉高压症，肝肥大萎缩征（尾叶肥大、左肝萎缩），胆管炎。

【手术过程】

（1）高压氧舱治疗 10 天，择期，平仰卧位，全身麻醉，右上腹"反 L"形切口入腹。见：无腹水，腹膜上无癌性结节。肝色泽棕红，表面尚光整，尾叶肥大、左肝较小，肝表面结石感明显，肝质地硬。胆总管外径达 3.5cm，充满胆石。胆囊不大，可扪及结石感。肝十二指肠韧带无静脉曲张。胰头不大，质地软。脾不大。

（2）"四边法"切开胆总管，清除其内胆石，胆总管远端通过 3 号胆道扩张器头。切除胆囊。

（3）安置 Pringle 止血带，经肝圆韧带途径切开左肝管、左肝内叶胆管基部，直视下清除左肝管、左肝内叶胆管，以及左肝外叶上、下段胆管胆石。

经胆囊床途径"四边法"切开右肝管及右肝前叶胆管，清除其内胆石。

（4）阻断入肝血流，经 Rouviere 沟途径切开右肝后叶下段胆管，清除其内胆石。

（5）配合胆道镜进一步清除肝内胆管细碎胆石。

（6）横断胆总管，组成肝胆管盆，内径达 6cm。

（7）提取桥襻空肠，完成改良盆式鲁氏 Y 形吻合术。

（8）关腹。放置温氏孔右侧乳胶引流管 1 根，逐层关腹，安返回房。

手术历时 4.5 小时，失血量约 100ml。取出胆色素性结石 174g。手术示意图见图 1-1-97。

【术后诊断】肝胆管结石。S：全肝、胆囊。St：胆总管、S_6。A：无。C：胆汁性肝硬化、门静脉高压症，肝肥大萎缩征（尾叶肥大、左肝萎缩）， 胆管炎。

【实施手术】经肝圆韧带途径、胆囊床途径、Rouviere 沟途径施改良盆式鲁氏 Y 形吻合术。

【术后】无胆漏、出血及败血症，恢复平顺，无胆石残留。

【难点与创新】

（一）难点

（1）本例全肝弥散性结石。

（2）多处胆管口狭窄，如胆总管出口、S_6 胆管狭窄，左肝外叶胆管口相对狭窄。

（3）肝肥大萎缩征，加之胆汁性肝硬化。

（二）创新

经由肝圆韧带途径、胆囊床途径及 Rouviere 沟途径创造改良盆式鲁氏 Y 形吻合术，清除胆石量达 174g，术后无胆石残留，术中失血量仅 100ml，是难能可贵的。

（三）外科手术技巧

（1）切口够大，术野认真保护，防止胆汁、胆石污染腹膜腔，以及正确使用预防性抗生素。

（2）入肝途径。本例全肝结石、多处胆管狭窄，采用了以下 4 条途径，说明处理一个肝胆管结石的病例，常需多个途径的联合使用：①肝圆韧带途径，打开了处理左肝内叶各胆管结石的通道。②胆囊床途径，显现了右肝前叶、后叶胆管的通道。③ Rouviere 沟途径，扩通了进达右肝后叶胆管道路。④常规使用逆行胆总管的道路。

（3）肝胆管结石的外科治疗一定要遵循"24 字原则"，其核心是"解除狭窄"。原拟切左肝外叶，欠妥。切肝应十分慎重。

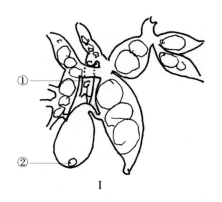 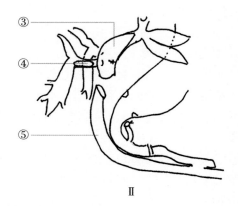

图 1-1-97　手术示意图

Ⅰ. 术前；Ⅱ. 术后

注：①右肝后叶胆管；②胆囊结石；③肝胆管盆；④右肝后叶胆管切口；⑤桥襻空肠

病例 20：肝胆管结石、右肝管缺如，左肝外叶切除致右肝后叶胆管缝闭，PTCD 1 年，施改良盆式鲁氏 Y 形吻合术

患者，女，77 岁。胆囊切除、左肝外叶切除术后，腹痛、寒热，PTCD 后 1 年。1 年前，诊为"肝胆管结石"在当地医院施"左肝外叶、胆囊切除"，术后右上腹痛伴以黄疸，而施 PTCD，胆汁为黄色，350 ～ 800ml/ 天，经常有寒热、不适。

T 36.8℃，P 74 次 / 分，R 20 次 / 分，BP 124/75mmHg。神清合作，无黄疸。心律齐，无杂音。双肺呼吸音清。腹平，浅静脉不曲张，无胃肠形，示右上腹经腹直肌切口瘢痕一条长 15cm。腹壁软，肝、胆囊及脾未扪及，剑突左下方压痛，叩击右肝区示心窝部不适。右侧胸部见 PTCD 导管，引流黄色胆汁，无恶臭。双腰背部无抬举痛，双下肢无水肿。

WBC $6.18×10^9$/L，N 68.6%，PLT $148×10^9$/L，TBIL 23.8μmol/L，DBIL 13.2μmol/L，TP 74g/L，ALB 33.6g/L，AST 64.3U/L，ALT 40.1U/L，PA 67.8mg/L，CHE 3198U/L，CA_{19-9} 41.47kU/L，AFP 1.9ng/ml。

CT：肝轮廓清，左肝外叶、胆囊已切除，右肝肥大。肝内胆管扩张，内径约 1.5cm，充填多发胆石（图 1-1-98）。PTCD 导管置于右肝前叶上段胆管。肝与胸骨剑突处见一液体积聚区，直径约 2cm。无腹水。腹膜后无肿大淋巴结。脾不大。

【术前诊断】肝胆管结石，左肝外叶切除术后 PTCD。S：S_5、S_8、S_6、S_7。St：一级肝门狭窄。A：无。C：胆汁性肝硬化，高位 AOSC。

【手术过程】

（1）择期，高压氧舱治疗 10 天，平仰卧位，全身麻醉，延长原切口呈右上腹"反 L"形入腹。见：无腹水。大网膜上无曲张静脉。肝周呈广泛致密膜状粘连。肝色泽暗棕色，右肝后叶肥大，呈马铃薯样。左肝外叶未见。胸骨后一脓肿，内径约 2cm。肝质地硬，结石感不显。PTCD 导管闭塞，其胆瘘口溢脓性胆汁。胆囊已切除，肝外胆管外径约 1.5cm。肝十二指肠韧带无曲张静脉。温氏孔已致密粘连闭塞。L_8 稍大，呈炎性淋巴结。

（2）离断肝周粘连，显现肝十二指肠韧带及胸骨后脓肿，无法安置 Pringle 止血带。"四边法"切开胆总管、肝总管及左肝管残余部，并戳开胸骨后脓肿。肝外胆管内径约 1.5cm，壁厚约 0.2cm。左肝管残余部长约 2cm，壁厚约 1cm。脓腔内为医用胶块及少许胆石。顺胆管先后切开左肝内叶及右肝前叶胆管，管腔内径分别为 0.5cm、0.6cm，内有少许胆泥。

（3）顺右肝后叶胆管右行，终于找到已完全缝闭的右肝后叶胆管口：①仔细寻找右肝后叶胆管口未成，只是在左肝管残部发现一 Prolene 线结，此处缝线拆除后，未能进达右肝后叶胆管。②经 PTCD 导管口注入盐水，未见右肝后叶胆管口溢水。③"四边法"切开右肝后叶胆管 PTCD 瘘口，外径达 1.5cm，插入胆道刮匙，正好其尖部到达被缝扎的胆管处。"四边法"切开该处胆管壁，

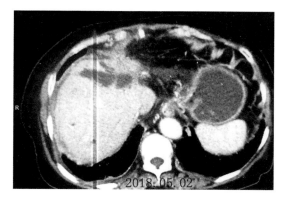

图 1-1-98　CT：左肝外叶切除，肝内胆管扩张、充填胆石，胸骨后积液

显现胆道刮匙，经此处胆管切口注水，见水从右肝后叶胆管切开处流出，同时伴以胆石、胆泥涌出。终于找到右肝后叶胆管口，历时 1.5 小时。

（4）做右肝后叶胆管与左肝管内吻合，使内径达 1.5cm（图 1-1-99）。

（5）缝合关闭右肝后叶胆管切开处，经注水测试无胆漏及出血。

（6）拼合组成肝胆管盆，其内径达 3.5cm。

（7）提取桥襻空肠，完成改良盆式鲁氏 Y 形吻合术（图 1-1-100）。经桥襻空肠戳孔放置 14 号 T 形管，横臂进达右肝后叶胆管口。

（8）关腹。放置温氏孔右侧腹膜腔引流管，清点器械、敷料无误，逐层关腹。

手术历时 6 小时，失血量约 300ml，取出胆石、胆泥约 20g。术中生命体征平稳，未予输血。手术示意图见图 1-1-101。

【术后诊断】肝胆管结石，左肝外叶切除致医源性近段胆管损伤 V 型，PTCD 后。S：S_6、S_7、S_5、S_8、左肝管、左外叶胆管。St：右肝后叶胆管口（缝扎、闭合）。A：右肝管缺如。C：胆汁性肝硬化、门静脉高压症，肝肥大萎缩征（右肝后叶肥大，左肝内叶、右肝前叶萎

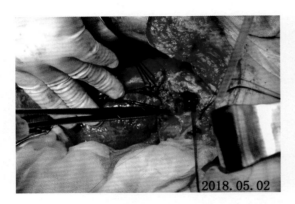

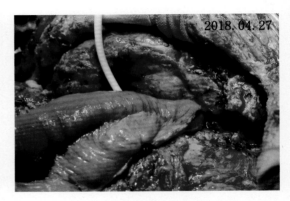

图 1-1-99　持针器前方为右肝后叶胆管与左肝管吻合口

图 1-1-100　肝胆管盆与空肠桥襻吻合

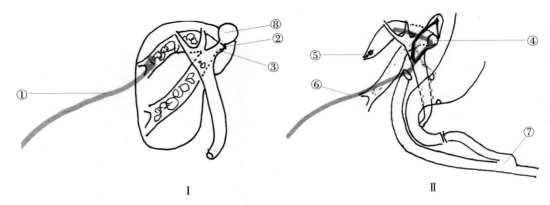

图 1-1-101　手术示意图

Ⅰ. 术前；Ⅱ. 术后

注：①PTCD 导管；②右肝后叶胆管缝闭；③左肝管残留部；④右肝后叶胆管内吻合口；⑤PTCD 导管口关闭；⑥T 形管；⑦桥襻空肠、空肠侧 - 侧吻合口；⑧膈下脓肿

缩），胆源性左膈下脓肿。

【实施手术】右肝后叶胆管、左肝管内吻合，肝胆管盆式鲁氏 Y 形吻合术。

【术后】无胆漏、出血、膈下脓肿、肝肾功能不全等并发症，恢复平顺。复查 CT 无胆石残留。

【难点与创新】

（一）难点

（1）1 年前因肝胆管结石、胆囊结石，施胆囊切除、左肝外叶切除，术中缝闭了右肝后叶胆管口，使右肝后叶胆管难以寻找，并同时损伤右肝前叶及左肝内叶胆管血供。

（2）术后并发胆漏，致左膈下脓肿。

（3）术后戴 PTCD 导管 1 年，长期胆道梗阻、感染，致胆汁性肝硬化、门静脉高压。

（4）肝肥大萎缩征，即右肝后叶肥大、左肝内叶及右肝前叶萎缩。

（5）右肝管缺如，右肝后叶胆管开口入左肝管，而术前未能提示，术中亦难以确定。

（二）创新

（1）经肝圆韧带途径切开左肝管口及左肝管，显现已缝闭的右肝后叶胆管口。

（2）经右肝后叶 PTCD 导管瘘口切开，经此插入胆道刮匙进达已缝闭的右肝后叶胆管口作引导，"四边法"予以切开。

（3）完成改良盆式鲁氏 Y 形吻合术。

（三）外科手术技巧

（1）本例是一种少见的医源性胆管损伤，其理由在于：在切除左肝外叶的过程中损伤了近段胆管；本例右肝管缺如，右肝后叶胆管异位于左肝管；本次术中见右肝后叶胆管口留存有 Prolene 线结；顺行经右肝后叶 PTCD 导管瘘口切开右肝后叶胆管，经此插入胆道刮匙做引导，终于找见右肝后叶胆管口。

（2）右肝后叶胆管与左肝管内吻合。内吻合在肝胆管盆组建时经常应用，本例此次术中硬是把一个完全封闭的右肝后叶胆管口扩大到 1.5cm。对此，笔者有如下机会：本例在一种十分复杂的情况下进行，易造成右肝后叶血运损伤，一定不要损伤右肝后叶的门静脉及动脉。顺左肝管纵轴"四边法"予以切开，缝线用可吸收的薇乔线，切口长度适当，本例为 1.5cm。

（3）右肝后叶 PTCD 瘘管口切开应注意：阻断入肝血流；剔除拟切开的右肝后叶胆管前的肝组织，显现左肝后叶胆管；"四边法"逐渐切开、延长胆管切口。

病例 21：肝胆管结石，合并慢性阑尾炎，既往穿孔致腹膜炎，施改良盆式鲁氏 Y 形吻合术

患者，女，63 岁。反复发作腹痛 8 年，复发加重 6 小时。幼小时经常"心气痛"伴呕吐蛔虫而驱虫。近 20 多年多次"左侧腹痛"，当地医院诊为"胰腺炎"，经输液治疗而缓解。否认"糖尿病"，但多次 CT 发现"肝胆管结石"而入院。

T 36.8℃，P 70 次 / 分，R 20 次 / 分，BP 118/65mmHg。神清合作，皮肤、巩膜无黄染。心、肺无明显异常。腹平，浅静脉不曲张，无胃肠型。剑突右下方压痛，肝、胆囊及脾未扪及，Murphy 征（－），叩击右肝区示心窝部不适，无胃振水音，腹无移动性浊音。双

腰背部无抬举痛，双下肢无水肿。

WBC $7.05×10^9$/L，N 66.1%，PLT $235×10^9$/L，TBIL 16.5μmol/L，DBIL 7.8μmol/L，TP 66g/L，ALB 35.4g/L，BS 4.5mmol/L，AMY 154U/L，AST 54U/L，ALT 43U/L，PA 224mg/L，CHE 5635U/L，C_{12}（-）。

CT（2018年5月1日，湖南省人民医院）：肝轮廓清，表面光整，肝叶（段）比例无失常。左肝管、左肝外叶胆管扩张、积石（图1-1-102、图1-1-103）。右肝后叶胆管稍扩张，未见积气、结石。胰头不大，主胰管不扩张。脾不大。未见 L_8 肿大。无腹水。

【术前诊断】肝胆管结石。S：S_2、S_3、S_6、S_7、胆总管。St：LHD。A：无。C：无。

【手术过程】

（1）择期，平仰卧位，全身麻醉，右上腹"反L"形切口（图1-1-104）入腹。见：无腹水。大网膜与下腹壁、盆腔广泛粘连，网膜增厚达3cm，尤以右下腹为显，无静脉曲张，无癌性淋巴结。肝色泽棕红，表面光整。右肝叶形态、比例无失常。肝方叶肥大，盖被左肝管。肝桥稍大。肝质地软，结石感不明显。肝外胆管外径1.5cm，有结石感。胆囊不大，无结石感。胃十二指肠无明显异常。胰不大，质软。脾不大。

（2）离断肝周粘连，显露肝十二指肠韧带，"四边法"切开胆总管、肝总管及左肝管，取出其内及左肝外叶胆管部分结石。

（3）笔者发现术野太深，肝方叶肥大，左肝管仅切开起始部，肝桥未断。笔者完成以下手术：① 延长切口（图1-1-104），重新放置腹部拉钩，右膈下填塞纱布垫，托出右肝。②放置 Pringle 止血带，阻断入肝血流15分钟，横断肝桥，切除肥大的肝方叶，沿肝圆韧带途径"四边法"延长切开左肝管、左肝内叶胆管长度达4.5cm（图1-1-105），左肝外叶胆管、右肝管、右肝前后叶胆管口裸露于术野，直视下逐一清除胆石。胆总管远端仅能通过3号胆道扩张器。③横断胆总管，组成肝胆管盆，内径达3cm。④游离大网膜，显现阑尾，长约2cm，外径0.7cm，被大网膜包裹，大网膜增厚达3cm，切除右半侧大网膜，重约300g。历时1.5小时。探查双侧附件正常。⑤游离、显现结肠肝曲系膜，戳孔，内径能容3横指。⑥提取桥襻空肠长40cm，经结肠肝曲系膜戳孔达肝胆管盆，无张力。

（4）完成改良盆式鲁氏Y形吻合术，放置14号T形管入肝胆管盆。

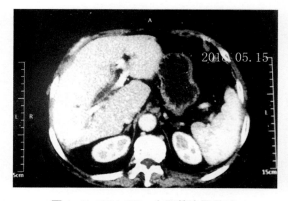

图1-1-102　CT：左肝管末段结石

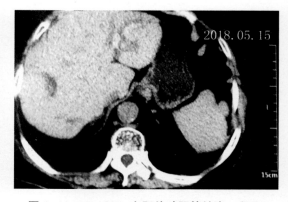

图1-1-103　CT：左肝外叶胆管扩张、积石

（5）查术野无出血，放置温氏孔右侧乳胶管1根，逐层关腹。

手术历时6小时，失血量约150ml，安返回房。手术示意图见图1-1-106。

【术后诊断】

（1）肝胆管结石。S：S_2、S_3、S_5、S_8、S_6、S_7、胆总管、左肝管。St：左肝管。A：无。C：胆总管（末端）。

（2）慢性阑尾炎（既往穿孔并腹膜炎，大网膜广泛粘连）。

【实施手术】右半大网膜切除，肝方叶切除，经肝圆韧带途径施改良盆式鲁氏Y形吻合术。

【术后】无胆漏、出血，无胆石残留，恢复平顺。

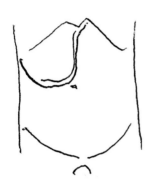

图1-1-104 **手术切口示意图**

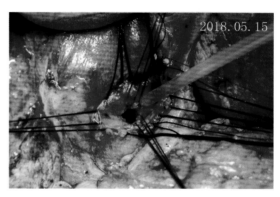

图1-1-105 **经肝圆韧带途径切开左肝管、左肝内叶胆管**

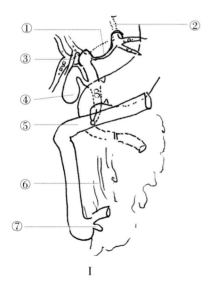

Ⅰ

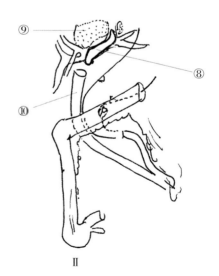

Ⅱ

图1-1-106 **手术示意图**

Ⅰ.术前；Ⅱ.术后

注：①肝方叶；②肝桥；③右肝后叶胆管；④胆囊；⑤结肠；⑥大网膜；⑦阑尾；⑧肝胆管盆；⑨肝方叶残端；⑩桥襻空肠

【难点与创新】

（一）难点

（1）术前诊断仅了解肝胆管结石，并不知道阑尾穿孔、腹膜炎致使大网膜粘连如此严重。

（2）本例肝胆管结石，肝内胆管扩张不明显，除石困难。

（3）肝方叶肥大，阻碍经肝圆韧带途径进行。

（二）创新

经肝圆韧带途径施行改良盆式鲁氏 Y 形吻合术。

（三）外科手术技巧

（1）本例慢性阑尾炎，曾穿孔致腹膜炎的确定：①通过对大网膜的游离，发现大网膜与下腹壁，特别是右腹壁粘连致密，而且大网膜右侧显著肥厚、肿胀。②阑尾被大网膜包裹粘连，而且阑尾明显萎缩、质硬。③术前多次诊为"胰腺炎"，无确实依据。术前淀粉酶（AMY）正常、血糖正常，CT 示胰轮廓清楚。④这次术中胰体不大、质软，周围无皂化斑、钙化斑。⑤本例双侧附件正常。

（2）本例经肝圆韧带途径应注意：①延长腹部切口，托出右肝。②断肝桥，切除肝方叶，显现左肝管、左肝内叶胆管。③"四边法"逆肝圆韧带途径切开左肝管口、左肝管及左肝内叶胆管。

（3）结肠肝曲系膜戳孔。本例腹膜广泛致密粘连，横结肠系膜短缩、增厚，达约 6cm。做戳孔时宜注意：①从横结肠系膜上循十二指肠尽量向盆腔方向游离。②于屈氏韧带空肠起始处右侧，显现十二指肠水平部，循十二指肠降部向头侧方向分离，在胰头右侧钝性剥离，上下"会师"、戳孔。注意勿损伤结肠动脉。

病例 22：肝胆管结石、多级胆管狭窄，并肝肥大萎缩征，经 5 条入肝途径，施行改良盆式鲁氏 Y 形吻合术

患者，女，56 岁。间发右上腹痛 40 多年，复发伴寒热 10 天。幼小时常心窝部疼痛、呕蛔虫，诊为"胆道蛔虫"，而驱蛔。2008 年，B 超发现"肝内胆管多发结石"，手术困难，而拒绝手术。

T 38.5℃，P 84 次 / 分，R 20 次 / 分，BP 124/70mmHg。神清合作，皮肤、巩膜轻度黄染。心、肺无明显异常。腹平，浅静脉不曲张，无胃肠型。腹壁软，未扪及肝、胆囊及脾，剑突右下方压痛，Murphy 征（−），无胃振水音，叩击右肝区示心窝部疼痛，腹无移动性浊音。双下肢无水肿。

WBC $13.4×10^9$/L，N 89.8%，PLT $129×10^9$/L，TBIL 27.4μmol/L，DBIL 21.3μmol/L，TP 65g/L，ALB 36.5g/L，AST 74U/L，ALT 54U/L，PA 227mg/L，CHE 5431U/L，C_{12}（−）。

CT（2018 年 6 月，外院）：肝轮廓清，表面尚光，左肝外叶、右肝后叶肥大，左肝内叶、右肝前叶较小。左肝外叶上段、右肝后叶胆管扩张，积多发结石。右肝管口及 S_2 胆管口相对狭窄。肝外胆管内径约 1.5cm，积胆石多个。胆囊约 6cm×3.5cm，壁不厚，无胆石。胰头不大，全胰管不扩张。脾大 6 个肋单元。无腹水，腹膜后无肿大淋巴结。

MRCP（2018 年 6 月，外院）：肝外胆管内径约 1cm。左肝内各胆管扩张明显，大量

胆石。

【术前诊断】肝胆管结石。S：S_2、右肝管、S_6、S_5、S_9、胆总管、左肝管。St：S_2、左肝管、右肝管、右后叶胆管。A：无。C：肝肥大萎缩征（左肝外叶、右肝后叶肥大，右肝前叶萎缩），高位 AOSC，胆汁性肝硬化。

【手术过程】

（1）择期，取右上腹"反 L"形切口入腹。见：无腹水，腹膜上无癌性结节。肝色泽棕红，左肝外叶、右肝后叶肥大，右肝前叶萎小。左肝外叶上段示纤维化，明显结石感。肝桥不大，肝方叶萎陷，无曲张静脉。肝外胆管外径达 1.6cm，结石感明显。胆囊 6cm×3.5cm 大小，壁不厚，张力不大，无明显结石感。胰头不大，质软。脾不大。腹腔动脉干周无肿大淋巴结。

（2）加做左横切口，使腹壁切口呈"倒 T"形（图 1-1-107）。

离断肝周韧带，游离左右肝，安置 Pringle 止血带。

（3）沿胆总管途径"四边法"切开胆总管，清除其内胆石，胆总管远端通过 11 号胆道扩张器头。

（4）横断肝桥，显现 S_{4-b} 脉管及左肝管，显示左肝管口约 0.7cm，碰触其内胆石，取石困难。

（5）经肝圆韧带途径"四边法"切开肝总管、左肝管口及左肝管、左肝内叶胆管达 S_{4-b} 脉管，直视下清除其内胆石。但 S_2 胆管狭窄，取石困难。经已切开胆管发现右肝管口相对狭窄，亦无法清除右肝后叶胆管内结石。

（6）将左肝外叶向左前方翻转，阻断入肝血流 8 分钟，于结石感明显处予以切开，直视下清除 S_2 段胆管内结石，并与左肝管沟通，左肝外叶上段胆管口内径通过 5 号胆道扩张器头。

（7）经胆囊床途径切开右肝管，显示右肝前叶胆管口内径约 0.8cm，右肝后叶胆管口内径约 0.5cm，右前叶胆管内无胆石，右肝后叶胆管内大量胆石。阻断入肝血流 10 分钟，"四边法"切开右肝后叶胆管口及右肝后叶下段胆管，长度达 3cm，直视下清除其内胆石，右肝后叶下段胆管内径 1cm，原结石感消失。

（8）纤维胆道镜检查各肝内胆管，取出残留在左肝外叶上段胆管少许胆石。

（9）横断肝总管，拼合组成肝胆管盆，内径约 4cm。

（10）安置夹心 T 形管。取 20 号 T 形管，直臂内放入外径 0.2cm 硅胶管，导管头部经 T 形管一横臂引出，长度约 4cm，以 4-0 薇乔线缝扎一针固定导管于横臂根部，导管头部插入右肝外叶上段胆管内，以 4-0 Prolene 线连续缝闭 S_2 胆管切口。

（11）切取桥襻空肠，完成改良盆式鲁氏 Y 形吻合术，经 T 形管注水测试无胆漏、出血。

（12）关腹。温氏孔右侧放置一根乳胶引流管，低位就近引出夹心 T 形管，清点器械、敷料无误，逐层关腹。

手术历时 4 小时，失血量约 50ml，术中生命体征平稳，安返回房。手术示意图见图 1-1-108。

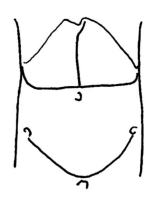

图 1-1-107　手术切口示意图

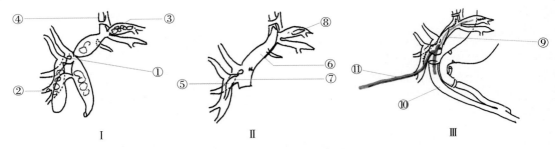

图 1-1-108　手术示意图

Ⅰ. 术前；Ⅱ. 胆管狭窄解除后；Ⅲ. 术后

注：①右肝管口狭窄；②右肝后叶下段胆管；③S_2胆管；④S_{4-b}肝脉管；⑤Rouviere 沟途径切开胆管；⑥肝圆韧带途径切开胆管；⑦胆囊床途径；⑧S_2结石感途径；⑨肝胆管盆；⑩桥襻空肠；⑪夹心 T 形管

【术后诊断】肝胆管结石。S：S_2、左肝管、右肝管、S_6、S_7、S_4、S_9、胆总管。St：S_2、S_6、左肝管、右肝管。A：无。C：肝肥大萎缩征（左肝外叶、右肝后叶肥大，右肝前叶萎缩），胆汁性肝硬化。高位 AOSC。

【实施手术】经肝圆韧带途径、Rouviere 沟途径、S_2结石感途径、胆囊床途径等施改良盆式鲁氏 Y 形吻合术，夹心 T 形管放置术。

【术后】无胆漏、出血等并发症，复查 CT 无胆石残留。

【难点与创新】

（一）难点

（1）胆石分布面宽，左肝外叶上段及右肝后叶等胆管内。

（2）多级胆管狭窄，S_2胆管口、左右肝管口及 S_5 胆管狭窄。

（3）肝肥大萎缩征，肥大的左肝外叶、右肝后叶充填胆石，而且肥大肝叶不能切除。

（二）创新

经肝圆韧带途径、Rouviere 沟途径等 5 条途径，解除了肝内胆管的狭窄，施行了改良盆式鲁氏 Y 形吻合术，放置夹心 T 形管，获得手术成功。

（三）外科手术技巧

（1）胆管狭窄解除：①S_2胆管狭窄的解除：取用经肝圆韧带途径解除左肝管口狭窄，切开左肝管、左肝内叶胆管，显示 S_2 胆管口。②S_5胆管狭窄的解除：经胆囊床途径切开右肝管，显示 S_5 胆管；经 Rouviere 沟途径切开 S_5 胆管口狭窄及胆管。③横断肝总管，组成肝胆管盆。

（2）夹心 T 形管。本例使用的夹心 T 形管是 20 号 T 形管，主要与当地只有外径 0.2cm 硅胶管有关。应用时应注意：①夹心硅胶管应以 4-0 薇乔线固定在 T 形管上。②T 形管直臂经肝总管右壁戳孔引出为宜。③夹心管头部一定要置入 S_7 胆管内。

病例 23：肝胆管结石、AOSC、胆囊炎、胆囊积水，施改良盆式鲁氏 Y 形吻合术

患者，男，64 岁。反复右上腹痛 18 年，复发 1 个月，伴黄疸 2 天。2008 年，当地县

医院 B 超发现"肝内胆管结石"。拒绝手术。

T 37.6℃，P 77 次／分，R 20 次／分，BP 127/64mmHg。神清合作，皮肤、巩膜明显黄染。心律齐，双肺呼吸音清。腹平，浅静脉不曲张，未见胃肠型。右上腹壁紧张，明显触痛，可扪及胆囊约 3cm×2cm，拒按。剑突右下方压痛。肝、脾未及，胃振水（－），叩击右肝区示右上腹剧痛，腹无移动性浊音。双腰背部无抬举痛，双下肢无水肿。

WBC 8.87×10⁹/L，N 88.8%，PLT 298×10⁹/L，TBIL 161.2μmol/L，DBIL 114μmol/L，TP 62.8g/L，ALB 37.7g/L，AST 121U/L，ALT 145U/L，PA 148mg/L，CHE 5330U/L，ALP 909U/L，γ–Gt 705U/L，CA₁₉₋₉ 26.5kU/L。PT 16.1s，APTT 34s，TT 16.8s。

CT（2018 年 7 月，湖南省人民医院）：肝轮廓清，表面光整，左肝外叶肥大。肝内外胆管明确扩张，胆总管内径 4cm，左肝外叶下段胆管内径 2cm，肝内外各胆管均充满胆石、无积气（图 1-1-109）。胆囊大约 13cm×5cm，壁厚，显示水肿带，粘连，欠光整。全胰管不扩张。脾大 8 个肋单元。无腹水，腹膜后淋巴结不肿大。

【术前诊断】 肝胆管结石。S：全肝。St：胆总管、左肝管。A：无。C：结石性胆囊炎急性发作、坏疽，AOSC，胆汁性肝硬化、门静脉高压症。

【手术过程】

（1）急症，平仰卧位，取右上腹"反 L"形切口，入腹。见：胆囊周积液约 200ml，混浊黄色。胆囊苍白，大小约 15cm×5cm，张力大，无穿孔。肝呈棕褐色，各肝叶、段明显结石感。胆总管外径约 3cm，明显结石感。肝十二指肠韧带轻度静脉曲张。胰头不大，脾不大。

（2）主管医师顺逆结合切除胆囊，胆囊内积血水。失血量约 200ml。并告诉笔者，胆囊炎症严重，失血量较多。

（3）笔者做以下处理。①安置 Pringle 止血带，用"三合一液"浸泡术野，肝内胆管用"三合一液"间歇性冲洗。②"四边法"切开肝外胆管，清除其内胆石。③阻断入肝血流，钳夹、切除肝方叶，历时 3 分钟，失血量约 3ml。敞开肝圆韧带途径。④"四边法"经肝圆韧带途径切开左肝管、左肝内叶胆管达 S₄₋ᵦ 脉管处，直视下清除左肝管及左肝外叶上、下段胆管结石，左肝管内径 2.5cm。⑤经胆囊床途径切开右肝管，显现右肝前叶、后叶胆管及右肝尾叶胆管口内径约 1.5cm，右肝前叶胆管内径 1cm。直视下逐一清除右肝内各胆管结石，原肝表面结石感消失。⑥横断胆总管，组成肝胆管盆，内径达 4.5cm（图 1-1-110）。

（4）切取桥襻空肠，完成改良盆式鲁氏 Y 形吻合术，放置 T 形管于肝胆管盆。

（5）逐层关腹。

手术历时 4 小时，失血量约 250ml，取出胆色素性结石 74g（图 1-1-111）。手术示意图见图 1-1-112。

【术后诊断】 肝胆管结石。S：S₂、S₃、S₄、S₅、S₆、S₇、S₈、S₁、S₉、胆总管、胆囊。St：胆总管（末端）、左肝管。A：无。C：结石性慢性胆囊炎急性发作，并胆囊积水，AOSC，胆汁性肝硬化、门静脉高压症。

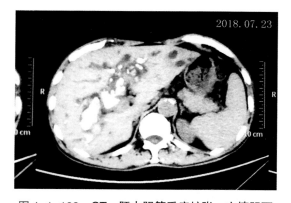

图 1-1-109　CT：肝内胆管重度扩张，充填胆石

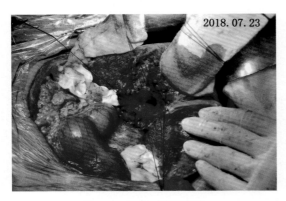

图 1-1-110　肝胆管盆

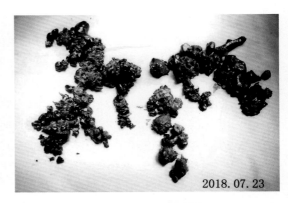

图 1-1-111　胆石树

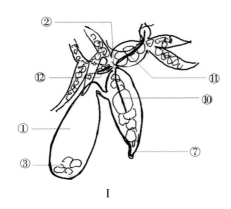

Ⅰ

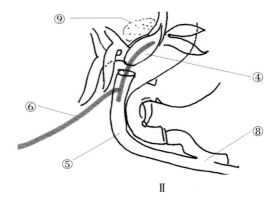

Ⅱ

图 1-1-112　手术示意图

Ⅰ.术前；Ⅱ.术后

注：①胆囊；②胆总管口；③胆石；④肝胆管盆；⑤桥襻空肠；⑥T形管；⑦胆总管远段；⑧空肠、桥襻空肠侧 – 侧；⑨肝方叶残端；⑩入肝胆总管途径；⑪入肝肝圆韧带途径；⑫胆囊床途径

【实施手术】胆囊切除，改良肝胆管盆式鲁氏 Y 形吻合术。

【术后】不发热，黄疸消退，无胆漏、出血，复查无胆石残留，恢复平顺。

【难点与创新】

（一）难点

（1）全肝弥散性结石并 AOSC，胆管充血水肿，术中易出血，胆石难取净。

（2）胆囊炎、胆囊胀大，易出血，甚至术中致胆道损伤。

（二）创新

用"三合一液"间歇性冲洗胆道。阻断入肝血流，利用经胆囊床途径、肝圆韧带途径、胆总管途径，成功施改良盆式鲁氏 Y 形吻合术。术后平顺。

（三）外科手术技巧

（1）胆囊切除应注意：先切除胆总管，后切胆囊；阻断入肝血流，切除胆囊。

（2）减少胆道出血应注意：安置 Pringle 止血带；用"三合一液"间歇性冲洗胆道；"四边法"切开胆管。

病例 24：肝胆管结石、一级肝门狭窄，经肝圆韧带途径、胆囊床途径，施改良盆式鲁氏丫形吻合术

患者，女，68 岁。间发右上腹痛、畏寒、发热 48 年，复发 10 天。1982 年，诊为"胆石病"在当地县医院施"胆囊切除术"。1992 年，诊为"胆石病"再在当地县医院施"胆总管探查取石术"。

T 36.7℃，P 74 次 / 分，R 20 次 / 分，BP 138/84mmHg。神清合作，无黄疸。心、肺正常。腹平，浅静脉不曲张，无胃肠型，右上腹经腹直肌切口瘢痕长 13cm。腹壁软，剑突右下方压痛，叩击右肝区示心窝部不适，肝、胆囊、脾未触及，无胃振水音，腹水征（−）。双下肢无水肿。

WBC 5.33×10^9/L，N 63.6%，PLT 127×10^9/L，TBIL 14.8μmol/L，DBIL 8.2μmol/L，TP 61.3g/L，ALB 38.6g/L，AST 26.3U/L，ALT 17.3U/L，PA 124mg/L，CHE 4953U/L，C_{12}（−）。

CT（2018 年 7 月，湖南省人民医院）：肝轮廓清，表面光整，左肝肥大、右肝萎缩。肝内各胆管扩张，充填胆石（图 1-1-113），肝外胆管显示欠清，未见胆石。胆囊未见。全胰管不扩张。脾不大。无腹水。

MRCP（2018 年 7 月，湖南省人民医院）：左肝内胆管中度扩张，各胆管充填胆石，左肝管口狭窄。肝总管较狭窄。胆总管内径达 1.5cm，见胆石影（图 1-1-114）。

【术前诊断】肝胆管结石。S：S_5、S_6、S_7、S_8、胆总管、S_9。St：右肝管、左肝管、肝总管。A：无。C：胆汁性肝硬化、门静脉高压症，肝肥大萎缩征（左肝肥大、右肝萎缩）。

【手术过程】

（1）择期，平仰卧位，全麻，取右上腹"鱼钩"形切口入腹。见：无腹水，大网膜无曲张静脉及癌性结节，大网膜、结肠肝曲、右膈与右肝粘连致密。肝色泽棕红，表面光整，左肝肥大、右肝萎缩，右肝各段表面扪触结石感明显。胆囊已切除。肝总管纤细，外径约 1cm。胆总管外径达 1.5cm，无结石感。胰头不大，质较软。脾不大。

（2）"四边法"逆胆总管途径切开胆总管、肝总管，未见到肝内胆管结石。

（3）经肝圆韧带途径切开左肝管：①切断肝桥，敞开左肝前纵沟。②钳夹、切断肝方

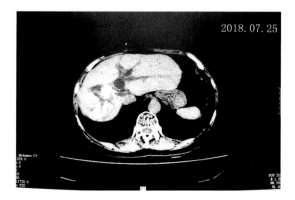

图 1-1-113　CT：左肝肥大、右肝萎缩，肝内胆管扩张，右肝内胆管充填胆石

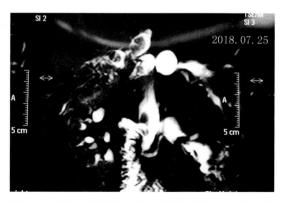

图 1-1-114　MRCP：肝内胆管扩张，右肝内胆管充填胆石

叶约 3cm×2cm×1.5cm，显现左肝管。③"四边法"经肝圆韧带途径逐步切开左肝管口及左肝管，左肝管口内径约 0.3cm，左肝管内径约 1.3cm。显现右肝管口内径约 0.6cm，见其内胆石。

（4）切开右肝管及右肝前叶胆管：①安置 Pringle 止血带。②阻断入肝血流 10 分钟，游离肝纤维板，移除右肝前叶胆管前的肝组织，显现右肝管、右肝前叶胆管。"四边法"切开右肝管、右肝前叶胆管，使右肝管切开口径扩大至 1.7cm。

（5）直视下逐一清除右肝后叶、前叶各胆管内胆石，至原结石感消失（图 1-1-115）。

（6）横断胆总管，组成肝胆管盆，其内径 3.5cm。提取桥襻空肠完成改良盆式鲁氏 Y 形吻合术。

（7）关腹。手术历时 3.5 小时，失血量 100ml，取出胆色素性结石 20g。手术示意图见图 1-1-116。

【术后诊断】肝胆管结石。S：S_5、S_6、S_7、S_8、胆总管、S_9。St：右肝管、左肝管、肝总管。A：无。C：胆汁性肝硬化、门静脉高压症，肝肥大萎缩征（左肝肥大、右肝萎缩）。

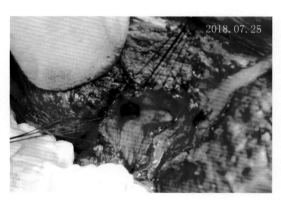

图 1-1-115　肝胆管盆

【实施手术】经肝圆韧带途径、胆囊床途径、胆总管途径，施改良盆式鲁氏 Y 形吻合术。

【术后】无残石，恢复平顺。

【难点与创新】

（一）难点

肝总管狭窄、左肝管口狭小、右肝管位置深在，右肝虽小、各胆管多发结石，但右肝不能切。右肝膈粘连致密，肝门与十二指肠、结肠粘连紧密。

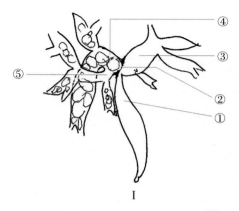

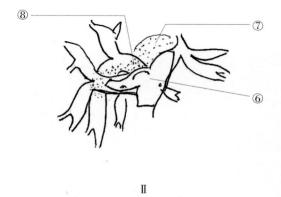

Ⅰ　　　　　　　　　　　　　　　Ⅱ

图 1-1-116　手术示意图

Ⅰ. 术前；Ⅱ. 术后

注：①肝总管；②右肝管口；③左肝管；④右肝后叶胆管；⑤右肝前叶胆管切开；⑥肝胆管盆；⑦肝方叶断面；⑧右肝前叶下段断面

（二）创新

经肝圆韧带途径、胆囊床途径等完成改良盆式鲁氏 Y 形吻合术，解除了狭窄，清除了胆石，保护了肝。

（三）外科手术技巧

（1）切口适当，术野显露充分。本例采用右上腹"鱼钩"形切口是较为理想的。

（2）进入肝内。本例术中注意：①满意的切口，托出右肝。②经肝圆韧带途径，首先解除左肝管口狭窄，打开了入肝的第一张门。③经胆囊床途径，切开了右肝管、右肝前叶胆管，进达肝内。

病例 25：全肝结石，多级胆管狭窄，左肝肥大、右肝萎缩，施双内吻合口、改良盆式鲁氏 Y 形吻合术

患者，女，48 岁。间发右上腹痛 30 年，复发伴寒热、黄疸 10 天。幼小时常腹痛、呕吐蛔虫，成年后经常"发热、感冒"，多次 B 超诊为"肝内胆管结石"，拒绝手术治疗。

T 37.9℃，P 84 次 / 分，R 20 次 / 分，BP 118/70mmHg。神清合作，皮肤、巩膜浅黄染。心、肺正常。腹平，浅静脉不曲张，未见胃肠型。腹壁软，剑突下 3cm 可及肝，剑突右下方压痛，胆囊未及，Murphy 征（–），叩击右肝区示心窝部疼痛，无胃振水音，腹水征（–）。双下肢无水肿。

WBC 7.3×10^9/L，N 77.2%，PLT 439×10^9/L，TBIL 55.6μmol/L，DBIL 29.5μmol/L，TP 80g/L，ALB 43g/L，ALT 81U/L，AST 45U/L，ALP 475U/L，γ –Gt 578U/L，PA 166mg/L，CHE 6344U/L，CA_{19-9} 35kU/L，AFP 14.6ng/ml。

CT（2018 年 8 月 27 日，湖南省人民医院）：左肝肥大、右肝萎缩。肝内胆管重度扩张，各胆管均充填胆石。胆外胆管未扩张，内径约 0.8cm，少许胆石。胆囊约 6cm×4cm，数颗玉米大小胆石（图 1–1–117）。脾大 6 个肋单元。

增强扫描（静脉期）：无门静脉海绵样变（图 1–1–118）。

【术前诊断】肝胆管结石。S：全肝、胆囊及胆总管。St：左肝管、肝总管、右前叶胆管。A：无。C：胆汁性肝硬化，肝肥大萎缩征（左肝肥大、右肝萎缩）。

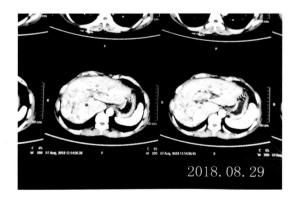

图 1–1–117　CT：肝内胆管重度扩张，充填胆石

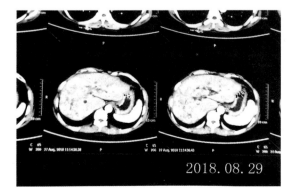

图 1–1–118　CT：静脉期：无门静脉曲张

【手术过程】

（1）择期，平仰卧位，"大奔驰"形切口入腹（图1-1-119）。见：无腹水，大网膜无癌性淋巴结，无静脉曲张。肝呈棕红色，左肝肥大（图1-1-120）、右肝萎缩，肝方叶狭长，压迫、包裹左肝管，肝桥直径约2cm。各段肝结石感明显。一级肝门隐匿。肝总管外径约1cm，可扪及少许胆石，无静脉曲张。胆囊约6cm×4cm，可及少许胆石。胰头稍硬，不大。腹稍大，下极齐平左肋缘。

（2）结扎胆囊管、胆囊动脉，移除胆囊。安置Pringle止血带。

（3）阻断入肝血流10分钟，横断肝桥，切除部分肝方叶，显现左肝管、左肝内叶胆管，敞开左肝前纵沟，左肝管结石感明显。

（4）"四边法"沿肝圆韧带途径切开肝总管、左肝管口、左肝管及左肝内叶胆管，左肝管口内径约0.3cm，左肝管内径约1.5cm，清除其内胆石（图1-1-121），显现左肝外叶胆管口内径约0.2cm。"四边法"做左肝管、左肝外叶胆管内吻合，使吻合口直径达2.5cm（图1-1-122）。经此清除左肝外叶上、下段胆管胆石，左肝外叶上、下段胆管内径分别达2.5cm、2cm。

（5）右肝管口内径约0.35cm，阻断入肝血流10分钟，"四边法"经胆囊床途径切开右肝管口、右肝管及右肝前叶胆管，后者内径分别为2cm、1.8cm，直视下清除其内胆石（图

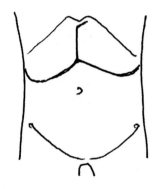

图1-1-119　手术切口示意图

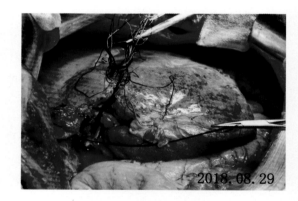

图1-1-120　示左肝肥大

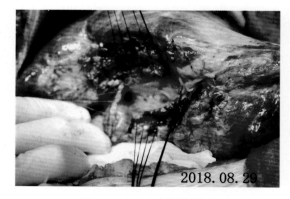

图1-1-121　左肝管切开

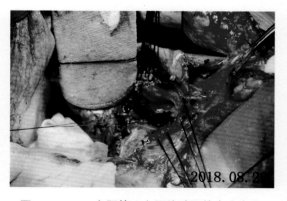

图1-1-122　左肝管、左肝外叶胆管内吻合口

1-1-123）。

右肝后叶胆管口约 0.3cm，阻断入肝血流 15 分钟，做右肝前叶、后叶胆管内吻合，使其吻合口内径达 2.5cm，直视下清除右肝后叶胆管内结石。

（6）横断胆总管，拼合组成肝胆管盆（图 1-1-124），内径达 6cm。

（7）提取桥襻空肠，施行改良盆式鲁氏 Y 形吻合术，放置 14 号 T 形管入肝胆管盆。

（8）放置好引流管，清点器械、敷料无误，逐层关腹。取出胆石 167g（图 1-1-125）。手术示意图见图 1-1-126。

【术后诊断】肝胆管结石。S：全肝、胆囊、胆总管。St：肝总管、左肝管、左外叶

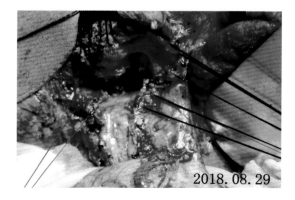

图 1-1-123　经胆囊床途径切开右肝管

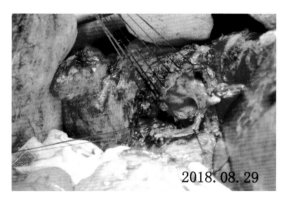

图 1-1-124　肝胆管盆

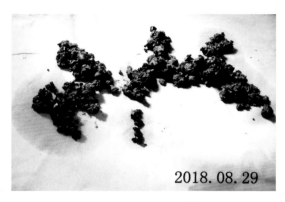

图 1-1-125　胆石树

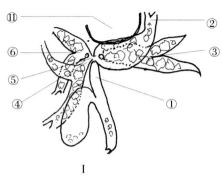
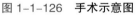

图 1-1-126　手术示意图

Ⅰ．术前；Ⅱ．术后

注：①肝总管；②左肝内叶胆管口；③左肝外叶胆管口；④右肝后叶胆管口；⑤右肝管口；⑥右肝前叶胆管；⑦左肝内、外叶胆管内吻合；⑧右肝前、后叶胆管内吻合；⑨肝胆管盆；⑩桥襻空肠；⑪肝方叶；⑫肝方叶断面；⑬右肝后叶胆管切口关闭

胆管、右肝管、右前叶胆管、右后叶胆管。A：左外叶胆管入右肝管。C：胆汁性肝硬化，肝肥大萎缩征（左肝肥大、右肝萎缩、肝方叶肥大）。

【实施手术】经肝圆韧带途径、胆囊床途径，施左肝管、左肝外叶胆管内吻合，右肝前、后叶胆管内吻合，改良肝胆管盆式鲁氏 Y 形吻合术。

【术后】无发热、胆漏、胆道出血、肝功能不全等并发症，恢复平顺。经 T 形管造影复查，无胆石残留。

【难点与创新】

（一）难点

（1）全肝结石，多级胆管狭窄，左肝肥大、右肝萎缩。

（2）肝方叶肥大、狭长，左肝管隐匿、短缩，经肝圆韧带途径困难。

（3）左肝外叶胆管口汇入左肝管，而左肝管口狭窄，显现左肝尾叶胆管困难。

（4）右肝管口狭窄，右肝后叶胆管口狭窄，显现右肝后叶胆管困难。

（5）肝总管狭窄，经胆总管途径入肝困难。

（二）创新

经肝圆韧带途径、胆囊床途径入肝，施双口内吻合、改良盆式鲁氏 Y 形吻合术。

（三）外科手术技巧

（1）入肝：本例入肝困难，应注意：①足够长的适当切口，右膈下填塞纱布垫，托出右肝。②横断肝桥，切除肝方叶，敞开左肝前纵沟，显现左肝管。③采取肝圆韧带途径、胆囊床途径及胆总管途径，"四边法"入肝。

（2）内吻合：本例施行了左肝管、左肝外叶胆管吻合及右肝前、后叶胆管内吻合，均使胆管口从 0.3cm 扩大到 2.5cm。

①左肝管与左肝尾叶胆管内吻合应注意：首先切开左肝管口及左肝管，将左肝外叶胆管暴露于术野。止血钳伸入左肝外叶胆管引导，"四边法"切开，切缘用 4-0 薇乔线间断或连续缝合。阻断入肝血流下施行内吻合。

②右肝后叶、前叶胆管内吻合应注意：阻断入肝血流。首先切开右肝管口、右肝管及右肝前叶胆管，使右肝后叶胆管裸露于术野。止血钳伸入右肝后叶胆管做引导，"四边法"将"隔板"（"鼻中隔"）切开，切口同样以 4-0 薇乔线连续缝合。

第二节　肝胆管结石多次胆道手术

20 世纪 80 年代肝胆管结石再手术率为 72%。经过同道们 30 多年的共同努力，多次胆道手术率明显降低，2017 年湖南省人民医院肝胆管结石再手术率已降至 7%。

（一）肝胆管结石多次胆道手术的原因

（1）对于肝胆管结石的手术指征、手术方式、手术时机不当。

（2）没有严格遵守肝胆管结石外科治疗的"24 字原则"。

（3）没有掌握入肝的 14 条途径，仍然是"肝内结石肝外做"。

（4）桥襻空肠不当。

（5）空肠 – 桥襻空肠吻合不当，形成返"小胃"。

（6）围术期处理不当。

（二）减少肝胆管结石多次手术的注意事项

（1）严格掌握肝胆管结石手术指征、手术方式、手术时机的选择。

（2）坚持肝胆管结石外科治疗"24字原则"。

（3）熟练掌握入肝14条途径。

（4）认真做好围术期处理。

以下为肝胆管结石因种种原因导致多次胆道手术的病例。让我们共同从这些病例中吸取教训，进一步提高手术治疗的效果，减少再手术率。

典型病例

病例26：肝胆管结石，游离桥襻胆管吻合、皮下盲襻放置、胆管十二指肠吻合，施游离桥襻空肠吻合切除、肝胆管盆鲁氏Y形吻合术

患者，男，54岁。复发反复寒战、发热3个月，PTCE后1个月。2001年，因"胆囊结石"在当地县医院施OC＋T形管引流。2009年，诊为"肝胆管结石"在当地县医院施胆肠内引流术。

T 39.3℃，P 91次/分，R 22次/分，BP 98/58mmHg。神清。皮肤、巩膜浅黄疸。心律齐，双肺呼吸音清。腹平，浅静脉不曲张，示右上腹陈旧性经腹直肌旁切口瘢痕，长13cm。右上腹肌紧张，剑突右下方压痛明显，叩击右肝区示心窝部疼痛。无胃振水音，无腹部移动性浊音。双下肢无水肿。

WBC $14.8×10^9$/L，N 92.2%，PLT $128×10^9$/L，TBIL 27.6μmol/L，DBIL 15.6μmol/L，TP 42g/L，ALB 20g/L，AST 60U/L，ALT 35.6U/L，CA_{19-9} 7400kU/L。

CT（2016年12月2日，湖南省人民医院）：

平扫：肝轮廓清，表面光整，左肝肥大、右肝萎缩。肝内胆管显著扩张，左肝管内径3cm，其中充填气体、胆石（图1-2-1）。

增强扫描静脉期：静脉充盈完好，无肝十二指肠韧带静脉曲张，"狗尾征"（－）。脾、胰未见异常。

MRCP：左肝管呈囊样扩张（图1-2-2）。

【术前诊断】肝胆管结石，胆肠内引流术后。S：S_2、S_3、左肝管、胆总管。St：左肝管（相对）。A：无。C：AOSC。肝肥大萎缩征（左肝肥大、右肝萎缩）。反流性胆管炎。

【手术过程】

（1）入院后做PTCD，引流胆管1个月，症状改善，TBIL降至19.5μmol/L，DBIL降至10.83μmol/L。

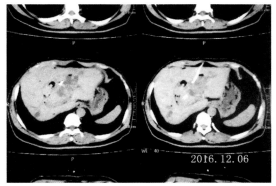

图1-2-1　CT：左肝肥大、右肝萎缩、肝内胆管扩张、积气，充填胆石

（2）择期，平仰卧位，经右上腹"反L"形切口入腹。见：无腹水。肝周广泛膜性粘连，肝色泽棕红、左肝肥大、右肝萎缩，左肝内结石感明显，一级肝门贴近右肾。原为游离桥襻空肠胆管吻合、皮下盲襻、胆管十二指肠吻合［图1-2-6-Ⅰ，图1-2-3］，其口径约0.6cm。①剥离、切除游离桥襻空肠，全长25cm，胆管桥襻吻合口内径约2cm，距吻合口约6cm，近心段埋于皮下，吻合口远段胆管游离（图1-2-4）。②经原胆管桥襻吻合口，其内径约2.5cm，配合S_3肝部分切除，经其残端S_3胆管，内径约0.6cm，插入取石钳，逐渐清除肝内各胆管结石，至结石感消失。清除胆泥胆石约85g，以5-0 Prolene线缝闭S_3胆管残端。③横断胆总管，以5-0 Prolene线关闭胆管远端，近端组成肝胆管盆（图1-2-5），拔除PTCD导管。④距屈氏韧带30cm断空肠，完成空肠与桥襻空肠侧－侧吻合。⑤经横结肠系膜裂孔移桥襻空肠于肝胆管盆，以4-0 Prolene线做肝胆管盆连续外翻缝合，放置14号T形管做肝胆管引流。⑥逐层关腹。T形管经右侧腹壁水平位引出，放置温氏孔右侧腹腔引流管，"三合一液"清洁术野，清点器械敷料无误，逐层关腹。

手术历时6小时，失血量约300ml，术中生命体征平稳。手术示意图见图1-2-6。

【术后诊断】肝胆管结石，胆肠内引流、游离桥襻皮下放置术后。S：S_1、S_2、左肝管、右肝管、胆总管。St：左肝管。A：无。C：AOSC，反流性胆管炎，肝肥大萎缩征（左肝肥大、右肝萎缩）。

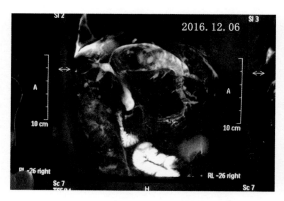

图1-2-2　MRCP：左肝管囊样扩张

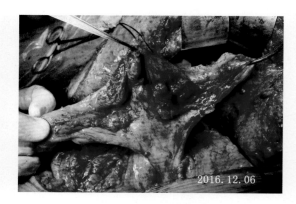

图1-2-3　冗长皮下盲襻

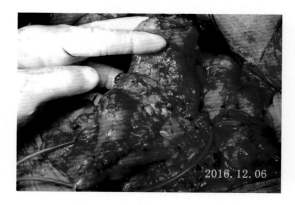

图1-2-4　桥襻空肠近心端

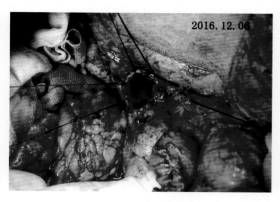

图1-2-5　肝胆管盆

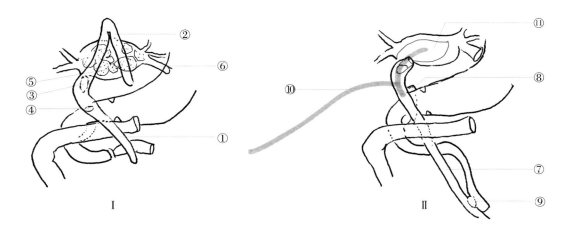

图 1-2-6　手术示意图

Ⅰ.术前；　Ⅱ.术后

注：①游离桥襻；②皮下盲襻；③胆管桥襻吻合；④十二指肠胆管吻合口；⑤结石；⑥ S₃ 胆管残端；⑦胆肠鲁氏 Y 形吻合桥襻；⑧胆管十二指肠瘘修补；⑨空肠 – 桥襻侧 – 侧吻合；⑩ T 形管引流；⑪肝胆管盆

【实施手术】游离桥襻切除、肝胆管盆式鲁氏 Y 形吻合术。

【术后】恢复平顺，无胆漏、出血，无胆石残留。

【难点与创新】

（一）难点

（1）笔者在 20 世纪 80 年代曾施行肝胆管盆式间置术 288 例，也曾收治过皮下盲襻 20 多例，但本例施行术式是笔者首次遇到。

（2）左肝肥大、右肝萎缩，胆汁性肝硬化，一级肝门贴近右肾，术野深在。

（3）左肝外叶肥大、左肝内叶萎缩，致使镰状韧带严重偏移，未能发现肝圆韧带，不能利用肝圆韧带途径。

（4）胆石藏于 S_2 肝、S_1 肝，贴近第二肝门。

（5）原施胆总管十二指肠吻合，给横断胆管带来困难。

（6）放置 Pringle 止血带困难。

（二）创新

本例手术难度大、危险，但通过努力改变为盆式鲁氏 Y 形吻合术，并获得手术成功，很不容易。

（三）外科手术技巧

（1）循游离桥襻游离，明确诊断，予以切除。

（2）切开原胆肠吻合口、延长，配合 S_3 肝部分切除，发现肝断面胆管，插入取石钳，两者配合取除肝结石。

（3）横断胆总管上段，封闭胆总管远段，废除原胆管十二指肠吻合口（瘘）。

（4）肝胆管盆式鲁氏 Y 形吻合术。

病例 27：肝胆管结石，左肝外叶切除后，右肝后叶胆管狭窄、结石，经右肝后叶胆管途径切开全程右肝后叶胆管，放置 T 形管引流

患者，女，59 岁。复发间歇右上腹痛 3 个月，加重伴寒热 10 天。2015 年，诊为"肝胆管结石"在外院施"胆囊切除，左肝外叶、部分右肝切除，胆总管 T 形管引流术"。

T 36.2℃，P 89 次 / 分，R 21 次 / 分，BP 125/76mmHg。神清合作，皮肤、巩膜无黄染。心、肺无明显异常。腹平，右上腹经腹直肌切口瘢痕一条，浅静脉不曲张。肝、胆囊、脾未扪及，Murphy 征（–），叩击右肝区示心窝部疼痛。无胃振水音，腹水征（–）。双下肢如常。

WBC $5.29×10^9$/L，N 56.8%，PLT $284×10^9$/L，C_{12} 正常，TBIL 10.6μmol/L，DBIL 2.7μmol/L，TP 61g/L，ALB 36.2g/L，AST 15.8U/L，ALT 6.9U/L，PA 205mg/L，CHE 5938U/L。

B 超：右肝内胆管多发结石。

CT（2016 年 12 月 19 日，湖南省人民医院）：肝轮廓清，表面光整，左肝外叶已切除。右肝后叶胆管扩张、积多发胆石，无气体。肝外胆管内径 1.6cm，无胆石。未见胆囊（图1-2-7）。

【术前诊断】肝胆管结石，左肝外叶切除后。S：S_6、S_7。St：右肝后叶胆管。C：AOSC。

【手术过程】

（1）择期，平仰卧位，右上腹"反 L"形切口入腹。见：无腹水。腹膜上无癌性结节。肝色泽棕红，左肝外叶、胆囊切除，胆总管外径约 1.8cm，右肝后叶脏面多发结石感，显示右肝后叶稍肥大、左肝内叶萎小。主管医生觉得进一步处理困难，请笔者会诊。

（2）笔者查询病史、阅读 CT 片、察看术野后，做以下处理。①延长切口呈钓鱼钩状，离断右肝周粘连带、韧带。②"四边法"切开肝总管、残留左肝管，游离肝纤维板，显现右肝管。③经右肝后叶下段脏面结石感明显处切开右肝后叶下段胆管，清除局部胆石（图 1-2-8）。④经已切开的右肝后叶下段胆管，插入 3 号胆道扩张器达右肝管口，"四边法"逐步延长切开右肝后叶下段胆管，清除其内胆石，以及右肝后叶上段胆管结石（图 1-2-9– Ⅲ）。⑤做胆管临近切缘整形、扩大，放置 14 号 T 形管，以 4-0 Prolene 线连续缝合胆管，注水测试无胆漏。

（3）逐层关腹。

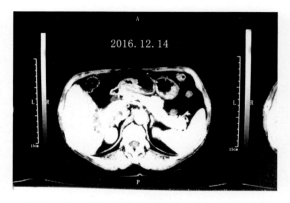

图 1-2-7　CT：右肝后叶胆管扩张、充填胆石

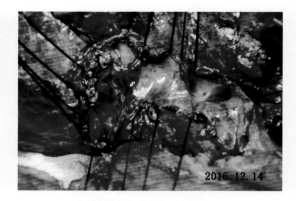

图 1-2-8　肝胆管盆

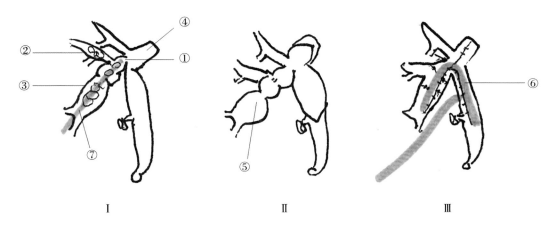

图 1-2-9　手术示意图（Rouviere 沟）

Ⅰ. 术前；Ⅱ. 右肝后叶胆管切开；Ⅲ. 术后

注：①右肝后叶胆管口狭窄；②右肝后叶上段胆管；③右肝后叶下段胆管；④左肝管残留；⑤右肝后叶下段胆管全程切开；⑥T 形管；⑦Rouviere 沟

【术后诊断】肝胆管结石，左肝外叶切除术后。S：S_6、S_7、S_5、左肝管。St：右后叶胆管、右前叶下、右后叶上段胆管。C：AOSC。

【实施手术】经 Rouviere 沟途径切开右肝后叶下、上段胆管，T 形管引流。

【术后】恢复平顺，无残石。

【难点与创新】

（一）难点

本例是一个复杂的肝胆管结石病例，其手术难点在于以下几点。

（1）过去曾施行过左肝外叶、部分右肝切除、胆囊切除，腹内粘连。

（2）这次胆石主要在右肝后叶，然而右肝后叶不能切除。因如果将其予以切除，可能导致术后肝功能不全。

（3）右肝后叶胆道多处狭窄，多发胆石，手术处理十分艰难。

（二）创新

本例采用了一条全新的右肝后叶胆管途径——Rouviere 途径、盆式 T 形管引流，获得手术成功。

（三）外科手术技巧

（1）充分游离右肝，托出右肝。

（2）先做 S_6 肝脏面结石感途径，切开 S_6 胆管，插入胆道扩张器引导，向肝门方向逐渐延长切口。

（3）从右肝后叶胆管口插入门静脉钳，试行夹持胆管壁，未见肝变色，而以"四边法"向远段胆管延长胆管切口，使远、近胆管切口汇合。

（4）全程敞开右肝后叶下段胆管后，直视下逐一清除各胆管支内胆石。

（5）以 5-0 薇乔线拼合邻近胆管切缘，解除胆管狭窄。

（6）放置好 T 形管，以 4-0 Prolene 线缝闭胆管。

病例 28：肝胆管结石，术中致右肝前叶下段损伤，施夹心 T 形管引流

患者，女，33 岁。右上腹痛、寒热 1 个月。过去曾先后施"胆囊次全切除""胆总管探查术"。

T 37.6℃，P 80 次 / 分，R 18 次 / 分，BP 140/90mmHg。神清合作，皮肤、巩膜轻度黄染。心、肺无明显异常。腹平，浅静脉不曲张。右上腹腹肌稍紧张，剑突右下方明显压痛，肝、胆囊未扪及，Murphy 征（+），叩击右肝区示心窝部疼痛，脾未及。无胃振水音，腹水征（-）。双腰背部无抬举痛，双下肢无水肿。

WBC 8.41×10⁹/L，N 66.2%，PLT 274×10⁹/L，TBIL 84.76μmol/L，DBIL 56.27μmol/L，TP 71.63g/L，ALB 45.47g/L，AST 453.8U/L，ALT 471.54U/L，BS 11.72mmol/L。

MRCP（2016 年 11 月 30 日，外院）：肝内、外胆管中度扩张，胆囊不大。肝外、左肝管内及胆囊充填胆石，示右肝管缺如，见一胆管与胆囊壶腹相连。

【术前诊断】胆石病，AOSC。

【手术过程】

（1）择期，平仰卧位，"四点法"腹腔镜切除胆囊，胆总管切开、取石。探查胆囊，见 2 个胆囊管口，改做右肋缘下切口入腹。见胆囊床一胆管口内径约 0.3cm，插输尿管导管，不通，而急请笔者会诊。

（2）在腹腔镜下顺利切除了胆囊、探查胆道、取出了胆石。检查胆囊发现胆管一小孔，一胆管残端流出几滴胆汁，中转开腹，插管不通，经胆总管向肝内注水，不出。

（3）笔者怀疑为医源性近段胆管损伤 V 型。完成以下手术（图 1-2-10）：

①延长腹部切口，重新放置腹部拉钩，见右肝前叶下段胆管两断端相距约 4cm，以盐水垫填塞右膈下，胆管两断端靠近。

②拆除胆囊管钛夹，重新注水、插管测试，确定为右肝前叶下段胆管切断：经胆总管切口向肝内注水，未见胆漏。经胆囊管口注水，胆囊管通畅。经右肝前叶下段胆管残端注水，胆总管无液体外流。经右肝前叶下段插入输尿管导管，伸入达 4cm，扪触导管位于胆囊床右侧；右肝前叶下段胆管残端口内径约 0.25cm，残端以 5-0 Prolene 线 3 针牵开。

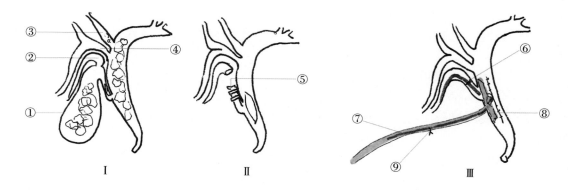

图 1-2-10　手术示意图

Ⅰ. 术前；Ⅱ. 胆道损伤后；Ⅲ. 术后

注：①胆囊；②右肝前叶下段胆管汇入胆囊；③右肝前叶上段胆管；④右肝后叶胆管；⑤右肝前叶下段胆管切断后；⑥胆管吻合口；⑦夹心 T 形管；⑧胆管切口缝闭；⑨丝线固定右肝前叶下段胆管内输尿管导管

③以 5-0 薇乔线间断缝合胆囊管、右肝前叶下段胆管残端后壁，经胆囊管口插入 4 号输尿管导管达右肝后叶下段胆管内 4cm，同法以 5-0 薇乔线缝合吻合口前壁（图 1-2-10-Ⅲ）。

④ 14 号 T 形管放入胆总管，构成夹心 T 形管。做胆总管右侧壁戳孔，引出 T 形管直壁。输尿管插入 T 形管直壁，成 T 形管内夹心，另用 1 号丝线将其固定（图 1-2-10⑨）。

⑤ 4-0 Prolene 线连续缝闭胆管切口，测试不漏。

⑥游离肝圆韧带，以 2 滴医用创面封闭胶将其粘贴于胆管吻合口。

（4）右侧腹壁戳孔，引出夹心 T 形管及温氏孔右侧引流管，逐层关腹。

手术示意图见图 1-2-10。

【术后诊断】胆管结石。S：左肝管、胆总管、肝总管、胆囊。St：无。A：右肝管缺如，右前叶下段胆管汇入胆囊管。C：急性化脓性梗阻性胆管炎，医源性近段胆管损伤 V 型。

【实施手术】腹腔镜中转开腹 OC，右肝前叶下段胆管损伤修复，夹心 T 形管引流。

【术后】恢复平顺，3 个月后拔除夹心 T 形管。

【难点与创新】医源性近段胆管损伤已收治 500 多例，但右肝前叶下段胆管异位开口至胆囊，致损伤切断，十分罕见，这是笔者遇到的第 2 例，类似情况尚未见报道。

（一）难点

（1）医源性近段胆管损伤 Tpye Ⅴ 少见，而本例为右肝前叶下段胆管异位开口于胆囊，文献里未有过报道，而且以往的医源性胆管损伤多由单纯胆道切除所致，而本例是在行胆囊切除、胆管探查术中发生的，更为少见。

（2）右肝前叶下段胆管纤细，而且损伤后两个残端相距较远，本例为 4cm。

（二）创新

创造了以夹心 T 形管整复右肝前叶下段胆管损伤，并获得成功，丰富和发展了医源性近段胆管损伤的诊断及治疗。

（三）外科手术技巧

（1）关于右肝前叶下段胆管损伤的诊断：①胆囊切除后，一定要检查胆囊床、胆囊，有无异常的"胆管喇叭口""异位胆管管孔"。②经胆总管注水，异位胆管残端不漏。③见异位胆管喇叭口有少许胆汁流出，经此可插入细小导管。④术前 MRCP 或 ERCP 可见胆囊管有异位肝内胆管插入。

（2）夹心 T 形管放置：① T 形管一般以 12 号、8 号为宜。②夹心以硅胶管为妥。③胆管吻合以 5-0 或 6-0 Prolene 线为宜，先做吻合口后壁间断、外翻缝合，放置好导管后再缝合吻合口前壁。④"夹心"要固定，以防滑脱。⑤医用创面封闭胶增加了防漏的能力。

病例 29：胆肠管结石，胆肠布朗吻合术后严重反流性胆管炎，施改良盆式鲁氏 Y 形吻合术

患者，女，62 岁。复发间歇右上腹痛、寒热 6 年，加重 6 天。2010 年，因胆石病在某医院施"胆肠内引流术"（术式不明）。

T 37.8℃，P 77 次 / 分，R 20 次 / 分，BP 124/76mmHg。神清合作，无黄疸。心、肺无明显异常。腹平，右肋缘下陈旧性切口瘢痕长 13cm。腹壁软，剑突右下方压痛，肝、胆囊及脾未触及。叩击右肝区示心窝部痛。无胃振水音，腹水征（-）。双下肢正常。

WBC 11.4×10^9/L，N 79.3%，PLT 214×10^9/L，TBIL 21.3μmol/L，DBIL 17.5μmol/L，TP 56g/L，ALB 33.4g/L，ALT 54U/L，AST 47U/L，PA 212mg/L，CHE 3549U/L，CA_{19-9} 35.1kU/L。

CT（2016年12月14日，湖南省人民医院）：肝轮廓清，表面光整，肝形态、比例无明显异常。肝内胆管扩张、积气，左肝外叶胆管积密度稍高结石。未见胆囊及肝外胆管。

【术前诊断】肝胆管结石，胆肠内引流术后。

【手术过程】

（1）择期，延长原切口入腹。见：无腹水，腹膜上无癌性结节。肝色泽棕红，左肝外叶上段可及结石感，无明显纤维萎缩。原为胆肠布朗吻合，桥襻居结肠后，长约80cm，胆肠吻合口约2cm，吻合口在肝总管上，肝总管长约2cm，输入桥襻未做结扎，空肠 – 桥襻吻合口膨大，为侧 – 侧吻合，空肠吻合口距屈氏韧带10cm（图1–2–11–Ⅰ）。

（2）主管医师分离粘连，显露肝、胆肠吻合口及桥襻空肠，切开胆肠吻合口前壁，大量气、液、胆泥、食物残渣涌出。主管医生拟做左肝外叶切除，切除输入桥襻（图1–2–11–Ⅱ），但又觉得所见情况新奇，请笔者会诊。

（3）笔者了解病史、阅读术前CT片、察看术野后，洗手上台，完成以下手术。① 游离、切断原胆肠吻合口，吸除右肝、左肝管大量泥沙。②沿肝圆韧带途径切开左肝管、左肝内叶胆管，显现左肝外叶胆管口，内径约0.7cm。直视下清除左肝外叶上、下段胆管结石，原结石感消失。③拼合组成肝胆管盆，内径3cm。④全程游离桥襻空肠，直线切割闭合器切断原桥襻与空肠吻合口，切除桥襻近段10cm。做横结肠肝曲系膜戳孔，经此引桥襻空肠近端达肝胆管盆，以4–0 Prolene线做肝胆管盆 – 桥襻空肠连续、外翻缝合，安置14号T形管（图1–2–11–Ⅲ）。距肝胆管盆 – 桥襻空肠吻合口35cm做空肠、桥襻空肠侧 – 侧吻合。

（4）逐层关腹。手术历时4小时，失血量约100ml，安返回房。手术示意图见图1–2–11。

【术后诊断】肝胆管结石，胆肠布朗氏吻合术后。S：全肝。St：左外叶胆管（相对）。C：反流性胆管炎。

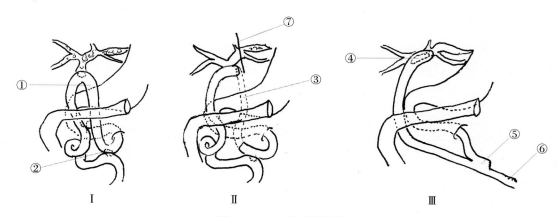

图1–2–11 手术示意图

Ⅰ.原手术；Ⅱ.本次术中原拟手术；Ⅲ.现手术

注：①输入桥襻未结扎；②桥襻空肠 – 空肠吻合口；③输入桥襻切除；④肝胆管盆 – 桥襻空肠吻合口；⑤空肠、桥襻空肠侧 – 侧吻合口；⑥原桥襻空肠 – 空肠吻合口切断处；⑦左肝外叶拟切除线

【实施手术】 改良盆式鲁氏 Y 形吻合术。

【术后】 恢复平顺。

【难点与创新】 本病例是一个常见的肝胆管结石患者，其原手术的失误给患者带来很多痛苦，给治疗带来一些难点，经过一系列手术创新性的处理，获得较好的手术效果。

（一）难点

（1）只知道 6 年前施行的是胆肠内引流，但具体术式不明，具有探索性。

（2）上次术后，反复表现为反流性胆管炎，胆管及左肝周粘连较重。

（3）上次术后，长期反流性胆管炎，其原因不明，具有探索性。

（二）创新

寻找、发现上次"胆肠内引流术"失误原因，采用改良盆式鲁氏 Y 形吻合术。

（三）外科手术技巧

具体手术操作，笔者注意了以下几点：

（1）仔细扣触肝、胆肠吻合口及桥襻空肠，明确原胆肠内引流的方式及问题所在。①原为布朗胆肠吻合，其失败的根本原因是桥襻空肠输入襻未结扎，致使食物直接注入肝内胆管，反流性胆管炎不可避免。②桥襻太长，失用空肠太多，而且粘连成角。③空肠与桥襻空肠虽为侧–侧吻合，但无有效的抗反流装置。④胆肠吻合口做在相对狭窄的左肝外叶胆管以下，是十分错误的。

（2）经肝圆韧带途径切开左肝管、左肝内叶胆管，直视下清除 S_2、S_3 胆管结石，而后组成肝胆管盆。

（3）做改良盆式鲁氏 Y 形吻合术。

病例 30：残留肝胆管结石，PTCD 后胆道出血，施行夹心气囊 T 形管获止血

患者，男，55 岁。间歇右上腹痛 14 年，复发伴发热 15 天，PTCD 后出血 13 天。2003 年，诊为"胆囊结石"，在外院施开腹胆囊切除。2010 年，在外院诊为"肝胆管结石"，施"左肝外叶切除、T 形管引流术"。2011 年、2015 年，诊为"胆石病"，先后在外院施"T 形管引流"。

T 38.8℃，P 92 次 / 分，R 22 次 / 分，BP 80/40mmHg。神清合作，皮肤、巩膜轻度黄染。心律齐，双肺呼吸音清。腹平，浅静脉不曲张，右上腹见多条手术切口瘢痕（图 1-2-12）。腹壁软，肝、脾未触及，剑突右下方压痛，叩击右肝区示心窝部疼痛。无胃振水音，腹水征（–）。双腰背部无抬举痛，双下肢无水肿。

WBC 11.8×10^9/L，N 89%，PLT 125×10^9/L，Hb 80g/L，TBIL 100μmol/L，DBIL 54.6μmol/L，TP 57g/L，ALB 32g/L，PA 109mg/L，CHE 43.5U/L，ALT 236U/L，AST 252U/L，CA_{19-9} 56kU/L。

CT（2016 年 12 月 24 日，湖南省人民医院）：左肝外叶已切除，肝断面周示低密度区．肝内胆管中度扩张，右肝管内径约 0.8cm，左肝管示胆石。肝外胆管内径约 1.5cm，"狗尾征"（–）。胰管约 0.3cm，脾大 8 个肋单元。

PTCD 后复查（2017 年 1 月 3 日，湖南省人民医院）：胆总管上段高密度影，考虑结石。肝内胆管扩张较前减轻，左肝断面周低密度区低密度灶，考虑脓肿，提示肝硬化。脾大。双侧胸腔积液较前吸收。PTCD 导管位于右肝前叶胆管（图 1-2-13）。

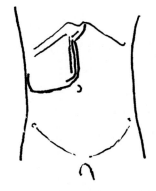

图 1-2-12　手术切口示意图

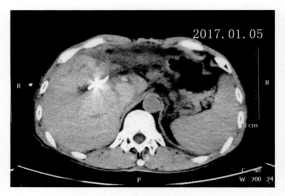

图 1-2-13　PTCD 导管位于右肝前叶胆管

【术前诊断】肝胆管残留胆石。左肝外叶切除后 AOSC、左膈下脓肿，肝硬化。

【手术过程】

（1）转入肝胆科后，立即施 PTCD，引流墨绿色胆汁 250ml/d，体温下降，黄疸减退，腹膜炎体征减轻。但术后第 3 天，导管引流血液、呕血约 500ml，经予以抗生素、止血等处理，出血控制。8 天后再度呕血、T 形管引流血液 800ml，P 90 次 / 分，BP 80/45mmHg，再行 CT，而急症手术。

（2）延长原经腹直肌切口呈"鱼钩"形，入腹。离断腹壁切口、肝周粘连，显露肝外胆管及右肝，右肝色泽棕红，胆总管外径约 2cm，张力较大，无结石感。紧贴膈及左肝表面分离、戳破脓肿，吸出黄色脓液、胆汁约 100ml，以及 4 号、7 号结扎丝线和坏死组织约 50g，以"三合一液"冲洗、浸泡。

（3）安置 Pringle 止血带，15 分钟＋ 5 分钟模式控制入肝血流。

（4）阻控入肝血流，"四边法"切开胆总管、肝总管、左肝管，发现肝内各胆管积血凝块，左肝管结石，直视下清除血块、胆石约 100g。松开止血带，见活动性出血源于 PTCD 导管头穿入处右肝前叶上段胆管壁，经填入明胶海绵、灌注"三合一液"，控制入肝血流 10 分钟、2 次，出血仍旧。

（5）笔者完成以下手术：①阻断入肝血流，拔除 PTCD 导管，插入 8 号带囊导尿管，注空气 4ml，停止使用 Pringle 止血带，出血控制。10 分钟后松气囊，未见出血。3 分钟后，重胀气囊、导尿管。②以"三合一液"冲洗各肝内胆管。③临时制备夹心气囊 T 形管（图 1-2-14）。选择 16 号 T 形管，修剪前横臂（图 1-2-14- ①）。3 号胆道扩张器，做 T 形管直臂戳孔，引出 4 号丝线。借助丝线引 8 号带气囊导尿管经 T 形管直臂腔内达 T 形管横臂外（图 1-2-14- ②）。④放置夹心气囊 T 形管见手术示意图。拔除已放置的气囊导尿管。放入夹心气囊 T 形管，气囊放于右肝前叶上段胆管出血处，充气囊。调整好气囊导管的位置，放 T 形管入胆总管。4-0 Prolene 线连续缝闭胆管切口，注水测试无胆漏、出血。

（6）就近低位引出夹心气囊 T 形管（图 1-2-15），结扎原 PTCD 导管瘘管，安放左膈下、温氏孔右侧腹腔引流管，清点器械敷料无误，逐层关腹。

手术历时 3 小时，失血量约 300ml。术后输同型浓缩红细胞 3U，血红蛋白 82g/L、血压 94/60mmHg，安返回房。手术示意图见图 1-2-16。

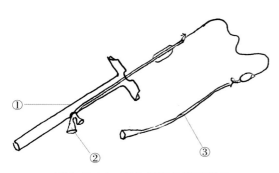

图 1-2-14　夹心气囊 T 形管制备

注：① 16 号 T 形管；② 8 号气囊导尿管；③胆道扩张器

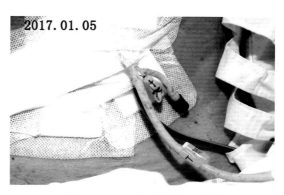

图 1-2-15　夹心气囊 T 形管

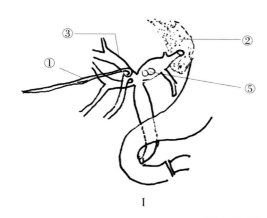

I

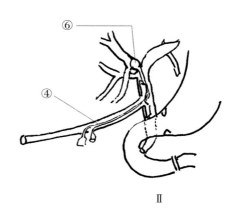

II

图 1-2-16　手术示意图

Ⅰ.术前；Ⅱ.术后

注：① PTCD 导管；②左膈下脓肿；③右肝前叶上段胆管；④夹心气囊 T 形管；⑤气囊；⑥左肝管结石

【术后诊断】残留肝胆管结石，PTCD 后。S：左肝管、胆总管。St：左肝管。A：无。C：AOSC、休克，胆汁性肝硬化、门静脉高压症，PTCD 后并胆道出血、失血性贫血。

【实施手术】左膈下脓肿清创、引流，肝内胆管清创，夹心气囊 T 形管放置术。

【术后】未再胆道出血，肝功能逐渐恢复，T 形管引流墨绿色胆汁 100ml/d。术后第 10 天复查 Hb 105g/L、TBIL 24μmol/L，AST 54U/L。

【难点与创新】

（一）难点

（1）左肝内胆管胆漏，形成左肝下脓肿。

（2）右肝前叶胆管 PTCD 后致胆道出血。此时通常用的方法无法止血：①不能切除右肝前叶。②介入无法止住胆管门静脉瘘出血。③入肝血流阻断下，填入明胶海绵无效，甚至加入"三合一液"仍无效。④出血点深在，无法直接手术缝扎止血，亦不允许。

（二）创新

创造夹心气囊导管，直接压迫出血点，同时引流胆道，达到较好的效果。

（三）外科手术技巧

使用夹心气囊导管时，宜注意以下几点：

（1）胆总管内径较大，便于放入 8 号气囊导尿管。

（2）气囊注气的量以 4ml 左右为宜，压迫时间一次以 30 分钟左右为适，间隙时间为 5 ～ 10 分钟，其后一次压迫时间可缩短，至完全停用。

（3）夹心气囊 T 形管拔管时间以 3 个月为妥。

病例 31：右肝前叶上、下段胆管结石，并胆管口狭窄，施右肝前叶上、下段胆管盆式鲁氏 Y 形吻合术

患者，女，42 岁。反复间歇性右上腹痛 6 个月。2011 年，诊为"胆石病"在外院施"左肝外叶切除"。2015 年，诊为"胆石病"在外院施"胆总管探查、T 形管引流术"。

T 36.7℃，P 74 次 / 分，R 20 次 / 分，BP 118/72mmHg。神清合作，皮肤、巩膜无黄染。心律齐，双肺呼吸音清。腹平，浅静脉不曲张，陈旧性右上腹经腹直肌切口瘢痕一条，长 10cm。腹壁软，未扪及肝、脾，剑突右下方压痛，叩击右肝区示心窝部疼痛。无胃振水音，腹水征（－）。

WBC $3.46×10^9$/L，N 56.6%，PLT $138×10^9$/L，TBIL 18.6μmol/L，DBIL 6.1μmol/L，TP 68.3g/L，ALB 38.1g/L，AST 115.06U/L，ALT 131.9U/L，PA 184mg/L，CHE 5417U/L，γ–Gt 349U/L，ALP 441U/L，CA_{19-9} 31.8kU/L。

MRCP（2017 年 2 月 16 日，湖南省人民医院）：肝内外胆管扩张，胆总管外径约 1.5cm，右肝前叶胆管内径约 0.5cm，右肝前叶上段胆管内径约 1.3cm，肝外胆管、右肝前叶胆管内充填大量颗粒状结石（图 1-2-17）。

【术前诊断】肝胆管结石。S：S_5、S_8、胆总管。St：右肝前叶胆管。A：无。C：肝肥大萎缩征（右肝前叶上段萎缩，右肝后叶肥大）。

【手术过程】

（1）择期，平仰卧位，延长原切口成"反 L"形，入腹。见：无腹水。肝色泽棕红，左肝外叶已切除，右肝前叶上段萎缩，右肝后叶肥大，肝质地较硬，右肝前叶结石感明显。胆总管外径达 1.5cm，结石感清。胰、脾正常，胆囊未见。

（2）离断肝周粘连，显露肝外胆管，"四边法"切开肝外胆管、右肝前叶胆管及左肝管，取出右肝前叶下段少许胆石。

（3）剔除右肝前叶上段胆管前面的肝组织（图 1-2-18），充分显露右肝前叶胆管、右肝前叶上段胆管，右肝前叶上段胆管口针尖大小，右肝前叶下段胆管口内径约 0.6cm。

（4）"四边法"以 4-0 薇乔线间断缝合、切开右肝前叶上段胆管，长度达 1.5cm。直视下清除右肝前叶各胆管内胆石约 15g，拼

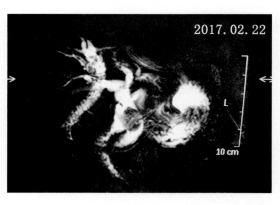

图 1-2-17 MRCP 右肝前叶胆管、肝外胆管结石

合组成肝胆管盆（图1-2-18、图1-2-19）。

　　（5）切取桥襻空肠，完成改良盆式鲁氏Y形吻合术。

　　（6）关腹。手术历时4小时，失血量50ml，取出胆色素性结石20g。手术示意图见图1-2-20。

　　【术后诊断】肝胆管结石。S：S_5、S_8、胆总管。St：右肝前叶上段胆管口。A：右肝管缺如，右肝后叶胆管开口于左肝管。C：肝肥大萎缩征（右肝前叶萎缩，右肝后叶肥大）。

　　【实施手术】右肝前叶上段胆管整形，改良肝胆管盆式鲁氏Y形吻合术。

　　【术后】恢复平顺，复查CT无胆石残留。

　　【难点与创新】

（一）难点

　　（1）右肝前叶二级肝门狭窄。

　　（2）右肝后叶胆管异位开口于左肝管。

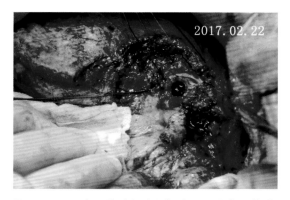

图1-2-18　右肝前叶部分肝切除，显现右肝前叶胆管

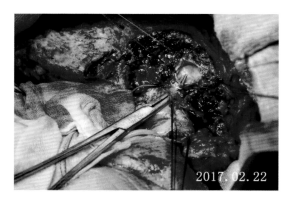

图1-2-19　钳尖插入右肝前叶胆管，引导切开右肝前叶胆管，组成肝胆管盆

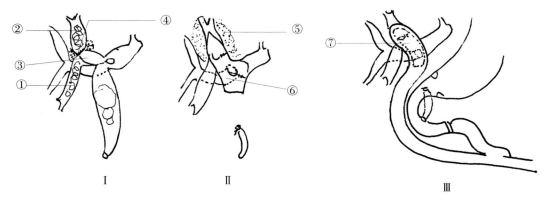

图1-2-20　手术示意图

Ⅰ.术前；Ⅱ.肝胆管盆建立后；Ⅲ.盆式鲁氏Y形吻合术

注：①S_5；②S_8；③右肝前叶胆管；④S_8胆管口针尖状狭窄；⑤切除右肝前叶胆管前面肝组织；⑥肝胆管盆；⑦肝胆管盆桥襻空肠吻合口

（二）创新

（1）沿胆囊床途径切开右肝前叶胆管，沿肝圆韧带途径切开左肝管，显现右肝前叶上段胆管狭窄，右肝后叶胆管口开口于左肝管。

（2）部分切除右肝前叶胆管上段前面的肝组织，显现右肝前叶上段胆管，直视下切开右肝前叶胆管，解除右肝前叶胆管口狭窄。显现右肝前叶下段胆管口，直视下清除右肝前叶各胆管内胆石。

（3）拼合组成肝胆管盆，完成改良盆式鲁氏 Y 形吻合术。

（三）外科手术技巧

（1）沿肝圆韧带途径切开左肝管，显现右肝前叶、后叶胆管口。

（2）切除右肝前叶上段胆管前面的肝组织，宜注意以下几点：①安置 Pringle 止血带，在阻断入肝血流下切肝。②顺着裸露的右肝前叶胆管前壁作引导，剥开肝，显露右肝前叶上段胆管基部，再剔除右肝前叶上段部分肝，显露右肝前叶胆管。③蚊式钳插入狭窄的右肝前叶上段胆管，"四边法"予以切开。④直视下逐一清除右肝前叶各胆管结石后，以 4-0 薇乔线拼合邻近胆管切缘，组成肝胆管盆。

病例 32：肝胆管残留结石、一至三级肝门狭窄、右肝管缺如，施改良肝胆管盆式鲁氏 Y 形吻合术

患者，男，59 岁。反复右上腹痛 17 年，复发 2 个月。既往因胆石病多次在外院施"肝胆道手术"。2000 年，施"开腹胆囊切除、左肝外叶切除、胆总管 T 形管引流术"。2012 年，施"胆总管探查、取石，T 形管引流术"，术后先后 7 次经 T 形管窦道胆道镜取石。2013 年，施胆肠鲁氏 Y 形吻合术，历时 7 小时，主管医师嘱"你的胆石看得见，取不出了"。

T 36.3℃，P 72 次 / 分，R 20 次 / 分，BP 112/70mmHg。神清合作，皮肤、巩膜无黄染。心律齐，双肺呼吸音清。腹平，浅静脉不曲张，陈旧性右肋缘下切口瘢痕一条，长 13cm。腹壁软，肝、脾未扪及，剑突右下方压痛，叩击右肝区示心窝部疼痛。无胃振水音，腹水征（−）。双腰背部无抬举痛。

WBC 5.25×10^9/L，N 69.7%，PLT 170×10^9/L，CA$_{19-9}$ 15.8kU/L，TBIL 25.3μmol/L，DBIL 7.7μmol/L，TP 71.3g/L，ALB 33.2g/L，AST 95.4U/L，ALT 121.5U/L，PA 111mg/L，CHE 4603U/L，γ–Gt 1179U/L，ALP 1024U/L。

MRI（2017 年 3 月 9 日，湖南省人民医院）：右肝肥大，右肝内胆管明显扩张，其内见多发短 T$_1$、短 T$_2$ 信号灶，肝内实质信号未见异常（图 1-2-21）。增强未见异常强化灶（图 1-2-22）。

MRCP：肝内胆管明显扩张，内见多发类圆形充盈缺损，胆囊未见（图 1-2-23）。

【术前诊断】肝胆管残留结石，多次肝胆道术后。S：S$_8$、S$_5$、S$_6$、S$_7$、S$_9$、S$_4$、S$_1$。St：吻合口。A：无。C：胆汁性肝硬化，门静脉高压症。

【手术过程】

（1）择期，平仰卧位，Y 形切口入腹（图 1-2-24）。见：腹内广泛膜性及胼胝样粘连，尤以切口下及右肝周为显。无腹水，腹膜上无癌性结节。左半肝、胆囊已切除。右肝肥大，肝色泽棕红，质地较硬，无明显结石感。肝十二指肠韧带粗大、肥厚，其左侧为"囊状瘘管"，壁厚约 0.6cm，有结石感，大小约 2.5cm×1cm。原为胆肠鲁氏 Y 形吻合术，吻合口约 0.5cm

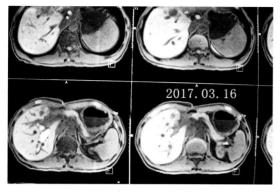

图 1-2-21　MRI：右肝肥大，肝内胆管扩张、多发结石

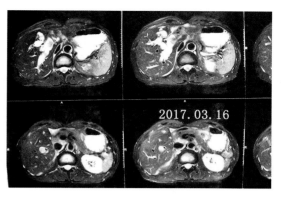

图 1-2-22　MRI：增强后未见异常强化灶

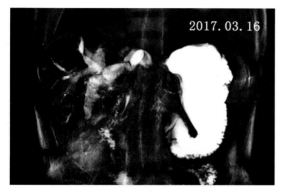

图 1-2-23　MRCP：右肝内胆管扩张，多发胆石

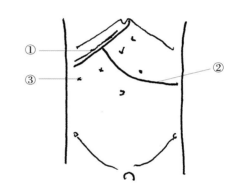

图 1-2-24　手术切口示意图

注：①原右肋缘下切口；② Y 形切口；③瘘口瘢痕

（图 1-2-25），桥襻长约 50cm，近段盲襻长 15cm，多处瘢痕，桥襻位结肠前，空肠 - 桥襻吻合口处呈"小胃"。囊状瘘管上面覆盖左肝管，下面与肝总动脉、肝右动脉致密融合。

（2）游离、切断腹内粘连带，安置全腹自动牵开器，剥离桥襻空肠，显现肝脏面。切断原胆肠吻合口，内径约 0.5cm，溢出墨绿色胆汁及少许脓、沙。企图进一步显露左右肝管困难。

（3）穿刺肝十二指肠韧带左侧囊样管状结构，获白胆汁。"四边法"予以切开，吸出

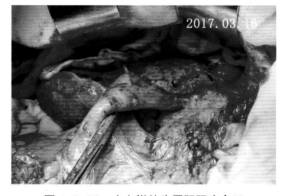

图 1-2-25　止血钳处为原胆肠吻合口

血胆汁约 5ml，取出其内胆石 2 枚。囊肿壁厚约 1cm，未找到与胆管的瘘口。

（4）进一步解剖、显露肝总动脉、肝右动脉，发现肝右动脉跨越门静脉进入右肝。由于肝十二指肠韧带周围致密粘连，不能安置 Pringle 止血带。

（5）"四边法"延长切开肝总管、左肝管，进一步将左肝管切开，做"囊肿"与左肝管

内吻合，左肝管内径约 1.3cm，长约 2.5cm。

（6）直角弯钳插入右肝前叶胆管、右肝前叶上段胆管，右肝前叶胆管内径 0.6cm、长约 1.5cm，右肝前叶上段胆管口约 0.2cm、溢脓。继而沿结石感途径切开右肝前叶上段胆管，取出其内胆石，大小约 0.5cm×0.5cm×0.4cm，脓汁约 3ml，并与右肝前叶胆管沟通。以"三合一液"冲洗右肝前叶上、下段胆管。

（7）于肝门隆突左侧发现右肝后叶胆管口，针尖大小，溢脓汁。做右肝后叶胆管、左肝管内吻合，使其吻合口长达 1.3cm（图 1-2-26）。直视下清除其内胆石约 2000 颗，沙粒大小，呈绿色（图 1-2-27）。

（8）配合使用硬质输尿管镜检查，无胆石残留。

（9）拼合组成肝胆管盆，施改良式鲁氏 Y 形吻合术（图 1-2-28）：①切除近段桥襻约 10cm，另做侧切口。②以 4-0 Prolene 线作肝胆管盆、桥襻空肠连续外翻缝合，放置 14 号 T 形管。③切除"反流小胃"，做空肠、桥襻空肠侧 - 侧吻合。

（10）逐层关腹。

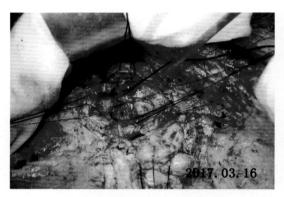

图 1-2-26　两牵引线处为右肝后叶胆管、左肝管内吻合口

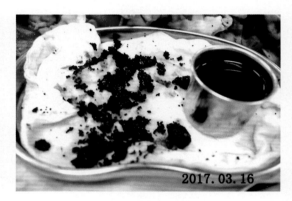

图 1-2-27　胆石

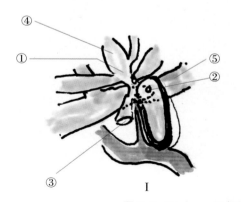

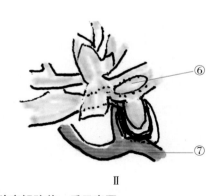

Ⅰ　　　　　　　　　　　　　　Ⅱ

图 1-2-28　一、二级肝门狭窄解除前、后示意图

Ⅰ. 解除狭窄前；Ⅱ. 解除狭窄后

注：①右肝前叶胆管；②右肝后叶胆管口；③瘘管囊肿；④右肝前叶上段胆管；⑤左肝管；⑥右肝后叶胆管与左尾叶胆管内吻合口；⑦肝总动脉

手术历时 5 小时 35 分钟，失血量约 300ml，安返病房。取出胆色素性结石 35g。手术示意图见图 1-2-29。

【术后诊断】 肝胆管残留结石，多次肝胆道术后。S：S_5、S_8、S_6、S_7、左肝管。St：吻合口、右前叶胆管、右后叶胆管、左肝管。A：右肝管缺如。C：瘘管囊肿、结石，胆汁性肝硬化、胆道感染、积脓。

【实施手术】 右肝一至三级肝门狭窄解除，右肝后叶胆管、瘘管囊肿—左肝管内吻合，改良肝胆管盆式鲁氏 Y 形吻合术。

【术后】 无胆漏、腹腔脓肿、肝功能不全、出血等并发症，复查 CT 无胆石残留。

【难点与创新】

（一）难点

（1）病史长。

（2）肝内残石弥散，残留右肝内胆管狭窄至三级肝门，同时右肝管缺如，右肝后叶胆管口针尖大小，藏于左肝管，而且左肝管口狭窄。

（3）多次肝胆管手术，出现了不少并发症，术后出现过胆道损伤、胆漏，由此出现一种少见的瘘管囊肿，而且内存胆石，位于肝十二指肠韧带的左侧，难以辨认。同时囊肿壁厚，上面与肝紧连，下面被肝总动脉、肝右动脉包裹，右后与门静脉融合，致使分离、切除十分困难、危险。

（二）创新

（1）切口、入腹。本例采用 Y 形切口，使术野充分显露。由于既往 3 次手术均用右肋缘下切口，腹壁切口与大网膜肠管粘连严重，故入腹经新加的腹横切口，省时、安全。

（2）经胆囊床途径切开右肝前叶胆管及其上段胆管；经肝圆韧带途径切开左肝管，直视下清除右肝前叶胆管结石。

（3）直接切开瘘管囊肿，与左肝管内吻合。

（4）做右肝后叶胆管与左肝管内吻合，直视下清除右肝后叶胆管结石。

（5）组成肝胆管盆，施改良盆式鲁氏 Y 形吻合术。

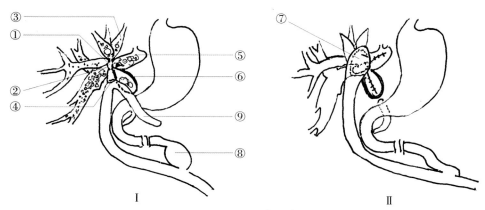

图 1-2-29　**手术示意图**

Ⅰ . 术前；Ⅱ . 术后

注：①右肝前叶胆管；②右肝后叶胆管口；③右肝前叶上段胆管口；④胆肠吻合口；⑤左肝管；⑥瘘管囊肿；⑦肝胆管盆；⑧反流"小胃"；⑨桥襻盲段

（三）外科手术技巧

（1）经胆囊床途径切开右肝前叶胆管及右肝前叶上段胆管。本例肝硬化，胆管口多级狭窄，切开时宜注意：经肝圆韧带途径切开左肝管；直角弯钳伸入胆管，"四边法"切开胆管及肝实质。

（2）右肝后叶胆管与左肝管吻合，应注意：切开左肝管，完成瘘管与左肝管吻合；"四边法"以薇乔线做间断缝合、逐步切开，吻合口充分大，以便于直视下清除胆石。

（3）瘘管囊肿切开，与左肝管吻合，应注意：先穿刺囊肿，确定为胆汁，不是血液、不是门静脉；解剖肝动脉，确定不损伤右肝动脉、门静脉；"四边法"逐步切开。

病例 33：肝胆管结石、AOSC，PTCD 后拔导管大出血、休克，施夹心气囊 T 形管放置而止血

患者，男，73 岁。反复右上腹痛 10 余年，复发伴高热 3 天。2014 年，在外院因胆石施胆囊切除。

T 39.3℃，P 112 次 / 分，R 21 次 / 分，BP 130/80mmHg。神清，无黄疸。心律齐，双肺呼吸音清。腹平，浅静脉不曲张，无局限性隆起区。腹壁软，未扪及肝、胆囊和脾。剑突右下方压痛，叩击右肝区示心窝部不适。无胃振水音，腹水征（－）。

WBC $16.28×10^9$/L，N 85.8%，PLT $186×10^9$/L，PT 11.2s，APTT 24s，TT 16.8s，TBIL 20.4μmol/L，DBIL 16.9μmol/L，TP 57.7g/L，ALB 33.4g/L，PA 63.6mg/L，CHE 4663U/L，γ–Gt 226.5U/L，ALP 145U/L，CA_{19-9} 49.94kU/L。

CT（2017 年 4 月 21 日，湖南省人民医院）：肝轮廓清，表面光整，肝形态、比例无明显失衡。肝内、外胆管扩张，尤以左肝外叶胆管为显，其内径达 2cm，充填多个胆石。胆囊已切除，全胰管不扩张，脾不大。无腹水（图 1-2-30）。

【术前诊断】肝胆管结石。S：S_2、S_3。St：左外叶胆管。A：无。C：高位 AOSC，左肝外叶纤维萎缩。

【手术过程】

（1）入院后，做 PTCD，引流脓性胆汁 150～200ml/d，腹痛迅速缓解，体温很快正常，但患者仍感导管穿入点疼痛不适，要求拔除导管。

（2）于 PTCD 后 5 天，平仰卧位，右上腹"反 L"形切口入腹。见：无腹水，腹膜上无癌性结节。右肝色泽棕红，左肝外叶纤维萎缩、结石感明显。胆囊不大，塌陷。胆总管外径约 1.5cm，未及结石感。胰头不大，体尾部软。脾不大。

（3）拆除 PTCD 导管后，猛烈大出血，常规止血方法无效。①立即用丝线缝扎 PTCD 导管肝戳孔后，瞬间胆囊胀大，肝外胆管扩张。②迅速安置肝十二指肠韧带止血带，阻断

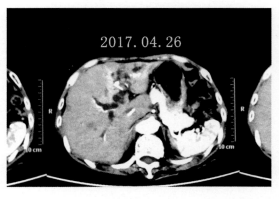

图 1-2-30　CT：肝内胆管扩张，左肝外叶胆管为显，充填胆石

入肝血流，切开肝外胆管，出血仍不止。③凝血海绵块塞入右肝管，右肝管仍涌血。术者拟切断肝固有动脉，做右半肝切除，挽救生命。

（4）笔者赶到，了解出血过程，考虑为 PTCD 致胆管门静脉瘘，如结扎肝固有动脉或右半肝切除，将致灾难性结局。嘱立即将小儿 8 号气囊导管放入右肝管，充满气囊 2ml。

术者按笔者医嘱放入气囊导管后，立即止血（图 1-2-31），并松去 Pringle 止血带，经静脉快速推注浓缩红细胞 3 个单位。约 30 分钟后，患者从心率 123 次 / 分、BP 80/60mmHg 改变为心率 80 次 / 分、BP 112/70mmHg。见吸引瓶内积血达 1000ml。气囊的管理按 15 分钟 +5 分钟的模式控制入肝血流。

（5）解剖性切除左肝外叶：①离断左肝周韧带，游离左肝外叶。② Pringle 止血带阻断入肝血流 20 分钟，"微榨法"切除左肝外叶。③ 4-0 Prolene 线缝扎关闭左肝断面胆管残端，注水测试无胆漏。

（6）放置夹心气囊导管见：①取 16 号 T 形管，于其直臂上用 1 号胆道扩张器戳孔，经戳孔插入直臂与横臂交汇处。②将其一横臂距直臂 1.5cm 横断，并将横臂与直臂交界处侧壁切除。距直臂 3cm 处切断另一横臂。将两横臂纵行修剪，去除一半。③将 T 形管直臂内胆道扩张器进一步往前推，借此引入 1 根 7 号丝线，移除胆道扩张器。④借助 7 号线将小儿 8 号气囊导管引入 T 形管，制成夹心 T 形管。⑤做胆总管右侧壁戳孔，将夹心 T 形管引入胆总管，其内气囊导管插入右肝，试行注气、抽气测试气囊导管，其气囊位置合适，气囊充胀、缩小良好。

（7）以 4-0 Prolene 线缝扎胆囊切口，测试无出血、无胆漏。

（8）检查术野无出血，左肝断面无胆漏，清点器械、敷料无误，引出夹心气囊 T 形管（图 1-2-32）、腹腔引流管，逐层关腹。标本送家属观看（图 1-2-33）。手术示意图见图 1-2-34。

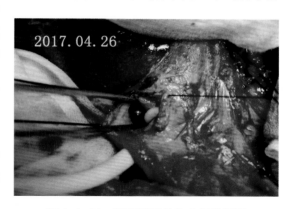

图 1-2-31　镊子指示处为充气的气囊

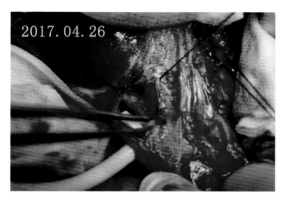

图 1-2-32　夹心气囊 T 形管直臂经胆总管右侧壁戳孔引出

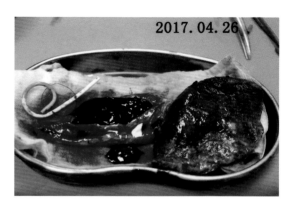

图 1-2-33　导管为原 PTCD 管，血块为积存在肝内胆管的积血

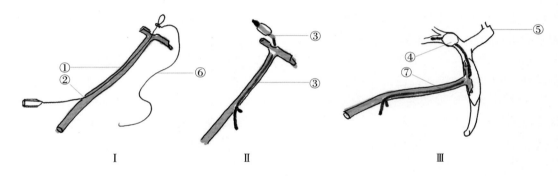

Ⅰ   Ⅱ   Ⅲ

图 1-2-34   夹心气囊 T 形管示意图

Ⅰ.胆道扩张器引入 7 号丝线；Ⅱ.气囊导管引入 T 形管；Ⅲ.胆道放入夹心气囊 T 形管

注：① 16 号 T 形管；②胆道扩张器；③气囊导管；④气囊；⑤左肝外叶胆管残端；⑥丝线；⑦夹心气囊导管

【术后诊断】肝胆管结石，PTCD 后。S：S_2、S_3。St：左外叶胆管。A：无。C：高位 AOSC， 左肝外叶纤维萎缩，PTCD 致胆管门静脉瘘，拔 PTCD 导管致大出血、休克。

【实施手术】左肝外叶切除、胆管夹心气囊导管放置。

【术后】无胆道出血、膈下脓肿等并发症，恢复平顺。

【难点与创新】

（一）难点

本例开腹后未切开胆管前，拔除 PTCD 导管后大出血致休克，用了一些已知的方法止血，如缝扎 PTCD 肝膈面的戳孔、Pringle 止血带、明胶海绵填塞，均无效。

（二）创新

夹心气囊 T 形管达到良好的止血效果，挽救了患者的生命。

（三）外科手术技巧

早在 20 世纪 80 年代已有用气囊导管控制胆道出血的文献报道，但未见有夹心气囊 T 形管止血的报道。笔者在 2016—2017 年已用夹心气囊 T 形管控制胆道出血 2 例，均获良好止血效果。

（1）在制备夹心气囊 T 形管时应注意：① T 形管的大小以患者胆总管的内径而定。②气囊导管宜用小儿 8 号气囊导尿管。③用 1 号胆道扩张器做 T 形管直臂戳孔，引入 4 号或 7 号丝线。④用丝线先将气囊导尿管的头引入。

（2）放置夹心气囊 T 形管时宜注意：①气囊放置于右肝管腔内。②注气的量以胆管内径而定，本例仅用 2ml。③气囊一般充胀 15 ～ 20 分钟，然后放气松压 5 分钟。

（3）夹心气囊 T 形管止血的机制：充胀 Glisson 鞘内胆管从而压迫门静脉达到止血，而 Pringle 止血带是在肝十二指肠韧带、Glisson 鞘外压迫达到止血，两者不同。

病例 34：肝胆管结石，先后 2 次肝胆道手术，复发全肝结石，施改良肝胆管盆式鲁氏 Y 形吻合术

患者，女，50 岁。复发间歇右上腹痛 6 个月，加重伴寒战 6 天。1990 年，因"结石性胆囊炎"在当地县医院施"OC"。1998 年，因"肝胆管结石"在外院施"左肝外叶切除、

胆肠内引流术"。

T 37.9℃，P 89 次 / 分，R 21 次 / 分，BP 116/70mmHg。神清合作，无黄疸。心律齐，双肺呼吸音清。腹平，浅静脉不曲张，示右上腹经腹直肌切口瘢痕长 14cm。腹壁软，肝在剑突下 6cm 可触及、无压痛，剑突右下方压痛，叩击右肝区示心窝部疼痛。无胃振水音，腹水征（－），脾未触及。双下肢无水肿。

WBC 8.92×10^9/L，N 85.6%，PLT 158.4×10^9/L，TBIL 15.2μmol/L，DBIL 5.7μmol/L，TP 71.1g/L，ALB 39.1g/L，AST 46.2U/L，ALT 39.4U/L，PA 143mg/L，CHE 5844U/L，CA$_{19-9}$ 29.6kU/L。

CT（2017 年 5 月 24 日，湖南省人民医院）：肝轮廓清，表面光整，左肝尾叶肥大。右肝及左肝内叶胆管扩张，充填胆石。肝外胆管内径约 1.8cm，积胆石（图 1-2-35）。脾大 8 个肋单元，胰管不扩张。

增强扫描：胆管"狗尾征"（－），无门静脉海绵样变。

【术前诊断】肝胆管结石，胆肠内引流、术后。S：S$_5$、S$_6$、S$_7$、S$_8$、S$_4$、S$_1$、S$_9$、胆总管、肝总管。St：胆肠吻合口、BCD、S$_4$。A：无。C：胆汁性肝硬化、门静脉高压症，反流性胆管炎，肝肥大萎缩征（左肝尾叶肥大、左肝内叶萎缩）。

【手术过程】

（1）择期，延长原切口呈"鱼钩"形（图 1-2-36）入腹。见：无腹水，腹膜上无癌性结节。肝周及切口广泛致密粘连，肝呈棕红色。右肝外叶、胆囊已切除。左肝尾叶肥大，与 CT 所示一致，肝质地较硬。左肝、右肝后叶结石感明显。原为胆肠鲁氏 Y 形吻合术，桥襻空肠长约 50cm，横结肠后位，空肠与桥襻空肠为端 - 侧吻合，局部呈"反流小胃"，同步缝合长度 4cm。脾大，胰头不大。

（2）离断腹内粘连，显现肝、胃十二指肠及桥襻空肠、空肠 - 桥襻空肠吻合口。

（3）离断原胆肠吻合口，其内径约 1cm，内壁光整。清除肝外胆管胆石、胆泥、气泡，发现肝总管、胆总管内径均达 1.8cm，胆总管远端通过 11 号胆道扩张器，胆总管中上段交界处狭窄，其内径约 0.7cm。

（4）"四边法"沿肝圆韧带途径切开肝总管、左肝管、左肝内叶胆管（图 1-2-37），沿胆囊床途径切开右肝管，直视下逐一清除肝内各胆管结石，以"三合一液"反复冲洗清洁胆管，原结石感消失。

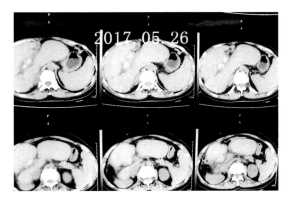

图 1-2-35 CT：肝内、外胆管扩张，充填胆石

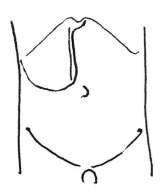

图 1-2-36 手术切口示意图

（5）横断肝总管，拼合组成肝胆管盆，内径约 3cm。

（6）离断原空肠 – 桥襻空肠吻合口，于其吻合口远段用直线切割闭合器完成空肠、桥襻空肠之侧 – 侧吻合。

（7）切除桥襻空肠近段约 6cm，完成肝胆管盆 – 桥襻空肠鲁氏 Y 形吻合术（图 1-2-38）：①做结肠肝曲系膜戳孔，经此引桥襻空肠近段达肝胆管盆。②以 4-0 Prolene 线连续、外翻做肝胆管盆与桥襻空肠吻合。③经桥襻空肠戳孔，放置 14 号 T 形管，注水测试无胆漏、出血。

（8）安置好 T 形管及温氏孔右侧引流管，清点器械、敷料无误，逐层关腹。

手术历时 6 小时，失血量 100ml，取出胆石 40g，安返回房。手术示意图见图 1-2-39。

【术后诊断】肝胆管结石，胆肠内引流术后。S：S$_5$、S$_6$、S$_7$、S$_8$、S$_4$、S$_1$、S$_9$、胆总管、

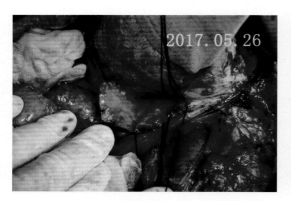

图 1-2-37　沿肝圆韧带途径切开左肝管

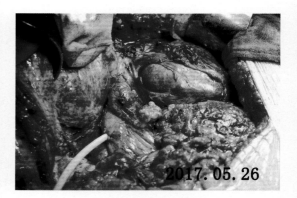

图 1-2-38　肝胆管盆与桥襻空肠吻合

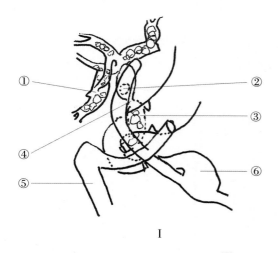
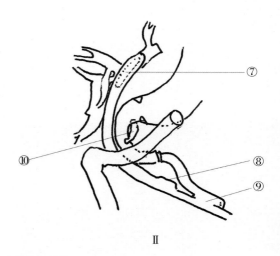

Ⅰ　　　　　　　　　　　　　　　Ⅱ

图 1-2-39　手术示意图

Ⅰ.术前；Ⅱ.术后

注：①右肝后叶下段胆管；②原胆肠吻合口；③胆总管中、下段；④胆总管狭窄处；⑤升结肠；⑥反流"小胃"；⑦肝胆管盆；⑧原空肠 – 桥襻空肠吻合口切缘；⑨空肠、S–S 吻合口；⑩胆总管远段

肝总管。St：胆肠吻合口、胆总管、S_4。A：无。C：胆汁性肝硬化、门静脉高压症，反流性胆管炎，肝肥大萎缩征（左肝尾叶肥大、左肝内叶萎缩）。

【实施手术】 桥襻空肠近段切除，改良盆式鲁氏Y形吻合术。

【术后】 无胆漏、出血，无胆石残留，恢复平顺。

【难点与创新】

（一）难点

（1）既往先后2次行肝胆道手术，致使腹内广泛致密粘连。

（2）左肝外叶切除，左肝内叶萎缩，左肝尾叶肥大，致使肝门深藏"峡谷"，进肝的肝圆韧带途径十分困难。

（3）胆总管中段狭窄、远段扩张，充填胆石，长时间胆管炎症、粘连，许多曲张小静脉，分离易出血、易致胰腺损伤。

（4）空肠、桥襻空肠为端－侧吻合，由于反流致局部呈"小胃"，其周围粘连成块。

（5）结肠肝曲系膜增厚，致使戳孔困难。

（6）右肝后叶胆管口深在、相对狭窄，致使清除胆石困难。

（二）创新

经肝圆韧带途径、胆囊床途径完成改良盆式鲁氏Y形吻合术。

（三）外科手术技巧

（1）采取平仰卧位、"鱼钩"形切口，术野得以充分显露。

（2）离断尾叶肝与左肝粘连，敞开"峡谷"，即敞开一级肝门、左肝管。经肝圆韧带途径切开左肝管，解除了胆管口狭窄，显现了右肝后叶胆管、左肝内叶胆管，以便于直视下清除肝内胆管结石。

（3）提起结肠肝曲，经十二指肠降部向下，经十二指肠水平部向上，上下汇合，戳通系膜戳孔。

（4）实施改良盆式鲁氏Y形吻合术。

病例35：肝胆管结石，先后4次肝胆道手术、一次胃次全切除术，本次施改良盆式鲁氏Y形吻合术

患者，男，64岁。复发畏寒、发热2年，加重7天。1972年，因"十二指肠溃疡"在外院施"胃次全切除术"。1977年，因"胆囊结石"在外院先后施"胆囊造瘘""胆囊切除术"。2000年，因"胆石病"在外院施"左肝外叶切除、T形管引流术"。2011年，因"胆石病"在外院施"胆肠鲁氏Y形吻合术"

T 37.8℃，P 89次/分，R 20次/分，BP 139/81mmHg。神清合作，无黄疸。心律齐，双肺呼吸音清。腹平，见上腹部多条手术切口瘢痕，浅静脉不曲张，无胃肠形。腹壁软，肝、脾未触及。剑突右下方压痛，叩击右肝区示心窝部不适、疼痛。无胃振水音，腹水征（－）。双腰背部无抬举痛，双下肢正常。

WBC $4.72×10^9$/L，N 71.8%，PLT $146×10^9$/L，TBIL 11.4μmol/L，DBIL 4.2μmol/L，TP 57.1g/L，ALB 30.4g/L，PA 129mg/L，CHE 3940U/L，AST 38.4U/L，ALT 45.4U/L。

B超：肝内胆管多发性结石。

CT：肝内胆管中度扩张，未见胆石、积气（图1-2-40）。

MRCP（2017年3月22日，湖南省人民医院）：左肝外叶切除，右肝肥大。一级肝门以上胆管中度扩张，见大量结石影。胆总管、胆囊未见显示（图1-2-41）。

【术前诊断】肝胆管结石，多次胆道术后。S：S_5、S_6、S_7、S_8、S_9、左肝管、右肝管。St：左肝管、肝总管。A：无。C：空肠-桥襻空肠吻合口反流"小胃"，高位AOSC，肝肥大萎缩征（右肝肥大、左肝萎缩），胆汁性肝硬化。

【手术过程】

（1）择期，平仰卧位，做右上腹"鱼钩"形切口入腹（图1-2-42）。见：无腹水，腹膜上无癌性结节，切口下肝周广泛膜性粘连。右肝肥大，左肝外叶已切除，右肝内叶萎缩、满布纤维瘢痕，右肝色泽棕红、无明显结石感。残留肝总管长约2.5cm。原为胆肠鲁氏Y形吻合术。肝总管空肠吻合口外径约1.5cm，桥襻空肠长约60cm，结肠后位。原空肠与桥襻吻合处肥大，呈"小胃"，外径达8cm。原为胃次全切除、毕Ⅱ式重建。

（2）离断腹壁切口粘连带及肝脏面、膈面部分粘连带，显露、游离桥襻空肠，未能安置Pringle止血带。沿肝圆韧带途径切除部分肝方叶，显露左肝管。

（3）离断原胆肠吻合口，内壁光整，内径约1.5cm。肝总管口狭小，内径约0.3cm。沿肝圆韧带途径"四边法"切开左肝管，切口长达2cm，左肝管内径1.2cm，积黄色胆固醇性结石泥。显现右肝前叶、后叶胆管口，其内径分别为0.7cm、0.9cm，经此插入胆道刮匙，逐一清除右肝各胆管内胆固醇结石泥，配合硬质输尿管镜插入探查，未见残石。

（4）组成肝胆管盆，内径约2cm。

（5）完成改良肝胆管盆式鲁氏Y形吻合术：①游离桥襻空肠，切除近段桥襻空肠10cm，另做结肠肝曲系膜戳孔，经此

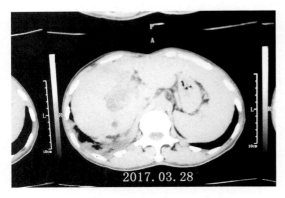

图1-2-40　CT：肝内胆管扩张，无胆石、积气

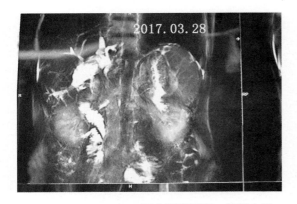

图1-2-41　MRCP：肝内胆管扩张，胆囊未见

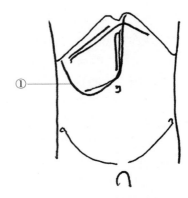

图1-2-42　手术切口示意图

注：①"鱼钩"形切口

移桥襻空肠近段达肝胆管盆。②拆除原空肠 – 桥襻吻合口，施空肠、桥襻空肠侧 – 侧吻合，缝闭原结肠系膜裂孔。③放置 12 号 T 形管，一横臂入右肝后叶胆管，施行肝胆管盆与桥襻空肠吻合，缝线用 4-0 Prolene 线，做吻合口连续、外翻缝合。注水测试无胆漏、出血。

（6）逐层关腹。

手术历时 5 小时，失血量约 50ml，术中生命体征平稳，安返回房。手术示意图见图 1-2-43。

【术后诊断】肝胆管结石，多次胆道术后。S：S_5、S_6、S_7、S_8、S_9、左肝管、右肝管。St：左肝管、肝总管。A：无。C：空肠 – 桥襻空肠吻合口反流"小胃"，高位 AOSC，肝肥大萎缩征（右肝肥大、左肝萎缩），胆汁性肝硬化。

【实施手术】改良肝胆管盆式鲁氏 Y 形吻合术。

【术后】恢复平顺，无胆石残留。

【难点与创新】

（一）难点

（1）既往曾先后 4 次行肝胆管手术及 1 次胃次全切除术，致使腹内广泛粘连，正常的解剖标志被破坏。

（2）肝肥大萎缩征，右肝肥大，左肝内叶萎缩、纤维变性，阻碍了经肝圆韧带途径进行手术。

（3）肝总管口、左肝管口狭窄，阻碍了右肝管口狭窄的解除。

（4）不能安置 Pringle 止血带。

（二）创新

（1）无入肝血流阻断的条件，依靠熟练的解剖技巧切开了肝总管、左肝管，解除了肝内胆管狭窄，清除了肝内胆管结石。

（2）施行了改良肝胆管盆式鲁氏 Y 形吻合术，而历时仅 5 小时，失血量 50ml，术后恢复平顺，无胆石残留。

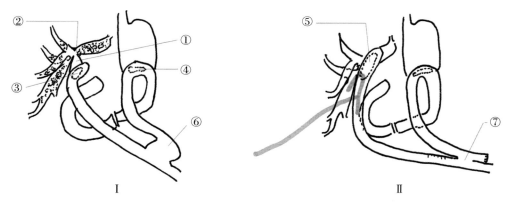

图 1-2-43　手术示意图

Ⅰ. 术前；　Ⅱ. 术后

注：①肝总管；②左肝管口；③胆肠吻合口；④胃肠吻合口；⑤肝胆管盆 – 桥襻空肠吻合口；⑥反流"小胃"；⑦空肠、桥襻空肠侧 – 侧吻合

（三）外科手术技巧

本例已施胆肠鲁氏 Y 形吻合术及左肝外叶切除等 4 次肝胆道手术，而且肝总管口、左肝管狭窄，因此切开左肝管是本次手术的关键。对此，利用肝圆韧带途径宜注意以下几点：

（1）依靠残留的肝镰状韧带指引，找到肝圆韧带。

（2）离断肝桥，显现左肝前纵沟。

（3）切除部分肝方叶，显现左肝管。

（4）离断原胆肠吻合口，以止血钳为引导，"四边法"切开左肝管。

病例 36：右肝后叶胆管结石、右肝管长，经 Rouviere 沟途径清除胆石、施 T 形管引流术

患者，女，60 岁。复发右上腹胀痛 1 年，加重 7 天。2007 年，诊为"肝胆管结石"在外院施"胆囊切除"。2012 年，诊为"肝胆管结石"在外院施"左肝外叶切除、T 形管引流术"。

T 36.8℃，P 74 次 / 分，R 20 次 / 分，BP 106/64mmHg。神清合作，无黄疸。心、肺正常。腹平，浅静脉不曲张，见右肋下、右上腹"反 L"形切口瘢痕各一条。腹壁软，肝、胆囊及脾未扪及。无胃振水音，腹水征（–）。双下肢正常。

WBC 7.4×10^9/L，N 57.4%，PLT 149×10^9/L，C_{12}（正常）。TBIL 10.2μmol/L，DBIL 3.0μmol/L，TP 65.6g/L，ALB 38.4g/L，AST 24.6U/L，ALT 24.6U/L，PA 189mg/L，CHE 5479U/L。

CT（2017 年 4 月 5 日，湖南省人民医院）：肝轮廓清，表面光整，残留左肝外叶细小、多发胆石，左肝内叶萎缩，右肝肥大。左肝外叶、右肝后叶胆管扩张，充填多发结石（图 1-2-44）。增强扫描动脉期示"狗尾征"（–）、"日晕征"（–），门脉期示门静脉左干紧贴右肝管。

MRCP（2017 年 4 月 6 日，湖南省人民医院）：右肝后叶胆管扩张，近肝门处距肝表面很近（图 1-2-45）。

【术前诊断】肝胆管结石。S：S_6、S_7、S_2、S_4。St：右后叶胆管、左外叶胆管。A：无。C：

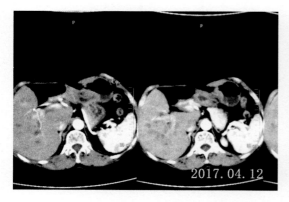

图 1-2-44　CT：右肝肥大，右肝后叶胆管中度扩张、充填胆石

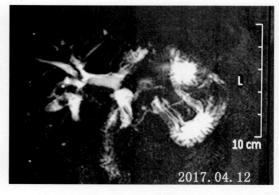

图 1-2-45　MRCP：右肝后叶胆管扩张，充填胆石

肝肥大萎缩征（右肝肥大、左肝萎缩），胆汁性肝硬化、门静脉高压症。

【手术过程】

（1）择期，上腹 Y 形切口（图 1-2-46）入腹。见：无腹水，腹膜上无癌性结节。右肝色泽棕红、肥大，左肝内叶萎缩，左肝外叶残小，右肝质较硬，左肝硬，左肝外叶多个结石感。胆囊已切除。肝十二指肠韧带无静脉曲张。肝外胆管外径约 1cm。胰头不大。脾大小如常。

（2）离断粘连，显现、游离肝及肝十二指肠韧带，安置 Pringle 止血带。

（3）经肝圆韧带途径，顺行"四边法"切开左肝管，取出黄豆大小胆石 2 枚。显现左肝内叶胆管口、左肝外叶胆管口及右肝管口。

（4）顺 Rouviere 沟扪及明显结石感，部位与 CT 所示一致。经右肝管插入止血钳达结石感处右肝后叶胆管，发现门静脉右干、肝右动脉与右肝管伴行，右肝管长约 2cm。

（5）"四边法"切开右肝后叶胆管（Rouviere 沟途径），切口长约 1.3cm，直视下清除右肝后叶胆管、右肝后叶上段和下段胆管结石（图 1-2-47）。配合纤维胆道镜探查右肝内各胆管，未见残石。

（6）阻断入肝血流，"微榨法"配合电凝切除左半肝，肝断面示肝中静脉完整、充盈满意（图 1-2-48）。

（7）放置 14 号 T 形管，一横臂入右肝后叶胆管，直臂经肝总管右侧壁另戳孔引出。4-0 Prolene 线缝闭胆管，注水测试无胆漏、出血。

（8）放置腹膜腔引流管及 T 形管，清点器械、敷料无误，逐层关腹。

手术历时 3 小时，失血量约 50ml，生命体征平稳，安返病房。手术示意图见图 1-2-49。

【术后诊断】肝胆管结石。S：S_6、S_7、S_2、S_4。St：右后叶胆管、左外叶胆管。A：无。C：肝肥大萎缩征（右肝肥大、左肝萎缩），胆汁性肝硬化、门静脉高压症。

【实施手术】左半肝切除、经 Rouviere 沟途径

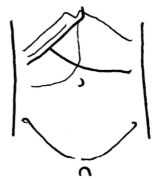

图 1-2-46　手术切口示意图

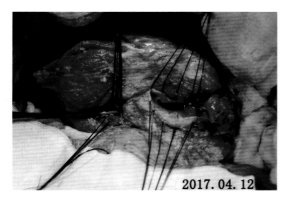

图 1-2-47　刮匙穿过处为右肝后叶胆管切口

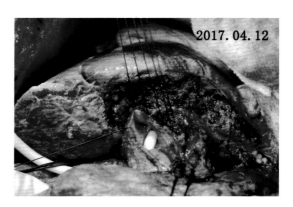

图 1-2-48　左肝断面，图片右下区示肝中静脉

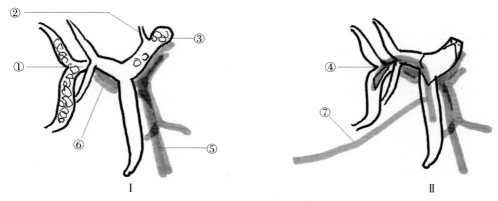

图 1-2-49　手术示意图

Ⅰ.术前；　Ⅱ.术后

注：①右肝后叶胆管；②左肝内叶胆管；③左肝外叶残留胆管；④ Rouviere 沟途径；⑤门静脉；⑥肝右动脉；⑦ T 形管

切开右肝后叶胆管取石、胆管 T 形管引流。

【术后】无胆漏、出血、膈下脓肿、肝功能不全等并发症，恢复平顺，复查 CT 无胆石残留。

【难点与创新】

（一）难点

（1）右肝管长，肝管前下方门静脉右干、肝动脉右支伴行。

（2）右肝后叶胆管外面有厚约 0.2cm 肝实质盖被，近肝门端被门静脉、肝动脉支包绕。上述两点致使主管医生原拟做右肝后叶切除。

（二）创新

（1）经 Rouviere 沟途径直接切开右肝后叶胆管及右肝后叶下段胆管，直视下清除右肝后叶各胆管结石，很好地保存了右肝后叶。

（2）解剖切除左半肝，肝中静脉完好地显露、保留。

（三）外科手术技巧

经 Rouviere 沟途径结石感明显处切开右肝后叶胆管，须注意以下几点。

（1）首先扪触清楚结石感明显处。

（2）止血钳经右肝管口插入右肝后叶胆管作引导。

（3）安置 Pringle 止血带，控制入肝血流的情况下做胆管切开。

（4）"四边法"切开结石感明显处的右肝后叶胆管，逐步延长切口，以方便清除右肝后叶胆管内胆石。

（5）配合使用胆道镜。

（6）放置 T 形管引流右肝后叶胆管。

病例 37：肝胆管结石、右肝管管状狭窄、右肝后叶胆管口狭窄，施右肝前叶、肝方叶切除，右肝后叶胆管、右肝管内吻合，改良盆式鲁氏 Y 形吻合术

患者，女，48 岁。间歇畏寒、发热 5 年，PTCD 后 1 个月。2016 年，在外院诊为"肝胆管结石"，施"胆囊切除、左肝外叶切除"。

T 36.8℃，P 80 次 / 分，R 19 次 / 分，BP 100/70mmHg。神清合作，皮肤、巩膜轻度黄染。心律齐，双肺呼吸音清。腹平，浅静脉不曲张，陈旧性右上腹经腹直肌切口瘢痕一条，长 14cm。腹壁软，剑突右下方压痛，肝、胆囊及脾未扪及，无胃振水音，叩击右肝区示心窝部疼痛，腹水征（－）。双腰背部无抬举痛，双下肢无水肿。

WBC $6.3×10^9$/L，N 68.6%，PLT $244×10^9$/L，Hb 104g/L，TBIL 82.4μmol/L，DBIL 48.6μmol/L，TP 86.9g/L，ALB 37.6g/L，AST 58.4U/L，ALT 38.4U/L，PA 191mg/L，CHE 3805U/L。

CT（2017 年 6 月 15 日，湖南省人民医院）：右肝肥大。右肝后叶胆管扩张，充填胆石、无积气。左肝外叶、胆囊未见。肝外胆管内径约 1.3cm。主胰管不扩张，脾不大（图 1-2-50）。

MRCP（2017 年 7 月 10 日，湖南省人民医院）：肝外胆管内径约 1.3cm，无胆石。肝内胆管中度扩张。右肝后叶胆管扩张为显，其内充填胆石。胰管不扩张（图 1-2-51）。

【术前诊断】肝胆管结石，左肝外叶、胆囊切除术后。S：S_6、S_7。St：右后叶胆管、右肝管。A：无。C：胆汁性肝硬化，门静脉高压症。

【手术过程】

（1）择期，平仰卧位，延长原切口成右上腹"反 L"形切口入腹。见：无腹水，腹膜上无癌性结节。肝呈暗棕色，右肝肥大，左肝外叶已切除，表面欠光整，肝质地硬，结石感不明显，肝方叶肥大。一级肝门内陷。肝十二指肠韧带无静脉曲张。胆总管外径约 1.5cm，无结石感。胰体质软，脾不大。

（2）切除部分右肝前叶及肝方叶：①离断肝周粘连、右肝韧带，托出右肝。②安置 Pringle 止血带。③钳夹、切除部分右肝前叶及肝方叶，显现右肝前叶胆管及右肝管。

（3）做右肝后叶胆管与右肝管内吻合：①顺右肝前叶胆管，切开右肝管及肝总管。

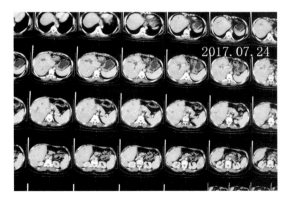

图 1-2-50　CT：右肝肥大，右肝后叶胆管扩张、充填胆石

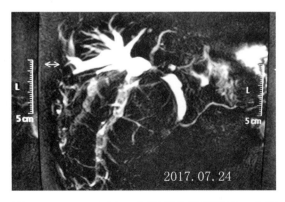

图 1-2-51　MRCP：右肝后叶胆管扩张，充填胆石

②右肝后叶胆管口内径约 0.3cm，做右肝后叶胆管与右肝管内吻合，使吻合口内径达 1.5cm。

（4）清除右肝后叶胆管结石：①钳夹、搔刮右肝后叶胆管，取出结石约 20g。配合"三合一液"冲洗。②配合硬质输尿管镜、钬激光清除右肝后叶胆管残石 15g。

（5）完成改良盆式鲁氏 Y 形吻合术：①拼合组成肝胆管盆，内径约 3.5cm。②切取桥襻空肠，做改良盆式鲁氏 Y 形吻合术。

（6）"三合一液"冲洗清洁术野，安置好温氏孔右侧引流管。清点器械、敷料无误，逐层关腹。

手术历时 3 小时，失血量约 100ml，取出胆色素性结石 35g。手术示意图见图 1-2-52。

【术后诊断】肝胆管结石，左肝外叶、胆囊切除术后。S：S_6、S_7。St：RPBD、RHD。A：无。C：胆汁性肝硬化，门静脉高压症。

【实施手术】部分右肝前叶及肝方叶切除，改良盆式鲁氏 Y 形吻合术，术中配合胆道镜察看、清除残石。

【术后】无胆漏、出血，复查 CT 无残石，恢复平顺。

【难点与创新】

（一）难点

（1）右肝管狭窄呈管状。

（2）二级肝门狭窄（右），右肝后叶胆管开口于右肝管，其胆管口真性狭窄。

（3）右肝前叶、左肝方叶肥大，致使右肝后叶胆管显露困难。

（二）创新

（1）切除部分右肝前叶、肝方叶，显现右肝前叶胆管、右肝管。

（2）做右肝后叶胆管与右肝管内吻合，解除右肝后叶胆管口狭窄。

（3）施行改良盆式鲁氏 Y 形吻合术。

（三）外科手术技巧

（1）右肝前叶、肝方叶切除应注意：以右肝管为底作引导，切除肝方叶；安置 Pringle

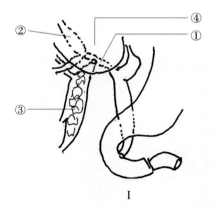
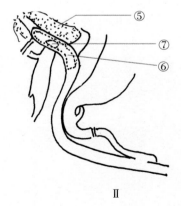

图 1-2-52　手术示意图

Ⅰ．术前；Ⅱ．术后

注：①右肝管；②右肝前叶胆管；③右肝后叶胆管口；④右肝前叶、左肝方叶；⑤右肝前叶、左肝方叶断面；⑥肝胆管盆；⑦右肝后叶胆管、右肝管内吻合口

止血带，"微榨法"切除肝。

（2）右肝后叶胆管与右肝管内吻合术时应注意（图 1-2-53）：血管钳插入右肝后叶胆管作引导，切开右肝管、右肝后叶胆管。以 4-0 薇乔线"四边法"间断缝合切缘。

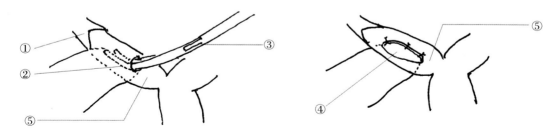

图 1-2-53　**手术示意图**

注：①右肝前叶上段胆管；②右肝后叶胆管口；③止血钳；④右肝后叶胆管与右肝管吻合口；⑤右肝管

病例 38：肝胆管结石，多次胆道术后，再施盆式鲁氏 Y 形吻合术

患者，男，65 岁。复发右上腹痛 2 个月，血便 3 次。既往因"胆石病"施行多次胆道手术。2007 年，在当地县医院施 OC。2011 年、2013 年、2015 年，在当地县、地区医院施"胆总管探查、T 形管引流术"。近 1 个月，3 次黑粪，在当地县医院行胃镜检查发现"胃窦溃疡出血"。

T 36.5℃，P 76 次 / 分，R 20 次 / 分，BP 128/80mmHg。神清合作，皮肤苍黄。心、肺无明显异常。腹平，浅静脉不曲张，未见胃肠型，右上腹多条切口瘢痕。腹壁软，肝、脾未扪及，剑突右下方压痛，叩击右肝区示心窝部疼痛。无胃振水音，腹水征（-）。双下肢无水肿。

WBC 7.6×10^9/L，N 71.3%，PLT 127×10^9/L，Hb 90g/L，TBIL 68μmol/L，DBIL 48μmol/L，TP 65g/L，ALB 34.5g/L，AST 45U/L，ALT 35U/L，PA 135mg/L，CHE 4738U/L，C_{12}（-）。

CT（2017 年 9 月，湖南省人民医院）：肝轮廓清，表面光整，左肝肥大、右肝较小。肝内外胆管扩张，多发结石。胆总管内径达 2cm。左肝管口狭窄。脾不大。增强扫描未见肝十二指肠静脉曲张。

【术前诊断】

（1）肝胆管结石，多次胆道术后。S：全肝。St：左肝管口。A：无。C：胆汁性肝硬化，肝肥大萎缩征（左肝肥大、右肝萎缩）。

（2）胃溃疡并出血。

【手术过程】

（1）择期，平仰卧位，延长原腹直肌旁切口呈"反 L"形（图 1-2-54）入腹。见：无腹水，腹膜上无癌性结节。大网膜、结肠、十二指肠与肝脏面广泛膜

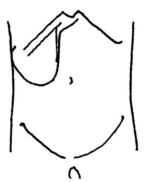

图 1-2-54　**手术切口示意图**

性粘连，无静脉曲张。肝呈暗棕红色，表面尚光整，左肝肥大、右肝萎缩，各肝叶明显结石感。肝外胆管外径 2cm，明显结石感。肝方叶肥大。左肝管末、右肝内叶胆管结石感明显。脾不大。十二指肠球部正常，胃窦壁肥大，胃腔稍大。

（2）离断肝脏面粘连，剥离十二指肠球部，显现肝外胆管，清除其内胆石。左肝管口狭窄、深在，外有肝方叶覆盖。

（3）安置 Pringle 止血带，阻断入肝血流 10 分钟，离断肝桥，切除部分肝方叶，显现左肝管末段及左肝内叶胆管。"四边法"切开左肝内叶胆管及左肝管末、左尾叶胆管口，使之胆管切口内径达 2.5cm。直视下清楚取出左肝外叶上、下段胆石及尾叶胆管结石。

（4）直视下清除右肝前的胆管结石。

（5）横断胆总管，做肝总管左切缘与左肝管末段切缘吻合，缝线用 4-0 Prolene 线，做肝胆管盆，内径约 3.5cm。

（6）胃次全切，距胃空肠吻合口 20cm 断空肠，完成肝胆管桥襻空肠鲁氏 Y 形吻合术，桥襻空肠位于结肠后，空肠、桥襻空肠侧 – 侧吻合，肝胆管盆内放置 14 号 T 形管。缝合线为 4-0 Prolene 线。

（7）"三合一液"冲洗、清洁术野，无胆漏、出血、胃肠吻合口漏。清点器械、敷料无误，逐层关腹。

手术历时 4 小时，失血量约 100ml，取出胆色素性结石 45g。手术示意图见图 1-2-55。

【术后诊断】肝胆管结石，多次胆道术后。S：全肝。St：左肝管口、尾叶胆管口狭小。A：左、右尾叶胆管共干，开口于左肝管，左肝外叶胆管汇入尾叶胆管共干。C：胆汁性肝硬化、门静脉高压症，肝肥大萎缩征（左肝肥大、右肝萎缩、肝方叶肥大）。

【实施手术】左肝管远、近段吻合，肝胆管盆式鲁氏 Y 形吻合术，胃次全切，胃空肠吻合术。

【术后】无胆漏、胃肠吻合口漏、出血，无肝功能不全等并发症，复查 CT 无胆石残留，恢复平顺。

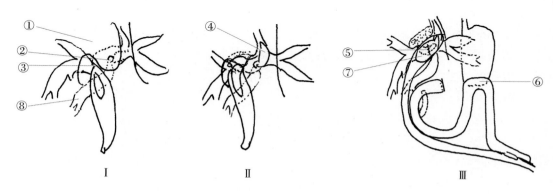

I   II   III

图 1-2-55　手术示意图

Ⅰ. 切开肝总管、胆总管；Ⅱ. 切开左肝管末、左肝内叶胆管；Ⅲ. 左肝管远、近段吻合，肝胆管盆建立

注：①肝方叶肥大；②左尾叶胆管口狭窄；③左肝管狭窄；④左肝管末段、左肝内叶胆管切开；⑤左肝管远、近段吻合；⑥胃空肠吻合口；⑦肝胆管盆；⑧右尾叶胆管

【难点与创新】

（一）难点

（1）已行 4 次胆道手术，腹内广泛粘连。

（2）全肝结石弥散。

（3）肝肥大萎缩征，肝方叶肥大，覆盖左肝管，左肝肥大、右肝萎缩。

（4）左肝管口深在、狭窄。左右尾叶胆管共干、开口于左肝管，胆管口狭窄。左肝外叶胆管汇入尾叶胆管共干。

（5）胆汁性肝硬化。

（二）创新

（1）断肝桥，切除部分肝方叶，切开左肝管末段及左肝内叶胆管，并延长胆管切开达肝尾叶胆管口。

（2）做左肝管末段与肝总管左侧缘吻合，组成肝胆管盆，使内径达 3.5cm。

（三）外科手术技巧

肝胆管盆的建立（图 1-2-56），注意以下几点。

（1）安置 Pringle 止血带，阻断入肝血流下施行肝胆管盆建立。

（2）横断肝桥，切除肝方叶基部的左侧部分。

（3）"四边法"切开结石感明显处的左肝管末及左肝内叶胆管。

（4）延长左肝管末段切口达尾叶共干胆管口，使之能方便直视下清除尾叶及左肝外叶上、下段胆管结石。

（5）以 4-0 Prolene 线做肝总管左切缘与左肝管末段切缘右侧吻合，完成肝胆管盆。

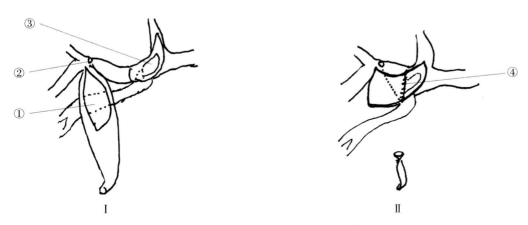

图 1-2-56　肝胆管盆建立手术示意图

Ⅰ.肝胆管盆建立前；Ⅱ.肝胆管盆建立

注：①肝总管切口；②左肝管口；③左肝管末段切开；④肝总管左侧切缘与左肝管末段右切缘缝合

病例 39：肝胆管结石，先后 2 次胆道术后并血管性粘连，施胆总管十二指肠吻合、胃隔离、胃空肠吻合术

患者，男，53 岁。复发右上腹痛、黄疸 15 天。1996 年，因"结石性胆囊炎"施"开腹胆囊切除术"。2015 年，因"肝胆管结石"在当地某医院施"胆道探查"，当年手术时主要用电刀。

T 36.2℃，P 66 次 / 分，R 20 次 / 分，BP 102/62mmHg。神清，轻度黄疸。心律齐，双肺呼吸音清。腹平，浅静脉不曲张，陈旧性右肋缘下切口瘢痕一条长 13cm。腹壁软，肝、脾未扪及，剑突右下方压痛，叩击右肝区示心窝部不适。无胃振水音，腹水征（－）。双下肢无水肿。

WBC 7.5×10^9/L，N 69.3%，PLT 125×10^9/L，PT 13.7s，APTT 39.7s，TT 20.1s，Hb 12.3g/L，TBIL 116.3μmol/L，DBIL 76.2μmol/L，TP 76.2g/L，ALB 39.8g/L，ALT 49.3U/L，AST 118.5U/L，PA 107mg/L，CHE 3094U/L，C_{12}（－）。

CT（2017 年 9 月，湖南省人民医院）：肝轮廓清，表面尚光整，肝形态、比例无失衡。肝内胆管轻度扩张，少许胆石。肝外胆管内径约 2cm，充填胆石。未见门静脉海绵样变，无肝十二指肠静脉曲张。胆囊已切除，十二指肠粘连覆盖于肝总管、左肝管前方。脾不大。

【术前诊断】肝胆管结石。S：胆总管、左肝管。St：胆总管。A：无。C：无。

【手术过程】

（1）择期，平仰卧位，依原切口入腹。见：无腹水。见大网膜、小肠与腹壁切口致密、血管性粘连，举步艰难，仅分开腹切口粘连就历时 3 小时，失血量 800ml。小肠破裂，做节段切除、吻合，切除肠管长度约 15cm。请笔者会诊。

（2）笔者完成以下手术：①延长腹壁切口，锐性分离加钳夹离断，紧贴肝脏面分离，显现十二指肠球部、胃窦部。见十二指肠球部与肝总管、左肝管融合，并经十二指肠球部扪及其后胆管结石感，且见十二指肠球部破孔内径约 1cm。②以组织剪锐性分离十二指肠球部，显现肝总管一段，长约 2.5cm。③"四边法"切开肝总管，清除胆管内结石。探查胆管远端能通过 8 号胆道扩张器头，经十二指肠破口伸入手指触及幽门环，相距约 2cm。④做肝总管十二指肠球部吻合，放置 12 号 T 形管，直臂经十二指肠戳孔引出，一横臂入左肝管。⑤于幽门环上 1cm，U 形间断缝扎胃窦，隔断胃。⑥做胃空肠吻合。⑦关腹。三合一液冲洗、清洁术野，放置好引流管，清点器械、敷料无误，逐层关腹。手术历时 5 小时，失血量约 1000ml，术中输浓缩红细胞 5 个单位，生命体征平稳。手术示意图见图 1-2-57。

【术后诊断】肝胆管结石，医源性小肠破裂。S：胆总管、左肝管。St：胆总管。A：无。C：无。

【实施手术】胆总管十二指肠吻合，胃隔离、胃空肠吻合，肠切除吻合。

【术后】无胆漏、胃漏、出血，恢复平顺。

【难点与创新】

（一）难点

本例既往曾施行两次胆道手术，术前检查无胆汁性肝硬化、门静脉高压症，无门静脉海绵样变，术中无网膜静脉曲张，而且凝血功能正常，然而这次术中易出血，举步艰难，有学者称此为"血管性粘连"。

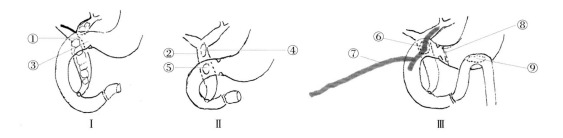

图 1-2-57　手术示意图

Ⅰ.术前；Ⅱ.肝总管切开后；Ⅲ.术后

注：①十二指肠球部；②肝总管；③幽门环；④肝总管切口；⑤十二指肠切口；⑥肝总管十二指肠吻合口；⑦T形管；⑧胃隔离；⑨胃空肠吻合口

（二）创新

（1）紧贴肝脏面锐性分离，显现十二指肠、肝总管。

（2）做十二指肠、肝总管吻合，胃隔离，胃空肠吻合。

（三）外科手术技巧

本例手术宜简不宜繁，剥离面宜小勿大。

肝总管十二指肠吻合，宜注意以下几点。

（1）肝总管宜"四边法"横切。

（2）延长十二指肠破口。

（3）连续外翻缝合吻合口后壁。

（4）放置 12 号 T 形管，直臂经十二指肠引出，一横臂经吻合口达肝内胆管。

（5）以 4-0 Prolene 线间断缝合好吻合口前壁后，再逐一结扎。

病例 40：肝胆管结石，左肝外叶切除后，肝总管、左肝管口、右肝后叶胆管口狭窄，施肝方叶、右肝前叶部分切除，改良盆式鲁氏 Y 形吻合术

患者，女，63 岁。反复右上腹痛 15 年，复发 15 天。2009 年，在当地医院诊为"肝胆管结石"，施"胆囊切除、左肝外叶切除术"。2013 年，再次在该医院诊为"肝胆管结石"，施"胆总管探查术"。

T 36.7℃，P 69 次 / 分，R 18 次 / 分，BP 136/92mmHg。神清合作，轻度黄染。心、肺无明显异常。腹平，浅静脉不曲张，示陈旧性右上腹"反 L"形切口瘢痕一条，长约 14cm。腹壁软，肝、脾未扪及，剑突右下方压痛，叩击右肝区示心窝部不适，无胃振水音，腹水征（－）。双下肢无水肿。

WBC 6.03×10^9/L，N 62%，PLT 353×10^9/L，Hb 111g/L，TBIL 43μmol/L，DBIL 21.5μmol/L，TP 66.1g/L，ALB 40.8g/L，AST 322U/L，ALT 475.5U/L，PA 251mg/L，CHE 8263U/L，γ–Gt 2510U/L，ALP 586U/L，CA_{19-9} 7.6kU/L。

CT（2017 年 7 月 15 日，外院）：肝轮廓清，右肝表面光整，左肝外叶、胆囊已切除。左肝管、右肝后叶胆管扩张，充填胆石。肝总管狭小，长约 2cm，内径约 0.3cm。胆总管内

径约 1.3cm，未见胆石（图 1-2-58）。

MRCP（2017 年 7 月 24 日，湖南省人民医院）：右肝后叶胆管、左肝管扩张，充填结石负影。肝总管呈管状狭窄。胆总管内径 1.3cm，其内无胆石（图 1-2-59）。

【术前诊断】肝胆管结石，左肝外叶切除术后。S：左肝管、右后叶胆管。St：肝总管、左肝管、右肝管。A：无。C：胆汁性肝硬化、门静脉高压症，肝肥大萎缩征（右肝后叶肥大、左肝外叶切除）。

【手术过程】

（1）择期，平仰卧位，取右上腹"鱼钩"形切口入腹。见：无腹水，腹膜上无癌性结节。肝周广泛粘连，左肝外叶已切除，其断面大量医用胶块（约 2 支胶）。右肝色泽棕红、质地硬，结石感不明显。肝方叶、右肝前叶肥大，一级肝门深陷。十二指肠与肝总管粘连"融合"。胆总管外径约 1cm，壁厚，无结石感。无静脉曲张。

（2）离断肝周粘连，清除左肝断面胶块，快速切片报告"炎性组织"。温氏孔致密粘连，不能放置 Pringle 止血带。"四边法"切开胆总管，取石钳伸入右肝内胆管，未取出胆石。未能找到左肝管。

（3）笔者完成以下手术：①取石钳伸入右肝管，发现肥大的肝方叶、右肝前叶覆盖肝总管，左肝管口狭窄，取石钳不能进入。②开放入肝血流，钳夹、切除肝方叶、右肝前叶部分，显现肝总管、右肝前叶胆管。"四边法"切开肝总管、右肝管、右肝前叶胆管，切开胆管长度达 3cm，显现右肝后叶胆管口，内径约 1cm，直视下取石钳取出其内胆石，并以"三合一液"冲洗清洁。③"四边法"切开左肝管口，其内径约 0.3cm。继续沿肝圆韧带途径切开左肝管，内径约 1cm，壁厚达 1cm，直视下清除其内胆石（图 1-2-60）。④横断胆总管，组成肝

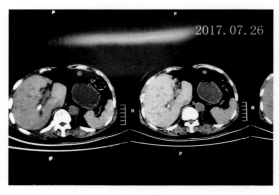

图 1-2-58　CT：右肝后叶胆管扩张，充填胆石

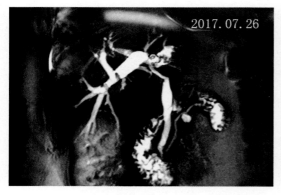

图 1-2-59　MRCP：肝内胆管轻度扩张、充填胆石肝总管狭窄

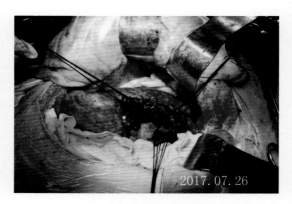

图 1-2-60　沿肝圆韧带切开左肝管

胆管盆，内径长约 2.5cm。

（4）切取桥襻空肠，完成改良盆式鲁氏 Y 形吻合术，放置肝胆管盆 T 形管引流。

（5）"三合一液"冲洗清洁术野；放置好引流管；清点器械、敷料无误，逐层关腹。

手术历时 6 小时，失血量约 150ml，取出胆石约 15g。术中生命体征平稳，安返回房。手术示意图见图 1-2-61。

【术后诊断】肝胆管结石，左肝外叶切除术后。S：左肝管、右后叶胆管。St：肝总管、左肝管、肝总管。A：无。C：胆汁性肝硬化、门静脉高压症，肝肥大萎缩征（右肝后叶肥大、左肝外叶切除）。

【实施手术】左肝断面胶块清除，肝方叶、右肝前叶部分切除，改良盆式鲁氏 Y 形吻合术。

【术后】无胆漏、出血、腹腔脓肿，恢复平顺，复查 CT 无残石。

病检报告：慢性炎症。

【难点与创新】

（一）难点

（1）原手术滥用医用创面封闭胶，致左肝断面形成巨大胶块，甚至怀疑为癌。

（2）肝方叶、右肝前叶肥大，将肝总管、左右肝管覆盖，显露十分困难。

（3）胆汁性肝硬化，肝肥大萎缩征，使手术更加困难。

（4）温氏孔闭塞，不能放置 Pringle 止血带，增加了手术的危险性、困难性。

（二）创新

（1）彻底清除左肝断面胶块。

（2）以胆总管、右肝前叶胆管为引导，开放入肝血流，切除部分右肝前叶及肝方叶，显露肝总管、右肝前叶胆管及右肝后叶胆管，清除右肝后叶胆管内胆石。

（3）以左肝管为引导，经肝圆韧带途径切开左肝管。

（4）组成肝胆管盆，完成改良盆式鲁氏 Y 形吻合术。

（三）外科手术技巧

本例手术成功的关键在于右肝后叶胆管的显露。对此，笔者注意了以下几点。

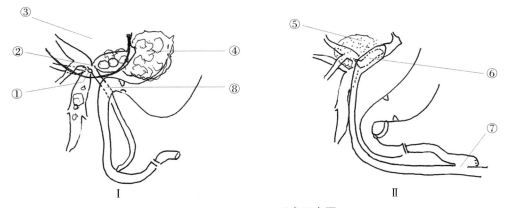

图 1-2-61　手术示意图

Ⅰ. 术前；Ⅱ. 术后

注：①右肝后叶胆管口；②左肝管口狭窄；③肥大的肝方叶、右肝前叶；④胶块；⑤肝方叶、右肝前叶断面；⑥肝胆管盆；⑦空肠、桥襻空肠侧 – 侧吻合口；⑧肝总管

（1）剔除左肝断面的胶块。

（2）分离十二指肠球部与肝总管左侧的粘连，显现胆总管。

（3）以胆总管、肝总管为引导，部分切除右肝前叶、左肝方叶，显露、切开肝总管、右肝前叶胆管，显现右肝后叶胆管，进而直视下清除右肝后叶胆管内结石，并显现左肝管。

病例 41：肝胆管结石、胆总管出口狭窄，4 次胆道术后，施改良盆式鲁氏 Y 形吻合术

患者，女，71 岁。间发右上腹痛、寒热 23 年，复发 1 个月。病后先后于 1994 年施 OC；2001 年、2007 年、2011 年，施胆总管探查、取石、T 形管引流术。

T 37.5 ℃，P 74 次 / 分，R 20 次 / 分，BP 127/74mmHg。神清合作，皮肤、巩膜无黄染。心律齐，双肺呼吸音清。腹平，浅静脉不曲张，示右肋缘下切口瘢痕一条，长约 15cm。腹壁软，肝、胆囊、脾未触及，剑突右下方压痛明显，叩击右肝区示心窝部疼痛。无胃振水音，腹水征（−）。双下肢无水肿。

WBC 4.68×10^9/L，N 61.4%，PLT 202×10^9/L，TBIL 18.5μmol/L，DBIL 7.7μmol/L，TP 72.3g/L，ALB 44.3g/L，PA 255mg/L，CHE 5835U/L，ALP 204U/L，γ–Gt 372U/L，AST 29.7U/L，ALT 31U/L，C_{12}（正常）。

CT（2017 年 11 月，湖南省人民医院）：肝轮廓清，表面光整，形态、比例无失衡。肝内、外胆管明显扩张，胆总管内径约 4cm，左肝管内径约 3cm，胆管内均充填胆石，"狗尾征"（−）。门静脉不曲张。脾不大，胰头不大，主胰管不扩张。无腹水。

【术前诊断】肝胆管结石。S：全肝。St：胆总管末端。A：无。C：胆汁性肝硬化。

【手术过程】

（1）择期，平仰卧位，右上腹原切口入腹。见：无腹水，腹膜无癌性结节。肝色泽暗棕色，表面光整，肝叶（段）比例无失衡，肝质地硬，明显结石感。胆总管外径约 4cm，充满胆石。肝十二指肠韧带无曲张静脉。胆囊已切除。胰头稍大，质较硬。脾不大。L_8、L_{12} 淋巴结不肿大。

（2）"四边法"切开胆总管、肝总管及左肝管，清除胆石约 40g。切除左肝外叶，主管医生请笔者察看。

（3）笔者上台完成以下手术：①延长腹部切口，"三合一液"冲洗、清洁术野，纱布垫填塞右膈下，托出右肝。探查胆总管末端狭窄，仅能通过指尖，内径约 1cm。②"四边法"延长切开左肝管、左肝外叶胆管，全程敞开左肝外叶胆管，使肝内各胆管口充分暴露于术野。③直视下逐个胆管清除胆石，约 15g。④横断胆总管，组成肝胆管盆，内径约 6cm。

（4）切取桥襻空肠，完成改良盆式鲁氏 Y 形吻合术（图 1-2-62-Ⅱ）。

（5）逐层关腹。

手术历时 4.5 小时，失血量约 150ml，生命体征平稳，安返回房。手术示意图见图 1-2-62。

【术后诊断】肝胆管结石。S：全肝。St：胆总管末端。A：无。C：胆汁性肝硬化。

【实施手术】左肝外叶切除，改良盆式鲁氏 Y 形吻合术。

【术后】无胆漏、出血，无残石，恢复平顺。

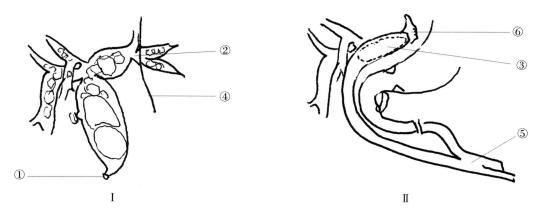

Ⅰ　　　　　　　　　　　　　　　Ⅱ

图 1-2-62　手术示意图

Ⅰ. 术前；Ⅱ. 术后

注：①胆管出口狭窄；②左肝管末段狭小；③肝胆管盆、空肠吻合口；④左肝外叶切除；⑤空肠、桥襻空肠侧 –
侧吻合；⑥左肝外叶胆管残端

【难新与创新】

（一）难点

（1）先后已施行 4 次胆道手术，腹内粘连。

（2）原主管医生易满足肝内胆管取石，忽视胆总管出口狭窄，是导致多次胆道手术的
根本原因。

（3）胆总管、肝总管、左肝管切开后，取出大量胆石，认为胆石已"取净"。

（4）横断胆总管困难。

（二）创新

采取不保留门脉左侧分支的左肝外叶胆管途径，全程敞开左肝管，组成宽大的肝胆管
盆，完成改良盆式鲁氏 Y 形吻合术。

（三）外科手术技巧

（1）采用不保留门脉左侧分支途径，宜注意：①切断之前先行试夹左肝管、左肝外叶
胆管汇合处，若无左肝内叶缺血，方可切断左肝管全程。②安置好 Pringle 止血带，"四边
法"逐步切开。

（2）胆总管横断。本例胆总管粗大（内径达 4cm）、壁厚（0.4 ～ 0.5cm），长期慢性炎
症，易于出血。横断时须注意：①紧贴胆管壁分离胆管，防止损伤门静脉。②"四边法"逐
渐横断。③远断端以 4-0 Prolene 线连续缝闭。

病例 42：肝胆管结石，经右肝后叶胆管途径（Rouviere 途径）、肝圆韧带
途径施改良盆式鲁氏 Y 形吻合术

患者，女，68 岁。反复右上腹痛 50 年。2000 年，诊为"胆石病"，在当地县医院施
"胆囊切除术"。2008 年，诊为"胆石病"，在当地市医院施"左肝外叶切除、T 形管引流
术"。此后先后施行经 T 形管瘘道做胆道镜取石 5 次。

T 36.8℃，P 72 次 / 分，R 20 次 / 分，BP 134/75mmHg。神清合作，皮肤、巩膜无黄疸。心律齐、无杂音，双肺呼吸音清。腹平，浅静脉不曲张，陈旧性经右上腹直肌切口瘢痕一条长 15cm。腹壁软，肝、胆囊及脾未触及，剑突右下方压痛，叩击右肝区示心窝部疼痛。无胃振水音，腹水征（－）。双下肢无水肿。

WBC 7.39×10⁹/L，N 66.5%，PLT 118×10⁹/L，TBIL 7.39μmol/L，DBIL 2.9μmol/L，TP 62.3g/L，ALB 37.1g/L，PA 100mg/L，CHE 10 379U/L，AST 33U/L，ALT 30U/L。

CT（2017 年 12 月 10 日，湖南省人民医院）：肝轮廓清，左肝体积缩小。右肝后叶胆管中度扩张（图 1-2-63），其内充填大量胆石，其膈面近肝被膜下。增强扫描无门静脉海绵样变。脾不大。

MRCP（2017 年 12 月 12 日，湖南省人民医院）：显示右肝后叶胆管扩张，充满胆石。左肝内叶稍扩张，充填胆石（图 1-2-64）。

【术前诊断】肝胆管结石，左肝外叶切除后。S：S₆、S₇、S₄。St：右前叶胆管。A：右肝管缺如。C：左肝萎缩、右肝肥大（肝肥大萎缩征）。

【手术过程】

（1）择期，平仰卧位，延长原切口呈"鱼钩"形入腹。见：无腹水，腹膜上无癌结节。肝色泽棕红，右肝肥大、左肝萎缩，肝质地硬，Rouviere 沟宽大，明显结石感。胆囊已切除。胆总管外径约 1.2cm，无结石感。胰头不大，质中等。脾不大。

（2）主管医师"四边法"切开肝总管、左肝管口，以取石钳配合纤维胆道镜清除了右肝后叶胆管"大量"结石（图 1-2-65-Ⅱ），甚为欣慰，并请笔者察看。

（3）笔者洗手上台完成以下手术：①延长手术切口，右膈下填塞盐水垫，托出右肝。②横断肝桥，经肝圆韧带途径延长切开左肝管，直视下清除了左肝内叶胆管内结石。③"四边法"沿 Rouviere 沟途径切开右肝后叶胆管、右肝后叶下段胆管，直视下清除残存在胆管内的残石（图 1-2-65-Ⅱ）。④横断胆总管，拼合组成肝胆管盆，内径达 5cm。

（4）切取桥襻空肠，完成改良盆式鲁氏 Y 形吻合术。

（5）"三合一液"冲洗、清洁术野，术野无出血、胆漏，放置温氏孔右侧乳胶引流管 1 根，清点器械、敷料无误，逐层关腹。

手术历时 3.5 小时，失血量约 100ml，安返回房。取出胆色素性结石 30g。手术示意图见图 1-2-65。

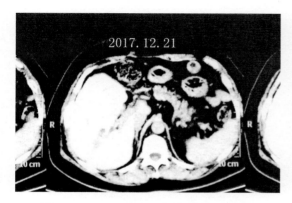

图 1-2-63　CT：右肝后叶胆管中度扩张

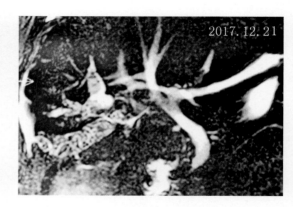

图 1-2-64　MRCP：右肝后叶胆管大量胆石

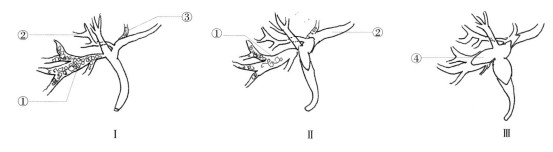

图 1-2-65　手术示意图

Ⅰ. 术前；　Ⅱ. 未做 Rouviere 沟途径切开；　Ⅲ. Rouviere 沟途径切开后

注：①右肝后叶胆管；②右肝前叶胆管；③左肝内叶胆管；④经 Rouviere 沟途径切开后

【术后诊断】肝胆管结石，左肝外叶切除术后。S：S_5、S_6、S_4。St：右后肝胆管。A：右肝管缺如。C：肝肥大萎缩征（右肝肥大、左肝内叶萎缩）。

【实施手术】经肝圆韧带途径、Rouviere 沟途径施改良盆式鲁氏 Y 形吻合术。

【术后】无胆漏、出血，无残留胆石，康愈出院。

【难点与创新】

（一）难点

（1）对于肝胆管结石，治疗的理念错误，只注意清除胆石。

（2）不会应用 Rouviere 沟途径和肝圆韧带途径。

（二）创新

（1）对于肝胆管结石的治疗，应坚持"24 字原则"，即"清除胆石，解除狭窄，矫治畸形，切除病肝，通畅引流，保肝保胆"，绝不只是除石。

（2）采用肝圆韧带途径清除左肝内叶胆石，采用 Rouviere 沟途径，直视下清除右肝后叶胆管结石。

（三）外科手术技巧

Rouviere 沟途径，又称之为右肝后叶胆管途径。2001 年有 1 例因肝胆管结石多次手术失败的患者，右肝后藏匿胆石，笔者沿充满胆石的右肝后叶胆管，解除了右肝后叶胆管狭窄，直视下清除其内的胆石，而获得良好效果。此后用此途径处理了类似的患者，亦获得同样效果，称之为右肝后叶胆管途径（即 Rouviere 沟途径）。

应用这条途径时，应注意：

（1）右肝后叶胆管扩张，充满了胆石，而且 Rouviere 沟宽深，可扪及胆石。

（2）右肝后叶胆管前方无肝右动脉跨越。

（3）阻断入肝血流，胆管内插入取石钳引导，"四边法"予以切除。

病例 43：肝胆管结石，右半肝切除后左肝肥大、一级肝门狭窄，施经肝圆韧带途径一级肝门整形、夹心 T 形管放置术

患者，女，60 岁。上腹胀痛 1 个月。2015 年，诊为"肝胆管结石"，在外院施"右半肝切除术"。

T 36.8℃，P 76 次 / 分，R 20 次 / 分，BP 128/76mmHg。神清合作，无黄疸。心律齐、无杂音，双肺呼吸音清。腹平，浅静脉不曲张，右上腹经腹直肌切口瘢痕长 15cm。腹壁软，肝、脾未扪及，剑突右下方无压痛，叩击右肝区无不适。无胃振水音，腹水征（－）。双下肢无水肿。

WBC $4.9×10^9$/L，N 61.4%，PLT $210×10^9$/L，Hb 112g/L，TBIL 8.2μmol/L，DBIL 2.4μmol/L，TP 56.7g/L，ALB 36.7g/L，PA 154mg/L，CHE 6114U/L，AST 22.5U/L，ALT 28.1U/L， γ–Gt 24.1U/L，ALP 86U/L，CA_{19-9} 1411U/ml。

CT（2017 年 12 月 13 日，外院）：左肝肥大，右肝已切除，一级肝门贴近右肾。右肝残留胆管稍扩张，充填少量胆石。左肝管稍大，少许胆石（图 1-2-66）。肝外胆管不扩张，无胆石。增强扫描门静脉无海绵样变（图 1-2-67）。

MRCP（2017 年 12 月 16 日，外院）：肝外胆管内径约 1.2cm，无胆石，左肝内叶胆管少许胆石，残存右肝内胆管轻度扩张、少许胆石（图 1-2-68）。

【术前诊断】肝胆管结石，右半肝切除后。S：S_8、左外叶胆管。St：右肝管、左外叶胆管。A：左肝管缺如。C：肝肥大萎缩征（左肝肥大、右肝已切除）。

【手术过程】

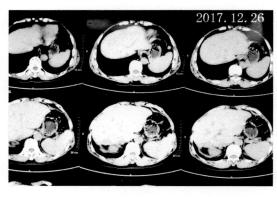

图 1-2-66　CT：左肝肥大，右肝已切除、残存胆管结石

（1）择期，平仰卧位，原右上腹直肌切口入腹。见：无腹水，无静脉曲张。左肝肥大，右肝已切除，左肝前纵沟消失，肝圆韧带未见，肝表面光整、无明显结石感，一级肝门近右肾。肝外胆管外径约 1.2cm，无结石感。右肝膈粘连致密。脾不大。胰头不大，无肿块。

（2）离断肝周粘连、显现肝外胆管已历时 2 小时，而术野深在，探查胆管及取石困难。

（3）笔者完成以下手术：①延长切口呈"鱼钩"形（图 1-2-69），游离肝膈粘连，右膈下填塞纱布垫，托出右肝。②发现肝圆韧

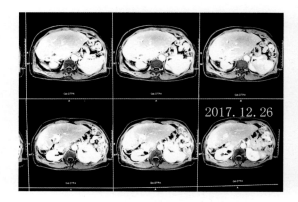

图 1-2-67　CT：门静脉无海绵样变

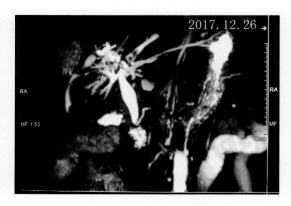

图 1-2-68　MRCP：肝内胆管扩张，充填少许胆石

带、左肝前纵沟，横断肝桥，敞开左肝前纵沟，显现肝方叶基部及左肝管、肝总管。

（4）"四边法"切开胆总管上段、肝总管、左肝外叶胆管，发现左肝管缺如，左肝内叶胆管狭小、其内胆石。做左肝内、外叶胆管内吻合，使胆管从 0.4cm 扩大到 1.5cm，直视下清除其内胆石（图 1-2-70）。

（5）延长切开右肝管口、右肝管及残留右肝前叶上段胆管，长度达 5cm，逐一清除其内胆石。

（6）安置好 16 号夹心 T 形管，0.3cm 硅胶管为夹心，放入右肝前叶胆管，直臂经肝总管右侧戳孔引出。

（7）4-0 Prolene 线连续、外翻缝闭胆管切口，测试无胆漏。

（8）逐层关腹。

手术历时 5 小时，失血量 100ml，安返回房。手术示意图见图 1-2-71。

【术后诊断】肝胆管结石，右半肝切除后。S：S$_8$、左外叶胆管。St：右肝管、左外叶胆管。A：左肝管缺如。C：肝肥大萎缩征（左肝肥大、右肝已切除）。

【实施手术】经肝圆韧带途径，左肝内、外叶胆管内吻合，施肝胆管盆式夹心 T 形管引流术。

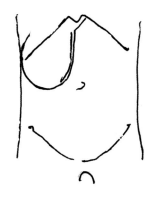

图 1-2-69　手术切口示意图

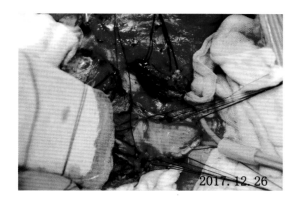

图 1-2-70　肝胆管盆

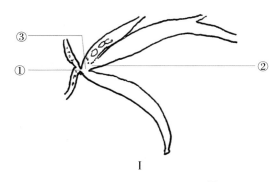

Ⅰ

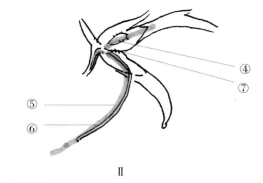

Ⅱ

图 1-2-71　手术示意图

Ⅰ. 术前；Ⅱ. 术后

注：①残留右肝管口狭窄；②左肝管口；③左肝内叶胆管口狭窄；④左肝内叶、外叶胆管内吻合；⑤16 号 T 形管；⑥0.3cm 外径硅胶管；⑦左肝外叶胆管、肝总管拼合

【术后】恢复平顺，无胆漏、出血等并发症。

【难点与创新】

（一）难点

（1）左肝肥大，右肝已切除，一级肝门近右肾前。

（2）左肝管缺如，左肝内叶胆管位于左肝外叶胆管之后。

（3）左肝方叶肥大，左肝前纵沟粘连封闭消失。

（4）残存右肝内胆管细小结石，胆管细小、炎症、感染，无法切除残存右肝。

（二）创新（图1-2-71）

（1）做腹部鱼钩形切口，游离右肝，托出右肝。

（2）横断左肝桥，敞开左肝前纵沟，经肝圆韧带途径切开左肝外叶胆管，显现左肝内叶胆管口，做左肝内、外叶胆管内吻合，解除胆管口狭窄。

（3）沿右肝管切开、敞开右肝前叶、后叶胆管，清除其内胆石。

（4）放置夹心T形管，防止胆漏。

（三）外科手术技巧

本例手术的关键是显现一级肝门、左肝管，对此，宜注意以下几点：

（1）鱼钩形切口，切口的外侧端连接第8～9肋间的肋缘。

（2）离断右肝膈粘连，充分游离右肝达肝后腔静脉右侧缘。

（3）右膈下填塞纱布垫，托出右肝。

（4）在右肝脏面的瘢痕中找见肝圆韧带，于其右侧缘发现肝前纵沟。沟通纵沟的左侧缘，于其前方横断肝桥。此时阻断入肝血流，可明显减少出血，并使解剖层次清楚。

（5）紧贴肝方叶基部游离、显现左肝管。

病例44：肝胆管结石，右肝后叶切除后，残株胆囊管炎、右肝萎缩，经肝圆韧带途径施改良盆式鲁氏Y形吻合术

患者，男，43岁。眼黄1个月，伴发热1天。2011年，因"急性阑尾炎"在外院施"阑尾切除术"。2012年1月，诊为"肝胆管结石"，在我院施"右肝后叶切除、胆管探查"。2012年12月，诊为"肝胆管结石"，在我院施"胆总管探查术"。

T 36.4℃，P 85次/分，R 22次/分，BP 124/84mmHg。神清合作，皮肤、巩膜无明显黄染。心律齐、无杂音，肺呼吸音清。腹平，浅静脉不曲张，示右上腹"反L"形切口瘢痕长16cm，无胃肠型。腹壁软，剑突右下方压痛，肝、脾未扪及，叩击右肝区示心窝部不适，无胃振水音，腹无移动性浊音。双腰背部无抬举痛，双下肢无水肿。

WBC $2.47×10^9$/L，N 57.1%，PLT $78×10^9$/L，TBIL 19μmol/L，DBIL 5.9μmol/L，AST 113.9U/L，ALT 183U/L，TP 59.7g/L，ALB 36.8g/L，PA 178mg/L，CHE 5719U/L，γ-Gt 358U/L，ALP 194U/L。

MRCP（2017年12月11日，湖南省人民医院）：肝总管缺如、"纤细"，远段胆管内径约0.4cm。肝总管处见一囊肿约1.5cm×1cm。左肝管口针尖大小，内见圆形胆石，左肝管内径约1cm，右肝管内径约0.3cm（图1-2-72）。

CT（2017年12月27日，湖南省人民医院）：肝轮廓清，表面光整，左肝肥大、右肝

萎缩。左肝内胆管轻度扩张，见少许高密度胆石。右肝内胆管不扩张，少许胆石，无胆管积气。肝外胆管显示欠清。脾大 8 个肋单元（图 1-2-73）。

增强扫描静脉期未见门静脉海绵样变。

【术前诊断】肝胆管结石，右肝后叶切除术后。S：左肝管。St：左肝管、肝总管。A：无。C：胆汁性肝硬化、门静脉高压症，肝肥大萎缩征（左肝肥大、右肝萎缩），残留胆囊管炎。

【手术过程】

（1）择期，平仰卧位，经原右上腹"反 L"形切口入腹。见：无腹水，腹膜上无癌结节。肝周广泛致密粘连，大网膜静脉轻度曲张。肝呈棕红色，左肝肥大、右肝萎缩。右肝前缘位于右肋缘上 6cm，肝质地硬，结石感不明显。肝圆韧带未见。肝方叶肥大。左肝前纵沟"消失"。肝胃致密粘连，肝十二指肠韧带示静脉曲张。胆总管外径约 0.8cm。一级肝门示一囊性包块，与 MRCP 所示一致。温氏孔封闭。脾大，下极近左肋缘。胰头不大。

（2）主管医生分离肝周粘连历时 2 小时，失血量达 400ml，未找到胆管。

（3）笔者完成以下手术。①延长切口呈鱼钩形，切除剑突，"三合一液"浸洗术野，调整自动牵开器，术野变浅，出血明显减少。②试图安置 Pringle 止血带不能，但手指能捏住肝十二指肠韧带。③游离肝十二指肠韧带右侧粘连，显露胆总管右侧。④捏住肝十二指肠

韧带，瘢痕中找到肝圆韧带，切断肝桥，敞开左肝前纵沟，显现肝方叶基部、左肝管，并切除部分肝方叶。⑤穿刺一级肝门右侧获"清水"，"四边法"予以切开，诊为胆囊管残段。沿胆囊管切开，见有胆汁从一针尖大小胆管口溢出。蚊式钳扩大胆管口，进达肝总管，见一针尖大小左肝管口，溢胆汁。⑥蚊式钳经针尖大小左肝管插入，"四边法"沿肝圆韧带途径逐步切开，延长左肝管切口达 2cm（图 1-2-74），直视下清除左肝管内胆石，并发现右肝管。肝总管远段通过 6 号胆道扩张器头。经过拼合，组成肝胆管盆，

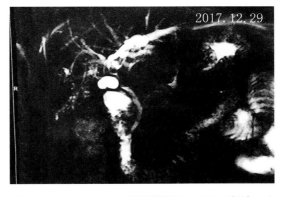

图 1-2-72　MRCP：肝总管缺如，示一囊肿；左肝内胆管扩张，充填胆石；肝外胆管纤细

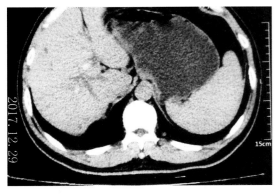

图 1-2-73　CT：左肝管扩张，充填胆石；右肝管不扩张，少许胆石

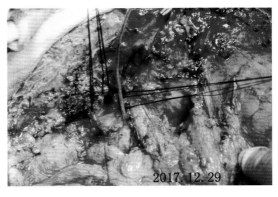

图 1-2-74　胆道扩张器进达胆总管，其右侧为经肝圆韧带途径切开左肝管

内径达 2.5cm。清除残株胆囊管。

（4）提取桥襻空肠，完成改良盆式鲁氏 Y 形吻合术。

胆总管予以横断、缝扎。桥襻空肠长 40cm，经结肠肝曲系膜戳孔引至肝胆管盆，与十二指肠同步、平行。

（5）查术野无出血、胆漏，清点器械、敷料无误，逐层关腹。

手术历时 5 小时，失血量约 450ml，生命体征平稳，安返回房。手术示意图见图 1-2-75。

【术后诊断】肝胆管结石，右肝后叶切除后。S：左肝管、右肝管。St：左肝管。A：无。C：胆汁性肝硬化、门静脉高压症， 肝肥大萎缩征（左肝肥大、右肝萎缩），残株胆囊管炎。

【实施手术】残株胆囊管切除，改良肝胆管盆式鲁氏 Y 形吻合术。

【术后】无胆漏、出血等并发症，恢复平顺。

【难点与创新】

（一）难点

本例手术难度相当大，表现在：

（1）已施行 2 次肝、胆道手术，腹内、肝周致密粘连，左肝前纵沟"消失"。

（2）残株胆囊管炎，覆盖、粘连在肝总管前方，经过肝圆韧带途径困难。

（3）肝肥大萎缩征，一级肝门深在。

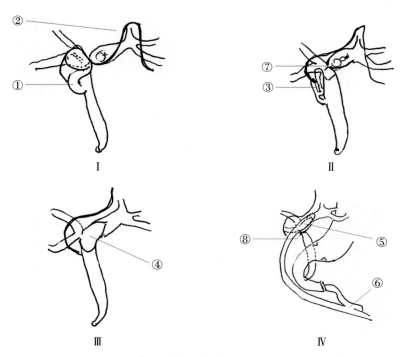

图 1-2-75　手术示意图

Ⅰ.术前；Ⅱ.切开胆囊管；Ⅲ.切开左肝管；Ⅳ.术后

注：①残留胆囊管；②肥大肝方叶；③切开残留胆囊管后；④切开左肝管，敞开左肝桥；⑤肝胆管盆；⑥空肠、桥襻空肠侧 - 侧吻合；⑦左肝管口针尖样狭小；⑧肝总管缝扎线

（4）胆汁性肝硬化，门静脉高压症，肝总管纤细。

（5）温氏孔封闭，不能安置 Pringle 止血带。

（二）创新

（1）右上腹鱼钩形切口。

（2）"手捏"阻断入肝血流，敞开左肝前纵沟。

（3）经一级肝门切开左肝管口，行经肝圆韧带途径切开左肝管，组成肝胆管盆。

（4）完成改良盆式鲁氏 Y 形吻合术。

（三）外科手术技巧

（1）经肝圆韧带途径。本例难度很大，宜注意：①手捏阻断入肝血流。②瘢痕中找到肝圆韧带、左肝前纵沟，横断肝桥，敞开左肝前纵沟。③经针尖大小的左肝管口，逆行肝圆韧带途径切开左肝管。

（2）残株胆囊管切除。本例先后经过 2 次肝、胆道手术，仍残留胆囊管，说明本例残株胆囊管切除困难。宜注意：①辨清胆囊管、肝总管，以及伴行的曲张静脉支。②先切开胆囊管，并以此为引导找到纤细的肝总管。③辨清左肝管、右肝管、肝总管后，再切除残株胆囊管。

（3）改良盆式鲁氏 Y 形吻合术。这里主要注意该例肝十二指肠韧带静脉曲张，胆总管可采用缝合结扎"横断"，以免撕裂曲张静脉而引起大出血。

病例 45：肝胆管结石，施肝胆管盆式鲁氏 Y 形吻合术后 30 年，并发桥襻巨大结石，再施改良盆式鲁氏 Y 形吻合术

患者，女，66 岁。复发右上腹痛 1 个月。1982 年，诊为"胆囊结石"，在外院施"胆囊切除术"。1988 年，诊为"肝内胆管结石"，在我院施"肝胆管盆式鲁氏 Y 形吻合术"。

T 36.7℃，P 72 次 / 分，R 20 次 / 分，BP 124/72mmHg。神清合作，无黄疸。心律齐，双肺呼吸音清。腹平，浅静脉不曲张，示右上腹"反 L"形切口瘢痕长 20cm。腹壁软，肝、脾未扪及，剑突右下方压痛，叩击右肝区示右上腹不适、疼痛。无胃振水音，腹水征（－）。脊柱、四肢无异常。

WBC $5.54×10^9$/L，N 41.9%，PLT $221×10^9$/L，TP 72.1g/L，ALB 46.9g/L，TBIL 9.1μmol/L，DBIL 2.2μmol/L，AST 55U/L，ALT 56.1U/L，ALP 36U/L，γ–Gt 47U/L，CA_{19-9} 5.5kU/L，AFP ＜ 1ng/ml。

CT（2017 年 12 月 15 日，外院）：肝轮廓清，表面光整，右肝肥大、左肝萎缩。肝内胆管无明显扩张，无胆石、无积气。左肝下间隙示巨大、分层胆石影，约 7cm×5cm 大小（图 1-2-76）。胆囊及肝外胆管未见。无腹水。胰头不大，主胰管不扩张。脾不大。

【术前诊断】肝胆管结石，肝胆管盆式鲁氏 Y 形吻合术后。并：桥襻结石。

【手术过程】

（1）择期，依原右上腹"反 L"形切口入腹。见：无腹水，大网膜无曲张静脉。右肝肥大、色泽棕红，左肝萎缩、无结石感。原为肝胆管盆式鲁氏 Y 形吻合术（图 1-2-79-Ⅰ）。胆肠吻合口直径长约 4.5cm，吻合口光整，胆管内无胆石。桥襻空肠长约 50cm，近端可见巨大胆石约 7cm×5cm×5cm，其根部在原远段胆管口，胆总管未断，桥襻空肠经横结肠系膜戳孔达肝胆管盆。空肠与桥襻空肠为端－侧吻合，局部形成反流小胃，其直径约 10cm。

（2）离断肝周粘连带，显现桥襻空肠。"四边法"切开桥襻空肠结石感明显处，完整取出结石（图1-2-77）。于原胆肠吻合口切开、移离桥襻空肠近段，临时关闭桥襻吻合口。显现肝胆管盆，内壁光整，各胆管口光整，各胆管无胆石。原胆总管未横断，"四边法"予以横断，远端以4-0 Prolene线缝闭，近端边缘与原肝胆管盆拼合，组成新肝胆管盆，内径达5cm（图1-2-78）。

（3）游离原桥襻空肠，切除近段约10cm，缝闭结肠系膜戳孔，另做结肠肝曲系膜戳孔，桥襻经此孔达肝胆管盆。

（4）以直线切割闭合器离断原空肠与桥襻空肠吻合口的空肠段，另以直线切割闭合器做空肠与桥襻空肠之侧 – 侧吻合，同步缝合10cm。

（5）以5-0 Prolene线做肝胆管盆与桥襻空肠连续、外翻缝合，放置14号T形管于肝胆管盆，注水测试无胆漏。

（6）逐层关腹。

手术历时3.5小时，失血量50ml，取出胆石490g。手术示意图见图1-2-79。

【术后诊断】 肝胆管结石，肝胆管盆式鲁氏Y形吻合术后。并：反流性胆管炎、反流性小胃，桥襻结石。

【实施手术】 清除桥襻结石，改良盆式鲁氏Y形吻合术。

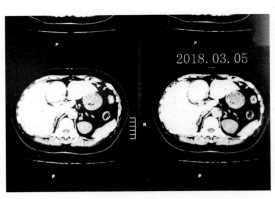

图1-2-76 CT：左肝下间隙示一分层高密度结石影

【术后】 恢复平顺。

【难点与创新】

（一）难点

（1）桥襻结石巨大，胆总管慢性炎症，周围粘连致密，横断胆管非常困难。

（2）"反流性小胃"较大，病程长久，致游离桥襻困难。

（3）做结肠肝曲系膜戳孔困难。

（二）创新

（1）横断胆总管。

（2）做结肠肝曲系膜戳孔，行空肠、桥

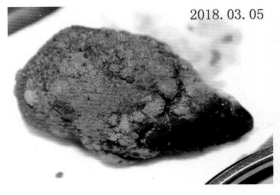

图1-2-77 桥襻空肠结石

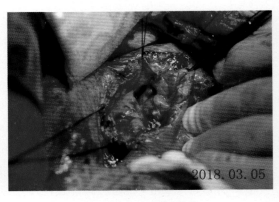

图1-2-78 肝胆管盆

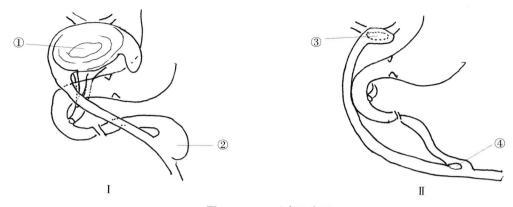

图 1-2-79　手术示意图

Ⅰ.术前；Ⅱ.术后

注：①桥襻结石；②反流"小胃"；③肝胆管盆；④空肠、桥襻空肠侧－侧吻合

襻空肠侧－侧吻合，切除反流"小胃"，施行改良盆式鲁氏 Y 形吻合术。

（三）外科手术技巧

（1）横断胆总管应注意：沿原胆肠吻合口离断胆肠吻合口；阻断入肝血流，"四边法"横断胆总管。

（2）横结肠肝曲系膜戳孔应注意：辨清横结肠肝曲系膜及十二指肠降部；于横结肠系膜上游离十二指肠降部达横结肠系膜上，从上而下沟通结肠肝曲系膜。做成能容三指大小的戳孔。

（3）反流小胃切除，建立空肠、桥襻空肠之侧－侧吻合（图 1-2-80）：①游离反流"小胃"的空肠与桥襻空肠。②离断空肠。③空肠、桥襻空肠之侧－侧吻合。

（4）本例由于肝胆管结石，施行肝胆管盆式鲁氏 Y 形吻合术，至今已 30 年。术中见吻合口光整，肝内胆管无结石，其 30 年中无肝内结石的症状，说明肝胆管盆式内引流对于防止肝内结石形成，其作用是肯定的。

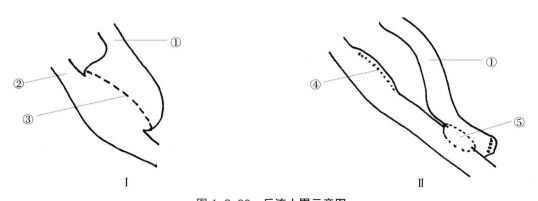

图 1-2-80　反流小胃示意图

Ⅰ.反流"小胃"；Ⅱ.空肠、桥襻空肠吻合

注：①空肠；②桥襻空肠；③预切线；④残端；⑤侧－侧吻合口

此外，桥襻结石原发于胆总管盲端，其形成与反流性胆管炎、胆管盲端胆汁滞留相关，说明胆肠内引流时宜横断胆管。

病例 46：全肝结石、多处胆管口狭窄，经胆囊床途径、肝圆韧带途径，配合术中超声、纤维胆道镜，施改良盆式鲁氏 Y 形吻合术

患者，女，56 岁。反复右上腹痛 20 余年，加重 20 天。2015 年，诊为"肝胆管结石"，在当地医院施"胆囊切除、胆总管探查术"。

T 37.1℃，P 86 次 / 分，R 22 次 / 分，BP 146/98mmHg。神清合作，皮肤、巩膜无黄染。心律齐，双肺呼吸音清。腹平，示右上腹经腹直肌切口瘢痕一条，长约 13cm，浅静脉不曲张。腹壁软，剑突右下方压痛，叩击右肝区示心窝部疼痛，肝、脾未扪及，无胃振水音，腹水征（－）。脊柱、四肢无畸形。

WBC $3.04×10^9$/L，N 68.2%，PLT $185×10^9$/L，TBIL 10.4μmol/L，DBIL 2.8μmol/L，TP 65.2g/L，ALB 40.3g/L，AST 38U/L，ALT 19.8U/L，PA 153mg/L，CHE 5115U/L。

CT（2018 年 3 月 12 日，湖南省人民医院）：肝轮廓清，表面光整，左肝肥大、右肝萎缩。肝内、外胆管扩张，其内充填胆石，尤以左肝及右尾叶、肝外胆管为显著，最大胆石直径达 1.3cm。肝内、外胆管积气（图 1-2-81），肝内胆管壁均匀增厚。肝实质内无异常密度灶及强化灶。胆囊未见，脾稍大，胰头不大、主胰管不扩张。无腹水。

【术前诊断】肝胆管结石。S：S_2、S_3、S_4、左肝管、胆总管、右肝管、右后叶胆管、右前叶胆管、S_9。St：左肝管、右肝管、S_3、S_9。A：无。C：胆汁性肝硬化，肝肥大萎缩征（左肝肥大、右肝萎缩），胆总管十二指肠瘘，反流性胆管炎。

【手术过程】

（1）择期，平仰卧位，延长原切口呈"反 L"形（图 1-2-82）入腹。见：无腹水。腹膜上无癌性结节，无曲张静脉。肝色泽棕红，表面光整，左肝肥大、右肝萎缩，肝质地硬，左肝及右肝后叶腔静脉旁扪及明显结石感。胆囊未见。胆总管外径达 1.8cm，明显结石感。肝方叶肥大。肝桥大，覆盖左肝前纵沟（图 1-2-83）。

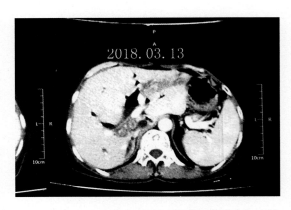

图 1-2-81 CT：左肝外叶、尾叶胆管扩张、充填结石

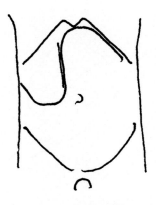

图 1-2-82 手术切口示意图

（2）经肝圆韧带途径切开左肝管、左肝内叶胆管：①分离肝脏面粘连带，显现肝十二指肠韧带，安置 Pringle 止血带。②阻断入肝血流，横断肝桥，敞开左肝前纵沟，分离肝门板，显露左肝管、左肝内叶胆管（图 1-2-84）。③经肝圆韧带途径"四边法"切开肝外胆管、左肝管口、左肝管及左肝内叶胆管，左肝管口内径约 0.7cm，左肝管内径达 1.5cm。直视下清除左肝管及左肝内叶、S₂ 胆管、S₃ 胆管和右肝管、肝外胆管泥沙、胆石（图 1-2-85）。

（3）经 S₃ 胆管结石感明显处切开（图 1-2-86），直视下清除其内胆石，并与左肝管沟通（图 1-2-87），配合术中超声，清除所示胆石，缝闭胆管切口。

（4）清除 S₉ 胆石：①阻断入肝血流，经胆囊床途径切开右肝管、右肝前叶胆管，示右肝前叶、后叶胆管宽大，内径达 2cm，无残石。② S₉ 胆管口 0.2cm，其内胆泥溢出。做胆管内吻合，使胆管口达 0.7cm，直视下清除其内胆石。经 B 超检查，无胆石残留。

（5）横断胆总管，组成肝胆管盆，内径 3.5cm（图 1-2-88）：①探查胆总管远端，顺利通过 11 号胆道扩张器，示 Oddis 括约肌失功能。②横断胆总管，缝闭远侧端。③拼合邻近胆管切缘，组成肝胆管盆。配合胆道纤维镜检查，无残石。

（6）提取桥襻空肠，完成改良盆式鲁氏 Y 形吻合术。

手术历时 4 小时，失血量 15ml，安返病房。手术示意图见图 1-2-89。

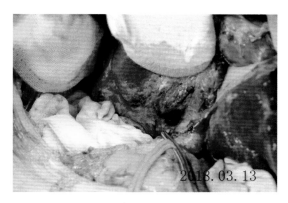

图 1-2-83　肝桥肥大，覆盖左肝前纵沟

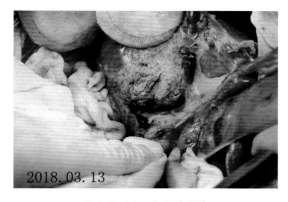

图 1-2-84　左肝前纵沟

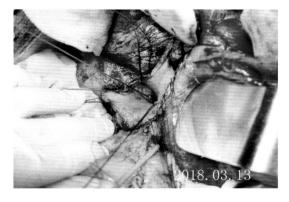

图 1-2-85　经肝圆韧带途径切开左肝管、左肝内叶胆管

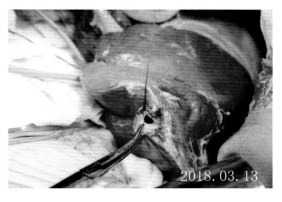

图 1-2-86　切开 S₃ 胆管

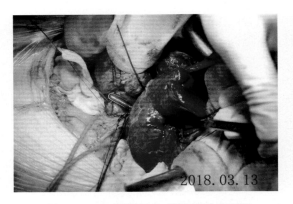 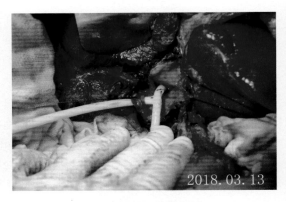

图 1-2-87　胆刮经 S_3 胆管进达左肝管　　　　图 1-2-88　肝胆管盆

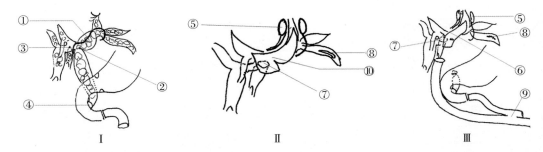

图 1-2-89　手术示意图

Ⅰ.术前；　Ⅱ.尾叶胆管内吻合；　Ⅲ.术后

注：①肝方叶边缘；②左肝管口狭小；③尾叶（S_9）口狭窄；④Oddis 括约肌；⑤横断肝桥；⑥肝胆管盆；⑦尾叶胆管内吻合；⑧S_3 胆管切口；⑨空肠、桥襻空肠侧 – 侧吻合；⑩左肝管口切开

【术后诊断】肝胆管结石。S：S_2、S_3、S_4、左肝管、胆总管、右肝管、右后叶胆管、右前叶胆管、S_9。St：左肝管、S_3、S_9。A：无。C：胆汁性肝硬化，肝肥大萎缩征（左肝肥大、右肝萎缩），反流性胆管炎、Oddis 括约肌失功能。

【实施手术】经肝圆韧带途径、胆囊床途径、S_9 胆管内吻合，配合术中超声、纤维胆道镜，施行改良盆式鲁氏 Y 形吻合术。

【术后】恢复平顺，无胆石残留。

【难点与创新】

（一）难点

（1）胆石弥散全肝。

（2）左肝管口狭窄，S_3、S_9 胆管狭窄。

（3）胆汁性肝硬化、肝肥大萎缩征。

（4）肝桥、肝方叶肥大，覆盖左肝前纵沟、左肝管。

（二）创新

经肝圆韧带途径、胆囊床途径、S_9 胆管内吻合，配合术中超声、纤维胆道镜，施改良盆式鲁氏 Y 形吻合术。

（三）外科手术技巧

S₉胆管结石的清除是本例手术难度最大处，处理时宜注意以下几点：

（1）S₉胆管结石的处理方法：①S₉胆管内吻合。②翻转右肝，经结石感途径切开S₉胆管取石。③S₉肝叶切除。④经一级肝门胆道镜取石。

（2）本例采取S₉胆管内吻合。具体操作时宜注意：①经胆囊床途径切开右肝管、右肝前叶胆管，使S₉胆管暴露于术野。②配合术中超声，确定胆石及邻近血管。③直角钳伸入S₉胆管口，挑起胆管壁，以5-0薇乔线间断缝合切开的胆管口，从0.2cm扩大到0.7cm。④直视下钳夹、刮取胆石，再次配合超声检查、引导，彻底清除胆石。

病例47：肝胆管结石、胆汁性肝硬化、门静脉高压症，多次胆道术后，施肝胆管盆式鲁氏Y形吻合术

患者，男，45岁。间发右上腹痛、黄疸、寒热20多年，复发1个月。1993年，诊为"十二指肠溃疡穿孔"，在当地医院施"胃次全切、毕Ⅱ式重建术"。2000年，诊为"肝胆管结石"在某院施"OC左肝外叶切除、胆肠鲁氏Y形吻合术"，手术历时8小时，术后并胆漏、胆汁性腹膜炎，2个月后康愈。2011年，又因"肝胆管结石"在某医院施"胆总管探查、T形管引流术"。2015年，又因"肝胆管结石"再在某医院施"胆肠内引流重建"，术后并胆漏、胆汁性腹膜炎，2个月后康愈。

T 36.8℃，P 72次/分，R 20次/分，BP 124/74mmHg。神清合作，皮肤、巩膜无黄染。心律齐，无杂音。双肺呼吸音清。腹部平，满布手术切口瘢痕，呈网状（图1-2-93），未见浅静脉曲张，无胃肠型。腹壁软，未扪及肝，剑突右下方压痛，无胃振水音，叩击右肝区示心窝部疼痛，脾下极达左肋缘下5cm，腹无移动性浊音。双腰背部无抬举痛，双下肢无水肿。

WBC 7.4×10⁹/L，N 68.4%，PLT 127×10⁹/L，TBIL 15.4μmol/L，DBIL 8.4μmol/L，TP 64.8g/L，ALB 41.9g/L，AST 35U/L，ALT 32U/L，ALP 353U/L，PA 110mg/L，CHE 4117U/L，CA₁₉₋₉ 52kU/L。

CT（2018年4月16日，湖南省人民医院）：肝轮廓清，表面光整，左肝外叶未见。胆囊已切除。左肝管显著扩张，充填高密度结石。肝外胆管扩张，未见胆石。脾巨大，占据左中上腹半个腹腔（图1-2-90）。无腹水。增强扫描静脉期见门静脉右干与门静脉矢状部间左肝管周无曲张静脉，而左肝断面及一级肝门右侧分布许多曲张静脉（图1-2-91）。

MRCP（2018年5月3日，湖南省人民医院）：右肝内胆管中度扩张，充填胆石。左肝管口狭窄，左肝管显著扩张，充填胆石（图1-2-92）。

【术前诊断】残留肝胆管结石，多次肝胆道术后。S：LHD、LIBD、S₅、S₆、S₇、S₈、S₉。St：LHD。A：无。C：胆汁性肝硬化、门静脉高压症、巨脾、门静脉海绵样变，高位AOSC，胆肠鲁氏Y形吻合术后吻合口狭窄，左肝外叶切除。

【手术过程】

（1）择期，平仰卧位，"⊥"形切口入腹（图1-2-93）。见：无腹水，腹膜上无癌性结节。大网膜、结肠、小肠与腹壁广泛、致密粘连，部分区域呈胼胝样。肝呈暗棕红色，质地硬，左肝外叶、胆囊未见。左肝管结石感明显，肝外胆管外径达1.5cm。左肝断面、一级

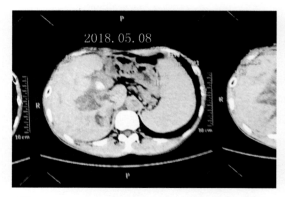

图 1-2-90　CT：左肝管扩张、充填胆石，脾大

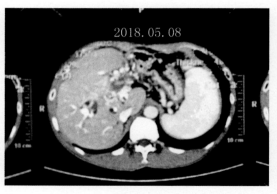

图 1-2-91　CT：左肝断面，左肝管静脉曲张

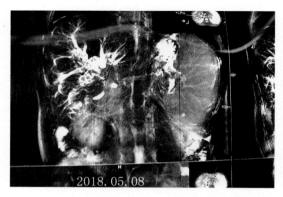

图 1-2-92　MRCP：左右肝管口狭小，其上胆管中度扩张，充填胆石

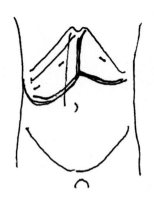

图 1-2-93　手术切口示意图

肝门右侧示曲张静脉。脾下极达左肋缘下 5cm。

（2）仔细离断粘连。由于粘连广泛、致密，分离时寸步难移，历时 5 小时，失血量300ml。分离过程中桥襻空肠破裂 3 处，及时予以修补。肠粘连松解后，见原手术为"胃次全切"及"胆肠鲁氏 Y 形吻合术"（图 1-2-96- Ⅰ，图 1-2-94）。

（3）切除原破损桥襻空肠：①离断原胆管空肠吻合口，发现原为双口胆肠吻合，一个吻合口为胆总管与桥襻吻合，内径 0.5cm；另一个吻合口为左肝管末端与桥襻空肠吻合，内径约 0.2cm。②距原胃空肠吻合口 20cm 横断空肠输出段，移去原桥襻空肠长约 40cm。

（4）组成肝胆管盆，内径 3.5cm，清除肝内胆管结石：①沿肝圆韧带途径，"四边法"逆行逐一切开肝总管、左肝管口及左肝管，壁厚 0.3 ～ 0.5cm，左肝管口内径约 0.5cm，左肝管内径达 3cm，左肝管口切开长度达 3.5cm。②清除左右肝内胆管结石 30g（图 1-2-95）及胆泥、恶臭脓性胆汁，配合使用"三合一液"冲洗、清洁胆道。③左肝断面胆管口与左肝管连通，予以冲洗，以 4-0 Prolene 线缝闭，注水测试无胆漏、出血。

（5）完成肝胆管盆式鲁氏 Y 形吻合术（图 1-2-96- Ⅱ）：①提取桥襻空肠 40cm，结肠前位，移至一级肝门。②以 4-0 Prolene 线作肝胆管盆与桥襻空肠连续、外翻缝合，14 号 T 形管经桥襻空肠戳孔达肝胆管盆，注水测试无胆漏、出血。③做空肠与桥襻空肠侧 - 侧吻合。

（6）逐层关腹，放置温氏孔右侧乳胶管引流。

手术历时 10 小时，失血 500ml，术中生命体征平稳。手术示意图见图 1-2-96。

【术后诊断】残留肝胆管结石，双口胆肠鲁氏 Y 形吻合术后。S：LHD、LIBD、S_5、S_6、S_7、S_8、S_9。St：LHD、胆肠吻合口。A：无。C：高位 AOSC，胆汁性肝硬化、门静脉高压症、巨脾、门静脉海绵样变、左肝外叶切除、胆肠鲁氏 Y 形吻合并胆漏、胆汁性腹膜炎、广泛肠粘连。

【实施手术】原桥襻空肠切除、粘连松解、肝胆管盆式鲁氏 Y 形吻合术。

【术后】恢复平顺，无胆漏、出血、肝功能不全等并发症。术后 2 个月复查 CT，无胆石残留。

【难点与创新】

（一）难点

（1）原手术详情不明，有强烈的探查性。

（2）多次肝胆道手术及胃次全切，术后并发胆漏、胆汁性腹膜炎并腹内广泛致密粘连，难以松解。

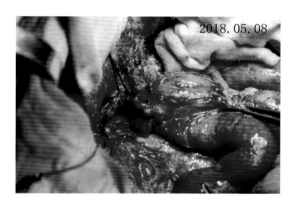

图 1-2-94 拆开原胆肠吻合口

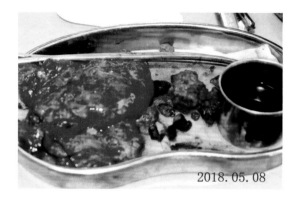

图 1-2-95 取出肝内胆石

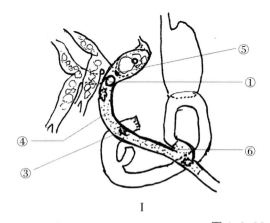

Ⅰ

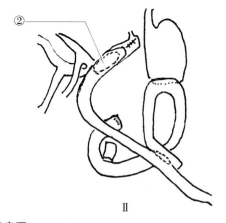

Ⅱ

图 1-2-96 手术示意图

Ⅰ. 术前；Ⅱ. 术后

注：①胆肠吻合口；②肝胆管盆、空肠吻合口；③肠破口；④拟切除肠襻；⑤左肝管口狭窄；⑥输出肠襻、桥襻吻合口扭曲

（3）肝胆管结石并发胆汁性肝硬化、门静脉高压症、门静脉海绵样变、巨脾。

（二）创新

经肝圆韧带途径，于血管间隙解除左肝管口狭窄，施肝胆管盆式鲁氏 Y 形吻合术。

（三）外科手术技巧

整个手术主要是粘连松解和左肝管口狭窄解除。

（1）粘连松解应注意：①腹壁切口适当、够大，本例使用原右肋缘下切口加做左侧腹横切口。②粘连离断、松解的方法很多，如钳夹、切断、电刀切割、超声刀离断、刀片切削、组织剪横切等。本例主要是用剪刀切断和刀片切削。③肠管破裂后，应立即临时予以修补。

（2）左肝管口狭窄的解除应注意：①术前仔细阅片，发现门静脉右支与门静脉左支的矢状部之间一段"无血管区"，长约 4cm。②经肝圆韧带途径。③止血钳伸入左肝管做引导，"四边法"逆行予以切开。

（3）本例腹内粘连严重的原因：①既往十二指肠溃疡穿孔、腹膜炎，先后 2 次胆道术后，胆漏、胆汁性腹膜炎；②既往离断粘连，多用电刀。

（4）本次手术说明，对于肝胆管结石并狭窄的外科手术，应遵循"24 字原则"，解除狭窄是核心，切肝有用，但应严格遵守切肝的指征，"泛切"无益于患者。

病例 48：肝胆管结石，施胆肠鲁氏 Y 形吻合术后，胆管变异，再施改良盆式鲁氏 Y 形吻合术

患者，女，56 岁。反复右上腹痛 30 年，复发伴发热 10 天。2009 年，在某医院诊为"肝胆管结石"，施行"胆肠鲁氏 Y 形吻合术"，术后症状如故。

T 37.8℃，P 84 次 / 分，R 20 次 / 分，BP 130/75mmHg。神清合作，无黄疸。心律齐，双肺呼吸音清。腹平，示右上腹腹直肌切口瘢痕长 15cm。浅静脉不曲张。腹壁软，肝、胆囊、脾未扪及，剑突右下方压痛，叩击右肝区示心窝部不适，腹水征（–）。双下肢无水肿。

WBC $8.17×10^9$/L，N 80.4%，PLT $243×10^9$/L，TP 62.2g/L，ALB 34.7g/L，TBIL 16.1μmol/L，DBIL 5.4μmol/L，AST 35.3U/L，ALT 41.9U/L，PA 84mg/L，CHE 5805U/L，CA_{19-9} 357.6kU/L。

CT（2018 年 5 月，湖南省人民医院）：肝轮廓清，表面光整，肝叶（段）比例无明显失衡。肝内胆管扩张，尤以右肝后叶胆管为显，充填大量胆石（图 1-2-97）。肝外胆管不清。胆囊已切除。脾大 6 个肋单元。无腹水，腹膜后无肿大淋巴结。

冠状面：肝内胆管扩张，充填胆石。右肝后叶胆管汇入左肝管（图 1-2-98）。

【术前诊断】残留肝胆管结石。S：S_6、S_7、S_3、S_2、左肝管、S_5、S_8。St：吻合口狭窄。A：右肝管缺如 C：高位 AOSC，胆汁性肝硬化、门静脉高压症。

【手术过程】

（1）择期，平仰卧位，全身麻醉，右上腹"反 L"形切口（图 1-2-99）入腹。见：无腹水，大网膜上无癌性结节、无曲张静脉。肝周较广泛膜性粘连，肝色泽棕红，表面光整，肝形态、比例无明显失衡，左肝外叶、右肝后叶示结石感。原为胆肠鲁氏 Y 形吻合术，为肝总管 – 桥襻空肠吻合，桥襻空肠经横结肠后，空肠、桥襻空肠为端 – 侧吻合，局部肠管膨大，

呈"小胃"（图 1-2-101 ⑨），桥襻空肠长约 60cm。胰头不大，脾下极距左肋缘约 6cm。

（2）离断肝脏面粘连，显露桥襻空肠及胆肠吻合口。"四边法"离断胆肠吻合口，为肝总管 - 空肠吻合，内径约 0.5cm。继而切开左肝管、右肝前叶胆管，未见胆石。

（3）笔者完成以下手术：①延长腹部切口呈"鱼钩"形（图 1-2-99 ③），托出右肝。②横断肝桥，切除部分肝方叶，充分显现左肝管，沿肝圆韧带途径切开左肝管，长度达 3cm，左肝内叶胆管口、左肝外叶胆管口露于术野。③放置 Pringle 止血带，阻断入肝血流 15 分钟，以直角弯钳入"右肝管"内探查，发现右肝管缺如，左右尾叶胆管共干，开口于左肝管，内径约 0.3cm。右肝后叶胆管汇入右尾叶胆管。"四边法"做尾叶胆管与左肝管内吻合，其内径达 1.5cm（图 1-2-100）。④直视下逐一清除左右尾叶胆管、右肝后叶上下段胆管结石及左肝外叶胆管内结石，胆石量共 25g。⑤配合胆道镜查看，无胆石残留。

（4）完成改良盆式鲁氏 Y 形吻合术。

（5）逐层关腹，安返病房。

手术历时 3 小时，失血量约 200ml。手术示意图见图 1-2-101。

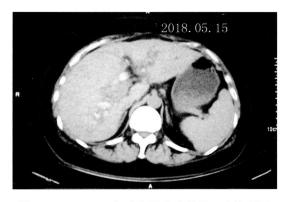

图 1-2-97　CT：肝内胆管中度扩张，充填胆石

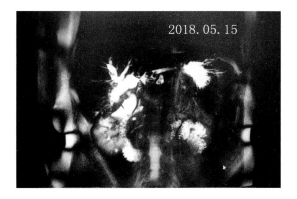

图 1-2-98　冠状面：肝内胆管中度扩张，充填胆石

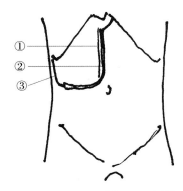

图 1-2-99　手术切口示意图

注：①经腹直肌切口；②"反 L"形切口；③"鱼钩"形切口

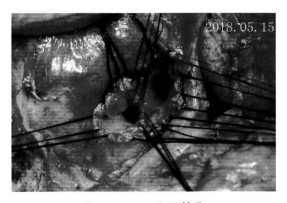

图 1-2-100　肝胆管盆

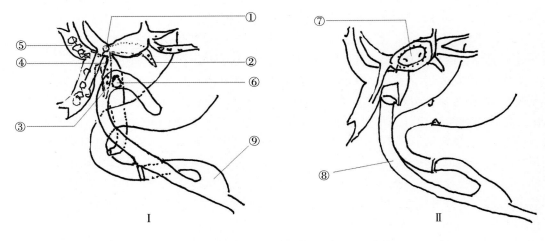

图 1-2-101　手术示意图

Ⅰ.术前；　Ⅱ.术后

注：①尾叶胆管口；②左尾叶胆管；③右尾叶胆管；④右肝后叶胆管；⑤右肝后叶上段胆管；⑥胆总管－空肠吻合口；⑦尾叶胆管、左肝管内吻合口；⑧桥襻空肠；⑨反流"小胃"

【术后诊断】残留肝胆管结石。S：S_6、S_7、S_9、S_1、S_2、S_3。St：尾叶胆管口、左肝管。A：右肝管缺如，左右尾叶共干，开口于右肝管，RPBD 开口于 S_9 胆管。C：高位 AOSC，胆汁性肝硬化、门静脉高压症。

【实施手术】尾叶胆管与左肝管内吻合、改良盆式鲁氏 Y 形吻合术。

【术后】无胆漏、出血等并发症，恢复平顺，无胆石残留。

【难点与创新】

（一）难点

（1）胆管变异，难以识别。表现在以下几方面：①左右尾叶共干，开口于右肝前叶胆管。②右肝后叶胆管汇入 S_9 胆管。③右肝管缺如。

（2）胆管狭窄，逐级深入：①胆肠吻合口狭窄。②左肝管口狭窄。③尾叶胆管口狭小。

（3）入肝途径困难，肝桥肥大，肝方叶宽厚，覆盖左肝管。

（二）创新

（1）经肝圆韧带途径切开左肝管。

（2）做尾叶与左肝管内吻合，组成肝胆管盆。

（3）施行改良盆式鲁氏 Y 形吻合术。

（三）外科手术技巧

（1）经肝圆韧带途径，阻断入肝血流，横断肝桥，切除部分肝方叶。

（2）尾叶胆管与左肝管内吻合应注意：足够切开左肝管。"四边法"做尾叶胆管－左肝管内吻合。

（3）另做结肠肝曲系膜戳孔。

病例 49：肝胆管结石，不规则左肝切除后并胆漏、膈下脓肿 5 个月，施残留左肝内叶切除、改良盆式鲁氏 Y 形吻合术

患者，女，55 岁。左肝外叶切除后间发寒热、胆漏 5 个月。2017 年，在外院诊为"肝胆管结石"，施"左肝外叶切除、胆囊切除、胆总管探查、T 形管引流术"，手术历时 8 小时。术后间发畏寒、发热，切口上段疼痛，溢出黄色液体，浸湿 3～4 块纱布。

T 37.4℃，P 101 次/分，R 20 次/分，BP 97/59mmHg。神清合作，皮肤、巩膜无黄染。心律齐、无杂音，双肺呼吸音清。腹平，浅静脉不曲张，无胃肠型。陈旧性右上腹直肌切口瘢痕长约 15cm，上段约 2cm 漏出"胆汁"，无恶臭。腹壁软，剑突右下方压痛，未扪及肝、脾，无胃振水音，叩击右肝区示剑突处疼痛，无腹水。双腰背部无抬举痛，双下肢无水肿。

WBC 7.52×10⁹/L，N 70.4%，PLT 224×10⁹/L，TP 76.1g/L，ALB 44.5g/L，TBIL 13.4μmol/L，DBIL 5.8μmol/L，AST 53.83U/L，ALT 86.5U/L，PA 173mg/L，CHE 8755U/L，ALP 285U/L，γ-Gt 259U/L，C_{12}（-）。

经 T 形管胆道造影：肝外胆管、右肝管及其分支显影。左肝内叶胆管及左肝尾叶胆管轻度扩张，充填胆石。胆总管中、上段梭形扩张，内径达 2.5cm，其远段纤细（图 1-2-102）。未见造影剂流入脓腔。

CT（2018 年 5 月，湖南省人民医院）：左肝外叶已切除，右肝肥大，呈类圆形。左肝内叶胆管、左肝尾叶胆管轻度扩张，示其内胆石充填。右肝内胆管稍扩张，未见明显胆石。左膈下脓肿约 3.5cm×4cm×3cm（图 1-2-103）。主胰管不扩张，脾不大。腹膜无肿大淋巴结，无腹水。

【术前诊断】肝胆管残留结石，T 形管引流、左肝外叶切除后。S：S_4、S_1。St：S_4、S_1。A：无。C：胆外漏，膈下脓肿，右肝肥大，胆汁性肝硬化，高位 AOSC。

【手术过程】

（1）高压氧舱治疗 12 天，择期，平仰卧位，延长原切口呈右上腹"反 L"形（图 1-2-104）入腹。见：无腹水，腹膜上无癌性结节。肝周尤其左肝断面、膈下广泛胼胝样粘连，形成脓肿，脓腔约 3cm×3cm×4cm，其内许多丝线结及丝线束（图 1-2-105），脓腔与切口

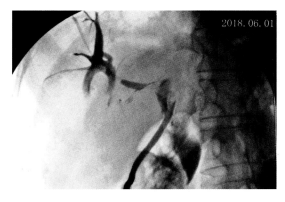

图 1-2-102　经 T 形管胆道造影：显示右肝管、肝外胆管

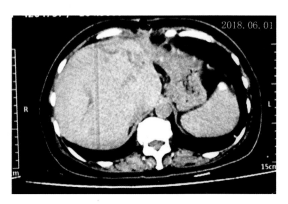

图 1-2-103　CT：左肝外叶已切除，左膈下液体积聚

相通,与肝内胆管相连。肝呈类圆形,左肝"外叶"已切除,色泽呈暗棕色,质地硬,结石感不明显。胃窦、十二指肠与第一肝门、肝脏面致密粘连,肝圆韧带"消失",左肝前纵沟被瘢痕结缔组织覆盖。肝方叶稍大,覆盖左肝管。胆总管外径约 3cm,壁厚,可扪及结石感。胰头较大,质地较硬。脾不大。T 形管瘘管跨越十二指肠球部。

(2)电刀离断肝周粘连,显现肝十二指肠韧带,敞开膈下脓腔,清除炎性肉芽、线结,见脓腔连通左肝内。安置 Pringle 止血带,循 T 形管瘘管入胆总管,拔除 T 形管,"四边法"切开胆总管、肝总管,清除肝外胆管结石,胆总管远段纤细,能通过 5 号胆道扩张器头,胆总管上、中段内径达 3cm,壁厚达 0.4cm。进一步处理肝内胆管瘘困难。

(3)笔者完成以下手术。①于左肝前纵沟前的瘢痕组织中发现、显现肝圆韧带残余。离断肝桥,切除肥大肝方叶,显现左肝管、左肝内叶胆管。②阻断入肝血流 10 分钟,"四边法"切开左肝管口、左肝管达左肝管末,长度达 4cm,左肝管内径达 1.5cm。显示左肝尾叶胆管口及左肝内叶胆管,其内结石感明显。③止血钳插入左肝尾叶胆管,做左肝管与左肝尾叶胆管内吻合,使其口径从 0.3cm 扩大至 1.5cm,直视下清除其内胆石。左肝尾叶胆管腔内径达 1.5cm、长 2cm(图 1-2-106),胆管口与脓腔连通。④阻断入肝血流 10 分钟,钳夹、切除残存的左肝内叶约 3cm×3cm×1.5cm,其内胆管大量砂石,胆管口与脓腔相通。⑤横断胆总管,拼合组成肝胆管盆,内径达 4cm(图 1-2-107)。

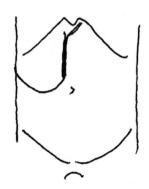

图 1-2-104　手术切口示意图

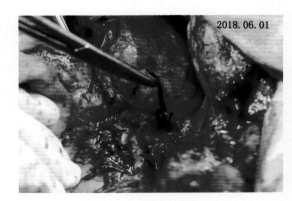

图 1-2-105　左膈下脓肿丝线

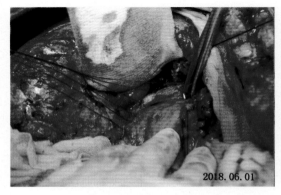

图 1-2-106　镊子插入处示左尾叶胆管、左肝管内吻合口

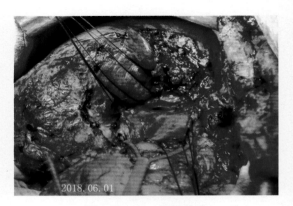

图 1-2-107　肝胆管盆

（4）切取桥襻空肠，完成改良盆式鲁氏Y形吻合术，14号T形管放于肝胆管盆，注水测试无胆漏、出血。

（5）关腹。术野无出血，放置温氏孔、左膈下乳胶引流管各1根，逐层关腹。

手术历时5小时，失血量约200ml，生命体征平稳。手术示意图见图1-2-108。

【术后诊断】肝胆管残留结石，T形管引流、左肝外叶切除后。S：S_4、S_1、S_5。St：S_4、S_1（反向）。A：无。C：医源性肝内胆管损伤，致S_4、S_1胆漏，并膈下脓肿、胆外漏，高位AOSC，胆汁性肝硬化。

【实施手术】残留左肝外叶、部分左肝内叶肝切除，尾叶胆管（S_1）、左肝管内吻合，改良盆式鲁氏Y形吻合术，左膈下脓肿清创、引流术。

【术后】无胆漏、膈下脓肿、胆道出血等并发症，复查CT无胆石残留，恢复平顺。

【难点与创新】

（一）难点

（1）不规则左肝外叶、左肝内叶切除，损伤左肝内叶胆管、左肝尾叶胆管，致胆漏、左膈下脓肿，局部解剖结构紊乱，粘连严重，难以辨清。

（2）左肝内叶胆管胆漏流至左膈下，左肝尾叶胆汁反向漏、流至左膈下，难以发现。

（3）肝圆韧带不见，左肝前纵沟消失，肝方叶较肥大，十二指肠胃窦粘连覆盖第一肝门，经肝圆韧带途径困难。

（二）创新

经肝圆韧带途径彻底切开左肝管，显示反向开口的左肝尾叶胆管，施左肝尾叶胆管、左肝管内吻合，切除残留左肝内叶，完成改良盆式鲁氏Y形吻合术。

（三）外科手术技巧

（1）左膈下脓肿清创应注意：辨清膈肌、左肝表面及胃，以电刀割裂瘢痕，敞开脓肿；以"三合一液"冲洗、清洁脓腔，清除结扎线头及丝线。

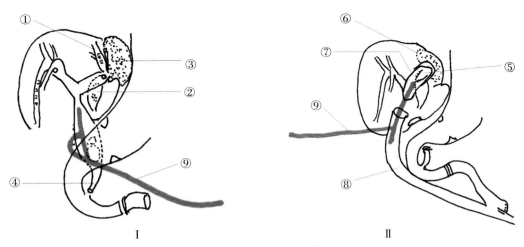

图1-2-108　手术示意图
Ⅰ.术前；Ⅱ.术后

注：①残留左肝内叶胆管；②Ⅰ段尾叶胆管；③膈下脓肿；④胆总管下段纤细；⑤Ⅰ段胆管、左肝管内吻合口；⑥左肝内叶切除后断面；⑦肝胆管盆；⑧桥襻空肠；⑨T形管

（2）经肝圆韧带途径切开左肝管全程应注意：在瘢痕组织里辨认、找到肝圆韧带，于其右侧离断肝桥，切除肥大的肝方叶基部，显现左肝管、左肝内叶胆管；"四边法"切开左肝管全程。

（3）阻断入肝血流，切除残存左肝内叶。

（4）做左肝管与 S_1 胆管内吻合应注意："四边法"切开左肝尾叶胆管；切口即内吻合口应足够大，以充分矫治反向开口的 S_1 胆管，防止胆汁滞留。

（5）本例是上次手术致医源性肝内胆管损伤——左肝内叶胆管及 S_1 胆管扎闭，致胆漏、左膈下脓肿。其理由有：①左肝外叶及部分左肝内叶不规则切除，手术历时 8 小时，术中不顺利，大出血，以大量丝线缝扎止血下了台。②上次术中止血过程中损伤了左肝内叶胆管，缝闭了左肝尾叶胆管，胆汁漏出，流至左膈下，形成膈下脓肿。③术后反复出现高位胆管炎，胆漏迁延不愈达 5 个月。

病例 50：肝胆管结石，多次肝胆术后，经肝圆韧带途径、内吻合，施改良盆式鲁氏 Y 形吻合术

患者，女，57 岁。间隙心窝部疼痛 20 年，复发伴发热 7 天。1998 年，因"结石性胆囊炎"施开腹"胆囊切除术"。2007 年，诊为"肝内胆管结石"，施"左肝外叶切除、T 形管引流术"。2012 年，诊为"AOSC"，施"胆总管 T 形管引流术"。

T 38.6℃，P 89 次/分，R 21 次/分，BP 90/60mmHg。神清合作，皮肤、巩膜无黄染。心、肺无明显异常。腹平，浅静脉不曲张，无胃肠形，示右上腹"反 L"形切口瘢痕长 20cm。腹壁软，肝、胆囊、脾未扪及，剑突右下方压痛，叩击右肝区示心窝部疼痛。无胃振水音，腹水征（–）。双下肢正常。

WBC 4.46×10^9/L，N 67.1%，PLT 128×10^9/L，TP 72.6g/L，ALB 41.5g/L，TBIL 30.8μmol/L，DBIL 16.6μmol/L，PA 145mg/L，CHE 6490U/L，ALP 309U/L，γ–Gt 270U/L，AST 76.84U/L，ALT 131.5U/L，C_{12}（–）。

CT（2018 年 5 月 18 日，湖南省人民医院）：肝轮廓清，表面光整，左肝外叶已切除，右肝肥大。左肝内叶、尾叶（图 1-2-109）及右肝后叶、尾叶胆管中度扩张，充填胆石。左尾叶胆管口狭窄（图 1-2-110）。胆总管中度扩张，内径约 1.5cm，充填胆石。

增强扫描（静脉期）示门静脉粗大，较腔静脉大。其一分支跨越胆总管前方，其内径约 2.2cm（图 1-2-111）。脾不大。

【术前诊断】肝胆管结石，左肝外叶切除后。S：S_4、S_1、S_9、S_6、胆总管。St：S_1。A：无。C：胆汁性肝硬化，门脉高压症，门静脉粗大、变异，AOSC。

【手术过程】

（1）择期，延长原右上腹"反 L"形切口瘢痕，入腹。见：无腹水，大网膜上无癌性结节，但有曲张小静脉。肝色泽棕红，左肝外叶已切除，左肝圆韧带途径被瘢痕组织封闭。肝外胆管外径约 1.5cm，可及结石感。胆囊未见。胆总管前方似见较多曲张血管。胰头不大，质地稍硬。

（2）离断肝周粘连，显现肝、肝十二指肠韧带、肝外胆管，安置 Pringle 止血带，"四边法"切开胆总管、肝总管，清除肝外胆管结石。此时见十二指肠液涌出，远端自然通过 11 号胆道扩张器头。在切开肝外胆管过程中损伤其前方静脉分支，予以缝扎、止血，失血

量 150ml。

（3）笔者完成以下手术：①阻断入肝血流，横断肝桥，切除部分肝方叶基部（图 1-2-112），显现左肝管及左肝内叶胆管。②"四边法"经肝圆韧带途径切开左肝管口、左肝管、左肝内叶胆管长度约 4.5cm，达 S$_{4-b}$ 胆管以下，清除左肝管及左肝内叶胆管结石，示左肝管内径约 1cm，左肝管口针尖样狭小。③于左肝管后壁见 S$_1$ 胆管口针尖大小，阻断入肝血流，"四边法"切开 S$_1$ 胆管，并做与左肝管内吻合，吻合口径达 1.5cm，直视下清除其内胆石。④直视下清除右肝后叶胆管内胆石。⑤横断胆总管，组成肝胆管盆，内径达 4.5cm（图 1-2-113）。

（4）提取桥襻空肠，完成改良盆式鲁氏 Y 形吻合术。

（5）关腹。

手术历时 4 小时，失血量约 200ml，安返回房。手术示意图见图 1-2-114。

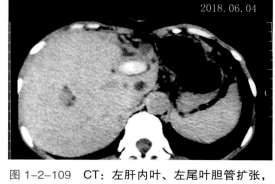

图 1-2-109　CT：左肝内叶、左尾叶胆管扩张，充填胆石

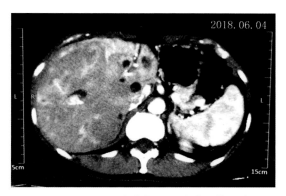

图 1-2-110　CT 动脉期：左尾叶胆管口狭窄

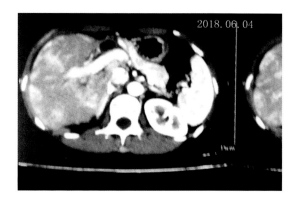

图 1-2-111　CT 静脉期：门静脉粗大

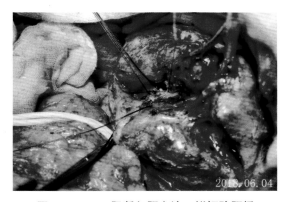

图 1-2-112　阻断入肝血流，拟切除肝桥

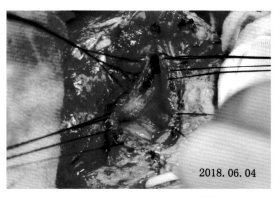

图 1-2-113　肝胆管盆，上角为左肝尾叶与左肝管内吻合口

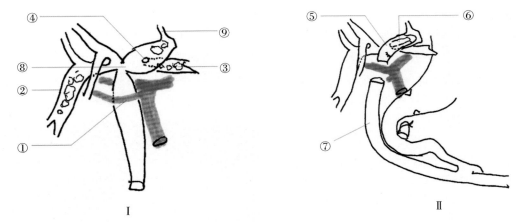

图 1-2-114　手术示意图

Ⅰ. 术前；Ⅱ. 术后

注：①变异门静脉分支；②右肝后叶下段胆管；③尾叶（S_1）胆管结石；④S_1胆管口狭窄；⑤肝胆管盆；⑥尾叶胆管、左肝管内吻合；⑦桥襻空肠；⑧左肝管口狭窄；⑨S_{4-b}脉管

【术后诊断】肝胆管结石，左肝外叶切除术后。S：S_1、S_4、S_9、S_6、胆总管。St：S_1。A：门静脉右支一分支跨越胆总管前方。C：胆汁性肝硬化、门静脉高压症，AOSC，反流性胆管炎。

【实施手术】经肝圆韧带途径左尾叶胆管与左肝管内吻合，施改良盆式鲁氏 Y 形吻合术。

【术后】无胆漏、出血等并发症，复查无胆石残留，恢复平顺。

【难点与创新】

（一）难点

（1）过去的 20 年内，先后 3 次行肝胆道手术。

（2）胆石藏于 S_1、S_6、S_9，而且左肝管口狭窄。S_1 胆管口汇入左肝管，其内径约针尖大小。

（3）胆汁性肝硬化、门静脉变异，一分支跨越胆总管前方。

（4）肝圆韧带途径被瘢痕结缔组织封闭。

（二）创新

经肝圆韧带途径做尾叶（S_1）胆管与左肝管内吻合，完成改良盆式鲁氏 Y 形吻合术，获得手术成功。

（三）外科手术技巧

（1）术前应仔细认真阅片，初步确立入肝途径、手术方式及术中可能遇到的问题。本例原主管医生术前如果认真阅片，发现门静脉分支的变异，并予以注意，术中切开胆总管致出血是可以避免的。

（2）左肝管口狭窄的解除与左肝尾叶胆管狭窄的解除。如果前两次手术解除此两处的狭窄，这次手术不一定进行。在解除胆管狭窄时宜注意：①安置 Pringle 止血带。②清除经肝圆韧带途径的障碍：瘢痕组织中找出肝圆韧带；横断肝桥，部分切除肝方叶基部，显现左肝管、左肝内叶胆管。③"四边法"切开左肝管口、左肝管达 S_{4-b} 胆管，解除左肝管口狭窄。④以 4-0 薇乔线"四边法"做左肝管与左尾叶胆管内吻合。

（3）本例宜施改良盆式鲁氏 Y 形吻合术，其理由有：解除了左肝管口的狭窄；Oddis 括约肌失功能，反流性胆管炎。

病例 51：肝胆管结石，施胆肠鲁氏 Y 形吻合术后 6 个月，并发全部小肠绞窄、部分肠坏死，中毒性休克

患者，男，42 岁。腹痛、胀，肛门停止排便、气 6 天。6 个月前，诊为"肝胆管结石"，施"左肝外叶、右肝后叶切除，胆肠鲁氏 Y 形吻合术"。

T 38.9℃，P 125 次 / 分，R 24 次 / 分，BP 70/40mmHg。神志欠清，皮肤、巩膜轻度黄染，浅静脉萎陷，皮肤弹性差，唇焦舌燥。心律齐、无杂音，双肺呼吸音清。腹稍胀满，浅静脉不曲张，未见胃肠型，见陈旧性右上腹"反 L"形切口瘢痕。腹壁紧张，压痛、反跳痛以右上腹为显，肝、脾未扪及，叩击右肝区示右上腹剧痛，无胃振水音，腹水征（+），肠鸣音弱。双下肢无水肿。

WBC $16.9×10^9$/L，N 78.7%，PLT $211×10^9$/L，TBIL 41μmol/L，DBIL 28.6μmol/L，TP 60.6g/L，ALB 31.9g/L，ALP 302U/L，γ-Gt 7007U/L，PA 107mg/L，CHE 3904U/L，Cr 327μmol/L，BUN 27.9mmol/L，K 5.60mmol/L，pH 7.23，PO_2 65.4mmHg。

CT（2018 年 6 月 9 日，湖南省人民医院）：肝轮廓清，表面光整，肝内胆管不扩张，无胆石、无积气。小肠明显扩张、胀气，左侧多个肠气 – 液平面，未见结肠胀气（图 1-2-115）。无腹水积聚。

腹部 X 线片：示左侧多个气 – 液平面（图 1-2-116）。

【术前诊断】肝胆管结石，胆肠鲁氏 Y 形吻合术后。并狭窄性机械性完全肠梗阻、失水酸中毒、中毒性休克、心肾功能不全。

【手术过程】

（1）急症，平仰卧位，全身麻醉，延长原"反 L"形切口呈"倒 T"形，入腹。见：小肠显著胀气、膨胀，呈紫色，全部脱出。桥襻空肠灰黑坏死，回肠末段约 100cm 坏死，被一粘连索绞窄。结肠空虚。腹水量约 1000ml，咖啡色。

（2）主管医师立即切断粘连带和桥襻空肠，复位小肠，全部小肠仍呈紫色。此时患者血压 40/10mmHg，无尿，瞳孔约 0.4cm。

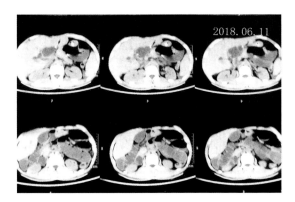

图 1-2-115　CT：左腹多个气液平面

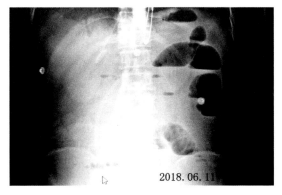

图 1-2-116　腹部 X 线片：左侧多个气液平面

（3）笔者简单了解病史、阅读 CT 片、察看术野后，嘱：加大去甲肾上腺素用量，再静脉注入 5% 小苏打（Soda）300ml；②亚胺培南 1g 静脉给予；输注浓缩红细胞 4U。

（4）笔者立即洗手上台，完成以下手术：①迅速做肠减压，切除坏死空肠襻 30cm。② 0.25% 利多卡因（Lidocain）100ml 注入肠系膜根部，并做热盐水湿敷。③ 10 分钟后小肠末段 100cm 仍呈紫色，其他肠管颜色红润。立即钳夹、切除末段坏死回肠（图 1-2-117）。④ "三合一液" 4000ml 冲洗腹膜腔后，还纳肠管入腹膜腔。⑤企图剥离残存坏死桥襻空肠，由于粘连致密、充血水肿，无法分离桥襻空肠，而放置 18 号 T 形管入肝内胆管（图 1-2-118），并以薇乔线固定。注水测试，导管引流通畅，流出胆汁。⑥做回肠、横结肠侧 – 侧吻合，吻合口约 4cm。经过上述处理后，血压回升至 98/42mmHg，P 121 次 / 分，pH 7.4，尿量 300ml，小肠血供好。

（5）逐层关腹。手术历时 2 小时，失血量 100ml。送 ICU。手术示意图见图 1-2-119。

【术后诊断】肝胆管结石，胆肠鲁氏 Y 形吻合术后，并狭窄性机械性完全性肠梗阻、桥襻空肠、回肠末段坏死、失水酸中毒、中毒性休克、肾前性肾功能不全、心功能不全。

【实施手术】桥襻空肠大部切除，回肠末段切除，回结肠侧 – 侧吻合，经桥襻置管胆道

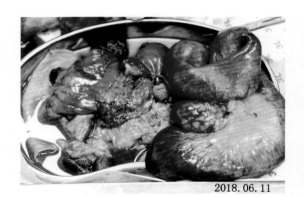

图 1-2-117　切除的坏死肠管

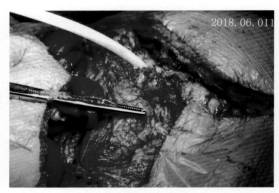

图 1-2-118　桥襻空肠内放置 18 号 T 形管

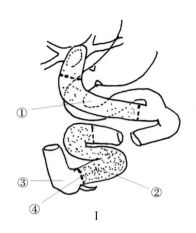

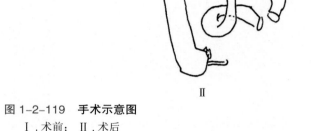

图 1-2-119　手术示意图

Ⅰ. 术前；Ⅱ. 术后

注：①桥襻坏死；②回肠末段坏死；③结肠；④肠切断线；⑤T 形管；⑥回结肠 S–S 吻合口

外引流。

【术后】第 2 天，心率 99 次 / 分，BP 130/75mmHg（少量去甲肾上腺素维持）。腹稍胀，惧压痛，肠鸣音未闻及，腹水征不明显，尿量 2000ml，胆汁 70ml。

B 超示肠系膜上动脉好，肠系膜上静脉流速较慢，肠壁厚约 0.6cm，腹膜腔少许液体。

【难点与创新】

（一）难点

（1）6 个月前施行左肝外叶、右肝后叶切除，胆肠鲁氏 Y 形吻合术，致腹内特别是肝脏面广泛粘连，以致桥襻空肠近段无法分离。

（2）全部小肠绞窄，并桥襻空肠、回肠远段坏死。如果全部切除，必致短肠综合征；部分切除，则吻合口难以愈合，必然容易导致吻合口裂开、粪性腹膜炎的致命之灾。

（3）如此严重的绞窄性肠梗阻，并失水酸中毒、中毒性休克，原主管医生处理欠妥，术后易致肾衰竭而致命。

（4）出于救命的目的，临时行胆道外引流，如果存活，将再次行胆道重建。

（二）创新

如此严重的绞窄性机械性肠梗阻，桥襻空肠及远段回肠坏死，致失水酸中毒、中毒性休克、肾前性肾功能不全等，一边抗休克、纠酸，一边行肠切除吻合、胆道外引流，度过手术期，延长了生存期，非常不容易。

（三）外科手术技巧

（1）发现肠绞窄，宜尽早、立即手术。

（2）由于分科早、分科细，我们年轻的肝胆科医师对胃肠外科不熟悉，加之一些专科医师不能认真、细致地观察病情，以致延误诊治。

（3）此类极广泛的肠绞窄，宜先减压肠管，再复位、切除坏死肠管。

（4）纠酸、给予抗生素、抗休克、去除坏死肠管，宜同步进行，分工协作。

病例 52：肝胆管结石，T 形管引流后并重症胰腺炎，先后 8 次手术，并胆总管结石，施胆总管十二指肠吻合术

患者，男，51 岁。反复腹痛 6 年，复发发现胆总管结石 6 个月。2012 年 8 月 5 日，诊为"肝胆管结石"，在当地医院施"胆囊切除、胆总管探查、T 形管引流术"。2012 年 8 月 7 日，诊为"重症胰腺炎"，再施"腹膜腔灌洗术"。2012 年 9 月 10 日，并发"腹内出血"，施"介入栓塞术"。2012 年 9 月 12 日，并发"十二指肠穿孔，弥漫性腹膜炎"，施"十二指肠旷置、胃空肠吻合术"。2013 年 1 月 8 日，并"十二指肠瘘""结肠瘘""回肠瘘""回结肠内瘘"，施各"肠瘘修补，回肠造口"。2014 年 3 月 20 日，再施"十二指肠、结肠肝曲内瘘修补"。2015 年 7 月 30 日，施"回肠造口回复术"。

T 36.2℃，P 68 次 / 分，R 20 次 / 分，BP 110/70mmHg。神清合作，皮肤、巩膜无黄染。心律齐、无杂音，双肺呼吸音清。腹不胀，腹壁多条手术切口瘢痕，纵横交错（图 1-2-120），浅静脉不曲张，无胃肠型。腹壁软，肝、胆及脾未触及，剑突右下方压痛，无胃振水音，叩击右肝区示心窝部不适。腹无移动性浊音，肠鸣音正常。双下肢不水肿，双腰背部无抬举痛。

WBC $5.27×10^9$/L，N 63.4%，PLT $173×10^9$/L，Hb 114g/L，AMY 84.8U/L，TBIL 11.4μmol/L，DBIL 4.4μmol/L，TP 66.6g/L，ALB 42.2g/L，AST 28.6U/L，ALT 38.2U/L，PA 279mg/L，CHE 8576U/L，C_{12}（−）。

CT（2018年6月8日，湖南省人民医院）：肝轮廓清，表面光整，肝叶形态、比例无失衡。肝内胆管不扩张，无胆石、无积气。胆总管内径1.8cm，多个胆石。门静脉不曲张。胆囊未见，脾不大，主胰管不扩张（图1-2-121）。腹壁下广泛肠粘连。无腹水，腹膜后淋巴结不大。

【术前诊断】肝胆管结石，T形管引流术后，并重症胰腺炎；并出血；十二指肠瘘、结肠瘘、回肠瘘、回结肠内瘘；施肠瘘修补、回肠造口、回复术等8次术后，复发胆总管结石。

【手术过程】

（1）高压氧舱治疗，肠道准备。择期，平仰卧位，全身麻醉，右上腹"反L"形切口入腹（图1-2-122）。见：无腹水，腹膜上无癌性结节，肠管广泛与腹前壁粘连，肝脏面与肠管、大网膜粘连，肝膈间致密粘连。

（2）电刀仔细离断腹壁切口下、肝周粘连，显现胆总管、十二指肠残端及球部，见胆总管外径达2cm，十二指肠球部长达4cm、外径达3cm，显现胃肠吻合口左侧，未做其他部位分离。

（3）穿刺胆总管，获胆汁。"四边法"纵行切开，长度达3cm，清除其内胆石。扪及胆总管末端结石1枚，直径约1.3cm，取石困难，将其推入十二指肠。

（4）横行切开十二指肠，长度约2.5cm，取出其内胆石。

（5）以4-0薇乔线做胆总管与十二指肠切缘邻近处间断缝合。

（6）放置14号T形管，一横臂入左肝管，另一横臂入十二指肠，直臂经胆总管右侧壁戳孔引出。4-0 Prolene线做胆管、十二指肠切缘缝闭（图1-2-123）。经T形管注水测试无胆漏、十二指肠漏及出血。

（7）关腹。

手术历时2小时，失血量约50ml，取出混合性胆石10g。术中生命体征平稳。手术示意图见图1-2-124。

【术后诊断】肝胆管结石，T形管引流术后，并重症胰腺炎：并出血；十二指肠瘘、结肠瘘、回肠瘘、回结肠内瘘；施肠瘘修补、回肠造口、回复术等8次术后，复发胆总管结

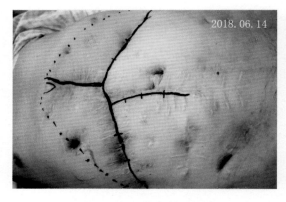

图1-2-120　手术切口瘢痕

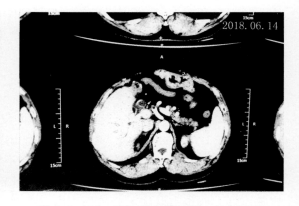

图1-2-121　CT：胆总管扩张，多个结石

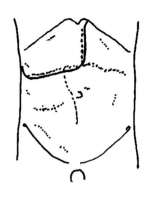

图 1-2-122　手术切口示意图

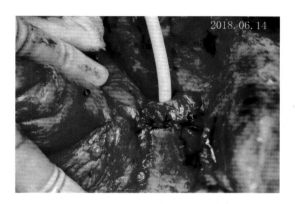

图 1-2-123　T 形管放入十二指肠

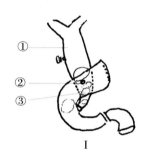

I

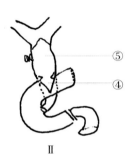

II

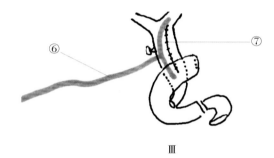

III

图 1-2-124　手术示意图

I.术前；II.胆总管十二指肠切除；III.术后

注：①胆总管；②胆总管十二指肠瘘口；③胆石；④十二指肠切开；⑤胆总管切开；⑥T 形管；⑦切口缝闭

石；Oddis 括约肌失功能、反流性胆管炎。

【实施手术】胆总管切开、探查、取石，胆总管十二指肠吻合，T 形管引流术。

【术后】无胆漏、十二指肠漏、出血、粘连性肠梗阻等并发症，恢复平顺。

【难点与创新】

（一）难点

（1）先后因肝胆管结石、重症胰腺炎及其并发症，施行 8 次开腹手术，使腹部皮肤多条切口纵横交错，腹内广泛致密粘连，进腹寸步难移，困难重重。

（2）显现胆总管困难，胆肠鲁氏 Y 形吻合术更难，分离解剖出桥襻空肠将费时数小时，术后将更加粘连，甚至发生炎性肠梗阻等。

（二）创新

充分做好复杂手术的准备，取右上腹"反 L"形切口，单刀直入，施行胆总管十二指肠吻合、T 形管引流，获手术成功。手术历时 2 小时，失血量仅 50ml。

（三）外科手术技巧

（1）胆总管、十二指肠球部显现应注意：①取原右上腹"反 L"形切口入腹。②电刀、电凝配合离断粘连，显现肝脏面、第一肝门。③显现肝圆韧带途径，显示左肝管、肝总管、胆总管及十二指肠球部。

（2）胆总管、十二指肠吻合（图 1-2-125）应注意：①胆总管纵切，十二指肠横切，切至胆管十二指肠瘘口处。②近瘘口处的胆总管十二指肠切缘以 4-0 薇乔线做间断缝合，以扩大狭窄的瘘口。③T 形管直臂经胆总管右侧壁另戳孔引出。④以 4-0 Prolene 线做胆管十二指肠切口连续缝闭。

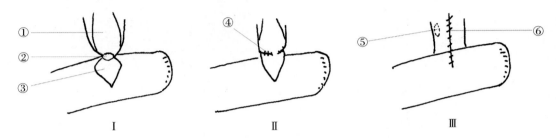

图 1-2-125　胆总管十二指肠吻合示意图

Ⅰ. 胆总管十二指肠切开；Ⅱ. 胆总管十二指肠切缘缝合；Ⅲ. 胆总管十二指肠切口缝闭

注：①胆总管切开；②胆总管十二指肠瘘口；③十二指肠切开；④胆总管十二指肠部分侧壁缝合；⑤胆总管右侧壁戳孔；⑥胆管十二指肠切口缝闭

病例 53：全肝胆管结石，右肝管口、右肝后叶胆管口狭窄、异位开口于左肝管，经顺逆肝圆韧带途径，施改良盆式鲁氏 Y 形吻合术

患者，男，54 岁。间发右上腹痛 19 年，复发伴寒热 15 天。2010 年，因"胆石病"在外院施"胆囊切除术"。2012 年，因"胆石病"在外院施"腹腔镜胆管探查术"。

T 36.7℃，P 74 次 / 分，R 20 次 / 分，BP 118/77mmHg。神清合作，皮肤、巩膜无黄染。心、肺无明显异常。腹平，浅静脉不曲张，无胃肠型，示右上腹肋缘下切口瘢痕长约 15cm。腹壁软，剑突右下方压痛，肝、胆囊及脾未扪及。叩击右肝区示心窝部不适，无胃振水音，腹水征（−）。双下肢无水肿。

WBC 5.28×10^9/L，N 69%，PLT 66×10^9/L，TP 72.7g/L，ALB 41.5g/L，TBIL 19.2μmol/L，DBIL 8.4μmol/L，ALP 313U/L，γ–Gt 787.7U/L，PA 148mg/L，CHE 5771U/L，C_{12}（−）。

CT（2018 年 7 月 23 日，湖南省人民医院）：肝轮廓清，表面光整，左肝外叶肥大、右肝后叶萎缩。肝内胆管显著扩张，左肝外叶胆管内径 2.5cm，各胆管内充满胆石（图 1-2-126）。肝外胆管不清，无胆石。增强扫描（静脉期）无门脉海绵样变（图 1-2-127）。全胰管不扩张。脾大 6 个肋单元。

【术前诊断】肝胆管结石。S：全肝。St：左肝管、右后叶胆管、肝总管。A：无。C：肝肥大萎缩征（左肝肥大、右肝后叶萎缩），胆汁性肝硬化、门静脉高压症，AOSC。

【手术过程】

（1）择期，平仰卧位，全身麻醉，依原右上腹肋缘下切口入腹。见：无腹水，肝周广泛粘连，大网膜静脉曲张。右肝色泽棕红，左肝外叶色较白，左肝外叶肥大、右肝萎缩，肝肿胀、质硬，各肝叶明显结石感。肝方叶呈半球形，约 3cm×3cm，覆盖左肝管。肝桥较大，上、下径约 2cm。胆囊约 2.5cm×2cm，无胆石。肝十二指肠韧带外径约 4cm，无门静脉海绵样变。肝外胆管外径约 1.1cm，无结石感。胰头不大，质地软。脾不大。

（2）分离肝周粘连，显露胆囊及肝十二指肠韧带，出血约 300ml。肝圆韧带途径闭塞，进肝困难。

（3）笔者完成以下手术。①安置 Pringle 止血带，切断、结扎肝桥。阻断入肝血流 10 分钟，钳夹、切除肝方叶约 3cm×3cm×2cm（图 1-2-128），失血量达 200ml。显现左肝管口及左肝管内侧一段 1.5cm，"四边法"予以切开，看见左肝管内胆石，但取出困难。②于肝圆韧带右侧、左肝内结石感明显处膈面，阻断入肝血流，"四边法"切开、显现胆石及左肝内叶胆管末段，沿左肝内叶胆管予以切开，与左肝管内侧段切开相连，敞开左肝管长度 6cm，左肝管腔内径达 3.5cm，直视下清除其内及左肝外叶上、下段结石（图 1-2-129）。此时，左肝质地变软，渗血明显减少。③"四边法"切开左肝外叶上、下段结石感明显处，先后切开三处，清除胆石，与左肝管沟通。④经过已切开的左肝管，显示右肝前叶、后叶胆管口，分别约 1cm、0.3cm。做右肝后叶胆管与左肝管内吻合，使其开口达 1.8cm，直视下清除右肝后叶胆管上、下段结石（图 1-2-130），原结石感大部分消失。⑤拼合组成肝胆管盆（图 1-2-131），内径达 5cm，配合硬质输尿管镜、钬激光检查肝内各胆管，取出终末段胆管少许结石。

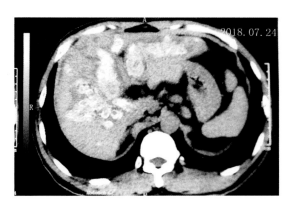

图 1-2-126　CT：肝内胆管重度扩张，充填胆石

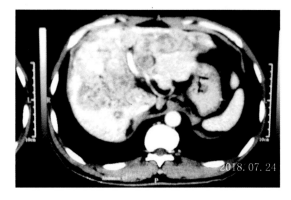

图 1-2-127　CT 静脉期：无门静脉海绵样变

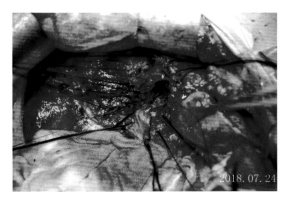

图 1-2-128　肝方叶切除后

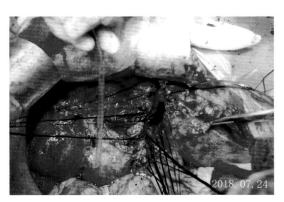

图 1-2-129　经肝圆韧带途径切开左肝管、左肝内叶胆管

（4）提取桥襻空肠，完成改良盆式鲁氏 Y 形吻合术。

（5）清点器械、敷料无误，逐层关腹。

手术历时 8 小时，失血量 400ml，取出胆色素性结石 215g（图 1-2-132）。术中生命体征平稳，安返回房。手术示意图见图 1-2-133。

【术后诊断】 肝胆管结石。S：全肝。St：左肝管、肝总管、右后叶肝管。A：右肝管缺如。右后叶胆管汇合左肝管。C：残株胆囊，肝肥大萎缩征（左肝肥大、右肝后叶萎缩），胆汁性肝硬化，门静脉高压症，肝静脉回流高压、受阻，AOSC。

【实施手术】 肝方叶、残株胆囊切除，经胆总管途径、顺逆结合肝圆韧带途径，右肝后叶胆管、左肝管内吻合，结石感途径，

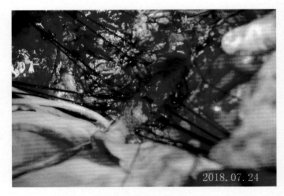

图 1-2-130　左肝管后壁三角形孔为右肝后叶、左肝管内吻合口

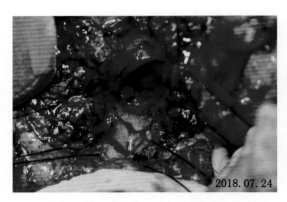

图 1-2-131　肝胆管盆

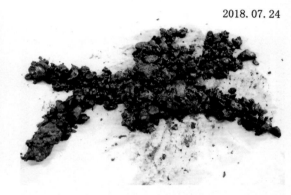

图 1-2-132　胆石

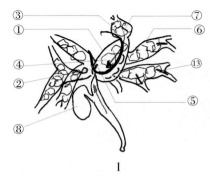

Ⅰ

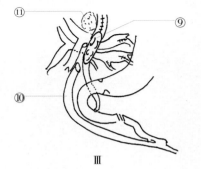

Ⅱ　　　　　　Ⅲ

图 1-2-133　手术示意图

Ⅰ. 术前；Ⅱ. 肝圆韧带途径全程切开；Ⅲ. 术后

注：①肝方叶；②左肝管口狭窄；③左肝内叶胆管；④左肝管；⑤右肝后叶胆管口；⑥左肝外叶上段胆管；⑦肝圆韧带途径全程切开；⑧残留胆囊；⑨肝胆管盆；⑩桥襻空肠；⑪肝方叶残端；⑫右肝后叶胆管、左肝管内吻合口；⑬结石感途径

施改良盆式鲁氏 Y 形吻合术。

【术后】无胆漏、出血、肝肾功能不全，复查 CT 未见胆石残留（图 1-2-134）。

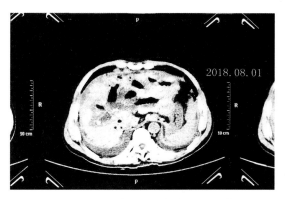

图 1-2-134 术后 CT 复查无胆石残留

【难点与创新】

（一）难点

（1）全肝结石，重量达 215g。

（2）左肝管、右肝后叶胆管口狭窄。

（3）肝胆管变异，右肝管缺如，右肝后叶胆管开口于左肝管，而左肝管口狭窄。

（4）并发胆汁性肝硬化、门静脉高压、肝静脉回流障碍。

（5）入肝道路困难，肝圆韧带途径困难。

（二）创新

（1）全肝内胆管大量结石，并胆汁性肝硬化、门静脉高压症，同时合并肝静脉回流受阻。先做肝内胆管切开、减压，可致门静脉压下降、肝静脉回流障碍改善、出血减少。

本例 Pringle 止血带阻断入肝血流，切除一块 3cm×3cm×2cm 肝方叶，出血量达 200ml。后先做左肝内胆管切开，继而逆行肝圆韧带途径切开左肝管，清除胆石，肝变软，渗血当即减轻。

（2）肝方叶。本例外形仅 3cm×3cm× 2cm，但其向肝内生长，压迫左肝管，其实际体积达 5cm×5cm×3cm。因此，估算肝方叶的大小不能单纯看外观。

（3）右肝管缺如，右肝后叶胆管口狭小，内径仅 0.3cm，只有切开左肝管后，做右肝后叶胆管与左肝管内吻合。

（4）本例采取顺逆结合肝圆韧带途径，右肝后叶胆管与左肝管内吻合，施改良盆式鲁氏 Y 形吻合术。

（三）外科手术技巧

（1）左肝管口狭窄解除、左肝管切开：① Pringle 止血带阻抗入肝血流，切除肝方叶。②"四边法"切开肝总管、左肝管口。③逆行切开左肝内叶胆管、左肝管远侧段，全程切开左肝管。

（2）右肝后叶胆管、左肝管内吻合：①先切开左肝管全程，显现右肝后叶胆管口。② V 形切开右肝后叶胆管与左肝管壁，切缘用 4-0 薇乔线缝合。

（3）配合使用抗生素。本例术日使用亚胺培南 1g，每 8 小时 1 次。

病例 54：驼背，肝胆管结石、膈疝，施腹腔镜下左肝外叶、胆囊切除，T 形管引流术

患者，女，60 岁。反复右上腹痛 20 多年，再发 6 个月。6 个月前，外伤致腰椎压缩骨折，驼背至今。先后自然分娩 3 胎，32 年前剖宫产 1 次。

T 37.6℃，P 98 次 / 分，R 23 次 / 分，BP 120/68mmHg。身高 1.2m。神清合作，无黄疸。胸腰段脊柱前凸成 90°。右侧肺背部可闻细湿啰音。心律齐，无杂音。腹凹陷，腹壁

软，肝、胆囊未扪及，Murphy 征（+），叩击右肝区示右上腹不适，无胃振水音，脾未触及，腹水征（−）。双下肢无水肿，活动自如。

WBC $6.68×10^9$/L，N 61.6%，PLT $371×10^9$/L，PT 8.7s，APTT 36.6s，TT 16.2s，TBIL 20.8μmol/L，DBIL 6.1μmol/L，AST 39.2U/L，ALT 30.4U/L，PA 134mg/L，CHE 6210U/L，TP 65.7g/L，ALB 40g/L，C_{12}（正常）。

CT（2017 年 9 月，湖南省人民医院）：胸部示脊柱侧弯畸形，右中肺部条片状致密影，胸膜腔无积液（图 1-2-135）。

MRI（2017 年 9 月，湖南省人民医院）：左肝外叶萎缩，其内胆管扩张，示多发结节状短 T_2 结节征。胆囊大，多发小结石，囊壁增厚。肝实质内未见明显异常信号灶。胰脾信号可，主胰管不扩张（图 1-2-136）。

MRCP：肝内外胆管扩张，多发充盈缺损。胆囊腔内多发小结节充盈缺损（图 1-2-137）。

【术前诊断】

（1）肝胆管结石。S：S_2、S_3、S_4、胆总管、胆囊、S_5。St：左肝管。A：无。C：无。

（2）膈疝（右）。

（3）外伤性驼背。

（4）右肺部感染。

【手术过程】

（1）择期，仰卧位，全身麻醉，电视腹腔镜 4 个"港口"入腹（图 1-2-138）。见：无腹水，腹膜上无癌性结节。右膈疝覆盖左肝前方。右肝分界清楚，示纤维萎缩。胆囊大约 6cm×4cm，周围粘连致密，界限欠清。胆总管外径约 1.5cm，可及结石感。与术前 CT、MRI 所示一致。

（2）离断膈疝与左肝粘连，显现、暴露

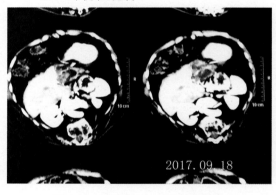

图 1-2-135　CT：脊柱侧弯畸形

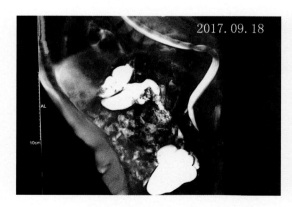

图 1-2-136　MRIL 脊柱畸形，肝内、外胆管扩张

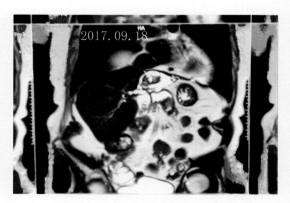

图 1-2-137　MRCP：左肝管及肝外胆管扩张，多发结石

左肝、肝十二指肠韧带，沟通温氏孔，放置 Pringle 止血带。

（3）切开胆总管，清除其内胆石，辨清右肝管，电凝钩次全切除胆囊。

（4）切除左半肝。

①离断左肝周粘连带及韧带，显现肝左静脉根部。

②于左肝与右肝分界处划定切肝预切线，阻断入肝血流。

③显现肝中静脉，于其左侧分离左肝，下达左肝 Glisson 鞘远段，上达肝中静脉、肝左静脉根部。以直线切割闭合器于肝中静脉左侧，先后离断左肝 Glisson 鞘及肝左静脉，移去左半肝（图 1-2-139）。

（5）经"港口"插入纤维胆管镜，逐一清除右肝内胆管结石。

（6）14 号 T 形管放入胆总管，测试无胆漏、出血。经标志移去肝、胆囊标本，关闭"港口"。手术历时 4 小时，失血量约 100ml，生命体征平稳，安返回房。

【术后诊断】

（1）肝胆管结石。S：S_2、S_3、S_4、胆总管、胆囊、S_5。St：左肝管。A：无。C：无。

（2）膈疝（右）。

（3）外伤性驼背。

（4）右肺部感染。

【实施手术】 腹腔镜下切除左半肝、胆囊，清除右肝、胆总管结石，T 形管引流术。

【术后】 术后第 2 天起床，第 3 天肛门排便排气，并进食，第 9 天出院。

【难点与创新】

（一）难点

（1）外伤性驼背。

（2）肝胆管结石、胆囊结石，并存右侧膈疝，胆囊严重粘连。

（3）右肺部感染，术后易并发肺部感染加重，危及生命。

（二）创新

选择腹腔镜施行左半肝切除、胆囊切除、右肝内胆石清除、T 形管引流，术后神奇般康复。经文献检索，此例为世界首例。

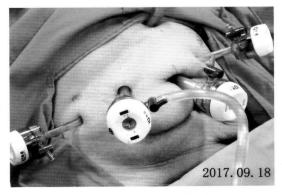

图 1-2-138　电视腹腔镜港口

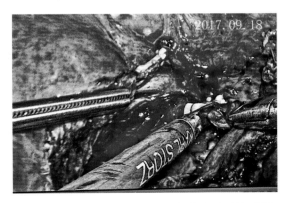

图 1-2-139　腹腔镜下，直线切割闭合器切断肝左静脉

（三）外科手术技巧

（1）本例若采用开腹，施行左半肝切除、胆囊切除、右肝内胆石清除术，这是一种外科常用手术，有丰富的临床经验。但由于开腹，患者腹部切口痛，不敢咳嗽，术后易出现坠积性肺炎，甚至导致呼吸功能不全，难以治疗。

（2）本例选择腹腔镜完成手术，取得满意的效果，其理由有：①腹腔镜港口小、创伤小，术后能迅速活动、进食、咳嗽，不易发生坠积性肺炎。②手术室的护士为了使驼背患者能够平卧进行手术，设计了专门的床垫。

第三节　肝肥大萎缩征

肝叶（段）的体积异常肥大、萎缩，失去正常的比例，称为肝肥大萎缩征（肝肥萎征），是肝胆管结石常见的并发症之一。

按肝的 Glisson 鞘，肝分为左肝、右肝前叶及右肝后叶三个部分，各部分占肝体积的33%，另外尾叶占1%～3%。由于肝胆管结石累及门静脉、肝动脉，致使相应的肝萎缩，未受累的肝代偿性肥大，失去正常肝的形态、比例。肥大的左肝可占肝体积的90%，而原本只占肝体积1%～3%的尾叶可肥大致占肝体积的90%，而萎缩的右肝仅占肝体积的3%。任何肝叶（段）可肥大，任何肝叶（段）可萎缩。

（一）常见的肝肥萎征

（1）左肝肥大，右肝萎缩。

（2）右肝肥大，左肝萎缩。

（3）左、右肝萎缩，尾叶肥大。

（4）右肝后叶肥大，右肝前叶萎缩。

（5）左肝内叶肥大，左肝外叶萎缩。

（二）病因

（1）结石致胆道梗阻、炎症，累及门静脉、肝动脉。

（2）医源性胆管损伤合并门静脉、肝动脉炎症。

（3）外科手术切除病肝后，残肝肥大。

（三）临床特点

主要根据术前影像学检查及术中所见。

（1）肝形态、比例失调，肥大的肝可呈结节形（马铃薯形）和非结节形板块样，临床以后者多见。

（2）一级肝门位置变迁，肝内胆管延长、扭曲。左肝肥大，一级肝门移位于右肾前；右肝肥大。

（3）入肝途径变迁，如左肝肥大、后肝方叶肥大，左肝管延长、隐匿，致肝圆韧带途径隐匿、延长。

（四）临床外科处理

遵循"24字原则"：清除胆石，解除狭窄，切除病肝，矫治畸形，通畅引流，保肝保胆。

典型病例

病例 55：全肝弥散结石，左肝内叶胆管、左肝外叶胆管变异汇合口狭窄，肝肥大萎缩征，经肝圆韧带途径施左肝内、外叶胆管内吻合、改良盆式鲁氏 Y 形吻合术

患者，女，56 岁。间发右上腹痛 45 年，PTCD 后 3 个月。病后多次行 B 超检查，发现"肝胆管结石"。拒绝手术。3 个月前复发，入住我院，施 PTCD。

T 36.8℃，P 75 次 / 分，R 20 次 / 分，BP 125/74mmHg。神清合作，无明显黄疸。心、肺无异常。腹平，浅静脉不曲张，无胃肠型。腹壁软，肝、胆囊及脾未扪及，剑突右下方压痛，叩击右肝区示心窝部不适，无胃振水音，腹水征（－）。双下肢无水肿。

WBC $6.4×10^9$/L，N 68.9%，PLT $213×10^9$/L，TBIL 21.5μmol/L，DBIL 14μmol/L，TP 64g/L，ALB 35.1g/L，PA 127mg/L，CHE 4784U/L，ALP 215U/L，γ–Gt 186U/L，C_{12}（－）。

CT（2018 年 7 月，湖南省人民医院）：肝轮廓清，表面光整，左肝肥大、右肝后叶萎缩，其肝内胆管扩张，充满胆石（图 1-3-1）。右肝前叶稍大，未见胆石。胆囊稍大，未见胆石。肝外胆管内径约 1.3cm，积胆石。全胰管不扩大。脾不大。PTCD 导管置于右肝后叶胆管。

【术前诊断】 肝胆管结石，PTCD 后。S：S_2、S_3、S_4、S_6、S_7、S_9、左肝管、右肝管、胆总管。St：左肝管、右后叶胆管。A：无。C：肝肥大萎缩征（左肝肥大、右肝前叶肥大，右肝后叶萎缩），胆汁性肝硬化、门静脉高压症，AOSC、PTCD。

【手术过程】

（1）择期，平仰卧位，全身麻醉，右上腹"反 L"形切口入腹。见：无腹水，大网膜上无静脉曲张。肝色泽棕红，左肝外叶、右肝前叶肥大，右肝后叶萎缩，右肝后叶及左肝各段明显结石感，肝方叶不大。肝圆韧带途径清楚。可清楚扪及"左肝管"内结石。胆总管外径约 1.5cm，其内结石感明显。胆囊 6cm×3.5cm，亦可及胆石。胰质地软，脾不大。

（2）笔者完成以下手术：①延长切口呈"倒 T"形，托出右肝。顺逆结合移除胆囊，安置 Pringle 止血带，拔除 PTCD 导管。②"四边法"经胆总管途径、肝圆韧带途径切开肝外胆管、左肝管口及左肝内叶胆管，清除胆石。见左肝外叶胆管口位于左肝内叶胆管后壁，其胆管内径约 0.6cm，其内可见巨大胆石（图 1-3-2）。③做左肝内叶胆管与外叶胆管内吻合，其内径达 2.5cm（图 1-3-3），直视下清除左肝外叶胆管、左肝外叶上段与下段胆管及左肝内叶胆管结石。④先后经 S_2、S_3 胆管结石感途径清除其内胆石，与左肝外叶胆管沟通。⑤直视下清除右肝后

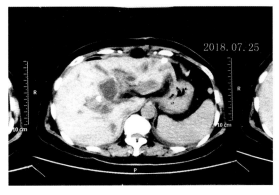

图 1-3-1　CT：左肝肥大、右肝萎缩，肝内胆管中度扩张，充填胆石

叶下段、上段胆石，扪触原结石感消失。⑥配合胆道镜进一步察看，清除少许细小残石。⑦拼合成肝胆管盆，内径约4cm（图1-3-4）

（3）切取桥襻空肠，完成改良盆式鲁氏Y形吻合术。

（4）关腹。手术历时3小时，失血量约50ml，取出胆色素性结石40g。手术示意图见图1-3-5。

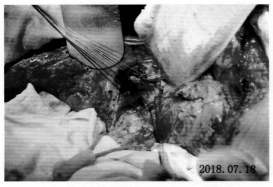

图1-3-2　经肝圆韧带途径切开左肝管

【术后诊断】肝胆管结石，PTCD后。S：S_2、S_3、S_4、S_6、S_7、右肝管、左肝管、胆总管。St：左肝外叶胆管、左肝管。A：左肝外叶胆管汇入左肝内叶胆管。C：肝肥大萎缩征（左肝、右肝前叶肥大，右肝后叶萎缩），AOSC、PTCD后，胆汁性肝硬化、门静脉高压症。

【实施手术】经胆总管途径、肝圆韧带途径、结石感途径施左肝外叶与内叶内吻合、改良肝胆管盆式鲁氏Y形吻合术。

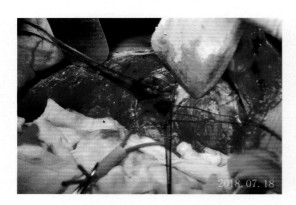

图1-3-3　左肝管后壁为左肝管与左肝外叶胆管内吻合口

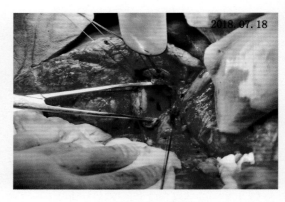

图1-3-4　钳尖处为肝胆管盆

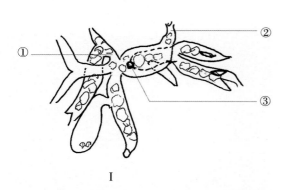

Ⅰ

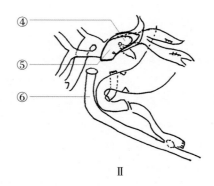

Ⅱ

图1-3-5　手术示意图

Ⅰ.术前；Ⅱ.术后

注：①右肝后叶胆管；②左肝内叶胆管；③左肝外叶胆管口；④左肝内叶、外叶胆管内吻合口；⑤肝胆管盆；⑥桥襻空肠

【术后】无胆漏、出血、肝功能不全等并发症。复查 CT，无胆石残留。

【难点与创新】

（一）难点

（1）胆石弥散，胆管变异，左肝外叶胆管与左肝内叶胆管汇合口真性狭窄，而左肝管口相对狭小。

（2）肝肥大萎缩征，肥大的左肝充满胆石，不能切除，而要清除胆石。保护左肝十分困难。

（二）创新

经肝圆韧带途径、左肝外叶胆管与左肝内叶胆管内吻合，解除狭窄，改良盆式鲁氏 Y 形吻合。复查无胆石残留，恢复平顺。

（三）外科手术技巧

（1）满意的切口，术野充分显露（图 1-3-6）。右膈下堵塞纱布垫，托出右肝。

（2）左肝内叶胆管、左肝外叶胆管内吻合应注意：①经肝圆韧带途径切开左肝管、左肝内叶胆管。②"四边法"做左肝内叶与左肝外叶胆管吻合，吻合口缘用可吸收的薇乔线缝扎。

（3）改良盆式鲁氏 Y 形吻合术应注意：①横断胆总管。②拼合胆总管左缘与左肝管下切缘、右肝管左切缘与左肝管上切缘，用 4-0 薇乔线做切缘外翻缝合，使吻合口内壁光整。

（4）S_2、S_3 胆管结石感途径切开应注意：① Pringle 止血带阻断入肝血流。②"四边法"缝扎胆管切缘，止血，牵开胆管切缘。③清除胆石，与左肝管沟通。④配合胆道镜检查，清除残石。⑤ 4-0 Prolene 线连续缝合胆管切缘。

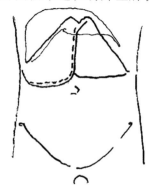

图 1-3-6　手术切口示意图

----- 原切口；— 实际切口

病例 56：全肝结石，肝肥大萎缩征，左肝外叶上段胆管与左肝管反向相交，经肝圆韧带途径、胆囊床途径、S_2 结石感途径施改良盆式鲁氏 Y 形吻合术

患者，女，48 岁。间发右上腹痛 20 多年，复发伴黄疸 15 天。

T 36.7℃，P 72 次 / 分，R 20 次 / 分，BP 118/72mmHg。神清合作，皮肤、巩膜轻度黄染。心律齐，双肺呼吸音清。腹平，浅静脉不曲张。腹壁软，剑突下 3cm 可及肝，质地硬。无胃痛，胆囊未及，Murphy 征（−），叩击右肝区示心窝部痛，无胃振水音，腹水征（−），脾未及。双下肢无水肿。

WBC $4.03×10^9$/L，N 78.4%，PLT $303×10^9$/L，TBIL 77.6μmol/L，DBIL 46.8μmol/L，TP 62.1g/L，ALB 34.2g/L，AST 135.4U/L，ALT 92.4U/L，PA 124mg/L，CHE 1769U/L，ALP 408U/L，γ-Gt 489U/L，CA_{19-9} 5.8kU/L。

CT（2017 年 7 月 15 日，湖南省人民医院）：肝轮廓清，表面光整，左肝外叶肥大、左肝内叶萎缩。肝内胆管明显扩张，充填胆石（图 1-3-7）。肝外胆管内径约 1.5cm，无胆石。胆囊不大，无异常密度灶。脾大 8 个肋单元。无腹水。

增强扫描："狗尾征"(-)(图 1-3-8)。

【术前诊断】肝胆管结石。S：S_2、S_3、S_4、S_5、S_8、S_6、S_7、S_9。St：肝总管、S_2。A：无。C：胆汁性肝硬化、门静脉高压症(巨脾)，肝肥大萎缩征(左肝外叶肥大、左肝内叶萎缩)。

【手术过程】

(1)择期，平仰卧位，右上腹"反 L"形切口入腹。见：草黄色腹水 200ml，腹膜上无癌性结节。肝呈暗棕红色，表面不光整，左肝外叶肥大、左肝内叶萎缩，肝质地硬，全肝结石感明显，尤以左肝外叶上段为剧。胆囊不大，无胆囊结石。胆总管外径约 1.5cm，亦未及胆石。肝十二指肠韧带无静脉曲张。脾下极平齐左肋缘。胰质地软。L_8、L_{12} 淋巴结不大。

(2)切除胆囊，"四边法"切开胆总管、肝总管、左肝管，直视下逐一清除各肝内胆管结石约 40g。

(3)笔者完成以下手术：①沿胆囊床途径切开右肝管及右肝前叶胆管，清除了终末胆管结石。②扪触左肝外叶上段尚存明显巨大结石感，做如下处理：沿肝圆韧带途径切开左肝管末、左肝内叶胆管，取石钳伸入左肝外叶上段胆管，可及胆石，但不能取出。当时没有胆道镜，碎石机坏了。游离左肝外叶，经肝脏面可清楚扪及胆石，仅一层胆管壁，但不便于经局部切开取石。经肝膈面结石感明显处，"四边法"切开 S_2 胆管，清除胆石，与左肝内叶胆管沟通，结石感消失。以 4-0 Prolene 线做已切开的胆管连续缝合。再以圆针丝线间断加固，必要时滴医用创面封闭胶 2 滴。

(4)切取桥襻，完成改良盆式鲁氏 Y 形吻合术：①横断胆总管，组成肝胆管盆，内径约 3.5cm。②切取桥襻空肠 40cm，完成改良盆式鲁氏 Y 形吻合术。放置 14 号 T 形管于肝内胆管，经反复注水测试，无胆漏、无出血。

(5)逐层关腹。

手术历时 6 小时，失血量约 100ml，术中生命体征平稳，安返回房。清除胆石量约 65g(图 1-3-9)。手术示意图见图 1-3-10。

【术后诊断】肝胆管结石。 S：S_2、S_3、

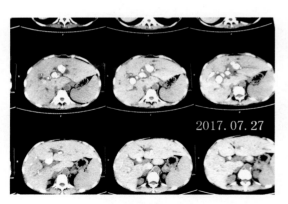

图 1-3-7 CT：肝内胆管中度扩张，充填胆石

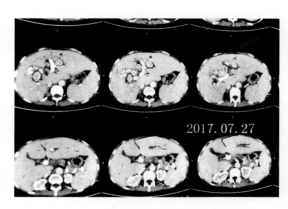

图 1-3-8 CT 静脉期：无门静脉曲张

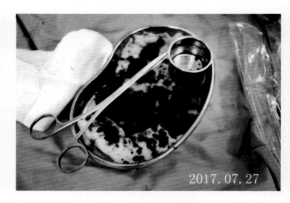

图 1-3-9 清除的胆石

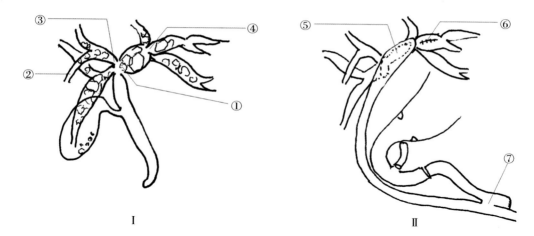

Ⅰ　　　　　　　　　　　　　Ⅱ

图 1-3-10　手术示意图

Ⅰ.术前；Ⅱ.术后

注：①左肝管口狭窄；②右肝前叶胆管口；③右肝后叶胆管口；④左肝外叶上段胆管口狭窄；⑤肝胆管盆；⑥左肝外叶上段胆管切口封闭；⑦空肠、桥襻空肠侧－侧吻合

S_4、S_5、S_8、S_6、S_7、S_9。St：左肝管、S_2。A：无。C：胆汁性肝硬化、门静脉高压症（巨脾），肝肥大萎缩征（左肝外叶肥大、左肝内叶萎缩）。

【实施手术】经肝圆韧带途径、胆囊床途径、S_2 结石感途径施改良盆式鲁氏 Y 形吻合术。

【术后】尚平顺，复查 CT 无胆石残留。

【难点与创新】

（一）难点

（1）全肝内胆管结石，难以取干净。

（2）左肝外叶上段胆管狭窄，并多发胆石，而且胆管走行与进胆管方向逆行，取石器械无法进达、取石。而且左肝外叶肥大，不能切除。

（3）本例因有胆汁性肝硬化、门脉高压、肝肥大萎缩征，增加了手术的难度。

（二）创新

（1）经胆囊床途径切开右肝前叶下段胆管，清除其内残石。

（2）经肝圆韧带途径、左肝外叶结石感途径清除左肝及左肝外叶上段胆管结石。

（3）改良盆式鲁氏 Y 形吻合术。

（三）外科手术技巧

从本例而言，最难的是左肝外叶上段胆管结石的处理。笔者注意了以下几点：

（1）经肝圆韧带途径切开左肝管、左肝内叶胆管。

（2）游离左肝外叶。

（3）选取左肝膈面结石感明显处，"四边法"予以切开胆管，清除胆石，并与左肝管沟通。

（4）4-0 Prolene 线先缝闭已切开的胆管，而后间断缝闭肝切缘。

病例 57：全肝结石并左右肝萎缩、尾叶肥大，施左右半肝切除、胆道 T 形管引流

患者，男，64 岁。间发上腹痛 50 年，再发 4 天。

T 36.5℃，P 108 次 / 分，R 20 次 / 分，BP 106/68mmHg。神清合作，无黄疸。心律齐，双肺呼吸音清。腹平，浅静脉不曲张。腹壁软，剑突下 4cm 可及肝，无触痛。剑突右下方压痛，叩击右肝区示心窝部疼痛。无胃振水音，腹水征（–）。双腰背部无抬举痛，双下肢无水肿。

WBC 3.9×10⁹/L，N 82.9%，PLT 119×10⁹/L，C_{12} 正 常，TBIL 25.47μmol/L，DBIL 9.16μmol/L，TP 54.49g/L，ALB 31.8g/L，AST 30.7U/L，ALT 24.7U/L，PA 153.4mg/L，CHE 3959U/L。

CT（2017 年 3 月 25 日，湖南省人民医院）：肝轮廓清，表面平整，左肝萎缩，左肝尾叶肥大，右肝萎小，右肝尾叶稍大。右肝内胆管扩张，充填大量胆石。左肝外叶胆管扩张，充填胆石。胆囊大，壁不厚，其内多个胆石。肝外胆管内径约 3cm，下段见胆石（图 1-3-11）。

【术前诊断】肝胆管结石。S：S_5、S_6、S_7、S_8、S_2、G、胆总管。St：右肝管、左肝管。A：无。C：左右肝萎缩、尾叶肥大，胆汁性肝硬化、门静脉高压（巨脾）。

【手术过程】

（1）择期，平仰卧位，取"大奔驰"形切口（图 1-3-12），入腹。见：无腹水，腹膜无癌性结节。左肝尾叶明显肥大，无结石感，左肝外叶纤维萎缩。右肝较左肝大，质地硬，明显结石感。胆囊胀大，约 15cm×6cm（图 1-3-13），可及胆石。胆总管外径约 1.3cm，可及胆石。脾大，下极达左肋缘。胰不大，质软。

（2）离断左右冠状韧带、三角韧带、镰状韧带，解剖第二肝门，显露肝右静脉、肝中及肝左静脉共干，切断肝胃韧带。

（3）结扎胆囊动脉，游离胆囊管，浆膜下剥离、移除胆囊。

（4）解剖第一肝门，保护入左肝尾叶的 Glisson 鞘：①循肝总动脉解剖、显露胃十二指肠动脉、肝右动脉、肝固有动脉、入尾叶动脉（图 1-3-14）及肝中动脉、肝左动脉，先

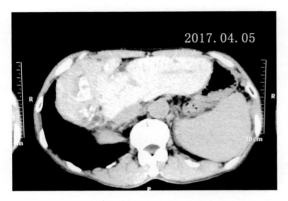

图 1-3-11　CT：左右半肝萎缩，尾叶肥大，萎缩肝内胆管扩张、充填胆石

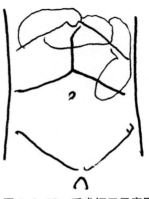

图 1-3-12　手术切口示意图

后结扎、切断肝右动脉、肝中动脉、肝左动脉。②循胆总管、肝总管游离、显露左右肝管、入尾叶胆管。尾叶胆管外径达 0.7cm，位于入尾叶门脉的前方，结扎、切断尾叶胆管口之上的肝总管。③循门静脉向肝门方向游离、显露入尾叶门脉支、门静脉左右干，尾叶门脉支外径达 1cm，结扎、切断门脉左干，缝扎门脉右干。

（5）切除左半肝、右半肝：①门脉钳钳夹肝中、肝左静脉共干，残端以 4-0 Prolene 线缝闭。推开肝门板，沿 Alantius 沟断肝（图 1-3-15），从左向右仔细离断肝。②右侧于右尾叶与右肝后叶之间，钳夹、劈离肝，与左肝断面会合。③心耳钳钳夹肝右静脉，整块移除左右半肝（图 1-3-16），以 4-0 Prolene 线缝闭肝右静脉残端。

（6）经肝总管断端取出胆总管结石，经尾叶胆管注水无胆漏、出血。

（7）放置 14 号 T 形管入胆总管，缝闭肝总管残端，再次测试无胆漏。

（8）尾叶血供良好，术野无出血、胆漏（图 1-3-17）。清点器械、敷料无误，逐层关腹。

手术历时 5 小时，失血量 200ml，生命体征平稳。解剖标本：右肝内各胆管结石，胆管口狭窄，左肝内胆管呈囊样变（图 1-3-18）。手术示意图见图 1-3-19。

【术后诊断】肝胆管结石。S：S_5、S_6、S_7、S_8、S_2。胆囊、胆总管。St：右肝管、左肝管。A：无。C：左右肝萎缩、尾叶肥大，胆汁性肝硬化、门静脉高压（巨脾）。

【实施手术】左、右半肝切除，T 形管引流术。

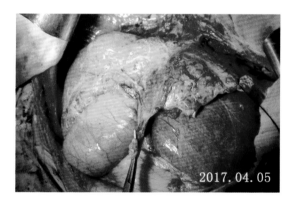

图 1-3-13　左右半肝萎缩，尾叶肥大，胆囊胀大

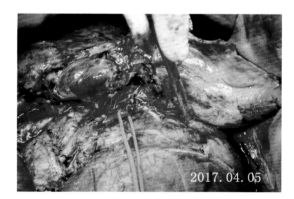

图 1-3-14　红胶带牵拉处为入尾叶的动脉

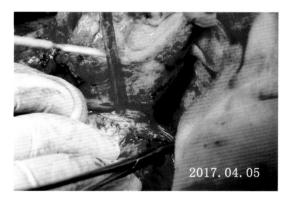

图 1-3-15　弯钳尖所在处为 Alantius 沟

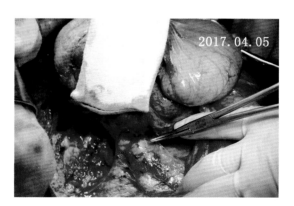

图 1-3-16　弯钳尖处为肝右静脉

【术后】无胆漏、出血、肝功能不全等并发症，恢复平顺。术后第 8 天复查 CT，无胆石残留（图 1-3-20）。

【难点与创新】

（一）难点

据国内文献报道，既往由于肝胆管结石施行左右半肝切除仅有 2 例，可见其难度非凡。

（1）如何做好本例手术，既往的文献太少，因此术中须依靠术者认真过细的探查、摸索。

（2）如何确定保护尾叶的胆管、动脉、门静脉，术前的影像资料不多，如门静脉在哪个平面断？肝动脉在哪里截断？

（3）一次将肝左、中、右静脉切断，如何切断？

（4）尾叶的胆管是共干吗？开口在哪里？

（5）左右肝蒂在哪个部位切断？一个有 50 多年肝胆管结石病史的病例，门静脉左右干能否与胆管分离？如果不能分离那么如何处理？

（二）创新

（1）整个手术历时 5 小时，失血量 200ml，术后恢复平顺，手术成功。

（2）按肝动脉系、肝管系、肝静脉系逐一解剖、找寻发现：①尾叶有进入的尾叶动脉，而且在肝外进入。②尾叶胆管左右共干，开口在肝总管左侧，而且肥大。③门静脉存在单

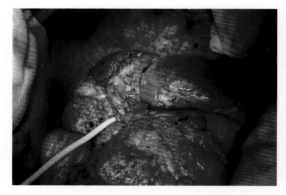

图 1-3-17　尾叶血供良好，T 形管入胆总管

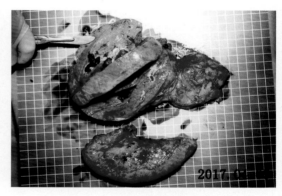

图 1-3-18　切除的左右半肝

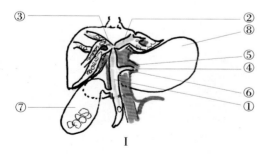

I

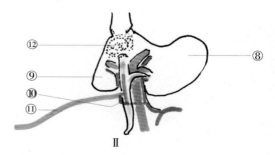

II

图 1-3-19　手术示意图

I . 术前；II . 术后

注：①胆总管；②左肝管；③右肝管；④尾叶胆管；⑤门脉尾叶支；⑥肝动脉尾叶支；⑦胆囊；⑧左尾叶；⑨右尾叶；⑩肝右动脉；⑪T 形管；⑫肝断面

独的尾叶支，进入尾叶。说明本例只要保住了肝外进入尾叶的脉管，可望获得手术成功，是手术的关键、核心。

（3）肝右、肝中、肝左静脉共干，确定了本例的劈肝可从左向右进行，而且肝静脉可分两次进行。

（三）外科手术技巧

通过本次手术，笔者有以下深刻的印象：

（1）本例尾叶脉管的变异，对术者是困难的考验，但给手术带来方便。

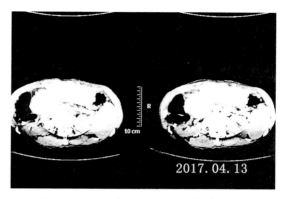

图 1-3-20　术后复查 CT，尾叶良好

（2）左半肝纤维萎缩，肝左、中静脉共干，提示劈肝从左向右进行较简便、安全。

（3）肝胆管结石的病例，左右肝蒂的横断宜在 Glisson 鞘外进行。

（4）术前如果能有更清楚的胆管、动脉、门静脉影像，以及虚拟切肝，对手术方式、路径的选择会更有益。

喜悦是在克难之后，创新由之而生，危险、神秘随之而逃逸。

病例 58：全肝结石、马铃薯样肝、胆囊结肠瘘、多发膈下脓肿，施脓肿清创、胆囊切除、肝外及左右肝管切开，配合硬质输尿管镜，放置 T 形管

患者，女，56 岁。间歇性右上腹痛 13 年，再发 15 天。

T 36.7℃，P 78 次 / 分，R 20 次 / 分，BP 128/79mmHg。神清合作，皮肤、巩膜轻度黄染。心律齐，双肺呼吸音清。腹平、软，浅静脉不曲张。右肋缘下可扪及肿块，圆形，下缘距肋缘下 4cm，无触痛。未及胆囊，Murphy 征（+），肝、脾未扪及，叩击右肝区示心窝部疼痛，无胃振水音，腹水征（−）。双腰背部软，无抬举痛。脊柱、四肢无畸形。

WBC 9.27×10^9/L，N 81%，PLT 185×10^9/L，TBIL 59.5μmol/L，DBIL 41μmol/L，TP 62g/L，ALB 28.7g/L，PA 134.1mg/L，CHE 2189U/L，CA_{19-9} 102kU/L。

CT（2017 年 2 月 5 日，外院）：

平扫：肝轮廓清，呈一串马铃薯样，左肝肥大，右肝后叶、尾叶肥大，右肝前叶萎缩。肝内胆管中度扩张，均示多发结石（图 1-3-21）。胆囊增大，约 10cm×6cm，见胆石。肝外胆管内径约 1.5cm，亦见多发胆石（图 1-3-22）。膈下多发液体积聚。

增强扫描（静脉期）："狗尾征"（−）、"日晕征"（−）。

【术前诊断】 肝胆管结石。S：全肝、胆囊、胆总管。St：胆总管（相对）。A：无。C：胆汁性肝硬化，肝肥大萎缩征（左肝、右肝后叶、尾叶肥大，右肝前叶萎缩），慢性胆囊炎，膈下多发脓肿。

【手术过程】

（1）择期，平仰卧位，右上腹"反 L"形切口入腹。见：无腹水，腹膜上无癌性结节。肝色泽棕红，呈马铃薯样，左肝及右肝后叶肥大、质地较硬，右肝前叶萎缩，结石感不明显。左右膈下多个脓肿。胆囊胀大、质硬，约 10cm×5cm，与横结肠形成内瘘。肝外胆管外径约

1.6cm，明显结石感。肝十二指肠韧带无静脉曲张。

（2）离断肝周粘连带，显露肝，戳孔、清创膈下脓肿，脓液黄色，量约 150ml，无胆石、无特臭。由于炎症粘连，失血量达 300ml。

（3）离断胆囊结肠瘘口，瘘口内径 1cm，修补横结肠。

（4）由于胆囊较大，炎症明显，胆囊三角及解剖层次不清，笔者洗手上台，切除胆囊：①"四边法"切开胆总管、肝总管及左右肝管，清除其内胆石。②安置 Pringle 止血带。③阻断入肝血流 15 分钟，紧贴胆囊壁用高频电刀切削，迅速剥离胆囊。残端胆囊管以 4-0 Prolene 线缝闭。切除胆囊，失血量约 2ml，历时 15 分钟。

（5）配合硬质输尿管镜、钬激光清除肝内各胆管残石。

（6）放置 16 号 T 形管，测试无胆漏、出血。

（7）以"三合一液"冲洗、清洁膈下脓腔、术野及肝内外胆管，逐层关腹。

手术历时 4 小时，总失血量约 500ml，术中生命体征平稳。手术示意图见图 1-3-23。

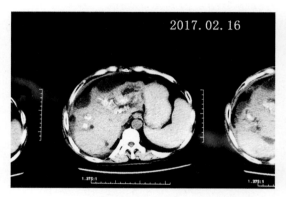

图 1-3-21　CT：肝呈马铃薯样，左肝、右肝后叶肥大，肝内胆管扩张、充填胆石

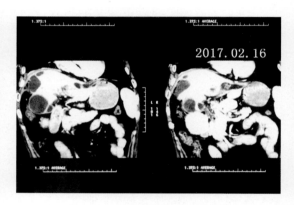

图 1-3-22　CT：胆囊胀大，内有胆石

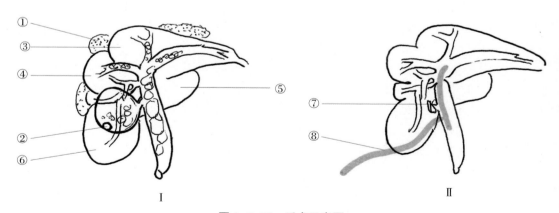

图 1-3-23　手术示意图

Ⅰ. 术前；Ⅱ. 术后

注：①膈下脓肿；②胆囊结肠瘘口；③左肝外叶；④左肝内叶；⑤尾叶（S_1）；⑥右肝后叶下段；⑦胆囊管残端；⑧T 形管

【术后诊断】肝胆管结石。S：全肝、胆囊、胆总管。St：胆总管（相对性）。A：无。C：胆汁性肝硬化，肝肥大、萎缩征（左肝、右肝后叶、尾叶肥大，右肝前叶萎缩），慢性结石性胆囊炎，并胆囊结肠瘘，膈下多发脓肿。

【实施手术】膈下脓肿清创，切除胆囊，结肠瘘修补，肝内胆管取石，配合硬质输尿管镜、钬激光，胆总管 T 形管引流。

【术后】恢复平顺，复查 CT 未见胆石残留。

【难点与创新】

（一）难点

（1）全肝结石，胆汁性肝硬化。

（2）肝呈马铃薯样，左肝、右肝后叶、尾叶肥大，右肝前叶萎缩，入肝须在肝叶裂隙内进行。

（3）膈下多发脓肿，炎症、充血、水肿，易出血。

（4）慢性结石性胆囊炎，并胆囊结肠瘘。

（二）创新

对一个高危、高难度的病例，手术配合硬质输尿管镜清除胆石，获得成功。

（三）外科手术技巧

（1）清创膈下脓肿，以"三合一液"冲洗、清创。

（2）阻断入肝血流切除胆囊，使一个严重炎症的胆囊切除失血量约 2ml。

（3）术中切开肝外胆管、左右肝管，配合术中硬质输尿管镜、钬激光碎石，可有效降低残石率。

病例 59：左肝肥大，左肝内胆管结石，左肝外叶胆管开口于左肝内叶胆管，经肝圆韧带途径施改良盆式鲁氏 Y 形吻合术

患者，女，60 岁。间发右上腹痛 18 年，复发伴寒热 2 天。B 超、CT 发现"肝胆管结石"。

T 36.5℃，P 72 次 / 分，R 20 次 / 分，BP 134/76mmHg。神清合作，皮肤、巩膜无明显黄染。心律齐，双肺呼吸音清。腹平，浅静脉不曲张，无胃肠型。腹壁软，肝在剑突下 4cm、右肋缘下 4cm，边缘钝，无明显触痛。剑突右下方压痛，叩击右肝区示心窝部疼痛。无胃振水音，腹无移动性浊音。胆囊、脾未扪及。双腰背部无抬举痛，双下肢无水肿。

WBC 3.81×10^9/L，N 70.6%，PLT 94×10^9/L，TBIL 29.3μmol/L，DBIL 15.7μmol/L，TP 65.7g/L，ALB 41.6g/L，AST 26U/L，ALT 60.5U/L，PA 124mg/L，CHE 6267U/L，γ–Gt 260U/L，ALP 156U/L，C_{12}（–）。

胃镜（2018 年 7 月 13 日，湖南省人民医院）：十二指肠胆总管瘘。

CT（2018 年 7 月 10 日，湖南省人民医院）：肝轮廓清，表面光整，左肝、肝方叶、左尾叶显著肥大，右肝萎缩。左肝内胆管中等扩张，充填多发胆石、积气。脾大 6 个肋单元。无腹水，腹膜后淋巴结不肿大（图 1–3–24）。

【术前诊断】肝胆管结石。S：S_3、S_1、S_9、左肝管、S_4、胆总管。St：S_1、S_9。A：左、右尾叶胆管汇入左肝管。C：肝肥大萎缩征（左肝、肝方叶、左尾叶肥大，右肝萎缩），胆总管十二指肠瘘，胆汁性肝硬化。

【手术过程】

（1）择期，平仰卧位，右上腹"反L"形切口（图1-3-25）入腹。见：无腹水，大网膜上无曲张静脉。左肝肥大，肝方叶肥大，右肝萎缩，尾叶肥大。肝方叶似马铃薯样，约6cm×5cm×4.5cm，覆盖在左肝管上（图1-3-26）。左肝管结石感明显。胆囊约8cm×4cm，未及胆石。胰头不大，胰体质地软。脾不大。

（2）顺逆结合切除胆囊。

（3）笔者完成以下手术：①延长切口（图1-3-25），右膈下填塞纱布垫，托出右肝，安置Pringle止血带。②清除肝圆韧带途径障碍：阻断入肝血流5分钟，钳夹、切除肥大肝方叶，显现左肝管。切断肝桥，完全敞开左肝前纵沟，显现左肝内叶胆管。③经胆总管途径、肝圆韧带途径，"四边法"切开肝外胆管、左肝管口及左肝管、左肝内叶胆管达S_{4-b}胆管平面，显现左肝外叶胆管开口于左肝管后壁，胆管口内径约0.5cm，左肝管内径约2cm。清除左肝管及左肝内叶胆管结石。④"四边法"做左肝管与左肝外叶胆管内吻合，使其内径达2cm（图1-3-27），直视下清除左肝外叶胆管、左肝外叶上段及下段胆管、右肝尾叶胆管结石。⑤配合纤维胆道镜察看各肝内胆管，清除少许胆石。胆总管远端狭窄，另一瘘口

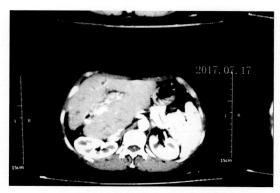

图1-3-24　CT：左肝、方叶、尾叶肥大，肝内胆管中度扩张、充填胆石

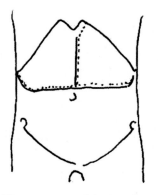

图1-3-25　手术切口示意图
　── 原切口　----- 延长切口

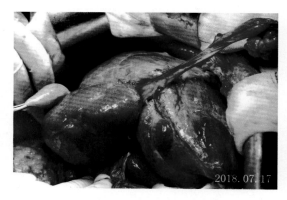

图1-3-26　左肝外叶、方叶肥大

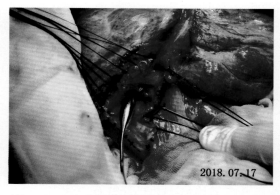

图1-3-27　胆道扩张器头置入左肝管、左肝外叶胆管内吻合口

与十二指肠相通。⑥横断胆总管，组成肝胆管盆，其内径达 3.5cm。

（4）切取桥襻空肠，完成改良盆式鲁氏 Y 形吻合术。

（5）逐层关腹，放置温氏孔右侧乳胶引流管。

手术历时 4 小时，失血量约 50ml，取出胆色素性结石 25g。手术示意图见图 1-3-28。

【术后诊断】肝胆管结石。S：S₃、S₂、左外叶胆管、S₄、胆总管。St：左外叶胆管、胆总管。A：左、右尾叶胆管汇入左肝管。C：肝肥大萎缩征（左肝、肝方叶、左尾叶肥大，右肝萎缩），胆总管十二指肠瘘，胆汁性肝硬化、门静脉高压症。

【实施手术】胆囊、肝方叶切除，经肝圆韧带途径施左肝外叶胆管、左肝内叶胆管内吻合，改良盆式鲁氏 Y 形吻合术。

【术后】无胆漏、腹腔脓肿、胆道出血、肝功能不全等并发症，复查 CT 无胆石残留，恢复平顺。

【难点与创新】

（一）难点

（1）本例肝内胆石深藏于肥大的肝方叶之下。

（2）左肝肥大、肝方叶肥大，右肝萎缩，而胆石藏于肥大的左肝内。

（3）左肝外叶胆管异位开口于左肝内叶胆管后壁。

（4）左肝外叶肥大，虽有胆石，不能切除。

（二）创新

切除肥大的肝方叶，经肝圆韧带途径施改良盆式鲁氏 Y 形吻合术。

（三）外科手术技巧

（1）肝方叶切除应注意：①阻断入肝血流。②切除增生肥大的肝方叶，上界是左肝前缘，内侧是左前纵沟的右侧缘，下界是左肝管的最上缘。③主要结扎、切断的脉管是 S₄₋ᵦ 和肝中静脉的肝方叶支。④以钳夹、切断为宜。

（2）左肝外叶、内叶胆管内吻合应注意：①临时阻断入肝血流。②"V"字形切开胆管壁，以薇乔线"四边法"缝扎。

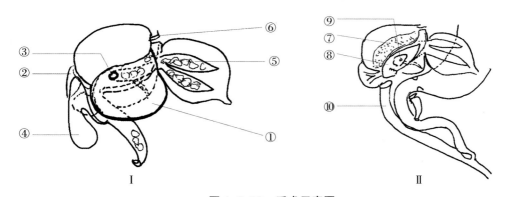

图 1-3-28　手术示意图

Ⅰ. 术前；Ⅱ. 术后

注：①肥大肝方叶；②右肝萎缩；③左肝外叶胆管口狭窄；④胆囊；⑤左肝外叶上段胆管；⑥ S₄₋ᵦ 脉管；⑦肝方叶残留断面；⑧肝胆管盆；⑨左肝外叶、左肝内叶胆管内吻合口；⑩桥襻空肠

第四节　肝胆管结石并胆汁性肝硬化、门静脉海绵样变

肝胆管结石并胆汁性肝硬化、门静脉高压症十分常见，但并发门静脉海绵样变不甚多见，并且外科手术处理十分困难，为医学一大难题。近几年，湖南省人民医院肝胆外科收治了一些此类病例，累积了一些经验、教训。

（一）肝胆管结石并胆汁性肝硬化、门静脉高压、门静脉海绵样变的诊断

（1）具有肝胆管结石的病史，既往胆总管探查、胆总管切口长 1cm、失血量大，甚至失血性休克。

（2）影像学检查（常用的为 CT、CTV）示肝胆管结石，胆管扩张，一级肝门狭窄，肝十二指肠韧带、一级肝门、左右肝管周曲张静脉，胆管壁内静脉曲张，示"花篮边"征、胆管壁内"蚓状"征，胆管壁可见血管"峡谷"。

（二）外科手术治疗的注意事项

（1）宽大的切口，充分显示术野，小心安置 Pringle 止血带。

（2）于血管"峡谷"处"围堰法"缝扎血管"峡谷"两侧胆管壁，"四边法"切开胆管。

（3）仔细、小心分离附着在左肝管前壁的曲张血管，于无血管区域先切开左肝管，而后逐渐延长切口。门静脉钳或血管艾利钳钳夹拟切开的胆管壁，对于控制出血有益。

（4）胆管壁切缘用 4–0 Prolene 线缝扎。

以下是近两年收治的部分肝胆管结石并胆汁性肝硬化、门静脉海绵样变病例的诊治情况。

典型病例

病例 60：全肝结石、肝十二指肠韧带静脉曲张，施左肝外叶切除、经 Rouviere 沟途径切开右肝后叶下段胆管、完成改良盆式鲁氏 Y 形吻合术

患者，女，59 岁。反复右上腹痛 30 多年，加重伴尿黄 7 天。曾在外院诊断为"肝胆管结石"，拒绝手术。

T 37℃，P 82 次 / 分，R 20 次 / 分，BP 118/67mmHg。神清合作，皮肤、巩膜轻度黄染。心、肺正常。腹平，浅静脉不曲张。腹壁软，剑突右下方压痛，叩击右肝区示心窝部疼痛，肝、胆囊及脾未扪及。Murphy 征（＋），腹水征（－）。双下肢无异常。

WBC 3.79×10^9/L，N 53.1%，PLT 123×10^9/L，TBIL 41.2μmol/L，DBIL 29.6μmol/L，TP 59.2g/L，ALB 34.8g/L，AST 26.4U/L，ALT 63.7U/L，PA 166mg/L，CHE 5395U/L。C_{12}（正常）。

CT（2017 年 2 月，外院）：

平扫：肝轮廓清，表面光整，左肝内叶（图 1–4–1）、右肝前叶肥大，右肝后叶呈马铃薯样、萎缩。肝内外胆管扩张，左肝外叶胆管达 2cm，右肝后叶胆管达 1.5cm，胆总管达 2.2cm，其内均充填胆石。胆囊约 8cm×5cm，其内见胆石。胰管不粗，脾不大。

增强扫描（静脉期）：扩张胆管光润，"狗尾征"（–）、"日晕征"（–）。肝十二指肠韧带、肝门示大量曲张静脉包绕（图 1–4–2），肝总管、胆总管前壁呈现 3.5cm×1.5cm 无血管区。

MRCP（2017年2月，本院）：肝内外胆管显著扩张，充满胆石。胆囊胀大。胰管不扩张（图1-4-3）。

【**术前诊断**】肝胆管结石。并肝十二指肠韧带静脉曲张。

【**手术过程**】

（1）择期，平仰卧位，右上腹"反L"形切口入腹。见：无腹水，腹膜上无结节。肝大小如CT所示，左肝内叶、右肝前叶肥大，左肝外叶、右肝后叶萎缩，左肝外叶结石感明显、纤维样变，右肝后叶呈马铃薯样、结石感明显。肝外胆管外径达2.5cm，肝门及肝外胆管左右两侧被曲张静脉包绕。胆囊约12cm×6cm，胆囊三角静脉曲张。

（2）安置Pringle止血带。

（3）逆行切除胆囊。

（4）"四边法"切开肝外胆管前壁，切口长达3cm。直视下清除胆管内胆石，见胆管内膜静脉蚓状曲张。

（5）阻断入肝血流20分钟，切除左肝外叶（图1-4-4），肝断面残留胆管内径约1.8cm，与左肝管沟通。

（6）离断右冠状韧带、肝肾韧带，游离、托出右肝。阻断入肝血流15分钟，沿Rouviere沟，"四边法"切开右肝后叶下段胆管，清除右肝后叶上下段胆管结石，并与肝总管沟通。

（7）以4-0 Prolene线先后缝闭左肝断面胆管、右肝后叶下段胆管切口（图1-4-5），注水测试无胆漏。

（8）以4-0 Prolene线将胆总管远切缘连续与胆总管后壁缝扎，关闭胆管远段，组成肝胆管盆。

（9）提取桥襻空肠，完成改良盆式鲁氏Y形吻合术。经桥襻空肠放置14号T形管，

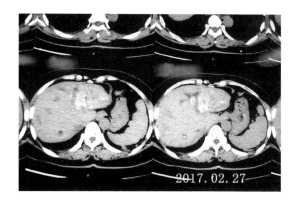

图1-4-1　CT：左肝内叶肥大，充填胆石

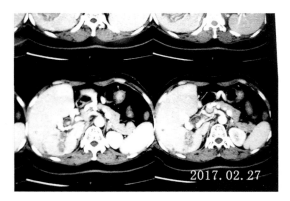

图1-4-2　CT静脉期：第一肝门、肝十二指肠韧带静脉曲张

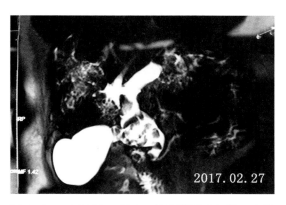

图1-4-3　MRCP：肝内、外胆管重度扩张，充填胆石

一横臂入肝内胆管（图 1-4-6）。

（10）关腹。

手术历时 6 小时，失血量 200ml，取出胆色素结石 65g。手术示意图见图 1-4-6。

【术后诊断】 肝胆管结石。S：S$_2$、S$_3$、S$_6$、S$_7$、S$_5$、S$_8$、胆总管、胆囊、肝总管。St：胆总管、左外叶胆管、右后叶胆管（相对）。A：无。C：胆汁性肝硬化，门静脉高压症，肝十二指肠韧带静脉曲张、海绵样变，胆管壁静脉曲张；左肝外叶纤维萎缩。

【实施手术】 左肝外叶切除，Rouviere 沟途径切开右肝后叶下段胆管，胆总管远段关闭，改良肝胆管盆式鲁氏 Y 形吻合术。

【术后】 恢复平顺，无胆石残留。

【难点与创新】

（一）难点

（1）全肝结石。

（2）胆汁性门静脉高压、肝十二指肠韧带静脉曲张、胆管壁静脉曲张。

（3）多处多级胆管口狭窄。

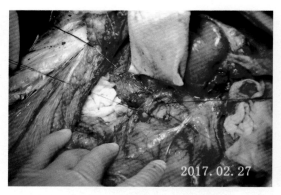

图 1-4-4　蓝线牵拉处示曲张静脉

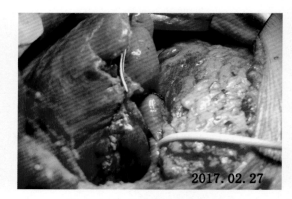

图 1-4-5　T 形管放置于胆总管

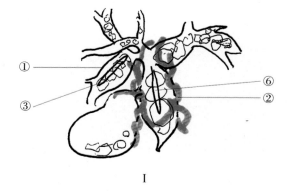

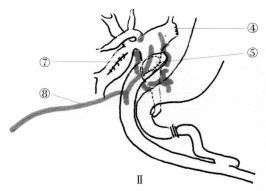

Ⅰ　　　　　　　　　　　　　　Ⅱ

图 1-4-6　手术示意图

Ⅰ. 术前；Ⅱ. 术后

注：①右肝后叶胆管；②曲张静脉；③ Rouviere 沟途径；④左肝外叶残端；⑤肝胆管盆；⑥胆总管切口；⑦右肝后叶下段胆管切口；⑧ T 形管

（二）创新

（1）Pringle 止血带阻断入肝血流。

（2）阻断入肝血流，先后切除胆囊、左肝外叶。

（3）经 Rouviere 沟途径切开右肝后叶胆管。

（4）缝扎胆管远切缘与胆管后壁，关闭胆总管远段，组成肝胆管盆。

（5）改良盆式鲁氏 Y 形吻合术。

（三）外科手术技巧

（1）切开胆总管：一定要在无血管区切开，而且以"四边法"切开胆管。

（2）切除胆囊：在阻断入肝血流下切除胆囊。

（3）左肝外叶切除。本例应注意：①阻断入肝血流。②临时夹扎副左肝外叶动脉。③解剖法切除左肝外叶。

（4）右肝后叶胆管切开应注意：①满意地游离右肝。②阻断入肝血流。③在 Rouviere 沟内"四边法"切开右肝后叶胆管。

（5）胆总管远切缘与胆总管后壁连续缝闭应注意：①用 4-0 Prolene 线。②直视下连续缝合。

病例 61：肝胆管结石，左肝肥大、右肝萎缩，胆汁性肝硬化，施 S_3 胆管引流、肝门胆管整形

患者，男，51 岁。间发右上腹痛、寒战、发热、黄疸 20 多年，复发 5 天。曾患"血吸虫病"。

T 36.7℃，P 56 次 / 分，R 20 次 / 分，BP 116/74mmHg。神清，皮肤、巩膜中度黄染。心、肺（－）。腹平，浅静脉不曲张。腹壁软，剑突下 4cm 可及肝，无触痛。剑突右下方压痛，叩击右肝区示心窝部疼痛。无胃振水音。胆囊未及，右肋缘可及脾。腹水征（－）。双下肢无水肿。

WBC $8.5×10^9$/L，N 82%，PLT $26×10^9$/L，PT 18s，APTT 35s，TT 12.7s，TBIL 186μmol/L，DBIL 170μmol/L，TP 49.5g/L，ALB 28.7g/L，AST 23U/L，ALT 59U/L，ALP 165U/L，γ–Gt 225U/L，CA_{19-9} 204kU/L。

CT（2017 年 11 月，外院）：肝轮廓清，表面光整，左肝肥大、右肝萎缩。肝内胆管扩张，左肝管内径达 2cm，其胆管内示一胆石约 3cm。肝外胆管欠清。胆囊位于右肾前方。胰头较大，主胰管不扩张。脾大 9 个肋单元。无明显腹水。无门静脉海绵样变。

【术前诊断】

（1）肝胆管结石。S：左肝管、S_3、S_4、胆囊、S_6、S_7。St：左肝管、S_3。A：无。C：肝肥大萎缩征（左肝肥大、右肝萎缩），胆汁性肝硬化、门静脉高压症，高位 AOSC。

（2）血吸虫病。

（3）心节律徐缓。

【手术过程】

（1）择期，平仰卧位，右上腹"鱼钩"形切口入腹。见：无腹水，腹膜上无癌性结节。肝色泽棕红，右肝纤维萎缩，左肝肥大。右肝脏面见扩大胆管 2 支，外径约 0.15cm。肝桥

肥大，结石感不清。胆囊折叠、延长约 12cm×3.5cm，可及结石感贴近右肾前方。胆总管外径约 1cm，壁厚。L_{12}、L_{13} 肥大，右侧约 3cm×1.5cm（图 1-4-7）。温氏孔闭塞。胰肿胀，胰头肥大，未及肿块。脾下极平脐。

（2）离断胆囊周围粘连，显露胆囊。切断肝桥，敞开左肝前纵沟，显现肝总管前壁，穿刺肝总管、左肝管、左肝内叶胆管，失败。企图分离胆总管右侧，出血，失败。安置 Pringle 止血带，失败。

（3）游离左肝外叶，企图切开 S_2 胆管，失败。显现 S_3 胆管、切开，经断端插入外径 0.15cm 输尿管导管，引流脓性胆汁。换置外径 0.2cm 硅胶管，插入 13cm，予以固定，引流胆汁通畅。

（4）经肝圆韧带途径逆行切开肝总管、左肝管及左肝内叶胆管，清除左右肝内各胆管结石。

①经 S_3 引流管注水，显现肝总管膨胀。

② 4-0 Prolene 线横行缝扎肝总管前壁，切开肝总管前壁，"四边法"逐渐沿肝圆韧带途径切开肝总管、左肝管、左肝内叶胆管，解除左肝管狭窄，左肝管内径约 2cm。直视下清除左右肝内各胆管结石。

③纤维胆道镜插入肝内外胆管，查无残石，胆总管远端通畅。

（5）顺逆结合法切除胆囊。

（6）以 4-0 Prolene 线连续缝闭胆管切口，经 S_3 导管注水，无胆漏、出血。

手术示意图见图 1-4-7。

【术后诊断】

（1）肝胆管结石。S：左肝管、S_3、S_4、S_6、S_7、胆囊。St：左肝管、S_3。A：无。C：肝肥大萎缩征（左肝肥大、右肝萎缩）；胆汁性肝硬化、门静脉高压症、胆管壁静脉曲张；高位 AOSC；胰腺炎，L_{12}、L_{13} 淋巴结肿大。

（2）血吸虫病。

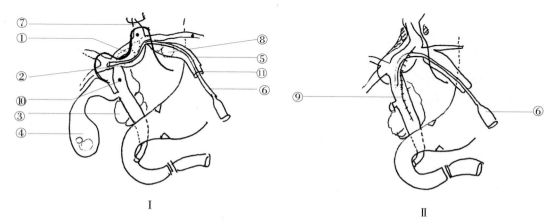

图 1-4-7　手术示意图

Ⅰ . 术前；Ⅱ . 术后

注：①肥大肝方叶；②左肝管口狭窄；③肿大淋巴结；④胆囊；⑤S_3 胆管；⑥硅胶管；⑦肝桥；⑧胆石；⑨胆管切口闭合；⑩穿刺点；⑪S_3 胆管残端

（3）心节律徐缓。

【实施手术】S_3 胆管造瘘，肝胆管盆式 T 形管引流术。

【术后】黄疸逐渐下降，术后第 8 天 TBIL 27μmol/L、DBIL 15μmol/L。无胆漏、出血、肝功能不全等并发症，恢复平顺。

【难点与创新】

（一）难点

（1）胆汁性肝硬化、门静脉高压症、胆管壁内静脉曲张。

（2）不能放置 Pringle 止血带。

（3）肝方叶肥大，覆盖左肝管、左肝内叶胆管，左肝管口狭窄。肝肥大萎缩征，结石感不明显。

（4）肝总管、胆总管左右两侧肿大淋巴结，分离易出血。

（5）肝总管、左肝管、左肝内叶胆管穿刺失败。S_2 胆管切开失败，胆石活动，胆管虽大，但空虚。

（二）创新

（1）先切开 S_3 胆管，再放置 S_3 胆管引流管。

（2）逆行肝圆韧带途径切开肝总管、左肝管口及左肝内叶胆管。

（3）清除肝内胆管结石后，留置 S_3 胆管引流管，连续缝闭胆管切口。

（三）外科手术技巧

本例手术的关键是如何切开肝总管。对此，笔者认为应注意以下几点：

（1）先做 S_3 胆管置管引流。

（2）捏紧胆总管远段，经 S_3 胆管引流管注水，充胀胆管。

（3）横行切开肝总管。

（4）"四边法"逐渐切开左肝管、左肝内叶胆管。

病例 62：肝胆管结石，左肝外叶切除、胆肠鲁氏 Y 形吻合术后并胆汁性肝硬化、黄疸 1 年，施改良双口盆式鲁氏 Y 形吻合术

患者，女，62 岁。反复右上腹痛 50 年，黄疸 1 年。9 年前，在当地医院诊为"肝胆管结石"，施行"左肝外叶切除、胆肠鲁氏 Y 形吻合术"。近 1 年反复右上腹痛伴以黄疸，TBIL 波动在 60 ～ 140μmol/L。

T 36.7℃，P 78 次 / 分，R 20 次 / 分，BP 136/80mmHg。神清合作，皮肤、巩膜轻度黄染。心、肺无明显异常。腹平，浅静脉不曲张，无胃肠型，陈旧性右上腹"反 L"形切口瘢痕 1 条，长 16cm。腹壁软，肝未触及，剑突右下方压痛，叩击右肝区示心窝部疼痛，无胃振水音，脾在左肋缘下 6cm，腹水征（－）。双腰背部无抬举痛，双下肢无水肿。

WBC $3.81×10^9$/L，N 67.7%，PLT $54×10^9$/L，PT 10.9s，APTT 36s，TT 15.9s，BUN 5.08mmol/L，TP 76.8g/L，ALB 33.1g/L，DBIL 87.8μmol/L，TBIL 136.8μmol/L，ALT 39.8U/L，AST 80.8U/L，PA 104mg/L，CHE 2039U/L，γ-Gt 1008U/L，ALP 1215U/L，CA_{19-9} 38.9kU/L。

CT（2017 年 7 月 5 日，湖南省人民医院）：左肝外叶、胆囊切除，余肝比例失调，右

肝、尾叶肥大。S_1 及右肝后叶胆管扩张，充填胆石。肝内胆管无积气。脾大 8 个肋单元。主胰管不扩张（图 1-4-8）。

增强扫描（静脉期）：门静脉呈海绵样变（图 1-4-9）。

【术前诊断】肝胆管结石，左肝外叶切除、胆肠鲁氏 Y 形吻合术后。S：S_1、S_6、S_7。St：右肝管。A：无。C：胆汁性肝硬化、门静脉高压症、巨脾、脾亢，门静脉海绵样变，肝肥大萎缩征（右肝、尾叶肥大）。

【手术过程】

（1）择期，Y 形切口入腹（图 1-4-10）。见：吸出草黄色腹水 200ml。腹膜无癌性结节。肝呈淤胆肝，表面呈苦瓜样，右肝、尾叶肥大，左肝外叶、胆囊已切除，肝质地硬，尾叶结石感明显。原为胆肠鲁氏 Y 形吻合术，胆肠吻合口内陷一级肝门，一级肝门静脉曲张。脾大，下极达左肋缘下 6cm。胰体部软。

（2）脾切除。游离胃大弯，敞开小网膜囊，结扎、切断脾动脉，仔细结扎、切断脾蒂。离断脾结肠韧带、脾肾韧带、脾膈韧带，移去脾（图 1-4-11）。脾血回收 700ml。

（3）做 S_1 胆管切开，经此清除 S_1 胆管及右肝后叶胆管结石：①离断左肝断面粘连带，显露 S_1 胆管结石感明显处，安置 Pringle 止血带。②"四边法"切开 S_1 胆管，切口长达 1.5cm，清除其内结石。③刮匙深入达右肝后叶胆管，小心清除其内胆石。

（4）离断原胆肠吻合口，显示右肝管狭窄，经此插入刮匙清除其内胆石，并与 S_1 胆管切口、右肝后叶胆管沟通。

（5）纤维胆道镜进一步深入右肝内胆管，清除少许胆石。

（6）完成双口鲁氏 Y 形吻合术（图 1-4-12）：①切除原桥襻近段 3.5cm。②先后做 S_9 胆管、肝门胆管桥襻空肠吻合，放置 12 号 T 形管于肝门胆管-桥襻空肠吻合口。

（7）逐层关腹。

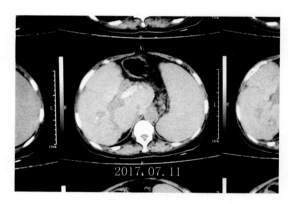

图 1-4-8　CT：尾叶、右肝后叶胆管扩张、充填胆石脾肿大

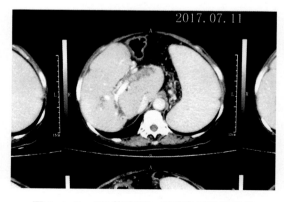

图 1-4-9　CT 静脉期：门静脉呈海绵样变

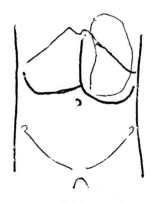

图 1-4-10　手术切口示意图

手术历时 6 小时，失血约 300ml，生命体征平稳，安返回房。手术示意图见图 1-4-13。

【术后诊断】 肝胆管结石，左肝外叶切除、胆肠鲁氏 Y 形吻合术后。S：S_1、S_6、S_7。St：右肝管。A：无。C：胆汁性肝硬化、门静脉高压症、巨脾、脾亢，门静脉海绵样变，肝肥大萎缩征（右肝、尾叶肥大）。

【实施手术】 改良双口盆式鲁氏 Y 形吻合术。

【术后】 无肝功能不全、无胆漏、无出血，恢复平顺。术后第 8 天复查 CT，无胆石残留。血小板 $158×10^9/L$，白细胞 $6.47×10^9/L$。

【难点与创新】

（一）难点

（1）胆石分布于肥大的 S_1 和 S_6、S_7 肝内，该肝不能切除。

（2）胆管狭窄位于一级肝门，而其周围布满曲张静脉。

（3）肝肥大萎缩，肥大的肝内胆管堆积胆石。

（4）胆汁性肝硬化、门静脉高压、巨脾、脾功能亢进。

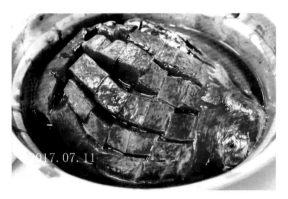

图 1-4-11 脾标本

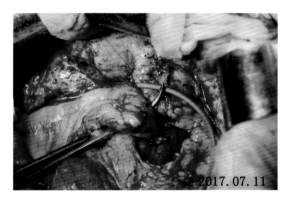

图 1-4-12 弯钳通过两吻合口间

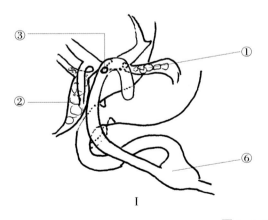

I

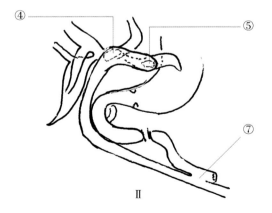

II

图 1-4-13 手术示意图

I.术前；II.术后

注：①S_1 胆管结石；②右肝后叶胆管；③胆肠吻合口；④肝门胆管盆；⑤尾叶（S_1）胆管 - 桥襻空肠吻合口；⑥反流"小胃"；⑦空肠、桥襻侧 - 侧吻合口

（5）梗阻性黄疸持续 1 年，波动不明显，而 PA、CHE 低，γ-Gt、ALP 明显升高，术后易致肝功能或肝肾功能不全，一般不主张手术。

（二）创新

（1）切除巨脾。经尾叶胆管途径入肝，配合纤维胆道镜取石，降低手术创伤，减少出血。

（2）改良双口盆式鲁氏 Y 形吻合术。

（三）外科手术技巧

（1）尾叶胆管途径清除肝内胆管结石。施行时宜注意以下几点：①离断左肝断面的粘连带，显现尾叶胆管。②"四边法"切开尾叶胆管，逐渐延长切口，本例达 1.5cm。③利用胆道刮匙，配合胆道镜，清除胆石。

（2）改良双口盆式鲁氏 Y 形吻合术。施行时注意以下几点：①结扎、切断至桥襻空肠胆管吻合口系膜血管。②利用 Pringle 止血带控制入肝血流。③在胆肠吻合口上切断胆肠吻合口。④钳夹、切除近段桥襻空肠 3.5cm。⑤"四边法"扩大胆管吻合口，从 0.5cm 达 2cm。⑥游离桥襻空肠，切断原空肠 – 桥襻空肠反流"小胃"，做结肠肝曲系膜戳孔，经此引桥襻空肠达一级肝门，做空肠与桥襻空肠侧 – 侧吻合。⑦先后完成桥襻空肠 – S_9 胆管吻合、桥襻空肠 – 肝胆管吻合。

病例 63：肝胆管结石，并胆汁性肝硬化、门静脉高压，施肝方叶切除、逆行经肝圆韧带途径，改良盆式鲁氏 Y 形吻合术

患者，女，43 岁。间发右上腹痛 10 多年，再发 10 天。2010 年，诊为"脾亢"，在外院施"脾切除"。2013 年，诊为"肝胆管结石"，在外院施"OC ＋ T 形管引流"。术后先后做经皮胆道取石 14 次，每次能取出 2 ～ 3 粒黄豆大小胆石。

T 36.5℃，P 70 次 / 分，R 20 次 / 分，BP 105/65mmHg。神清合作，无黄疸。心律齐、无杂音，双肺呼吸音清。腹平，浅静脉不曲张，陈旧性右上腹"反 L"形切口、右上腹肋缘下切口瘢痕各 1 条。腹壁软，剑突右下方压痛，叩击右肝区示心窝部不适。肝未触及。无胃振水音，无腹水征。双腰背部无抬举痛，双下肢正常。

WBC $7.5×10^9$/L，N 45.3%，PLT $214×10^9$/L，TBIL 26.6μmol/L，DBIL 11.2μmol/L，TP 65.8g/L，ALB 30.4g/L，AST 110.7U/L，ALT 71.2U/L，PA 54mg/L，CHE 3251U/L，C_{12} 正常。

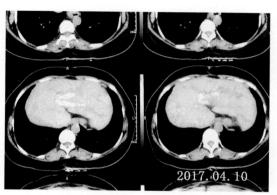

CT（2017 年 4 月 5 日，湖南省人民医院）：

平扫：肝轮廓清，表面呈大波浪样，左肝外叶、肝方叶肥大。肝内外胆管中度扩张，尤以左肝外叶胆管扩张为著，其内充满大量颗粒样胆石（图 1-4-14），距第二肝门近。胆囊、脾未见，胰管不扩张。

增强扫描（静脉期）：肝横裂充填曲张静脉，左肝前纵沟深宽（图 1-4-15）。

【术前诊断】 肝胆管残留结石。S：S_2、S_3、S_1、S_5、S_6、胆总管。St：左肝管（末端）。A：无。C：胆汁性肝硬化、门静脉高压症、

图 1-4-14　CT：左肝内胆管扩张，充填胆石

肝十二指肠韧带静脉曲张，肝肥大萎缩征（左肝外叶、肝方叶肥大，右肝萎缩）。

【手术过程】

（1）择期，取 Y 形切口入腹（图 1-4-16）。见：无腹水，腹膜上无癌性结节，横结肠以上腹内广泛膜性粘连，大网膜静脉轻度曲张。肝呈棕红色，表面尚光整，左肝肥大、右肝萎缩，未见肝圆韧带，前纵沟被掩盖、消失。肝十二指肠韧带、肝横沟示曲张静脉。胆囊已切除，脾已切除，胰头质软。

（2）以超声刀、双极电凝钳夹、离断肝周粘连带，显露、游离肝及肝十二指肠韧带，安置肝十二指肠韧带之 Pringle 止血带，但寻找左前纵沟困难。

（3）笔者洗手上台，扪触发现肝圆韧带。Pringle 止血带阻断入肝血流 15 分钟，游离、显露肝圆韧带，切断肝桥，钳夹、切断 S_{4-b} 脉管，显现左肝内叶胆管，其内径约 1.0cm，其内积石及脓性胆汁。左肝前纵沟得以充分敞开。

（4）切除肝方叶，阻断入肝血流 16 分钟，钳夹、切除肝方叶，左肝管露于术野。

（5）顺肝圆韧带途径，逆行、"四边法"，以门静脉钳钳夹、引导，逐步切开左肝管、肝总管，充分解除左肝管末端狭小。左肝外叶胆管、左肝外上段及下段胆管口、右肝管口、肝总管口显露于术野，直视下清除各肝内胆管结石（图 1-4-17）。切开左肝管内径 0.6cm，长达 3.5cm，左肝末端狭窄环内口 0.3cm。

（6）经右肝管插入胆道刮匙入右肝前、后叶上、下胆管及肝外胆管，取出胆石 10 颗。配合使用纤维胆道镜进一步察看肝内各胆管，未见胆石。

（7）拼合组成肝胆管盆，内径 3cm（图 1-4-18）。

（8）切取桥襻空肠长约 35cm，完成改良盆式鲁氏 Y 形吻合术（图 1-4-19）。

（9）清点器械、敷料无误，放置温氏孔右侧腹腔引流管，逐层关腹。

手术历时 5.8 小时，失血量 200ml，取出胆色素性结石 25g（图 1-4-20）。生命体征平稳，安返回房。手术示意图见图 1-4-21。

【术后诊断】 肝胆管残留结石。S：S_2、S_3、S_1、S_5、S_6、胆总管。St：左肝管（末端）。A：无。C：胆汁性肝硬化、门静脉高压症、肝十二指肠韧带静脉曲张，肝肥大萎缩征（左肝外叶、肝方叶肥大，右肝萎缩）。

【实施手术】 肝方叶切除，改良肝胆管盆式鲁氏 Y 形吻合术。

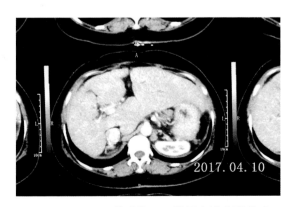

图 1-4-15　CT 静脉期：肝横裂充满曲张静脉

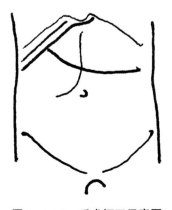

图 1-4-16　手术切口示意图

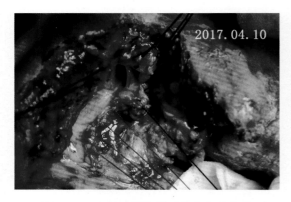

图 1-4-17　经肝圆韧带途径切开左肝管

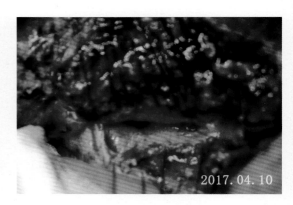

图 1-4-18　肝胆管盆

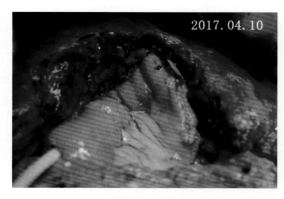

图 1-4-19　肝胆管盆与桥襻空肠吻合

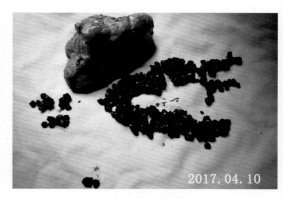

图 1-4-20　肝方叶、结石

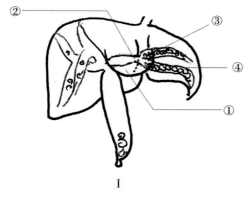

Ⅰ

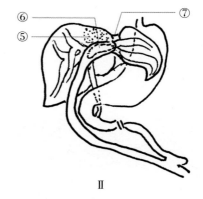

Ⅱ

图 1-4-21　手术示意图

Ⅰ. 术前；Ⅱ. 术后

注：①肥大肝方叶；②左肝管末端狭窄；③左肝外叶上段；④左肝外叶下段；⑤肝方叶断面；⑥肝胆管盆；⑦左肝前纵沟

【术后】无胆漏、出血，恢复平顺，复查 CT 无胆石残留。

【难点与创新】

（一）难点

（1）胆汁性肝硬化、门静脉高压症、脾亢，施行过脾切除。

（2）由于肝胆管结石，既往施行过 OC、T 形管引流、14 次经 T 形管瘘管取石。

（3）肝胆管结石，肝内胆石位于左肝外叶上、下段，距第二肝门位置近。

（4）肝胆管结石并肝肥大萎缩征，而且左肝肥大、肝方叶肥大，掩盖左肝管。

（5）肝横裂充满曲张静脉，行常规途径无法进达肝内胆管。

（二）创新

（1）Y 形切口入腹。

（2）切除肝方叶，经逆行肝圆韧带途径切开左肝管，组成肝胆管盆，直视下清除肝内胆管结石。

（3）施改良盆式鲁氏 Y 形吻合术。

（三）外科手术技巧

（1）左前纵沟的发现与敞开。本例由于过去施行过胆囊切除、胆总管 T 形管引流、肝圆韧带切除，加之左肝、肝方叶肥大、粘连，致使左前纵沟消失。笔者寻找的方法为：①循肝镰状韧带基部触及肝圆韧带窝，进一步探查而发现。②切断肝桥。③沿肝方叶基部找到左肝管。

（2）左肝管的发现、切开：①阻断入肝血液，钳夹、切除肝方叶，意外发现 S_{4-b} 胆管。②通过 S_{4-b} 胆管，发现左肝管。③止血钳伸入左肝管内，逆行切开左肝管。

（3）拼合组成肝胆管盆。

病例 64：残留肝胆管结石、左肝管缺如、多级胆管狭窄、胆汁性肝硬化、门静脉海绵样变、胆管壁静脉曲张，施改良盆式鲁氏 Y 形吻合术

患者，男，61 岁。胆总管探查大出血，T 形管引流术后 3 个月。3 个月前，诊为"肝胆管结石"入住当地医院，施开腹胆道探查，结果由于大量曲张静脉破裂，出血 3500ml，仓促放置 T 形管引流，而结束手术，介绍来我院。

T 37.1℃，P 90 次 / 分，R 20 次 / 分，BP 124/70mmHg。神清合作，皮肤、巩膜无黄染。心律齐，无杂音。双肺呼吸音清。腹平，浅静脉不曲张，示经右上腹腹直肌切口瘢痕 1 条，长约 13cm。腹壁软，肝、胆囊及脾未触及，剑突右下方压痛，叩击右肝区示心窝部疼痛，胃无振水音，腹水征（－）。脊柱、四肢正常。

WBC $3.38×10^9$/L，N 69.9%，PLT $81×10^9$/L，TBIL 11.9μmol/L，DBIL 5.3μmol/L，TP 51.3g/L，ALB 32.5g/L，AST 42.9U/L，ALT 22.1U/L，PA 199mg/L，CHE 5517U/L，CA_{19-9} 11.7kU/L，PT 11.7s，APTT 34s，TT 17.1s。

CT（2018 年 3 月 7 日，湖南省人民医院）：肝轮廓清，表面光整，左肝肥大、右肝萎缩。左肝管、左肝外叶上下段胆管扩张（图 1-4-22），右肝后叶胆管亦扩张（图 1-4-23）。脾大 8 个肋单元。增强扫描示肝十二指肠韧带静脉明显曲张，包裹胆管，静脉最粗直径达 2cm（图 1-4-24）。T 形管横臂于胆总管内，胆总管内径约 1.8cm。扩张之肝内、外胆管均

充填胆石。左肝管口狭窄。

【术前诊断】残留肝胆管结石，胆道 T 形管引流术后。S：S$_2$、S$_3$、S$_4$、左肝管、右肝管、右后叶胆管、S$_9$、胆总管。St：左肝管。A：无。C：胆汁性肝硬化、门静脉高压症、门静脉海绵样变、胆管壁静脉曲张。

【手术过程】

（1）转入我院后，T 形管引流不畅，黄疸为中度（TBIL 175μmol/L，DBIL 113μmol/L）。立即做右肝内胆管 PTCD，胆汁量 350 ～ 300ml/ 天，黄疸逐渐降退，并同时做高压氧舱治疗。术日晨给予亚胺培南 1g。

（2）择期，平仰卧位，取右上腹"反 L"形切口入腹。见：无腹水。腹膜上无癌结节，但示静脉曲张。肝色泽棕红、左肝肥大、右肝萎缩。左肝前纵沟敞开。肝方叶肥大，其基部一示指大小静脉球相连。肝十二指肠韧带被曲张静脉包绕，最大者外径达 2cm（图 1-4-25）。肝外胆管外径约 1.5cm，壁厚，边界欠清。仔细扪触左肝管、左肝内叶胆管、胆总管明显结石感，T 形管位于其内。胆囊未见。胰头不大，质地软，体尾上缘布满曲张静脉。脾下极近左肋缘。腹腔干动脉周无肿大淋巴结。

（3）安置 Pringle 止血带，先后穿刺胆总管、左肝管 4 处，均获血液。

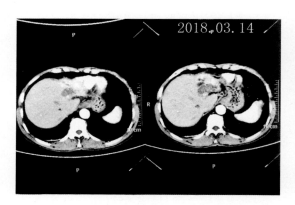

图 1-4-22　CT：左肝外叶胆管扩张，充填胆石

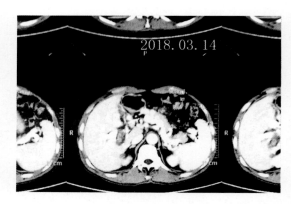

图 1-4-23　CT：左 T1/4 区示右肝后叶胆管囊状扩张

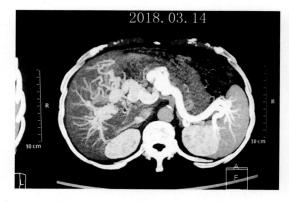

图 1-4-24　CT 静脉期：门静脉海绵样变

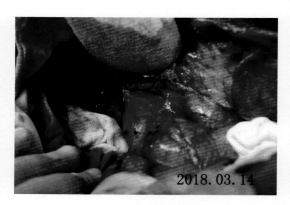

图 1-4-25　肝十二指肠韧带静脉曲张

（4）顺行肝圆韧带途径，切开左肝内叶胆管及左肝外叶、内叶胆管口。

①游离肝圆韧带，扪触左肝前纵沟右侧获结石感，穿刺获黄色胆汁。"四边法"予以切开（图1-4-26），并逐步延长切口达左肝内叶胆管、左肝管汇合处，直视下清除其内胆石。

②仔细剥离肝方叶基部曲张静脉球，显现"左肝管"。"四边法"切开"左肝管"，壁厚约0.2cm，壁内静脉曲张，以5-0 Prolene线缝扎。

③发现左肝管缺如，左肝内叶胆管汇入左肝外叶胆管，其胆管口内径约0.8cm。"四边法"做左肝内叶、外叶胆管口内吻合，其吻合口长约1.5cm（图1-4-27）。直视下清除左肝内叶胆管内结石及左肝外叶上下段胆管结石。

（5）切开肝总管，解除左肝管口狭窄：①切开T形管瘘管，仔细拔除T形管。②长弯钳伸入肝总管达"左肝管"口，"四边法"逐一切开胆管前壁，缝扎胆管壁内曲张血管，直至完全切开狭窄左肝管口，其内径约0.6cm。肝总管内径约1.5cm，示多处蚓状曲张静脉（图1-4-28）。③直视下清除肝外胆管、右肝后叶胆管及右尾叶胆管结石（图1-4-29），并配合纤维胆道镜检查取石。

（6）提取桥襻空肠，完成改良盆式鲁氏Y形吻合术：①由于胆管壁内静脉曲张及胆管周曲张静脉，未横断胆总管。②拼入邻近胆管壁切缘，组成肝胆管盆，内径5cm。③桥襻空肠长约40cm，经结肠肝曲系膜戳孔达肝胆管盆。④桥襻空肠、肝胆管盆缝合，未放置引

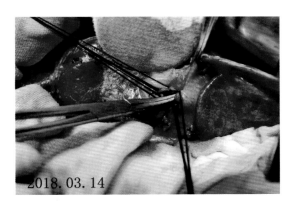

图1-4-26　长弯钳顶起处为左肝管

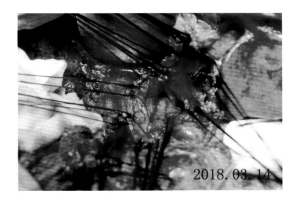

图1-4-27　左肝内叶、外叶胆管内吻合口

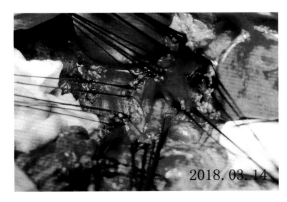

图1-4-28　肝总管内壁静脉呈蚓状扩张

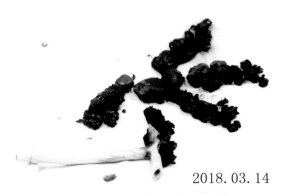

图1-4-29　胆石、原T形管

流管。⑤空肠、桥襻空肠侧－侧吻合。

（7）关腹。

手术历时 5 小时，失血量约 150ml，取出胆石 35g。术后生命体征平稳，安返回房。手术示意图见图 1-4-30。

【术后诊断】残留肝胆管结石，胆道 T 形管引流术后。S：S₂、S₃、S₄、左外叶胆管、LEBD、右后叶胆管、S₉、胆总管。St：左肝管。A：左肝管缺如。C：胆汁性肝硬化、门静脉高压症、门静脉海绵样变、胆管壁静脉曲张。

【实施手术】顺行经肝圆韧带途径切开左肝内叶胆管、左肝管，左肝内、外胆管内吻合，HCD、BCD，施行改良盆式鲁氏 Y 形吻合术。

【术后】无胆漏、出血、肝功能不全等并发症，恢复平顺，无胆石残留。

【难点与创新】

（一）难点

本例为肝胆管结石、左肝管缺如、左肝内叶胆管口狭窄、左肝外叶胆管狭窄，并胆汁性肝硬化、门静脉高压症、门静脉海绵样变、胆管壁静脉曲张，属于世界医学难题，文献中无类似病例报道。此次手术的成功来之不易，克服了许多难点。

难点在于：

（1）肝胆管弥散结石。

（2）左肝外叶胆管口狭窄，左肝内叶胆管汇入左肝外叶胆管。

（3）合并胆汁性肝硬化、门静脉高压症、门静脉海绵样变、胆管壁内静脉曲张，而且曲张的血管覆盖、包裹肝外胆管及左肝管，难度非常大。

（4）3 个月前切开胆总管失血量达 3500ml。

（5）常用的逆行肝圆韧带途径对本例无用。

（二）创新

顺肝圆韧带途径切开左肝内叶胆管，左肝内、外胆管内吻合，拔除原 T 形管，逆行"四边法"切开胆总管、肝总管及左肝内叶胆管口，直视下清除各肝内、外胆管结石，完成改良盆式鲁氏 Y 形吻合术，而失血量仅 150ml。手术历时 5 小时，术后恢复平顺，无残石，创造了医学史上又一奇迹。

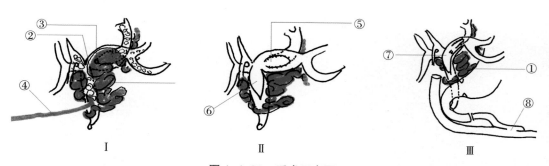

图 1-4-30　手术示意图

Ⅰ．术前；Ⅱ．胆管切开后；Ⅲ．术后

注：①曲张静脉；②左肝外叶胆管口狭窄；③左肝内叶胆管；④T 形管；⑤左肝内叶胆管内吻合；⑥肝总管切开；⑦肝胆管盆；⑧空肠、桥襻空肠侧－侧吻合

（三）外科手术技巧

（1）沟通温氏孔，安置 Pringle 止血带。沟通温氏孔直视下以卵圆钳分离。

（2）入肝途径有 14 种，本例怎样入肝，是手术能否施行的关键。经过仔细术前阅片及术中所见，最终反其道行之，破常规经顺行肝圆韧带途径首先切开左肝内叶，而逐渐延长切口，入肝。另外拔除原 T 形管，用大弯钳伸入胆管作引导，"四边法"切开肝外胆管及左肝内叶胆管口狭窄，全部敞开肝门，达肝。注意"四边法"用的针线一律为 5-0 或 4-0 Prolene 线。

（3）分离一级肝门、肝外胆管前壁外的曲张血管。

肝硬化、门静脉海绵样变，侧支静脉的建立是自然分流的结果，这些侧支不宜一一结扎、切断。一般来说，位于左肝管、肝总管前方的曲张静脉与胆管壁多数有"粘连"，可以分离。

（4）肝胆管盆。一般宜先横断胆总管，其后将邻近胆管切缘拼合，组成肝胆管盆。但本例静脉过度曲张，故未横断胆管，亦未做胆管内壁的缝断。

病例 65：肝炎后肝硬化、门静脉高压症，合并胆石、AOSC，施背驼式原位肝移植

患者，男，45 岁。上腹痛、黄疸 6 天。乙肝史 15 年，糖尿病 7 年。

T 37℃，P 73 次 / 分，R 20 次 / 分，BP 120/70mmHg。神清合作，重度黄染，全身皮肤散在出血点。心律齐，双肺呼吸音低，无啰音。腹部胀满，呈蛙腹征，浅静脉不曲张，无胃肠型。腹壁软，肝、胆囊、脾未触及，Murphy 征（+），剑突右下方压痛，叩击右肝区示心窝部不适。无胃振水音，腹水征（+）。双下肢凹陷性水肿。

WBC 3.15×10^9/L，N 73.4%，PLT 25×10^9/L，Hb 127g/L，血型 A，TBIL 575μmol/L，DBIL 394.3μmol/L，TP 52.5g/L，ALB 26.5g/L，AST 43.9U/L，ALT 21.6U/L，AFP 正常，ALP 26.5U/L，γ–Gt 52.5U/L，PA 21mg/L，CHE 2413U/L，GLU 8.7mmol/L，AMY 68.7U/L。

胃镜：食管下段静脉曲张。

B 超：胆总管内径约 1.5cm，远端胆石约 0.5cm×0.4cm。胆囊大约 7cm×3cm，壁厚，多发结石。脾大 8 个肋单元。中等量腹水。

CT（2018 年 2 月 21 日，湖南省人民医院）：肝轮廓清，表面不平（图 1-4-31），左肝肥大、右肝萎缩，肝实质内无异常密度及强化灶。门静脉内径 1.9cm，脐静脉（图 1-4-32）、胃周、食管下段及周围静脉曲张。肝内胆管不扩张，无胆石、积气。胆总管远端示一胆石，直径约 0.5cm。胆囊壁厚、水肿，多个胆石（图 1-4-33）。腹水量中等。

【术前诊断】肝炎后肝硬化、门脉高压症（脾亢、食管静脉曲张、腹水）、结石性胆囊炎、胆总管结石、AOSC，糖尿病。

【手术过程】

（1）急症，平仰卧位，取上腹"倒 T"形切口（图 1-4-34）入腹。见：草黄色清亮腹水约 2000ml。腹膜上无癌性结节，大网膜静脉轻度曲张，脐静脉外径达 1.5cm。肝表面呈苦瓜皮样，棕褐色（图 1-4-35）。左肝肥大，右肝萎小，肝质地坚硬如石。胆囊水肿，黄白色，壁厚，囊内可及胆石。胆总管外径 1.5cm。肝十二指肠韧带肥厚，布满曲张静脉，无癌性淋巴结。肝胃韧带、第二肝门周静脉曲张。脾大，下极平脐。胰头不大，质地稍硬。

（2）供肝取回后，立即修肝（图1-4-36）。

（3）"下肝"：①钳夹、切断肝圆韧带。②解剖肝十二指肠韧带，显现门静脉：显现、游离、结扎肝固有动脉。显现肝总管，予以钳夹、切断、结扎。显现、裸露门静脉，外径约2cm、长约6cm（图1-4-37）。③解剖第二肝门，显现、游离肝上、下腔静脉。离断肝镰状韧带。钳夹、切断、结扎肝上、下腔静脉周围纤维结缔组织（图1-4-38）、曲张静脉，

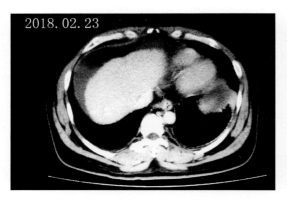

图1-4-31　CT：肝表面不平，有腹水

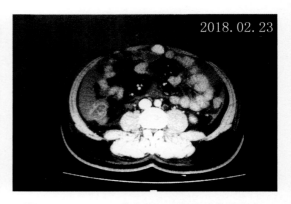

图1-4-32　CT：腹白线下光团为脐静脉曲张

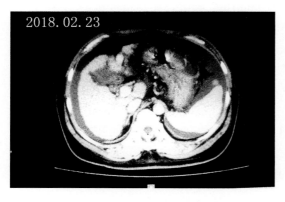

图1-4-33　CT：胆囊壁厚、水肿

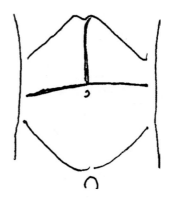

图1-4-34　手术切口示意图

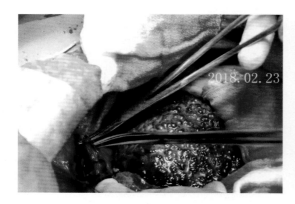

图1-4-35　肝呈苦瓜皮样

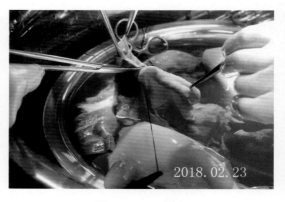

图1-4-36　修肝

显现肝上、下腔静脉，外径 2.1cm、长约 2.5cm。④游离肝后下腔静脉。先后做肝上下、肝下下腔静脉套带。逐一钳夹、切断肝后下腔静脉右侧后方纤维结缔组织、曲张静脉。手指沟通肝后腔静脉后方间隙至腔静脉左后方，逐一钳夹、切断纤维结缔组织、曲张静脉，完全沟通肝后腔静脉后方。此阶段失血量达 2500ml，予以回收、净化、回输。⑤切除病肝。依序先后钳夹、切断门静脉、肝下下腔静脉、肝上下腔静脉，移除病肝（图 1-4-39），做肝床彻底止血。

（4）"上肝"（植肝），无肝期 54 分钟：①移供肝入术野。②先后依序做供、受体肝上下腔静脉（图 1-4-40）、肝下下腔静脉（图 1-4-41）、门静脉吻合（图 1-4-42），缝线为 5-0 ～ 7-0 Prolene 线，做"二点法"连续、外翻缝合。此间推注泼尼龙。③松去止血钳，吻合口无漏血。以 37℃ 温盐水浸泡肝，瞬间肝色泽棕红（图 1-4-43），约 5 分钟后见胆管溢出胆汁。④结扎受体胃十二指肠动脉，做供、受体肝固有动脉吻合，历时 20 分钟。⑤胆管吻合，T 形管放置。清除胆总管远端胆石，胆管远端通畅。切除胆囊。做胆管端-端吻合，放置 14 号 T 形管，直臂经胆总管另戳孔引出（图 1-4-44），注水测试无胆漏、出血。

（5）关腹。彻底止血，哪怕是细小出血点。温盐水冲洗清洁术野，放置腹腔引流管、T 形管，清点器械、敷料无误，逐层关腹。

手术历时 7 小时，术中输浓缩红细胞 18U、白蛋白 40g、血小板 3U。

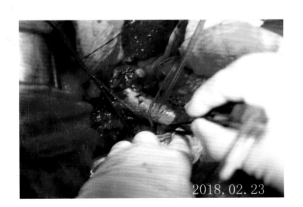

图 1-4-37　显露、游离门静脉

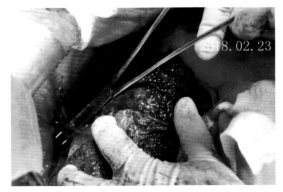

图 1-4-38　游离肝周粘连

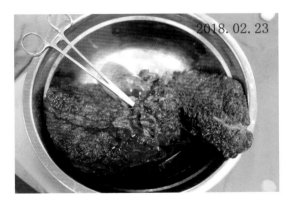

图 1-4-39　切除病肝

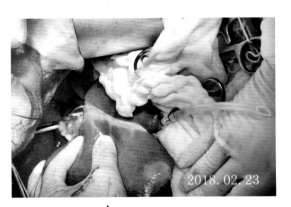

图 1-4-40　受体、供体肝上下腔静脉吻合

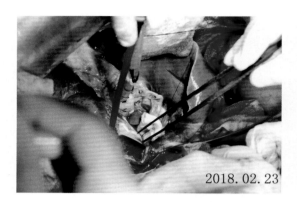

图 1-4-41　供、受体肝下下腔静脉吻合

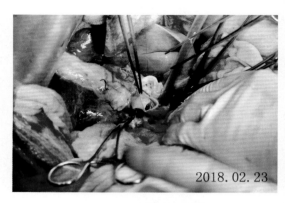

图 1-4-42　供、受体肝门静脉吻合

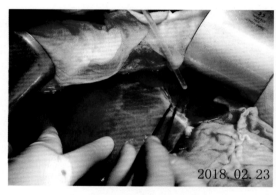

图 1-4-43　供肝血供良好

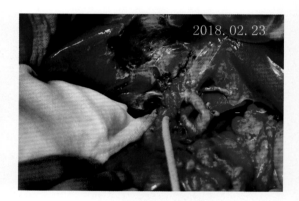

图 1-4-44　T 形管放置于胆总管

【术后诊断】肝炎后肝硬化、门静脉高压症（脾亢、食管静脉曲张、腹水），结石性胆囊炎、胆总管结石、AOSC，糖尿病。

【实施手术】背驼式全肝原位移植术。

【术后】术后黄疸迅速下降，腹水消退，胆汁引流 50～300ml/d，无感染、出血等并发症，恢复平顺。

【难点与创新】

（一）难点

肝移植是复杂的腹部手术，本例具有以下难点：

（1）肝炎后肝硬化、门静脉高压症（脾亢、腹水、食管静脉曲张）。除此，尚存在脐静脉（直径达 1.5cm）、胃周静脉及奇静脉、半奇静脉曲张。

（2）肝十二指肠韧带静脉曲张。

（3）胆总管结石并 AOSC，重度黄疸（TBIL 575μmol/L，DBIL 394.3μmol/L）。

（4）凝血功能不佳，PLT 25×10^9/L。

（5）糖尿病。

（二）创新

（1）肝下下腔静脉吻合时不放血。

（2）胆管吻合，放置 T 形管，其直臂经胆总管右侧壁另戳孔引出。

（三）外科手术技巧

胆管吻合（图 1-4-45）。本例采用方式宜注意以下几点：①"二点法"做胆管吻合。②缝线采用 5-0 Prolene 线。③先缝合吻合口后壁。④做胆管远段右后壁戳孔，引入丝线，将 T 形管直臂引出胆管腔外。⑤同法缝合关闭胆管前壁。⑥注水测试，排除胆漏。

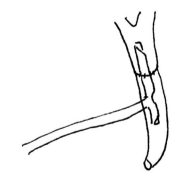

图 1-4-45　胆管吻合、T 形管放置示意图

病例 66：肝胆管结石、AOSC，并十二指肠应激性溃疡、出血性休克，施胃十二指肠动脉结扎、胃次全、十二指肠"三合一液"湿敷

患者，男，65 岁。反复右上腹痛 40 年，加重 7 天。

T 38.5℃，P 133 次 / 分，R 27 次 / 分，BP 108/60mmHg。神清合作，皮肤、巩膜重度黄染。心律齐、无杂音，右肺背少许湿啰音。腹平，浅静脉不曲张，无胃肠型。右上腹肌紧张，剑突右下方压痛明显，右肝区叩击示右上腹剧痛，腹水征（-），肠鸣音弱。双下肢无水肿。

WBC $35.3×10^9$/L，N 93.6%，TBIL 356μmol/L，DBIL 274μmol/L，TP 54g/L，ALB 32.3g/L。

CT：肝轮廓清，表面光整。肝内、外胆管明显扩张。胆总管（图 1-4-46）、右肝后叶（图 1-4-47）充填大量胆石。无门静脉海绵样变。脾大 6 个肋单元。

入院诊断：肝胆管结石并发 AOSC、胆汁性肝硬化、门静脉高压。立即施 PTCD，胆汁为墨绿色，450 ～ 350ml/d，持续 20 天，黄疸有所下降，TBIL 95μmol/L，DBIL 68μmol/L。至近 3 天，每日便血、休克，而施"胆总管探查、T 形管引流、十二指肠溃疡修补"。术后开始 2 天未再便血，血红蛋白 105g/L，但今日再次便血 1500ml/d，再次休克。介入科施胃十二指肠动脉栓塞，无效。CT 示右肝后叶、胆总管仍有少许胆石，十二指肠空肠内积血（图 1-4-48）。

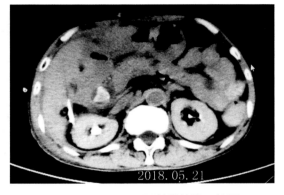

图 1-4-46　CT：胆总管扩张、结石

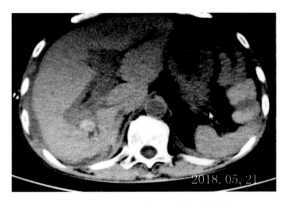

图 1-4-47　CT：右肝后叶胆管结石

T 36.8℃，P 146 次 / 分，R 27 次 / 分，BP 56/30mmHg。神清，面色苍黄。心律齐，右肺背部少许细湿啰音。腹稍胀满，未见肠型，右上腹壁稍紧张，有压痛。腹水征明显。腹腔引流管、T 形管未见血液，胃管少许淡咖啡色液体。

【术前诊断】肝胆管结石、AOSC，胆道探查、T 形管引流、十二指肠溃疡修补术后。S：S₆、胆总管。St：胆总管（出口，相对）。A：无。C：十二指肠溃疡出血，失血性休克、贫血；AOSC，并应激性肠炎、出血。

【手术过程】

（1）笔者决定立即再次急症手术。

平仰卧位，拆开原切口缝线，入腹。见：腹水量约 1500ml，草黄色。肝色泽棕红，表面光整，形态、比例无明显失衡。胆总管外径约 2cm，胆管 T 形管口周组织灼伤、坏死，未见胆漏、出血。胃壁厚，胃腔扩大，幽门水肿、肥厚。原十二指肠球部溃疡修补处缝线松，十二指肠球部、降部及水平段肿大，横径达 6cm（图 1-4-49）。空肠、结肠亦胀大，示积血。胃十二指肠动脉外径达 0.3cm，搏动有力。

（2）显现胃十二指肠动脉，以 4 号丝线双重结扎。

（3）胆总管探查，胃次全切除：①拆除原 T 形管，取出胆总管结石及右肝后叶胆管残石，以"三合一液"冲洗，无出血，胆总管远端通过 6 号胆道扩张器。换置 16 号 T 形管，注水无胆漏、出血。②"斑氏法"施胃大部切除，放置 14 号长臂 T 形管，长臂放置于输入肠襻。此间见输入肠襻不断涌血，十二指肠膨胀，外径达 6cm。

（4）切开十二指肠探查，放置 T 形管：①拆除原十二指肠溃疡缝合线，并延长切口达 3cm，见十二指肠腔内涌血，立即以"三合一液"纱布湿敷、压迫 1 分钟，止血。②切开十二指肠降部，切口长 4cm，取出血凝块约 250ml。同样用"三合一液"纱布湿敷、压迫，1 分钟后同时去除十二指肠内纱布垫，未见继续出血。直视未见十二指肠腔内有肿瘤，再用"三合一液"纱布垫填塞 10

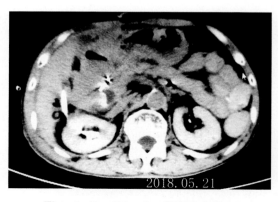

图 1-4-48　CT：十二指肠腔内积血

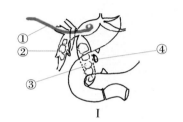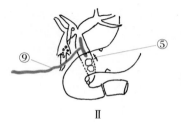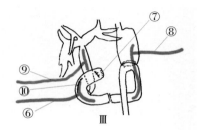

图 1-4-49　手术示意图

Ⅰ. 术前；Ⅱ. 第一次手术；Ⅲ. 第二次手术

注：①PTCD 导管；②右肝后叶胆管结石；③胆总管结石；④十二指肠溃疡穿孔；⑤十二指肠溃疡穿孔修补；⑥十二指肠造瘘；⑦十二指肠残端；⑧胃造瘘管；⑨T 形管；⑩十二指肠切口缝闭

分钟，未见出血。③放置 14 号 T 形管于十二指肠腔，以 4-0 Prolene 线连续、纵行、内翻缝合，注水测试无漏、无出血。

（5）减张缝合，关腹。放置温氏孔右侧乳胶引流管。

手术历时 4 小时，失血量约 500ml。术后输注浓缩红细胞 6U、血蛋白 6U、冻干血浆 3U，送 ICU。手术示意图见图 1-4-49。

【术后诊断】肝胆管结石并 AOSC，胆道 T 形管引流、十二指肠溃疡修补术、胃十二指肠动脉介入栓塞后。S：S₆、胆总管。St：胆总管（出口，相对）。A：无。C：AOSC，并应激性十二指肠炎、出血、失血性休克、贫血，十二指肠球溃疡、穿孔，胆汁性肝硬化。

【实施手术】胃十二指肠动脉结扎、胆总管探查、T 形管换置、胃次全、毕Ⅱ式重建消化道、腹膜腔引流术。

【术后】未再出血，无胆漏、十二指肠漏及胃漏，恢复平顺。

【难点与创新】

（一）难点

（1）患者高龄，肝胆管结石病史长达 40 年，合并右肺部感染。

（2）肝胆管结石主要分布在肝外胆管及右肝后叶胆管，右肝后叶胆管结石难于急症下取净。

（3）肝胆管结石并发 AOSC，并发应激性十二指肠炎、出血、休克、贫血，已施行过溃疡穿孔修补，加之十二指肠球部水肿、幽门梗阻，局部手术处理难度大。

（4）已使用施他林、埃索美拉唑镁肠溶片（耐信）治疗，已做胃十二指肠动脉栓塞治疗，效果不佳。

（5）已使用广谱抗生素达 23 天，易致二重感染。

（二）创新

敢于在这种高危、高难度的状况下，施行胃十二指肠动脉结扎、胃大部切除，重新胆道探查，切开十二指肠，以"三合一液"湿纱布垫湿敷十二指肠腔内，获得救治成功。

（三）外科手术技巧

（1）重新胆总管探查。注意：T 形管直臂从胆总管右侧壁另戳孔引出，4-0 Prolene 线连续缝闭胆管切口。

（2）胃次全切除、毕Ⅱ式重建消化道：①"斑氏法"断胃。此种情况下，不宜切除十二指肠穿透溃疡。②胃窦黏膜剥离一定要到达幽门。③胃幽门离断宜用 4 号丝线做幽门括约肌"荷包"缝合后，切断结扎线上的黏膜。④以 4-0 Prolene 线做幽门环上浆肌层内翻缝合包埋。

（3）十二指肠切开、探查，"三合一液"纱布垫湿敷十二指肠黏膜。应注意以下几点：①从横结肠系膜下方，循十二指肠水平部向上钝性剥离、显露十二指肠降部。②十二指肠切开够大，充分显现十二指肠腔，直视下察看有无十二指肠乳头癌或其他出血点。③直视下塞入"三合一液"纱布垫，湿敷压迫十二指肠渗血处。④放置 14 号 T 形管做十二指肠减压。

（4）术后配合使用以下方法：①继续使用耐信、施他林。②"三合一液"经十二指肠造瘘管注入，20ml，6 小时一次。③配合中药"三七""人参"煎服。④继续使用"亚胺培南"，1g，静脉注射，8 小时一次。⑤早日做高压氧舱治疗。

病例 67：全肝结石、肝总管左右口狭窄、胆汁性肝硬化、门静脉高压症、十二指肠右侧静脉曲张，经肝圆韧带途径、胆囊床途径施改良盆式鲁氏 Y 形吻合术

患者，女，40 岁。反复右上腹痛 26 年，再发伴发热 4 天。

T 36.8℃，P 87 次 / 分，R 18 次 / 分，BP 118/70mmHg。神清合作，皮肤、巩膜轻度黄染。心、肺无明显异常。腹平，浅静脉不曲张，无胃肠型。腹壁软，肝、胆、脾未能及，剑突右下方压痛，Murphy 征（+），无胃振水音，叩击右肝区示心窝部疼痛，腹无移动性浊音。双下肢无水肿。

WBC 14.3×10⁹/L，N 79.9%，PLT 223×10⁹/L，TBIL 103μmol/L，DBIL 65.3μmol/L，ALP 339.1U/L，γ-Gt 372U/L，TP 64g/L，ALB 35g/L，PA 63.1mg/L，CHE 3825U/L。

CT（2018 年 8 月 16 日，湖南省人民医院）：肝轮廓清，表面光整，形态、比例示左肝肥大。肝内胆管中度扩张，各胆管均充填胆石（图 1-4-50）。肝外胆管 0.7cm，少许胆石。胆囊约 6cm×3.5cm，其内未见胆石。脾大 6 个肋单元。全胰管不扩张。

增强扫描（静脉期）：示右侧腹静脉曲张，门静脉尚存（图 1-4-51）。

MRCP（2018 年 8 月 18 日，湖南省人民医院）：肝内胆管中度扩张，肝总管充填胆石，肝外胆管不扩张。胆囊不大（图 1-4-52）。

【术前诊断】肝胆管结石。S：全肝。St：肝总管、左右肝管。A：无。C：胆汁性肝硬化、门静脉高压症、十二指肠区域静脉曲张，肝肥大萎缩征（左肝肥大、右肝萎缩），AOSC。

【手术过程】

（1）择期，平仰卧位，全身麻醉，"倒 T"形切口入腹。见：无腹水，大网膜上无癌性结节。十二指肠右侧示曲张静脉，粗者外径达 1.2cm。肝十二指肠韧带近一级肝门处未见曲张静脉（图 1-4-53）。肝表面光整，呈墨绿色淤胆肝，左肝肥大、右肝萎缩，肝质地较硬，结石感于左肝外叶脏面、右肝后叶脏面存在。肝外胆管外径约 0.8cm，其内有结石感。胆囊约 6cm×3.5cm，张力不大。胰头不大，质软。脾不大。腹腔动脉干周无肿大淋巴结。

（2）沟通温氏孔，安置 Pringle 止血带。

（3）仔细分离胆囊管下缘曲张静脉，顺逆结合移去胆囊。

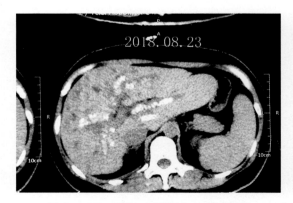

图 1-4-50　CT：左肝肥大，充填胆石

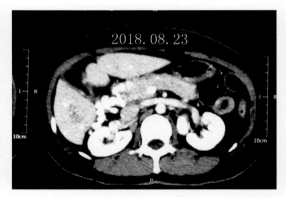

图 1-4-51　CT 静脉期：肝十二指肠韧带右侧静脉曲张

（4）"四边法"切开胆总管、肝总管，清除其内胆石。胆总管远端通过 3 号胆道扩张器。

（5）切除部分肝方叶，沿肝圆韧带途径切开左肝管口及左肝管（图 1-4-54），其内径分别为 0.3cm、1.3cm，去除其内胆石，显示左肝内叶胆管、左肝外叶胆管口无狭窄，直视下清除其内及左肝外叶上段胆管结石。

（6）经胆囊床途径切开右肝管、右肝前叶胆管、右肝前叶下段胆管（图 1-4-55），清除右肝前叶、后叶各胆管内结石。

（7）拼合组成肝胆管盆，内径达 4cm。

（8）提取桥襻空肠，完成改良盆式鲁氏 Y 形吻合术。桥襻经结肠前，长 40cm。以 4-0 Prolene 线做肝胆管盆、桥襻空肠吻合，放置 14 号 T 形管入肝胆管盆。

（9）关腹。

手术历时 3.5 小时，失血量约 50ml，取出胆石 67g（图 1-4-56）。手术示意图见图 1-4-57。

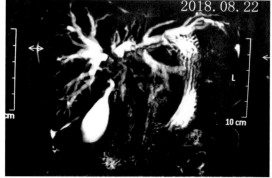

图 1-4-52　MRCP：肝内胆管扩张

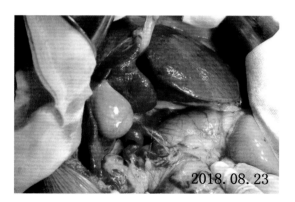

图 1-4-53　胆囊底下方示曲张静脉

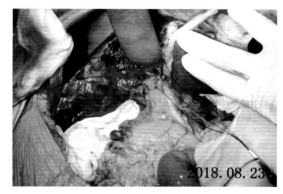

图 1-4-54　拉钩下为已切开的左肝管

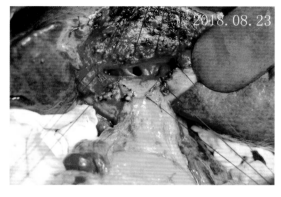

图 1-4-55　一级肝门右侧为已切开的右肝管、右肝前叶胆管

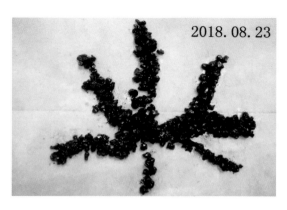

图 1-4-56　胆石树

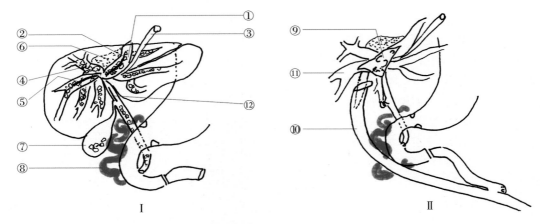

图 1-4-57　手术示意图

Ⅰ．术前；Ⅱ．术后

注：①左肝管；②肝圆韧带途径；③肝圆韧带；④右肝后叶胆管；⑤胆囊床途径；⑥肝方叶断面；⑦胆囊；⑧曲张静脉；⑨肝胆管盆；⑩桥襻空肠；⑪右肝前叶胆管；⑫胆总管途径

【术后诊断】肝胆管结石。S：全肝。St：肝总管、左右肝管。A：无。C：胆汁性肝硬化、门静脉高压症、十二指肠区域静脉曲张，肝肥大萎缩征（左肝肥大、右肝萎缩），AOSC。

【实施手术】经肝圆韧带途径、胆囊床途径及胆总管途径完成改良盆式鲁氏 Y 形吻合术。

【术后】第 2 天肛门排气，并进食，第 3 天起床活动，恢复平顺。

【难点与创新】

（一）难点

（1）全肝弥漫性胆石，胆管仅中度扩张，肝总管、左肝管及右肝前叶胆管狭窄。

（2）左肝肥大、右肝萎缩。

（3）胆汁性肝硬化、门静脉高压、十二指肠右侧静脉曲张。

（二）创新

采用肝圆韧带途径、胆囊床途径施行肝胆管盆式鲁氏 Y 形吻合术。

（三）外科手术技巧

（1）肝胆管盆的建立应注意以下几点：①切断肝桥，切除肝方叶，敞开肝圆韧带途径，经此途径切开左肝管口、左肝管，清除左肝内各胆管结石。②经胆囊床途径切开右肝管、右肝前叶及右肝前叶下段胆管，清除右肝前、后叶各胆管结石。③不断胆总管，拼合组成肝胆管盆。这与门静脉高压症、十二指肠降部区域性静脉曲张有关。

（2）施改良盆式鲁氏 Y 形吻合术应注意：①桥襻空肠于结肠前达肝胆管，这与十二指肠右侧区域性门静脉高压相关。②空肠、桥襻空肠为侧 – 侧吻合。

（3）胆囊切除应注意：①安置好 Pringle 止血带。②直视下分离胆囊管下缘曲张静脉，显现胆囊管。③顺逆结合移除胆囊。

第五节　肝胆管结石并胆瘘（漏）

肝胆管结石并发胆瘘（漏）常见。

（一）常见的胆瘘（漏）种类

（1）胆道消化道瘘（漏），如左肝管胃瘘、胆总管十二指肠瘘、胆囊十二指肠瘘、胆囊结肠瘘。

（2）胆道腹膜腔瘘（漏），弥漫性或局限性腹膜炎。

（3）胆道支气管瘘。

（4）胆道胸膜瘘。

（5）胆道心包瘘。

（6）胆道皮肤瘘（漏）。

（二）胆瘘（漏）的诊断

（1）临床症状、体征：由于瘘的不同致使临床症状、体征变化很大。①胆道支气管瘘，表现为咳胆汁痰，甚至端坐、呼吸困难。②胆总管十二指肠瘘，表现为反复上腹部疼痛伴以寒战、高热。③胆道腹膜腔瘘，表现为腹痛、腹膜炎。④胆道皮肤瘘，表现为皮肤瘘口漏出胆汁、胆石。⑤胆道心包瘘，表现为心率频数、心浊音界扩大，心音遥远。

（2）影像学检查：常用 CT、MRI、经瘘管胆道造影、内镜，以及钡剂、支气管胆道造影等。

（三）治疗

据情做相应手术治疗，总的来说是去除梗阻的因素。本节介绍几种常见的胆瘘的诊疗情况。

典型病例

病例 68：全肝结石，Luskade 胆管并胆囊管、肝总管瘘，施改良盆式鲁氏 Y 形吻合术

患者，女，69 岁。反复右上腹痛 20 多年，再发伴黄疸、发热 7 天。

T 36.6℃，P 74 次 / 分，R 21 次 / 分，BP 149/84mmHg。神清合作，黄疸浅。心、肺正常。腹平、软，剑突右下方压痛，叩击右肝区示心窝部疼痛。肝、脾未扪及，胆囊似可及。Murphy 征（+）。胃无振水音，腹无移动性浊音。

WBC $4.55×10^9$/L，N 63.24%，PLT $170×10^9$/L，TBIL 32.29μmol/L，DBIL 25.7μmol/L，TP 70.1g/L，ALB 37g/L，AST 49U/L，ALT 36U/L，γ–Gt 683U/L，ALP 312U/L。

CT（2017 年 2 月 23 日，外院）：肝轮廓清，表面光整，左肝外叶肥大、左肝内叶萎缩。肝内外胆管高度扩张，肝外胆管内径达 3cm，左肝管内径 2cm，各胆管充填大量胆石。胆囊约 13cm×6cm，壁不厚。主胰管不扩张，脾不大（图 1–5–1）。

MRCP（2017 年 2 月 21 日，外院）：肝内外胆管显著扩张，充填大量胆石。胆囊显著

胀大（图 1-5-2）。

【术前诊断】肝内外胆管结石。

【手术过程】

（1）择期，平仰卧位，右上腹"鱼钩"形切口入腹。见：无腹水。肝色泽棕红，表面光整，肝形态、比例无明显失衡，左肝外叶稍肥大，左肝内叶稍萎小，全肝明显结石感。胆总管外径 3cm，明显结石感。胆囊胀大，约 11cm×5cm，壁厚，胆囊三角结构欠清。胰质软，脾不大。

（2）"四边法"切开肝总管、胆总管，壁厚 0.3cm，取出肝外胆管结石约 60g。左、右肝胆管口无狭窄，其内亦充填胆石（图 1-5-3）。

（3）结扎胆囊动脉，浆膜下移除胆囊。

（4）笔者完成以下手术：①安置 Pringle 止血带。②钳夹、切断肝方叶约 3cm×2cm，显露左肝管。③直视下清除 S₂、S₃ 胆管内结石。④探查胆囊管：拆开"胆囊管"残端缝线，经此残端插入胆道扩张器，进达右肝后叶胆管。经残留"胆囊管"注水，见一"胆管口"（瘘口）出水，原胆囊管口出水。于是发现这是 Luskade 管入胆管。以 4-0 Prolene 线连续封闭残留胆囊管，经注水测试无胆漏。⑤于胆囊管口远段横断胆总管，拼合组成肝胆管盆（图 1-5-4）。

（5）切取桥襻空肠，完成改良盆式鲁氏 Y 形吻合术。

（6）逐层关腹。

手术历时 6 小时，失血量 100ml，取出胆石约 100g（图 1-5-5）。手术示意图见图 1-5-6。

【术后诊断】肝胆管结石。S：全肝。St：BCD。A：右肝管缺如，Luskade 胆管汇入胆囊管。C：Mirizzi 综合征 II 型，胆汁性肝硬化，肝肥大萎缩征（左肝外叶肥大，左肝内叶萎缩）。

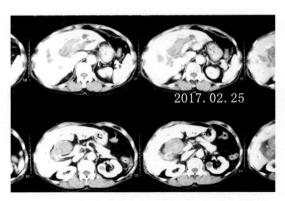

图 1-5-1　CT：肝内、外胆管扩张，充填胆石

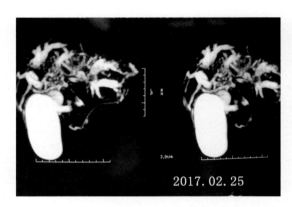

图 1-5-2　MRCP：肝内胆管扩张，充填胆石

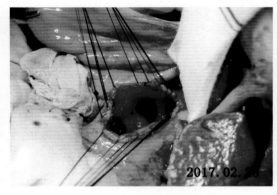

图 1-5-3　胆总管切开

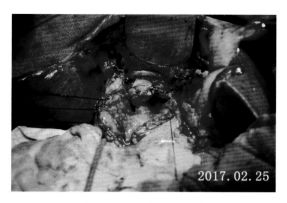

图 1-5-4 左肝管切开

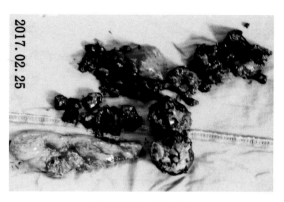

图 1-5-5 胆石树

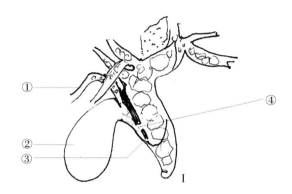

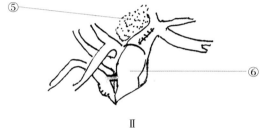

图 1-5-6 手术示意图

注：①右肝后叶下段胆管；②胆囊；③胆囊管口；④胆囊管 – 肝总管瘘；⑤肝方叶切除后断面；⑥肝胆管盆

【实施手术】改良盆式鲁氏 Y 形吻合术。

【术后】恢复平顺，无胆石残留。

【难点与创新】

（一）难点

（1）全肝结石。

（2）胆管变异，Luskade 胆管开口汇入胆囊管。

（3）Mirizzi 综合征Ⅱ型。

（4）胆汁性肝硬化。

（5）胆总管肥大、壁厚，胆管周围粘连，许多曲张的静脉。

（二）创新

经胆囊床途径、肝圆韧带途径，完成改良盆式鲁氏 Y 形吻合术。

（三）外科手术技巧

（1）采用胆囊床途径、肝圆韧带途径，充分切开左肝管、右肝前叶胆管，清除胆石。

（2）辨清 Luskade 胆管 Mirizzi 综合征Ⅱ型（图 1-5-7）。①经胆囊管口插入 3 号胆道扩张器，直接进达右肝后叶胆管。②经胆囊管残端注水，水流从瘘管、胆囊管口涌出。③插入导管进达右肝后叶下段胆管，注水，水不从肝内其他胆管流出。

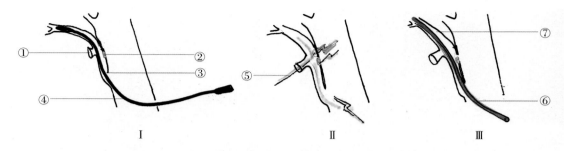

图 1-5-7　Luskade 胆管与 Mirizzi 综合征 Ⅱ 辨别示意图

Ⅰ. 胆道扩张器插入 S_6 胆管；Ⅱ. 经残留胆囊管注水测试；Ⅲ. 导管插入 S_6 胆管注水测试

注：①残留胆囊管；②胆囊管、肝总管瘘；③胆囊管口；④ 3 号胆道扩张器；⑤经残留胆囊管注水；⑥导管；⑦ Luskade 管

（3）钳夹法横断胆总管，组成肝胆管盆。

（4）改良盆式鲁氏 Y 形吻合术。

病例 69：残留肝胆管结石，施胃隔离、十二指肠瘘修补、改良盆式鲁氏 Y 形吻合术

患者，女，59 岁。反复上腹痛、寒热 41 年，多次胆道术后复发 10 天。2005 年，在当地某医院诊为"结石性胆囊炎"，施"开腹胆囊切除术"。2008 年，诊为"肝胆管结石"，在广州某医院施"胆总管探查、T 形管引流术"。2011 年，诊为"肝胆管结石"，再在当地某医院施"胆道探查、T 形管引流术"。2014 年，诊为"肝胆管结石、胆汁性肝硬化"，在某医院拟施"胆道内引流术"，但术中不慎"十二指肠破裂"而施"十二指肠修补、胃造瘘术"。

T 36.8℃，P 76 次 / 分，R 20 次 / 分，BP 106/62mmHg。神清合作，皮肤、巩膜无黄染。心律齐，双肺呼吸音清。腹平，浅静脉不曲张，右上腹多条陈旧手术切口瘢痕。腹壁软，剑突右下方压痛，叩击右肝区示心窝部不适，肝、脾未触及。无胃振水音，腹水征（-）。双下肢无水肿。

WBC $3.22×10^9$/L，N 65.6%，PLT $30×10^9$/L，TBIL 28.1μmol/L，DBIL 14.3μmol/L，TP 58.3g/L，ALB 30.9g/L，PA 77.2mg/L，CHE 3851.4U/L，ALP 361.2U/L，γ-Gt 437.5U/L，AST 96.5U/L，ALT 58.7U/L，C_{12} 正常。

CT（2016 年 11 月 1 日，湖南省人民医院）：

平扫：肝轮廓清，表面光整，左肝外叶萎缩、左肝内叶肥大。右肝后叶胆管、肝外胆管扩张，充填胆石。胆总管内径约 2.6cm（图 1-5-8）。增强扫描：门静脉圆润，无静脉曲张（图 1-5-9）。脾大 8 个肋单元。

MRCP：肝内外胆管扩张，胆总管内径约 2.6cm。右肝内胆管内径约 1cm，充填胆石（图 1-5-10）。

【术前诊断】残留肝胆管结石。S：S_6、S_7、S_9、肝总管、胆总管。St：胆总管。A：无。C：AOSC，胆汁性肝硬化、门静脉高压症，肝肥大萎缩征（左肝内叶肥大、左肝外叶萎缩）。

【手术过程】

（1）择期，高压氧舱治疗 10 天后，平仰卧位，上腹"反 L"形切口入腹（图 1-5-11）。见：无腹水。横结肠以上肝周广泛致密粘连，大网膜上静脉曲张，肝脏面粘连呈胼胝样。肝呈暗棕红色，质地硬，左肝内叶肥大，左肝前纵沟消失。右肝、结肠、胃与肝脏面粘连融合，十二指肠与一级肝门呈块状，脾下极平肋缘。

（2）以高频电刀、电凝仔细分离粘连带，分开肝胃、肝结肠粘连，离断十二指肠与一级肝门粘连，十二指肠破裂，裂孔约 1.5cm，显现肝总管，已历时 3 小时，失血量约 300ml。

（3）锐性剥离十二指肠，显现肝总管，外径达 3.5cm、长约 2cm，"四边法"横切肝总管前壁，厚约 0.3cm，清除其内胆石。

（4）显露左肝前纵沟，显现、切开左肝管，长约 2cm，"四边法"予以切开，直视下清除左肝内胆管结石。

（5）横断肝总管，胆总管远端通过 6 号胆道扩张器，以 3-0 Prolene 线连续缝闭，肝门端组成肝胆管盆，内径约 3cm。

（6）游离胃大弯，显现幽门环后壁，以柳条针 7 号丝线于幽门环 0.5cm 处 U 形交锁缝合、结扎。

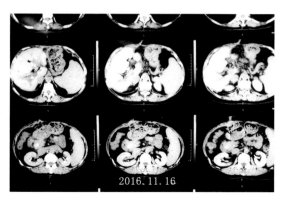

图 1-5-8　CT：胆总管重度扩张，充填胆石

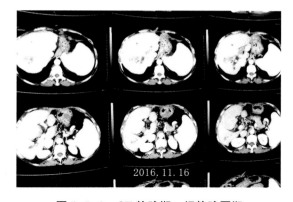

图 1-5-9　CT 静脉期：门静脉圆润

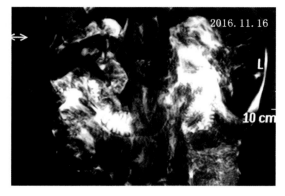

图 1-5-10　MRCP：肝内、外胆管重度扩张，充填胆石

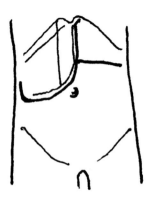

图 1-5-11　手术切口示意图

（7）以 4-0 Prolene 线缝闭十二指肠破口。

（8）距屈氏韧带 15cm 提空肠做胃空肠吻合，经胃前壁戳孔放置 14 号长臂 T 形管，长臂入十二指肠。

（9）距胃肠吻合口 20cm 断空肠，提取桥襻空肠 35cm 做改良盆式鲁氏 Y 形吻合术。桥襻空肠经结肠肝曲系膜戳孔达第一肝门，与十二指肠同步、平行。胆肠吻合口放置 14 号 T 形管。

（10）关腹。就近放置好胆道 T 形管、胃造瘘管、温氏孔右侧引流管，"三合一液"冲洗术野，双极电凝彻底止血，逐层关腹。手术历时 8 小时，失血量约 350ml，术中生命体征平稳。取出胆色素性结石 20g。

【术后诊断】残留肝胆管结石。S：肝总管、胆总管、S_6、S_7、S_9、右肝管、左肝管。St：胆总管。A：无。C：AOSC，胆汁性肝硬化、门静脉高压症，肝肥大萎缩征（左肝外叶萎缩、左肝内叶肥大），医源性十二指肠破裂。

【实施手术】十二指肠修补、胆总管横断、胃隔离、胃造瘘、盆式鲁氏 Y 形吻合术。

【术后】配合使用注射用胸腺法新（日达仙）、亚胺培南等。

【难点与创新】

本例是复杂肝胆管结石病例。

（一）难点

（1）先后 4 次施行胆道手术，本次为第 5 次手术，腹内粘连严重。

（2）第 4 次手术时因粘连严重，致十二指肠破裂。

（3）第 5 次术中见肝脏面呈广泛胼胝样粘连，十二指肠与第一肝门融合，十二指肠与第一肝门间隙窄小，肝总管仅显现 2cm。

（4）左肝管显露困难，左肝管前壁厚达 0.5 ～ 1cm，伴有静脉曲张。

（5）横结肠肝曲系膜增厚，做结肠肝曲系膜戳孔困难。

（二）创新

胃隔离、改良盆式鲁氏 Y 形吻合术。

（三）外科手术技巧

（1）熟练地应用电凝电刀，紧贴肝脏面分离粘连，显露第一肝门。

（2）横断肝总管，而不是"纵切"，"四边法"予以切开。

（3）充分利用肝圆韧带途径显现左肝管，"四边法"予以切开。

（4）组成肝胆管盆。

（5）由于胃窦幽门环粘连瘢痕很多，确定幽门环，宜敞开小网膜囊，从胃后壁辨认确定幽门环。

（6）用 4-0 Prolene 线全层、内翻修补十二指肠瘘。

（7）桥襻空肠宜经横结肠肝曲系膜戳孔，与十二指肠同步、平行。

病例 70：肝胆管结石并胆管十二指肠瘘、左肝外叶下段胆管穿破、膈下多发脓肿，施胃次全切除、盆式鲁氏 Y 形吻合术

患者，男，58 岁。反复上腹痛 13 年，再发加重 10 天。2003 年，诊为"胆石病"，在某县医院施"胆囊切除、左肝外叶切除术"。2010 年，因"胆石病"在某县医院再次剖腹探

查，因腹内粘连严重，未能进腹而终止手术。

T 38.3℃，P 93 次 / 分，R 22 次 / 分，BP 114/68mmHg。神清合作，皮肤、巩膜无黄染。心律齐，双肺呼吸音清。腹平，浅静脉不曲张，陈旧性右上腹经腹直肌切口瘢痕一条，长约 10cm。腹壁软，剑突右下方明显压痛，肝、胆囊、脾未扪及。叩击右肝区示心窝部疼痛，无胃振水音，腹无移动性浊音。双腰背部无抬举痛，双下肢无水肿。

WBC $12.54×10^9$/L，N 86.3%，PLT $269×10^9$/L，PT 15.5s，APTT 46.9s，TT 20.4s。AMY 55.9U/L，BS 6.45mmol/L，TBIL 12.5μmol/L，DBIL 7.6μmol/L，TP 64g/L，ALB 25.1g/L，AST 31.9U/L，ALT 31U/L，γ-Gt 66.4U/L，PA 6.9mg/L，CHE 1826U/L，CA_{19-9} 9.42kU/L，AFP 1.18ng/ml。

CT（2016 年 11 月 6 日，湖南省人民医院）：肝轮廓清，表面光整，左肝外叶较大，左肝内叶萎小，右肝、尾叶较肥大。肝内外胆管显著扩张，肝总管内径约 5cm，左右肝管内径分别达 2.5cm、3cm，均充填胆石，无积气。胆囊未见。胰头体肿大，主胰管不扩张。左肝周、胰胃间示低密度区域（图 1-5-12）。

MRCP（2016 年 11 月 7 日，湖南省人民医院）：左右肝内及肝外胆管显著扩张，充填大量胆石。胆囊未见，主胰管不扩张（图 1-5-13）。

【术前诊断】肝胆管结石。S：全肝。St：胆总管。A：无。C：胆汁性肝硬化，胆道感染。

【手术过程】

（1）平仰卧位，延长原切口成"反 L"形入腹。见：腹水约 400ml，草黄色。未见癌性结节，肝周致密粘连，无静脉曲张。肝呈棕红色，质地硬。十二指肠球部肝十二指肠韧带致密粘连。肝外胆管外径达 5cm，明显结石感，无静脉曲张。胆囊未见。左肝膈、肝胃间融合性粘连，充血、水肿。肝胃韧带厚达 3～5cm。胃腔扩大、壁厚，胃后壁固定。十二指肠球部狭窄，呈瘢痕样。胰头体部肿大、质硬。

（2）分离、显露肝十二指肠韧带，仔细剥离十二指肠球部。电刀分离肝胃粘连，从左肝前纵沟、左肝外叶达贲门，显现肝胃胀肿、左肝外叶下段胆管瘘，局部形成脓肿腔约 20ml。做清创，清除炎性肉芽、脓液，见左肝外叶下段胆管瘘口，内径约 1cm。

横行切开肝总管，壁厚约 0.5cm，直视下清除肝内外胆管结石约 55g，胆管腔内以"三合一液"冲洗、清洁。胆道刮匙经左肝管插入左肝外叶下段胆管瘘口（图 1-5-14）。

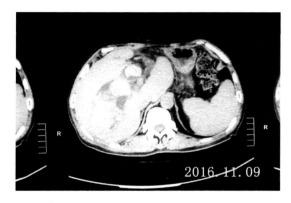

图 1-5-12 CT：肝内胆管重度扩张，充填胆石

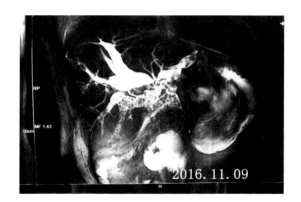

图 1-5-13 MRCP：肝内胆管扩张，充填胆石

（3）发现胆总管十二指肠瘘，胆总管末端狭小。清洁肝胆管后，探查胆总管发现胆总管十二指肠瘘，其内径约 0.5cm，位于十二指肠球部后壁。胆总管远端仅能通过 5 号胆道扩张器，故于其瘘口上 1cm "四边法" 横断肝总管，组成肝胆管盆（图 1-5-15）远端以 4-0 Prolene 线连续缝闭。

（4）以 4-0 Prolene 线连续缝闭左肝外叶胆管瘘口，注水测试无胆漏。

（5）胃次全切除、胃空肠吻合：①游离胃大弯，敞开小网膜囊，手指钝性分离胰胃粘连，清创脓肿，脓腔约 10ml。肝胃韧带炎性水肿，厚度达 3～4cm。②从小网膜囊内显现幽门环，以直线切割闭合器断幽门环，远端用 5-0 Prolene 线做浆肌层包埋。③紧贴胃小弯游离胃小弯，于胃大弯无血管区半口断胃，小弯侧以科克氏钳离断、移去胃约 50%。以 4-0 Prolene 线做小弯侧连续缝闭。④距屈氏韧带 15cm 提空肠与胃做吻合，用 5-0 Prolene 缝线连续缝合。做胃造瘘的横臂分别放于胃、输入襻空肠。

（6）改良盆式鲁氏 Y 形吻合术：①距胃肠吻合口 20cm 断空肠，提取桥襻空肠长 35cm。②以 4-0 Prolene 线，做空肠与桥襻空肠侧–侧吻合。③做桥襻空肠与肝胆管盆吻合，缝合线为 4-0 Prolene 线，胆肠吻合口放置 14 号 T 形管，注水测试，无胆漏、出血。

（7）关腹。"三合一液" 冲洗清洁术野。就近顺位放置 T 形管、胃造瘘管、左膈下及温氏孔右侧引流管。清点器械、敷料无误，逐层关腹。手术历时 8 小时，失血量约 300ml。术中生命体征平稳，安返回房。胆石（图 1-5-16）、胃标本送家属察看。手术示意图见图 1-5-17。

【术后诊断】肝胆管结石，胆总管探查术后。S：全肝。St：胆总管。A：无。C：胆总管十二指肠瘘，并十二指肠球部狭窄、不完全幽门梗阻、反肉畜流性胆管炎；左肝外叶下段胆管穿孔，左膈下脓肿、胰胃脓肿；胆汁性肝硬化；肝肥大萎缩征（右肝肥大、左肝内叶萎缩）。

【实施手术】
（1）腹腔脓肿清创。

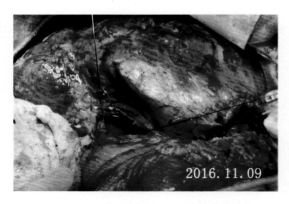

图 1-5-14　胆道刮匙经 S₃ 胆管达左肝管

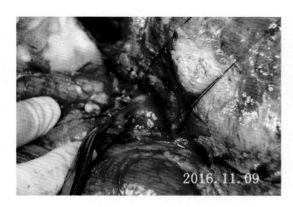

图 1-5-15　肝胆管盆

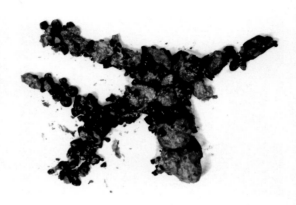

图 1-5-16　胆石树

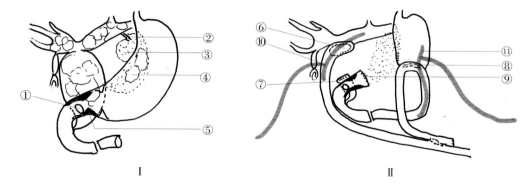

图 1-5-17　手术示意图

Ⅰ.术前；Ⅱ.术后

注：①胆总管十二指肠瘘；②S₃胆管瘘；③肝周脓肿；④胰胃脓肿；⑤十二指肠球部狭窄；⑥肝胆管盆；⑦胆总管残端；⑧胃肠吻合口；⑨十二指肠残端；⑩胆肠吻合口造瘘；⑪胃造瘘。

（2）肝总管横断、十二指肠瘘修补、左肝外叶胆管瘘修补、胃次全切、胃空肠吻合、改良肝胆管盆式鲁氏 Y 形吻合术。

【术后】无胆漏、十二指肠漏、胃漏、胰腺炎、腹腔脓肿、出血、肝功能不全等并发症，第 3 天肛门排气，第 10 天复查 CT 无残石，恢复平顺。

【难点与创新】本例是笔者收治的一例十分复杂的肝胆管结石患者，手术历时 8.5 小时。

（一）难点

（1）术前诊断不确切，导致手术方式在探查中才逐渐明确。

（2）手术难点在于：①全肝结石，胆总管十二指肠瘘，幽门梗阻，左肝外叶穿孔，膈下脓肿，胰胃间脓肿、炎性粘连严重。②主管医生分离粘连致拉氏神经损伤。③肝总管壁厚，周围粘连严重，横断难。④游离胃、胃次全切难。

（二）创新

十二指肠、左肝外叶瘘修补，改良肝胆管盆式鲁氏 Y 形吻合术。

（三）外科手术技巧

（1）横行切开肝总管，清除肝内胆管结石，"三合一液"冲洗清洁胆管。

（2）"四边法"横断肝总管，以 4-0 Prolene 线缝闭胆管远侧断端，近侧端组成肝胆管盆。

（3）胃次全切除，先断幽门环，再断胃体。

（4）改良盆式鲁氏 Y 形吻合术。

病例 71：肝胆管结石，多次胆道术后，胆管十二指肠瘘、胆管结石、反流性胆管炎，施序贯式胰胃吻合、改良盆式鲁氏 Y 形吻合术

患者，男，50 岁。间发右上腹痛 20 年。2012 年，因肝胆管结石在当地医院施"OC+T"。2015 年 11 月 20 日，因肝胆管结石施 Roux-en-y、肠粘连松解术，并肠瘘。2016 年 11 月 29 日，再次入腹，放"T 形管"置入引流。2017 年，CT 发现胰管扩张、胰管结石，而转来我院。

T 36℃，P 68 次 / 分，R 18 次 / 分，BP 95/63mmHg。神清，左黄疸（-），心、肺（-）。腹平，浅静脉不曲张，胃肠形（-），右肋缘下切口瘢痕长 13cm，右中腹经腹直肌切口长 15cm。腹壁软，肝、胆囊、脾未扪及，剑突下压痛，叩击右肝区（+），腹水征（-），胃振水音（-），双下肢（-），双腰背部（-）。

C_{12}（-），乙肝表面抗表（HBsAg）、乙肝 e 抗体（HBeAg）、乙肝核心抗体（抗 HBC）3 项阳性，（"小三阳"），PT 11.3s，APTT 27s，TT 18.8s。TBIL 9.2μmol/L，DBIL 2.6μmol/L，TP 65g/L，ALB 36g/L，AST 60U/L，ALT 47U/L，ALP 224U/L，γ-Gt 228U/L，PA 198mg/L，CHE 5479U/L，C_{12}（正常）。

CT（2018 年 8 月 9 日，湖南省人民医院）：肝轮廓清，表面光整，右肝肥大、左肝萎缩。左肝内胆管轻度扩张，散在密度稍高结石。桥襻空肠充气，壁较厚（图 1-5-18）。胆囊及肝外胆管未见。增强扫描（动脉期）：胰管扩张，内径约 0.6cm，未见胰石。无腹水（图 1-5-19）。

MRCP：肝总管细，内径约 0.7cm。左肝管轻度扩张，散在结石。桥襻肥大、延长，空肠、桥襻吻合口扩大，反流"小胃"。胰管扩张，示胰头部胰管结石（图 1-5-20）。

【术前诊断】肝胆管结石，胆肠鲁氏 Y 形吻合术后。S：右肝管、左肝管、S_2、S_3。St：肝总管、左肝管。A：无。C：反流性胆管炎，肠粘连，胰腺炎、胰管结石。

【手术过程】

（1）择期，平仰卧位，全麻，Y 形切口入腹（图 1-5-21）。见：无腹水，大网膜无癌性结节、无静脉曲张，肝周致密粘连。肝色泽暗棕色，质地硬，无结节感、结石感。原为胆肠鲁氏 Y 形吻合术，吻合口狭窄，桥襻空肠长约 45cm，粘连扭曲。空肠桥襻、空肠吻合口显著膨大，成"小胃"，外径达 10cm。胰头体部较大，质地稍硬，未及结石感。脾不大。L_8 淋巴结不肿大。

（2）组成肝胆管盆：①离断肝周粘连带，右膈下填塞纱布垫托出右肝，显现桥襻空肠。②离断原胆肠吻合口，示吻合口后壁黏膜内翻向腔内突出，吻合口狭窄，内径约 0.7cm（图 1-5-22）。③沿肝圆韧带途径切开左肝管长达 2cm，显现左肝内叶、外叶及右肝管（图 1-5-23），逐一清除其内胆石。④发现胆总管十二指肠瘘口，内径约 1cm，于瘘口上用 4-0 Prolene 线连续缝闭，形成肝胆管盆，其内径达 3cm。

（3）序贯式胰胃吻合：①钳夹、切断、结扎、游离胃大弯，敞开小网膜囊，显现胰头

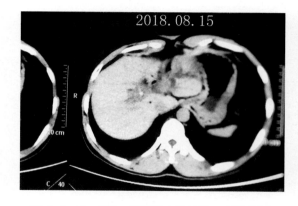

图 1-5-18　CT：左肝管中度扩张、充填胆石

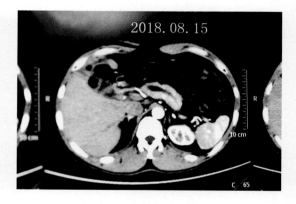

图 1-5-19　CT 动脉期：胰管扩张

颈体部。②仔细扪触胰体部、胰管囊性感明显处，穿刺获胰液。"四边法"横行切开胰管前壁，长度达 2cm。直视下清除胰管结石，大小约 1cm×0.5cm×0.5cm，白色，膏泥样（图 1-5-24）。③ 3 号胆道扩张器头经胰管切口插入，通达十二指肠腔。④放置 14 号 T 形管入胰管，注水测试无胰漏、无出血。⑤ 3 号胆道扩张器头在与胰管切口、T 形管放置处最近处穿透胃后、前壁（图 1-5-25），引 T 形管通过胃，后壁紧贴胰、前壁做"荷包"形封闭胃

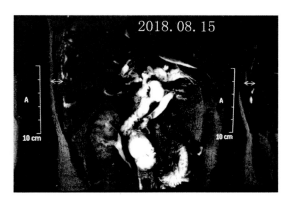

图 1-5-20　MRCP：胰管扩张

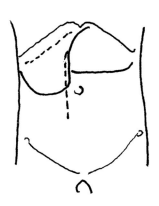

图 1-5-21　**手术切口示意图**
----- 原切口瘢痕；— 本次手术切口

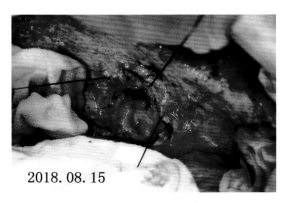

图 1-5-22　原胆肠吻合口

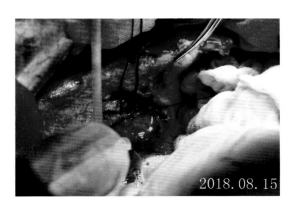

图 1-5-23　冲洗器头处为左肝管

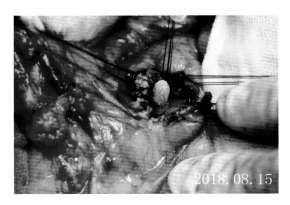

图 1-5-24　切开胰管

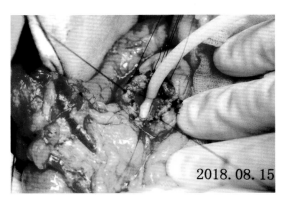

图 1-5-25　T 形管放入胰管内

戳孔。

（4）完成改良盆式鲁氏 Y 形吻合术：①游离桥襻空肠，横断空肠，桥襻空肠长约 40cm。②以切割闭合器完成空肠、桥襻空肠侧 - 侧吻合。③做横结肠肝曲系膜戳孔，缝闭原横结肠系膜戳孔。④经结肠肝曲系膜戳孔，引桥襻空肠做肝胆管盆，桥襻空肠连续、外翻缝合，放置 14 号 T 形管做肝胆管盆引流管，注水测试无胆漏、出血。

（5）逐层关腹。放置温氏孔右侧、小网膜囊内乳胶引流管各 1 根，就近引出引流管。清点器械、敷料无误，逐层关腹。

手术历时 5 小时，失血量约 50ml，生命体征平稳，安返回房。手术示意图见图 1-5-26。

【术后诊断】肝胆管结石，胆肠鲁氏 Y 形吻合术后。S：右肝管、左肝管、S_2、S_3。St：吻合口狭窄，右肝管、左肝管；桥襻空肠粘连性不全梗阻、反流"小胃"。A：无。C：反流性胆管炎，胰腺炎，胰管结石。

【实施手术】桥襻空肠、反流"小胃"切除，序贯式胰胃吻合，改良盆式鲁氏 Y 形吻合术。

【术后】无胆漏、胰漏，恢复平顺。

【难点与创新】

（一）难点

（1）多次胆道手术，腹内广泛致密粘连，难于分离。

（2）桥襻空肠粘连性不全梗阻，游离粘连困难。

（3）胆肠吻合口原为内翻缝合，致吻合口狭窄，加上肝圆韧带瘢痕粘连，致肝胆管盆建立困难。

（4）胆管十二指肠内瘘隐匿，难以发现。

（5）胰腺深在，胰管囊状感不明显，发现胰管困难。

（二）创新

切除、废止原桥襻空肠，修补十二指肠瘘，序贯式胰胃吻合，改良盆式鲁氏 Y 形吻合术。

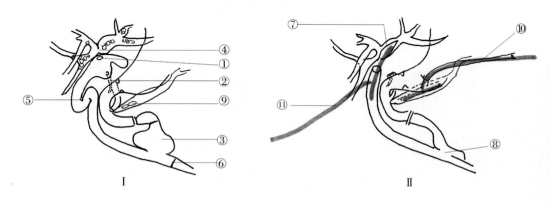

图 1-5-26　手术示意图

Ⅰ. 术前；Ⅱ. 术后

注：①胆肠吻合口狭窄；②胆总管十二指肠瘘；③反流小胃；④左肝管口；⑤粘连桥襻；⑥切断线；⑦肝胆管盆；⑧空肠－桥襻空肠吻合；⑨胰管结石；⑩胰管 T 形管；⑪肝胆管盆 T 形管

（三）外科手术技巧

（1）肝胆管盆的建立应注意以下几点：①离断原胆肠吻合口。②沿肝圆韧带途径切开左肝管。③为了避免损伤门静脉，覆盖在门脉上方的吻合口后壁肠黏膜不予剥离。④ 4-0 Prolene 线缝扎、修补十二指肠瘘口。

（2）序贯式胰胃吻合应注意以下几点：①充分敞开小网膜囊，显现胰头颈及体部。②穿刺胰管获胰液，确定胰管位置及切开点。③"四边法"横行切开胰管，而后循胰管延长切口清除胰石。④胰管内放置 14 号 T 形管。⑤以 3-0 胆道扩张器作引导，穿通胃前、后壁，引 T 形管直臂穿过胃。

第六节　原发性肝癌

原发性肝癌是指发生于肝细胞和肝内胆管上的癌，包括肝细胞癌、胆管细胞癌及混合型肝癌，其中肝细胞癌占 90%。原发性肝癌是人类最常见的恶性肿瘤之一，我国是肝癌发病率最高的地区。1654 年 Glisson 编著《肝脏解剖》，奠定了日后肝外科手术的基础。

（一）诊断

主要依据：临床症状、体征；血清学检查，如 AFP、CA_{19-9}；影像学，如 B 超、CT、MRI、PET-CT 等。

（二）治疗

（1）手术切除：首选解剖性切除。1716 年 Bertl 首先报道部分肝切除，此后 Lortat-Jacob 首先成功实施规则性肝切除。

（2）经导管肝动脉化疗栓塞（TACE）。

（3）局部治疗（如射频消融术）。

（4）其他：全身化疗、生物免疫治疗、中医中药、基因治疗等。

（三）止血

（1）入肝血流阻断，1908 年 Pringle 首先报道。

（2）全肝血流阻断，1966 年 Heaney 首先报道。

（3）半肝血流阻断，1987 年 Makuuchi 首先报道。

（四）断肝方法

微榨法、超声刀、高频电刀等。

本节将介绍以下情况的诊疗内容：肝癌并门静脉栓塞，肝癌并肝静脉、腔静脉、心脏癌栓，巨大肝癌长入胸腔，肝癌累及邻近器官，肝胆管结石并发胆管癌等。

典型病例

病例 72：巨大肝母细胞瘤，施右肝三联切除，"胆管扩张，粘贴修补"左肝管损伤

患儿，男，1 岁。发热、食欲缺乏，发现肝占位 7 天。

T 38℃，P 92 次 / 分，R 24 次 / 分，BP 110/70mmHg。精神好，皮肤、巩膜轻度黄染，浅淋巴结不肿大。心律齐，无杂音。双肺呼吸音清。腹稍胀满，浅静脉不曲张。腹壁软，肝在脐下 3cm，无触痛，质硬。胆囊未及，脾不大。四肢活动自如。

WBC 13.8×10⁹/L，N 48%，PLT 423×10⁹/L，HGB 59g/L，TBIL 22.49μmol/L，DBIL 9.5μmol/L，TP 54g/L，ALB 34g/L，PA 123mg/L，CHE 5160U/L，ESR 20mm/h，BUN 3.15mmol/L，AFP 7900ng/ml。

心电图：正常。

B 超：右肝前叶、左肝内叶巨大实质非均质肿块，肝母细胞瘤。

CT（2017 年 1 月 10 日，湖南省人民医院）：左肝内叶、右肝前叶见一巨大混杂密度包块影，约 11.1cm×9.5cm×12.5cm，以不均低密度为主，内可见条片状稍高密度影及片状液化坏死灶，CT 值 24 ～ 65Hu（图 1-6-1）。

增强扫描：其内条片状稍高密度影及片状坏死区密度不强化，余低密度区可见强化，CT 值 62Hu，且延期强化更明显（图 1-6-2）。

肝肿块主要由肝固有动脉供血，门静脉受压延长、包绕肿块。

胆囊不清，肠系膜、腹膜后未见淋巴结，脾、肾无异常，无腹水。

【术前诊断】肝母细胞瘤（右肝前叶、左肝内叶），并：肿瘤坏死、出血，贫血。

【手术过程】

（1）择期，平仰卧位，上腹"倒 T"形切口（图 1-6-3）入腹。见：肝肿瘤与术前 CT 所示相符，左肝外叶色泽正常，体积较常人扩大（图 1-6-4）。胆囊扁陷。一级肝门结构尚清。无腹水，腹膜上无癌性结节。第二肝门结构清楚。脾、胰无异常。

（2）结扎、切断、处理右肝蒂：①剥离胆囊管，予以结扎、切断，显露右肝蒂（图 1-6-5）。②游离、结扎、切断右肝管、肝右动脉。③结扎、切断门静脉右干，右肝颜色变紫，显示缺血。

（3）显露左肝前纵沟，显露、结扎、切断 S_{4-b} 胆管、门静脉支（图 1-6-6）。

（4）游离、结扎、切断肝中动脉。

（5）解剖、显露第二肝门，显露肝中静脉、肝右静脉根部。

（6）安置 Pringle 止血带。

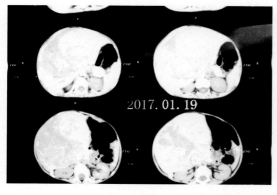

图 1-6-1　CT：右肝一巨大低密度病灶

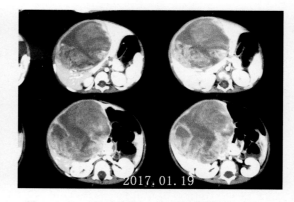

图 1-6-2　CT 动脉期：右肝低密度区密度不均

（7）移除右肝三联：①用 Pringle 止血带 15 分钟 +5 分钟模式控制入肝血流，经前路劈肝。②于肝镰状韧带右侧、缺血分界线上，钳夹、超声刀逐一劈离肝，结扎、切断肝中静脉、S$_4$ 脉管、S$_9$ 脉管，达肝后腔静脉。③先后钳夹切断右肝短静脉 3 支，显现肝后腔静脉右半侧。④门脉钳钳夹肝右静脉，切断钳间肝右静脉（图 1-6-7），离断右冠状韧带、肝肾韧带，移除右肝三联（重量 1620g）（图 1-6-8）。肝肿瘤坏死、出血。用 5-0 Prolene 线连续

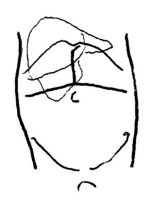

图 1-6-3　手术切口示意图

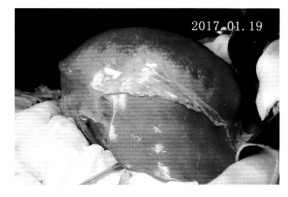

图 1-6-4　左肝外叶色泽、质地正常

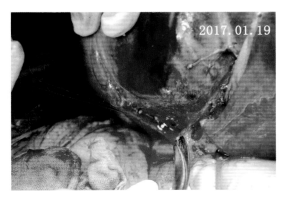

图 1-6-5　剪刀显露、游离右肝蒂

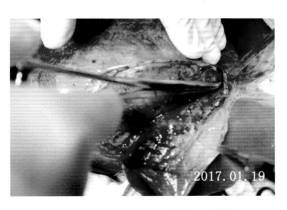

图 1-6-6　钳子显露、分离左肝前纵沟

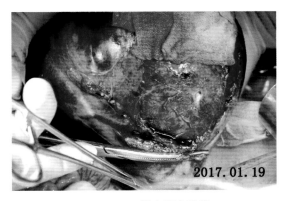

图 1-6-7　钳夹肝右静脉

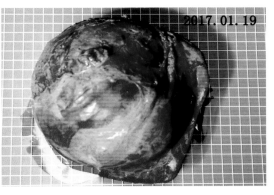

图 1-6-8　肝标本

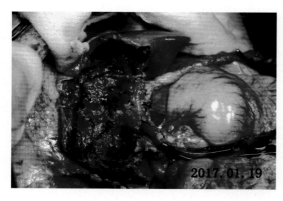

2017.01.19

图 1-6-9　左肝断面

缝闭肝右静脉残端。

术野显示左肝外叶色泽正常，门静脉左干、肝左动脉完好，左肝管少许胆漏（图 1-6-9）。

（8）修补左肝管。由于患儿年龄小，胆管纤细，内径约 0.3cm，胆管破孔口径约 0.2cm，壁薄，笔者采取"胆管扩张、粘贴修补法"进行修补，获得成功。操作时注意以下几点：①静脉夹阻断破损处以远胆管，梗阻胆管，显现胆管破口。②以 6-0 Prolene 线间断缝扎破口，反复以白纱布检查，无胆漏。③切取 1cm² 的镰状韧带，以 1 滴医用创面封闭胶粘贴。④松去静脉夹，恢复胆道胆汁的流通。

（9）放置右膈下引流管，肝断面无胆漏，术野无出血，逐层关腹。手术历时 2.5 小时，失血量约 50ml，术中输注浓缩红细胞 1U。术中生命体征平稳，安返回房。

【术后诊断】肝母细胞瘤，并肿瘤出血、坏死，贫血，医源性左肝管损伤。

【实施手术】右肝三联切除，左肝管破裂修补术。

【术后】无胆漏、出血，无肝、肾功能不全，恢复平顺。病理切片报告：肝母细胞瘤，坏死、出血。

【难点与创新】

（一）难点

（1）患儿年龄 1 岁，右肝肿瘤巨大（1.62kg）。

（2）肿瘤坏死、出血，继发性贫血。

（3）肿瘤巨大，致使右肝蒂、左肝前纵沟解剖位置的改变。

（二）创新

成功地施行了右肝三联切除，历时 2.5 小时，失血量 < 50ml，术后恢复平顺。

（三）外科手术技巧

（1）取用倒 T 形切口，术野显露清楚、满意。

（2）解剖性结扎、切断右肝蒂，在门静脉矢状部右侧解剖，经前路剖离右肝三联。

（3）采用胆管扩张、粘贴修补法，修补医源性左肝管损伤。

病例 73：巨块型右肝癌，施右半肝、右尾叶切除

患者，男，42 岁。右上腹胀痛 7 天。乙肝病史 15 年。

T 36.5℃，P 72 次 / 分，R 20 次 / 分，BP 118/72mmHg。神清合作。无黄疸，心、肺正常。腹平，浅静脉不曲张，腹壁软，肝在右肋缘下、锁骨中线上 5cm 可及，表面光整，无触痛，叩击右肝区无不适。胆囊未及，Murphy 征（－）。无胃振水音，腹水征（－）。双腰背部无抬举痛，双下肢无水肿。

WBC $9.9×10^9$/L，N 61.6%，PLT $173×10^9$/L，HBV-DNA 2.99E+05U/ml，TBIL 9.9μmol/L，DBIL 3.7μmol/L，AST 106.3U/L，ALT 134.3U/L，TP 67.1g/L，ALB 40.9g/L，PA

177.4mg/L，CHE 8792U/L，CA$_{19-9}$ 20.95kU/L，AFP 1.88ng/ml。

CT（2017年3月1日，湖南省人民医院）：肝表面光整，肝体积增大，右肝示巨大团块软组织密度影，最大层面 13.7cm×10cm，上方另有小结节。肝内胆管不扩张，无积气、无胆石（图1-6-10）。

增强扫描（动脉期）：病变呈不均质中度明显强化，其内及周边见多条血管影，供血血源来自肝右动脉（图1-6-11）。

增强扫描（门脉期及延迟扫描）：病变强化程度明显减弱，可见环形假包膜强化，门静脉右支下腔静脉、右肾静脉受压推移（图1-6-12）。

胆囊不大，多个结石影，胰、脾未见异常，副肝左动脉粗大。

【术前诊断】右肝细胞癌，结石性胆囊炎，乙肝。

【手术过程】

（1）择期，平仰卧位，取右上腹"鱼钩"形切口入腹（图1-6-13）。见：无腹水，腹膜上未见癌性结节。右肝肥大，示巨大肿块，大小与CT所示一致，质地硬。左半肝色泽棕红、质地软。胆囊约 8cm×4cm，可及胆石。胆总管外径约 1cm。无曲张静脉，副肝左动脉粗大。胰头软，脾不大。L$_8$淋巴结不肿大。

（2）结扎、切断胆囊动脉、胆囊管，浆膜下移除胆囊。

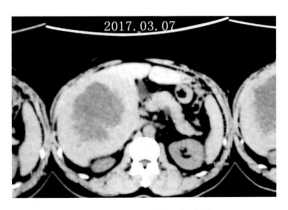

图1-6-10　CT：右肝低密度区

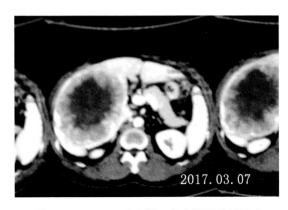

图1-6-11　CT 动脉期：病变呈不均质改变

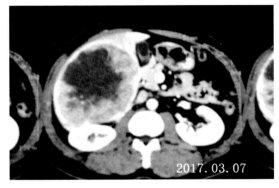

图1-6-12　CT 静脉期

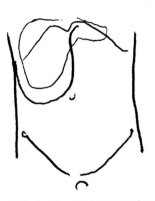

图1-6-13　手术切口示意图

（3）显露、解剖第一肝门，Glisson 鞘外先后显露、结扎右肝前蒂、右肝后蒂、右肝尾叶蒂，出现明显的左右肝缺血分界线。以电凝标记分界线。

（4）解剖、显露第二肝门，示肝右静脉、肝中静脉根部，离断右肝隔粘连、肝周韧带，解剖第三肝门，显现肝后静脉右侧缘。

（5）移除右半肝、右尾叶：①控制 CVP 2cmH$_2$O，配合 Pringle 止血带，以 15 分钟 ＋5 分钟模式阻断入肝血流。②超声刀、"微榨法"沿右肝缺血分界线、肝中静脉右侧劈离右肝，结扎、切断 S$_5$、S$_8$ 肝静脉回流支，达肝右静脉根部左侧。③先后钳夹、切断右肝 Glisson 氏前蒂、后蒂及 S$_9$ 蒂（图 1-6-14）。④劈离 S$_9$ 肝，显现肝后腔静脉，结扎、切断右侧肝短静脉支 2 支，沟通肝右静脉，吊线。⑤心耳钳钳夹肝右静脉，切断（图 1-6-15）、移除右半肝、S$_9$ 肝，残端以 4-0 Prolene 线连续缝闭。

（6）肝断面平整，肝中静脉 270° 显露，无胆漏、出血，肝后腔静脉完整、充盈良好，胆总管充盈良好、无胆漏（图 1-6-16）。清点器械、敷料无误，逐层关腹。

手术历时 3 小时，失血量 100ml，生命体征平稳，安返回房。肝标本重 1680g（图 1-6-17）。

【术后诊断】右肝细胞癌，结石性胆囊炎，乙肝。

【实施手术】右半肝、S$_9$ 肝切除

【术后】无胆漏、出血、膈下脓肿等，恢复平顺。

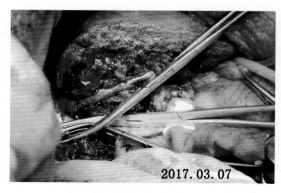

图 1-6-14　丝线结扎、切断右肝前 Glisson 鞘

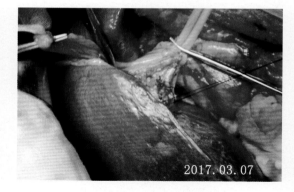

图 1-6-15　钳夹肝右静脉

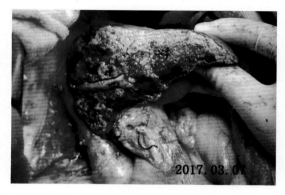

图 1-6-16　左肝断面

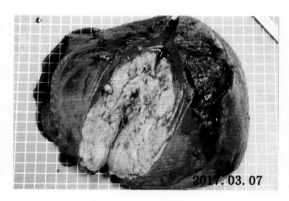

图 1-6-17　肝标本

【难点与创新】

（一）难点

（1）门静脉右干短，不能做 Glisson 鞘外一次钳夹切断右肝蒂。

（2）右肝肿块较肥大（13.7cm×10.8cm），右肝膈顶深在，不便处理、解剖第二肝门。

（3）肝肿瘤肥大，S_5、S_8 汇入肝中静脉支粗大，鉴别及处理较困难。

（二）创新

（1）取"鱼钩"式切口，方便显露肝膈顶及第二肝门。

（2）在 Glisson 鞘外先后结扎、切断右肝前、后及 S_9 肝蒂。

（3）肝中静脉粗大，具有明显搏动，凡汇入此静脉右侧支，可予以结扎、切断。

（三）外科手术技巧

Glisson 鞘外右肝蒂的结扎、切断，注意：

（1）先用 Pringle 止血带阻断入肝血流。

（2）推开肝门板。

（3）直视下显露 Glisson 鞘，用直角弯钳直视下分离、显露右肝前、后及 S_9 肝蒂，分别套线，逐一予以钳夹、结扎、切断。

病例 74：肝母细胞瘤自发性破裂，施左半肝切除术

患儿，男，10 岁。突发右上腹痛 6 天。

T 37.5℃，P 84 次 / 分，R 20 次 / 分，BP 108/70mmHg。神清合作，皮肤、巩膜无黄染。心律齐，无杂音。双肺呼吸音清。腹平，浅静脉不曲张。上腹腹壁较紧张，压痛、反跳痛，以剑突右下方为显。肝、胆囊未及，Murphy 征（－），叩击右肝区示心窝部疼痛。脾未及。腹部移动性浊音可疑，无胃振水音。双腰背部无抬举痛，双下肢无水肿。

WBC $7.14×10^9$/L，N 61.7%，PLT $251×10^9$/L，Hb 80g/L，AFP 37760ng/ml，CA_{19-9} 34.45kU/L，TBIL 17μmol/L，DBIL 6.9μmol/L，TP 59.6g/L，ALB 38.7g/L，PA 53mg/L，CHE 6384U/L，AST 40.9U/L，ALT 33.2U/L。

B 超（2017 年 5 月 27 日，湖南省人民医院）：左肝内探及一低回声团，边界清，约 6.7cm×5.2cm，CDFI 可探及其内有血流信号。

CT（2017 年 5 月 27 日，湖南省人民医院）：左肝见一类圆形低密度灶，约 5.4cm×5.3cm，部分凸出肝外，其内密度不均，内夹少许片状高密度灶（图 1-6-18）。

增强扫描：动脉期明显不均强化（图 1-6-19），静脉期强化减低（图 1-6-20）。

【术前诊断】肝母细胞瘤（左肝）自发破裂，失血性贫血，肝动脉介入治疗后。

【手术过程】

（1）平仰卧位，"大奔驰"形切口入腹。见：腹膜腔积血 800ml。见左肝外叶、内叶间肿块，外径约 6cm，破溃，外面被

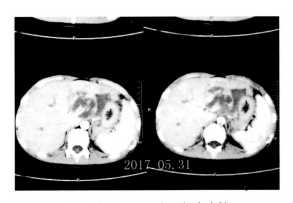

图 1-6-18　CT 左肝低密度灶

大网膜、胃包盖，无活动性出血。余肝色泽棕红、细嫩光滑、无结节。肿块基部位于左肝管、门静脉角部。胆囊不大，无胆石，无积血。肝外胆管不扩张，无胆石及血块。脾不大，胰大小、质地正常。

（2）吸出腹内积血，以生理盐水冲洗清洁。

（3）钝性剥离肿块上的大网膜、胃，显示肿块源于肝桥，无活动性出血。

（4）安置 Pringle 止血带，切除胆囊，做肝固有动脉套带。

（5）离断左肝周韧带，解剖第二肝门，显现肝左、肝中及肝右静脉根部和肝上、下腔静脉。

（6）Pringle 止血带、肝固有动脉套带，15 分钟 +5 分钟模式阻断入肝血流，做左半肝切除：①"微榨法"配合电刀、电凝，于肝中静脉左侧劈离肝（图 1-6-21）。②先后结扎、切断入肝中静脉左肝内叶支。③沿左肝 Glisson 鞘分离至门静脉角部，结扎、切断（图 1-6-22）。④显露肝左静脉，门脉钳钳夹、切断肝左静脉，移除左半肝。4-0 Prolene 线缝扎肝左静脉残端。

（7）经残留胆囊管注水测试无胆漏、出血，而再次结扎胆囊管。

（8）关腹。肝断面平整，肝静脉搏动良好（图 1-6-23）。放置左膈下乳胶引流管 1 根。放置热灌注管，清点器械、敷料无误，逐层关腹。做热灌注，水温 41℃，持续 1 小时。肝标本重 332g（图 1-6-24）。

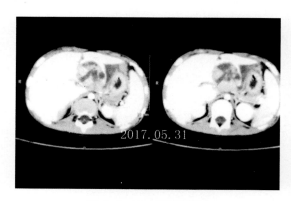

图 1-6-19　CT 动脉期

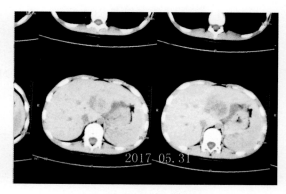

图 1-6-20　CT 静脉期

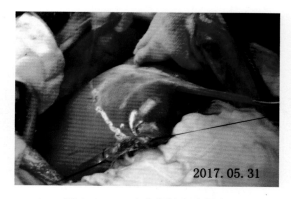

图 1-6-21　左右肝缺血分界线

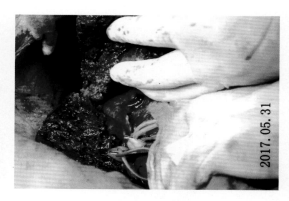

图 1-6-22　劈离肝

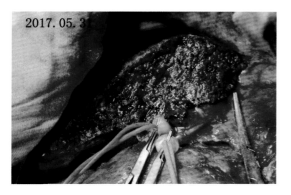

图 1-6-23　右肝断面

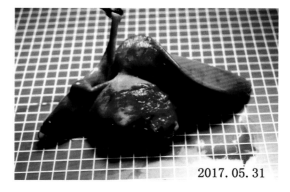

图 1-6-24　肝标本

【术后诊断】肝母细胞瘤自发破裂。

【实施手术】左半肝切除，热盐水灌注。

【术后】恢复平顺，住儿科配合化疗。病理切片：肝母细胞瘤。

【难点与创新】

（一）难点

（1）肿块位于肝桥上，与左肝管、门静脉角部紧密相连，而且封闭左肝前纵沟，阻碍了 S_{4-b} 胆管、血管的处理。

（2）肝桥的肿瘤较大，妨碍了左肝 Glisson 鞘外及鞘内的处理，难以获得左、右肝缺血分界线。

（3）肿瘤自发性破裂，大网膜、胃与肿瘤破裂处粘连。

（4）血性腹膜炎。

（二）创新

"微榨法"配合电刀、电凝，微血管结扎、切断、断肝。断肝平面贴近肝中静脉，以减少出血，施解剖性左半肝切除。

（三）外科手术技巧

（1）切口宜选择"大奔驰"切口。

（2）入肝血流控制。本例采用 Pringle 止血带及肝固有动脉阻断。

（3）断肝平面。本例不能按缺血分界线确定缺肝平面，而是按肝正中裂大致划定，在肝中静脉左侧断肝。

（4）遵守无瘤原则。肿瘤的切除遵守无瘤原则是大家的共识，有人提到本例术中先剥离与肿瘤粘连的大网膜、胃，违背了无瘤原则。但本例是肿瘤自发性破裂，致血性腹膜炎，而且是弥漫性腹膜炎，因此，安全切除肿瘤是首要的。

病例 75：右肝细胞癌，施右肝前叶及部分右肝后叶上段切除术

患者，男，35 岁。上腹不适，体检发现"肝肿瘤"7 天。乙肝 15 年。

T、P、R、BP 正常，WT 86kg。神清合作，无黄疸。心、肺无明显异常。腹稍胀满，浅静脉不曲张，无胃肠形及蠕动波形。腹壁软，肝在右肋缘下 3cm 可触及，边缘清，无触

痛，肝上浊音界位右锁骨中线上第 4 肋间，叩击右肝区示上腹不适。剑突右下方无压痛，胆囊未及，Murphy 征（-），胃无振水音，脾未触及，腹无移动性浊音。双下肢无水肿。

WBC 5.64×10^9/L，N 64.9%，PLT 305×10^9/L，TBIL 9.2μmol/L，DBIL 3.5μmol/L，TP 73g/L，ALB 39.9g/L，PA 184mg/L，CHE 8446U/L，AST 58.56U/L，ALT 51.6U/L，AFP > 1210ng/ml，HBV Ag 2444.1U/L，HBV-DNA 2.77E+0.4，CA_{19-9} 37.58kU/L。

CT（2017 年 5 月 26 日，湖南省人民医院）：右肝示一块影，较大层面 13cm×8.6cm（图 1-6-25）。增强扫描（动脉期）示肿块明显不均强化（图 1-6-26）。增强扫描（静脉期）示强化减退（图 1-6-27）。

CTA：右膈动脉粗大（图 1-6-28）。

CTV：肝右静脉充填不佳（图 1-6-29），肝右下静脉较粗大。

【术前诊断】 巨块型右肝细胞癌（S_5、S_8、S_7），虚拟肝切除，余肝占 39.1%，伴肝中静脉回流障碍、肝右下静脉增粗、右膈动脉增粗、肝右静脉受累及。

【手术过程】

（1）抗病毒治疗，择期，平仰卧位，取右上腹"鱼钩"形胸膜联合切口（图 1-6-30）入腹。见：无腹水，大网膜上无癌性结节。肝呈棕红色，右肝前叶肥大，扪及肿块，直径约 15cm×10cm，向胸腔凸出，与膈肌粘连、浸润，面积约 5cm×3cm。肿块质地硬，左肝、S_6

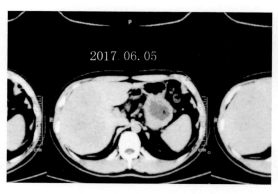

图 1-6-25　CT：右肝低密度块影

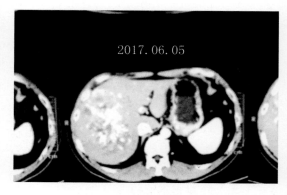

图 1-6-26　CT 动脉期：右肝肿块增强

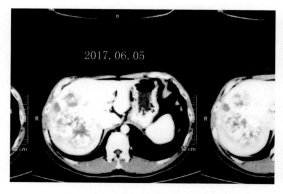

图 1-6-27　CT 静脉期：强化减退

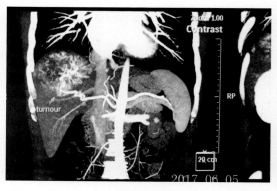

图 1-6-28　CTA：脾动脉平面、腹主动脉右侧分支示右膈动脉

体积不大，质地软，无结节感。胆囊约 4cm×6cm，壁不厚，张力如常，无胆石。肝十二指肠韧带光整，无静脉曲张，无肿大淋巴结。胆总管外径约 1cm。十二指肠、胰、脾无明显异常。

（2）安置全腹自动牵开器，放置 Pringle 止血带，切除胆囊。阻断入肝血流，松解肝纤维板。解剖肝十二指肠韧带，分别套置右肝鞘、右肝前鞘线带（图 1-6-31），结扎右肝前叶肝前蒂 Glisson 鞘，呈现明显缺血分界线（图 1-6-32），示右肝前叶肥大，S_6、S_7 萎小，S_7 几乎成一薄片，予以标示。结扎、切断右膈动脉，外径约 0.2cm。

（3）解剖第二肝门，离断右冠状韧带、肝肾韧带，切开、离断与肝粘连膈肌，显现肝右、肝中及肝左静脉根部和腔静脉，做肝右静脉套带（图 1-6-33）。解剖第三肝门，显现腔静脉右半侧，未见粗大的右肝下静脉。

（4）劈离右肝前叶及部分右肝后叶上段（S_5、S_8 及 S_7）：①结扎右肝前叶 Glisson 蒂，配合 Pringle 止血带，15 分钟 +5 分钟模式控制入肝血流。②于左、右肝缺血分界线上、肝中静脉右侧，以超声刀、双极电凝、单极电凝及"微榨法"劈离肝，结扎、切断汇入肝中静脉的 S_5、S_8 静脉支，全程显现肝中静脉右侧及肝上、下腔静脉前壁。③钳夹、切断右前叶 Glisson 鞘蒂，残端以 4-0 Prolene 线缝扎（图 1-6-34）。④显现肝右静脉及右肝后叶上、下段 Glisson 蒂，于右肝后叶上段 Glisson 蒂平面结扎右肝后叶上腹结扎 Glisson 带静脉，S_6 肝立即变紫，而松解，复色。⑤沿肝右静脉左侧劈离右肝前叶及部分右肝后叶上段

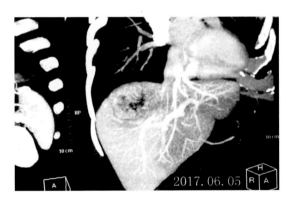

图 1-6-29　CTV：肿块左侧缘示肝右静脉

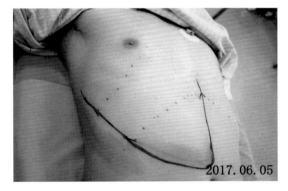

图 1-6-30　切口

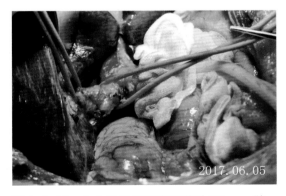

图 1-6-31　左上导尿管示右肝前叶 Glisson 鞘，横置导尿管示右肝 Glisson 鞘

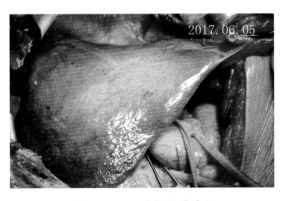

图 1-6-32　右肝前叶缺血

至肝右静脉根部，钳夹、切断肝右静脉，移除 S_5、S_8 及部分 S_7，术野显现肝右静脉、肝后下腔静脉上部、肝中静脉及右肝后叶、左肝（图 1-6-35）。

（5）生理盐水冲洗清洁右胸膜腔，放置闭式引流管，缝闭膈肌。

（6）"三合一液"冲洗术野，经胆囊管插入导管，注水测试无胆漏、出血。余肝血供良好，放置右膈下引流管。

（7）关腹。手术历时 7 小时，失血量约 600ml。标本重 850g（图 1-6-36）。

【术后诊断】右肝前叶、右肝后叶上段肝癌。

【实施手术】右肝前叶、右肝后叶上段部分切除术。

【术后】无胆漏、出血、膈下脓肿、肝功能不全、胸膜炎等并发症，恢复平顺。

【难点与创新】

（一）难点

（1）肝肿瘤较大，位于右肝前叶及部分右肝后叶上段，并将膈肌向上顶推，位置习难。

（2）肿瘤紧贴第二肝门，与膈肌粘连，肝中静脉回流受碍，肝右静脉被推移压迫。

（3）右膈动脉较粗大。

（4）肝右下静脉不肥大，说明右肝后叶下段肝静脉回流主要依赖肝右静脉，给本次手术增加难度。

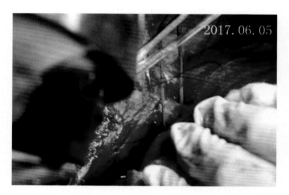

图 1-6-33　蓝色带示肝右静脉

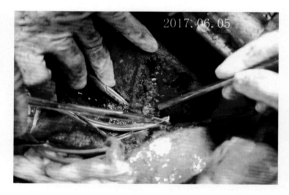

图 1-6-34　钳夹处示 Glisson 右肝前蒂

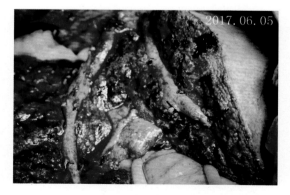

图 1-6-35　图片从左至右为右肝断面、肝右静脉、肝后腔静脉、肝左静脉、左肝

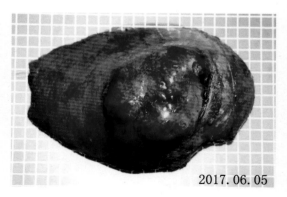

图 1-6-36　肝标本

（5）术前虚拟肝切除，余肝仅为 39.1%，而 HBV Ag 2444.1U/L、HBV-DNA 2.77E+0.4，难以耐受右半肝切除。

（6）本患者身体肥胖、结实，腹前后径大。

（二）创新

Glisson 鞘外做右肝前蒂的阻断，配合 Pringle 止血带控制入肝血流，解剖性切除病灶肝。

（三）外科手术技巧

（1）切口。本例采取右上腹鱼钩形胸腹切口，方便此类患者的手术显露。

（2）Glisson 鞘外阻断右肝前叶血流，简便、快捷，而且缺血分界线明显。

（3）以肝右静脉为引导，劈离右肝后叶。

本例术中曾结扎右肝后叶上段 Glisson 鞘，致右肝后叶下段缺血，同时右肝后叶上、下段肝蒂短，而且相距较近，不便结扎。故而松开结扎肝右静脉的线，循肝右静脉劈离肝，甚至靠肝右静脉根部右侧只剩下一薄片，而移去肝。术后 CT 复查，右肝后叶迅速增长。

病例 76：胆管黏液腺癌，施左半肝、全尾叶切除，改良盆式鲁氏 Ｙ 形吻合术

患者，女，45 岁。间发右上腹痛 2 年，加重伴黄疸 8 天。2007 年，因"胆石病"在外院施"OC"。

T 36.6℃，P 74 次 / 分，R 20 次 / 分，BP 132/83mmHg。神清合作，皮肤、巩膜轻度黄染。心律齐，双肺呼吸音清。腹平，示右肋缘下切口瘢痕长 15cm，无浅静脉曲张。腹壁软，剑突右下方压痛，肝、脾未及，叩击右肝区示心窝部不适，无胃振水音，腹无移动性浊音。双腰背部无抬举痛，双下肢无水肿。

WBC $4.89×10^9$/L，N 58.1%，PLT $204×10^9$/L，Hb 124g/L，TBIL 34.9μmol/L，DBIL 15.2μmol/L，TP 69g/L，ALB 39.8g/L，ALT 96.6U/L，AST 52.3U/L，PA 232mg/L，CHE 8534U/L，CA_{19-9} 11.3kU/L。

CT（2017 年 6 月 4 日，湖南省人民医院）：肝轮廓清，右肝表面光整，右肝肥大、左肝外叶小。左肝内胆管及肝外胆管呈囊状扩张，内径达 3cm，胆管内胆汁密度较水高。左肝内胆管示多个高密度结石影。胆囊未见（图 1-6-37），脾不大，胰不大，主胰管不扩张。无腹水，L_8、L_9 淋巴结不肿大。

【术前诊断】 胆管黏液性腺癌（左肝、尾叶）。

【手术过程】

（1）择期，平仰卧位，做上腹"奔驰"切口入腹。见：无腹水，腹膜上无癌性结节。右肝色泽棕红，左肝呈囊泡样。肝外胆管外径约 3.5cm，张力较大（图 1-6-38）。胆囊未见，胰体不大、质软，脾不大。

（2）Glisson 鞘外钳夹、切断、关闭左肝蒂，离断肝胃韧带，显露、解剖第二肝门，显现肝左静脉根部，切断肝短静脉，游离尾叶，显现肝后腔静脉。

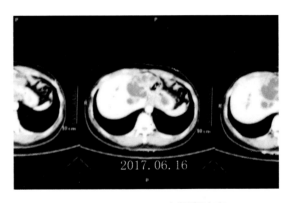

图 1-6-37　CT：左肝囊腺癌

（3）"四边法"切开肝总管、胆总管上段，清除其内胶样胆汁，显现左肝管、尾叶胆管充血，黏膜上布满红色小丘疹。而右肝管色泽正常。左肝内胆管充填黏液脓块（图 1-6-39）。

（4）紧贴胆管剥离，于十二指肠上缘横断胆总管（图 1-6-40），远端以 4-0 Prolene 线连续缝闭。脉络化门静脉、门静脉右干、肝固有动脉、肝右动脉，横断右肝管。

（5）于肝中静脉左侧以双极电凝、"微榨法"劈离肝（图 1-6-41），钳夹、切断肝左静脉（图 1-6-42），从左向右翻转，整块移除左半肝及全尾叶。术野清楚显现右肝断面、肝中静脉、右肝管及肝后腔静脉（图 1-6-43）、门静脉、肝右动脉系。

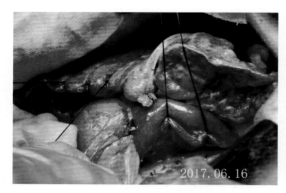

图 1-6-38　左肝呈囊泡样

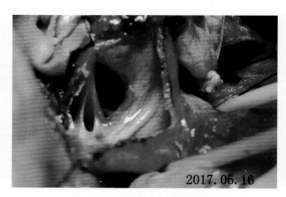

图 1-6-39　左肝内胆管充填黏液脓

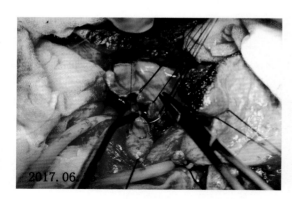

图 1-6-40　弯钳尖处示胆总管横断处

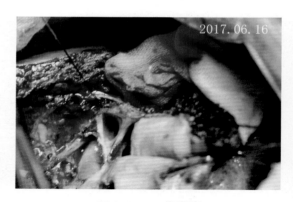

图 1-6-41　肝断面

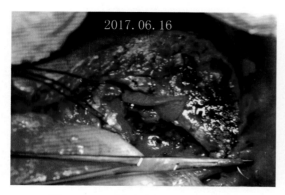

图 1-6-42　钳尖夹持处为肝左静脉

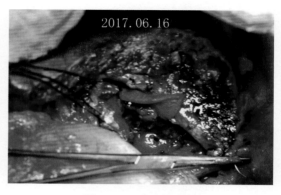

图 1-6-43　左肝断面

肝标本示胆管积黏液脓（图 1-6-44）。

（6）切取桥襻空肠，完成改良盆式鲁氏 Y 形吻合术，14 号 T 形管置入右肝内胆管，直臂经桥襻戳孔引出（图 1-6-45）。测试无胆漏、出血。

（7）关腹。手术历时 3.5 小时，失血量约 100ml，安返回房。手术示意图见图 1-6-46。

【术后诊断】胆管黏液癌（左半肝、尾叶）。

【实施手术】左半肝、全尾叶切除，改良肝胆管盆式鲁氏 Y 形吻合术。

【术后】无胆漏、出血、肝肾功能不全等并发症，恢复平顺。

病理切片：胆管黏液腺癌。

【难点与创新】

（一）难点

胆管黏液腺癌原发灶在左半肝、全尾叶，病程长达 2 年，并发胆道梗阻、感染。

（二）创新

准确切除原发灶，施改良盆式鲁氏 Y 形吻合术。

（三）外科手术技巧

（1）病灶胆管的辨别有以下几点值得注意：①术前 CT 片：病灶胆管显著扩张，胆管壁

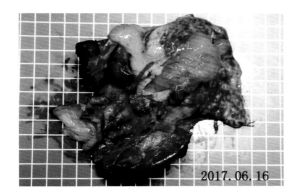

图 1-6-44　肝标本

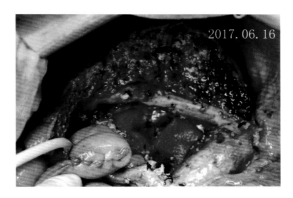

图 1-6-45　图左下角乳胶管为 T 形管

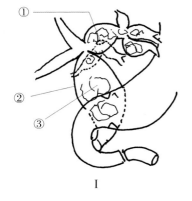

Ⅰ

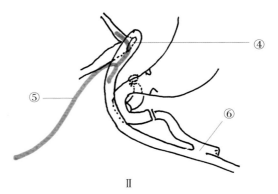

Ⅱ

图 1-6-46　手术示意图

Ⅰ. 术前；Ⅱ. 术后

注：①左肝管；②肝总管；③黏液脓；④肝胆管盆；⑤ T 形管；⑥空肠、桥襻空肠之侧 – 侧吻合

增厚，有肿物向胆管腔内凸出，胆管周围伴低密度影，"狗尾征"（+）。②术中：胆管内产生黏液脓，胆管壁红，布满小泡疹。胆管壁厚，可及肿块，或结节向胆管腔内凸出。快速切片：胆管黏液腺癌。

（2）病灶肝切除：① Glisson 鞘外切断左肝蒂。②脉络化肝总动脉、肝固有动脉、肝右动脉、门静脉及门静脉右干。③切断胆总管、右肝管，去除病灶胆管。④肝中静脉左侧断肝，切断肝左静脉，从左向右翻转肝，整块切除病灶肝。

病例 77：原发性巨块型右肝细胞癌，并肝右静脉、腔静脉癌栓形成，施右半肝、右尾叶切除，腔静脉癌栓清除，左肝管导管引流

患者，女，44 岁。右上腹痛 2 个月。乙肝病史 16 年。

T 36℃，P 76 次 / 分，R 20 次 / 分，BP 98/62mmHg。神清，无黄疸。心律齐、无杂音，双肺呼吸音清。腹平，浅静脉不曲张。腹壁软，肝在右肋缘下 2cm，边缘清，质地硬，无触痛。胆囊未及。Murphy 征（−）。剑突右下方无压痛，叩击右肝区无不适。脾未及。无胃振水音，腹水征（−）。双下肢无水肿。

WBC $6.1×10^9$/L，N 61.3%，PLT $143×10^9$/L，TBIL 21.7μmol/L，DBIL 7.5μmol/L，TP 64.9g/L，ALB 40.8g/L，AST 107U/L，ALT 40.5U/L，PA 159.2mg/L，CHE 5938U/L，ALP 120.8U/L，AFP 252.9ng/ml。

CT（2017 年 9 月，湖南省人民医院）：右肝巨大低密度占位病灶，约 150cm×10cm。增强扫描动脉期示病灶周围新显动脉小支，静脉期示回声低密度区，并可见肝右静脉、腔静脉癌栓形成。

【术前诊断】原发性肝细胞癌（右肝），并肝右静脉、腔静脉癌栓。

【手术过程】

（1）择期，平仰卧位，右上腹"鱼钩"形切口入腹。见：无腹水。肝呈苦瓜样外观，右肝巨大肿块，与 CT 所示一致，与膈肌粘连。左肝外叶较肥大，无肿瘤。L_8、L_9、L_{12}、L_{13} 淋巴结无转移。脾不大。十二指肠、结肠正常。术中 B 超示腔静脉、肝右静脉癌栓，腔静脉内癌栓上缘达膈肌平面。

（2）劈离右半肝，显现肝右腔静脉：①经 Glisson 鞘，做右肝 Glisson 鞘结扎，右肝缺血明显。②放置 Pringle 止血带，15 分钟＋5 分钟阻抗入肝血流。③于肝中静脉右侧以超声刀和单、双极电凝劈离右肝达肝中静脉根部及肝上、下腔静脉。

（3）切断右肝 Glisson 鞘，显现肝后腔静脉，结扎、切断肝短静脉 6 支，沟通肝右静脉，套带。肝右静脉外径约 2cm，充填癌栓。

（4）放置肝下下腔静脉套带。

（5）切开心包，安置下腔静脉套带。

（6）切开肝右静脉，取出腔静脉癌栓：①依次夹持肝下下腔静脉、Pringle 止血带、肝右静脉止血钳、心包段下腔静脉套带。②切开肝右静脉，清除其内及腔静脉癌栓，以肝素盐水冲洗腔静脉，离断肝右静脉，立即以 4−0 Prolene 线连续缝闭肝右静脉残端。历时 6 分钟，失血 200ml。③反序松去心包段腔静脉、肝下腔静脉、Pringle 止血带。④4 号圆针丝线缝闭肝右静脉肝侧残端。

（7）离断右肝周粘连及韧带，迅速移除右半肝。肝标本重 3.751kg。做肝断面止血，切除受累膈肌约 4cm×6cm，放置胸腔闭式引流管，关闭膈肌及心包。

（8）左肝管内放置硅胶管，注水测试无胆漏、出血。

（9）放置右膈下引流管；温盐水冲洗清洁术野；清点器械、敷料无误，逐层关腹。手术历时 4.5 小时，失血量约 300ml。术中生命体征平稳，血氧饱和度 100%，安返回房。

【术后诊断】原发性肝细胞癌，肝硬化，并肝右静脉、腔静脉癌栓，膈肌受累。

【实施手术】右半肝、右肝尾叶切除，腔静脉癌栓清除，左肝管置管引流，右膈肌部分切除，右胸腔闭式引流术。

【术后】无膈下脓肿、胆漏、出血、肺动脉栓塞等并发症，恢复平顺。

病理切片：肝细胞癌。

【难点与创新】

（一）难点

本例手术难度很大。

（1）肝硬化，原发性巨块型肝癌（3.751kg）。

（2）并发肝右静脉癌栓。

（3）腔静脉癌栓，其癌栓上缘达肝上、下腔静脉，接近心房，易脱落致肺动脉癌栓，患者骤死！

（二）创新

（1）解剖性右半肝、右肝尾叶切除。

（2）腔静脉癌栓清除、腔静脉关闭，仅历时 6 分钟。

（3）右肝管放置硅胶管。

（三）外科手术技巧

腔静脉癌栓清除，这里技术的关键在于建立一个"无血区域"，便于清除癌栓，防止癌栓脱落、肺动脉梗死。应注意以下几点：

（1）肝上腔静脉套带，宜做心包切开，放置腔静脉套带。

（2）做肝下下腔静脉、Pringle 止血带、肝右静脉套带，结扎肝短静脉。

（3）区域阻断血供，切开肝右静脉、腔静脉，迅速清除癌栓，冲洗腔静脉，缝闭腔静脉。

病例 78：右肝巨块型肝癌，累及门静脉右肝前支、肝中静脉、膈肌，施右肝三联切除术

患者，男，33 岁。上腹痛 10 天，CT 发现右肝占位 2 天。乙肝 25 年。

T 37℃，P 82 次/分，R 19 次/分，BP 104/58mmHg。神清合作，皮肤、巩膜无黄染。心、肺无明显异常。腹平，浅静脉不曲张。腹壁软，肝在右肋缘 4cm、剑突下方 3cm 可及，肝质地硬，无触痛，叩击右肝区示心窝部不适。胆囊未及。Murphy 征（−），无胃振水音，腹水征（−）。双腰背部无抬举痛，双下肢正常。

WBC $2.76×10^9$/L，N 64.9%，PLT $158×10^9$/L，TBIL 19.1μmol/L，DBIL 5.17μmol/L，TP 56.7g/L，ALB 352g/L，AST 53.3U/L，ALT 56.7U/L，PA 82mg/L，CHE 4655U/L，CA_{19-9} 72.1kU/L，AFP 247.5ng/ml。

CT（2017 年 11 月 25 日，外院）：肝轮廓清，表面不光整。右肝大，其中示多个类圆形不均质低密度区，边界欠清，较大者约 14cm×13cm×10cm，与膈相连。左肝外叶代偿性肥大（图 1-6-47）。增强扫描动脉期示右肝肿块不均质强化（图 1-6-48）；静脉期肿块密度减弱（图 1-6-49），呈快进快出表现。

肝中静脉纤细，门静脉右前支未见显示。

胆囊不大，壁稍增厚。胰头不大，全胰管不扩张。脾大 8 个肋单元。

【术前诊断】乙肝，并肝细胞癌，累及膈肌、门静脉右肝前支、肝中静脉；孤独左肾。

【手术过程】

（1）择期，平仰卧位，"大奔驰"切口入腹。见：无腹水，大网膜上未见癌结节。右肝巨大，凹凸不平，呈鱼肉样，质硬，大小与 CT 所示一致。肿瘤与膈肌癌性融合，其面积直径约 3cm。右肝内叶多个癌灶。左肝外叶色泽棕红，表面光整，质软，代偿性肥大（图 1-6-50）。胆囊不大，肝外胆管外径约 1cm，无静脉曲张。胰头不大，质软。脾不大。

（2）顺逆结合切除胆囊，解剖第一肝门，先后显露、结扎、切断肝右动脉、门静脉右干，做右肝管套带（图 1-6-51），右半肝示缺血分界线。

（3）解剖第二肝门，显露肝左静脉、肝中静脉、肝右静脉根部。

（4）安置 Pringle 止血带，15 分钟＋5 分钟模式阻断入肝血流，于肝镰状韧带右侧、经前路劈肝，达肝后腔静脉、肝中静脉根部左侧。结扎、切断右肝管，先后结扎、离断右肝

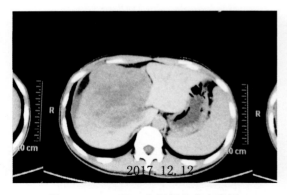

图 1-6-47　CT：右肝低密度占位区

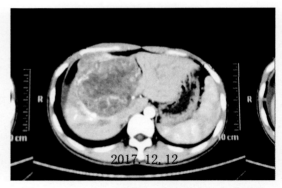

图 1-6-48　CT 动脉期：肿块密度不均质增强

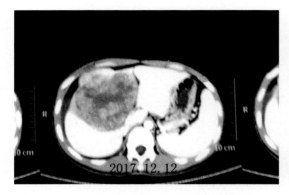

图 1-6-49　CT 静脉期：肿块密度减弱

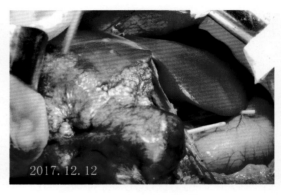

图 1-6-50　右肝癌块

短静脉 4 支。门静脉钳先后钳夹、切断肝中静脉、肝右静脉（图 1-6-52），4-0 Prolene 线缝闭肝静脉残端。

（5）分离肝膈粘连，离断冠状韧带，移除肝标本（图 1-6-53）。标本重 2.25kg。

（6）"三合一液"冲洗、清洁术野，肝断面无渗血、漏胆，左肝外叶色泽正常。清点器械、敷料无误，放置右膈下引流管，逐层关腹。手术历时 4 小时，失血量 500ml，生命体征平稳，安返回房。

【术后诊断】乙肝，并肝细胞癌，累及膈肌、门静脉右肝前支、肝中静脉；孤独左肾。

【实施手术】右肝三联切除术。

【术后】无膈下脓肿、无肝衰竭，复查 AFP 35ng/ml，恢复平顺。

【难点与创新】

（一）难点

（1）肝癌巨大（2.25kg）。

（2）肝癌累及门静脉右肝前支、肝中静脉。

（3）肝癌累及右膈肌，肝位置固定，阻碍手术进行。

（二）创新

（1）采用"大奔驰"形切口（图 1-6-54），右侧呈鱼钩形，并做第 9 肋间前部切开，

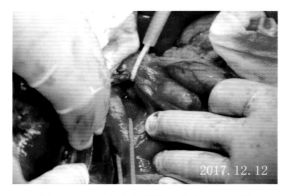

图 1-6-51　红色导尿管牵拉处为右肝管

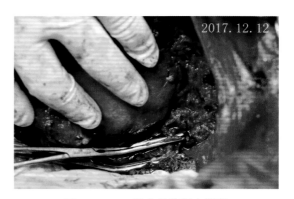

图 1-6-52　钳夹处为肝中静脉

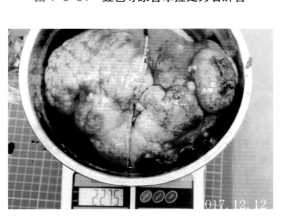

图 1-6-53　肝标本

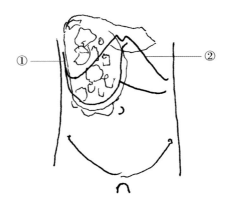

图 1-6-54　手术切口示意图

注：①右第 8 肋间；②肋缘

使术野充分显露。

（2）经肝前路，未先做肝肿瘤与膈肌粘连分离，施右肝三联切除。

（三）外科手术技巧

（1）切口。本例切口采取右上腹Y形鱼钩样切口，便于巨块型右肝癌的切除。

（2）前路劈肝适用于巨块型肝癌切除。应注意：①切口够大，充分显露术野。②入肝血流阻断：Glisson鞘外离断右肝蒂，配合Pringle止血带。用超声刀、单双极电凝劈离肝，达肝后腔静脉。

（3）肝移除应注意以下几点：①先后钳夹、切断右肝蒂、右肝短静脉、肝中静脉、肝右静脉。②钝性分离肝膈粘连。③离断肝周韧带，移除肝标本。

病例 79：右肝巨块型肝癌，累及右肾，施右半肝、右肾联合切除，腔静脉切断吻合术

患者，男，60岁。右上腹痛3个月，体重下降5kg。病后曾先后就诊于多家医院，诊为"肝占位病变""胃间质瘤"。

T 36℃，P 84次/分，R 21次/分，BP 134/78mmHg。神清合作，皮肤、巩膜无黄染。心律齐、无杂音，双肺呼吸音清。右上腹胀满，无浅静脉曲张。腹壁软，肝在右肋下7cm可及，边缘清，质硬，无触痛。叩击右肝区示右上腹不适。胆囊未扪及。左侧腹叩击呈鼓音，腹水征（−），无胃振水音，肠鸣音正常。双腰背部无抬举痛，双下肢无水肿。

WBC $5.25×10^9$/L，N 73%，PLT $224×10^9$/L，血型 RH（−）（"熊猫血"）。TBI 清 wbL 9.9μmol/L，DBIL 3.2μmol/L，TP 66.4g/L，ALB 34.5g/L，AST 21.5U/L，ALT 19.4U/L，PA 72mg/L，CHE 5775U/L，CA_{19-9} 4.73kU/L，AFP 1.09ng/ml。

CT（2017年12月，湖南省人民医院）：右肝内巨大占位病变，约20cm×19cm×23cm，占据右肝及左肝内叶，平扫其内密度均匀（图1-6-55）。增强扫描动脉期示腹主动脉、肝固有动脉（图1-6-56）；静脉期示腔静脉位置抬高，移位于腹主动脉前方，肝后段腔静脉未见（图1-6-57）。

CTA：肿瘤内肝右动脉、膈动脉供血（图1-6-58），肿瘤与右肾紧密相连，其间无脂肪间隙。

CTV：门静脉及其分支拉长、左突，似见癌栓（图1-6-59），下腔静脉肝后段扁平，未见清楚显影。左肾静脉未见显现。

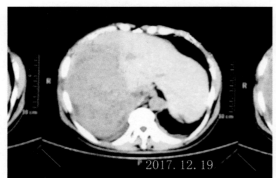

图1-6-55　CT：右肝巨大低密度占位

【术前诊断】 右肝巨块型肝癌，累及门静脉右干、右肾、腔静脉肝后段。

【手术过程】

（1）择期，平仰卧位，取腹十字形切口入腹（图1-6-60）。见：草黄色腹水500ml。右肝三联呈巨大鱼肉样肿块，大小如CT所示，质地硬。左肝外叶肥大，颜色棕红（图1-6-61）。胃肠被推移至左侧腹。胰头与肿块致密相连，脾不大。

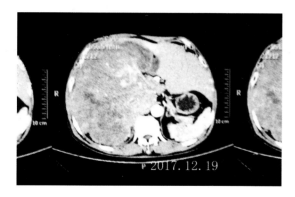

图 1-6-56　CT 动脉期：椎体右前方示腹主动脉，腹主动脉前方、肿块左缘示肝固有动脉

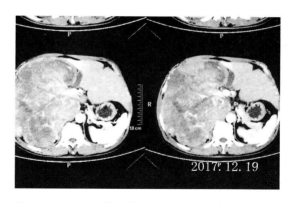

图 1-6-57　CT 静脉期：腹主动脉前方为肝后腔静脉

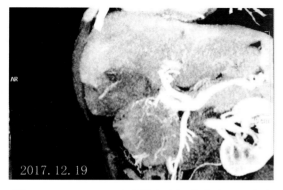

图 1-6-58　CTA：肿瘤供血为肝右动脉、膈动脉

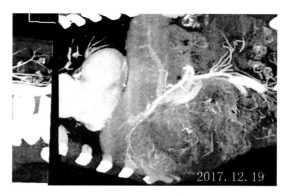

图 1-6-59　CTV：门静脉拉长、左移，似见癌栓

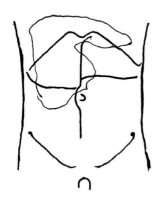

图 1-6-60　手术切口示意图

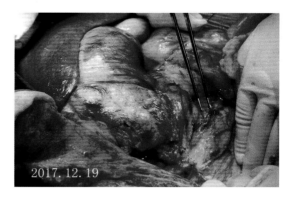

图 1-6-61　图左上方为左肝外叶

（2）分离后腹膜与肿块粘连。于升结肠、横结肠对系膜缘与肿块间隙分离粘连，显现肿块下极及内侧缘、肠系膜上静脉，安置肾静脉平面上腔静脉套带。仔细以双极电凝分离肿块与胰头、颈致密且充满曲张静脉的粘连，结扎右膈动脉。

（3）切除胆囊，结扎、切断门静脉右干、肝右动脉、右肝管，右半肝、肿块瞬间变色、缩小。

（4）做左肾静脉套带（图1-6-62），肾静脉平面下下腔静脉套带及Prinlge止血带，企图做右肾静脉、套带失败。

（5）经前路劈离右肝，于缺血分界线上、肝中静脉右侧以超声刀劈离肝达腔静脉前方、肝中静脉根部右侧，横断片状尾叶，显现腔静脉。腔静脉亦呈片样，宽约3.5cm。于腔静脉右侧缘逐一艰难横断右肝短静脉、右肝下静脉及肝右静脉，残端以5-0 Prolene线缝闭，显现肝后腔静脉及肾静脉段腔静脉。由于腔静脉段与肿块粘连紧密，而且其长度达13cm，移除肿块十分困难，甚至不可能，加之右肾静脉、动脉显现、游离、套带失败。

（6）横断腔静脉。两把门静脉钳夹持腔静脉（图1-6-63），钳间切断（图1-6-64），先后分别以4-0 Prolene线缝闭残端。

（7）快速移除右肝肿瘤及右肾。先后紧贴腔静脉壁剥离腔静脉与肿瘤粘连，钳夹、切断副肝左静脉、右肾动脉及静脉，以手指钝性剥离肿块与右肾。历时3分钟，失血量达1000ml，生命体征尚平稳，标本重4.7kg（图1-6-65）。

（8）以4-0 Prolene线做腔静脉吻合（图1-6-66），历时10分钟，吻合口无漏血（图1-6-67）。

（9）以温肾上腺素盐水冲洗、清洁术野，并再次充分止血。术野显示左肝血供良好、胆道充盈、无胆漏，腔静脉完好，左肾色泽正常，胰、肠无损伤。放置右膈下引流管，清点器械、敷料无误，逐层关腹。

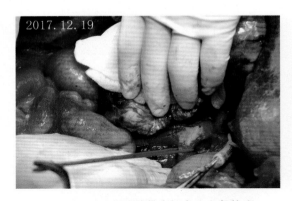

图1-6-62　蓝色胶带牵拉者为左肾静脉

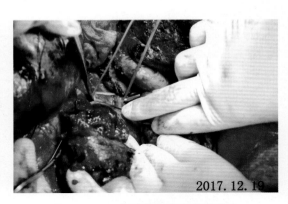

图1-6-63　门脉钳夹持处为腔静脉

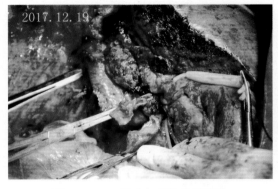

图1-6-64　钳夹切断处为腔静脉

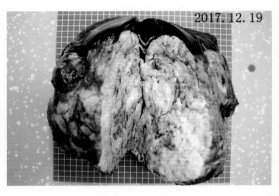

图1-6-65　标本

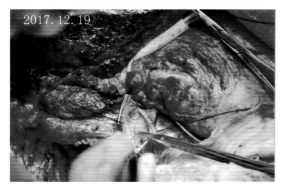

图 1-6-66　腔静脉吻合

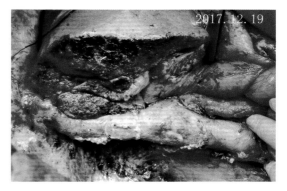

图 1-6-67　术野，腔静脉全程

手术历时 7.5 小时，失血量 1300ml，术中输血 5U、血浆 4U。术毕 BP 120/74mmHg，尿量 1000ml、黄色。

【术后诊断】右肝癌，累及门静脉右干、右肾。

【实施手术】右半肝、右肾切除，腔静脉切断、吻合。

【术后】无黄疸，无膈下胀肿，小便正常，恢复平顺。

【难点与创新】

（一）难点

本例手术难度相当大，表现在以下几方面。

（1）肿块巨大，腔静脉像是老虎钳样将肿块"钳夹"，其"钳夹"的长度达 13cm。

（2）肿块与十二指肠、胰头、横结肠致密粘连，局部静脉曲张。

（3）肿块与右肾粘连，而右肾静脉、动脉难以游离显现。

（4）肿块血供源自肝右动脉、膈动脉及右肾动脉。

（5）本例患者具有肝右静脉、副肝右静脉粗的肝右下静脉。

（6）门静脉右干、肝右动脉、右肝管位置深藏，难于分离。

（二）创新

（1）十字形切口，使术野充分暴露。

（2）以双极电凝、超声刀仔细耐心分离。

（3）经前路断肝，充分显现肝后腔静脉段及肾静脉段腔静脉。

（4）在入肿瘤血流完全控制的前提下，切断腔静脉，快速剥离、移除标本，做右半肝、右肾联合切除。

（三）外科手术技巧

（1）十二指肠、胰头与肿瘤分离。注意：熟练使用滴水双极电凝，仔细认真，蚂蚁啃骨头样耐心辨清间隙、分离。

（2）腔静脉的横断、吻合应注意：两把等长的门静脉钳钳夹腔静脉，错间整齐切断，残端缝闭；腔静脉吻合：以两把心耳钳距残端 1.5cm 分别夹持腔静脉。拆除原缝合线，以肝素盐水冲洗血管腔。"二点法"以 4-0 Prolene 线做血管连续、外翻缝合，缝闭最后一针前，以肝素盐水冲洗血管腔，不留生长因子。

病例 80：胆管黏液癌胆外漏、脾膈脓肿 1 年，施左肝外叶切除、脾膈脓肿清创引流术

患者，女，50 岁。肝囊肿切除后胆汁外漏 1 年，伴右上腹痛、发热 15 天。1 年前，在某院诊为"左肝外叶囊肿""胆总管、胆囊结石"，施行"左肝囊肿、胆囊切除术"。术后"胆漏"，诊为"胰腺炎""假性胰腺囊肿"。治疗效果不佳而来院。

T 36.5℃，P 74 次 / 分，R 20 次 / 分，BP 123/74mmHg。神清合作，无黄疸。心、肺无明显异常。腹平，浅静脉不曲张，陈旧性右上腹"反 L"形切口瘢痕 1 条，长约 15cm，无胃肠型。腹壁软，肝、脾未触及，剑突右下方压痛，叩击右肝区示心窝部疼痛，无胃振水音，腹无移动性浊音。左腰背部明显抬举痛，双下肢无水肿。腹部切口心窝处示一瘘口，溢出少许淡黄色黏液，无恶臭。

WBC $7.2×10^9$/L，N 71%，PLT $129×10^9$/L，TBIL 17.1μmol/L，DBIL 9.2μmol/L，TP 66.8g/L，ALB 36.3g/L，AST 15U/L，ALT 16.3U/L，PA 54mg/L，CHE 4365U/L，CA_{19-9} 32.07kU/L。

CT（2017 年 6 月 29 日，湖南省人民医院）：肝轮廓清、表面光整，肝叶（段）比例无明显失衡。肝内胆管无明显扩张、无胆石，积气。左肝膈、脾膈示液体积聚区，左肝膈液体积聚区约 3cm×3.5cm，脾膈液区约 14cm×5cm。腹膜腔无积水。胆囊不清，肝外胆管未见（图 1-6-68）。

增强扫描：肝十二指肠韧带无曲张静脉，L_8 未见肿大。

【术前诊断】左肝囊肿切除术后，胆管黏液癌？并胆外漏，肝膈、脾膈脓肿。

【手术过程】

（1）择期，平仰卧位，延长原右肋缘切口呈"鱼钩"形，入腹。见：无腹水，腹膜无癌性结节，横结肠上广泛粘连。左肝膈、脾膈间均为脓肿。肝色泽棕红，质地稍硬，左肝外叶一瘘口，溢出少许黏液。右肝表面光泽，无结石感、结节感。残留胆囊约 3cm×1.5cm，壁厚，无结石感。胆总管外径约 1.2cm，无结石感。胰头不大，质软。

（2）戳破左肝膈脓肿，脓液乳白色，量约 50ml（图 1-6-69），无恶臭，未见胆管与此相连通。继而紧贴腹壁戳破脾膈脓肿，吸出乳白色脓液 650ml（图 1-6-70）。以"三合一液"冲洗清创脓腔，暂时填塞结合碘纱布垫。

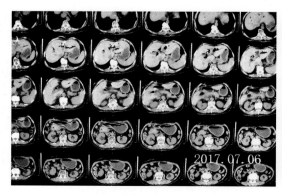

图 1-6-68　CT

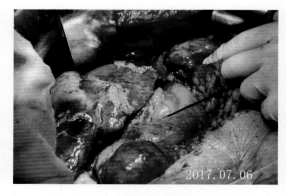

图 1-6-69　左肝膈脓肿戳破、清创后

（3）分离肝脏面粘连，显露肝十二指肠韧带、残留胆囊：①安置 Pringle 止血带（图 1-6-71）。②"四边法"切开胆总管、肝总管，胆总管远端顺利通过 3 号胆道扩张器，并见到左肝管内少许黏液脓，右肝管内光整（图 1-6-72）。③顺逆结合切除残留胆囊，内无胆石。④游离左肝外叶。

（4）切除左肝外叶（图 1-6-73）：①结扎、切断左肝动脉、门静脉左肝外支。②"微榨法"切除左肝外叶，送病理科快速检查。③4-0 Prolene 线缝扎关闭左肝外叶胆管。

（5）完成改良盆式鲁氏 Y 形吻合术：①横断胆总管，近端组成肝胆管盆，内径达 1.8cm。②切取桥襻空肠，做结肠肝曲系膜戳孔，完成改良盆式鲁氏 Y 形吻合术。

（6）放置左膈下、脾膈脓腔引流管。"三合一液"冲洗清洁术野，清点器械、敷料无误，逐层关腹。手术历时 4 小时，失血量约 200ml，术中生命体征平稳，安返回房。

【术后诊断】胆管黏液癌，左肝外叶"囊肿"切除后，并左膈下脓肿、胆外瘘、残株胆囊管炎。

【实施手术】肝膈、脾膈脓肿清创、引流，左肝外叶切除，改良盆式鲁氏 Y 形吻合术。

【术后】无腹腔脓肿、无胆漏，恢复平顺。

病理切片：胆管黏液腺癌。

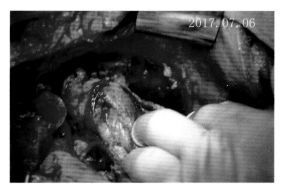

图 1-6-70　戳破脾膈脓肿

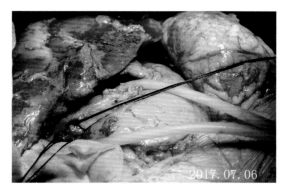

图 1-6-71　乳胶管为 Pringle 止血带

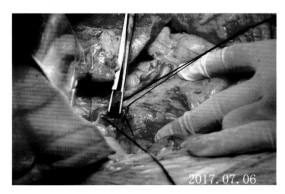

图 1-6-72　钳尖处为切开的右肝管

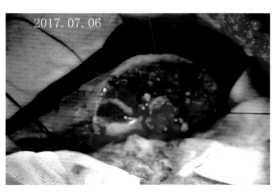

图 1-6-73　左肝断面

【难点与创新】

（一）难点

（1）肝周广泛致密粘连，尤其是左膈下脓肿的清创十分危险。

（2）胆漏1年，合并肝膈脓肿，分离十分困难。

（3）左肝病变性质不明确，切除左肝外叶靠临床经验。

（二）创新

（1）紧贴腹壁戳破脓肿，以"三合一液"清创，用络合碘液纱布垫湿敷脓腔。

（2）阻断入肝血流，切除残株胆囊，游离左肝外叶。

（3）根据左肝外叶瘘管少许黏液脓，结合病史，切除左肝外叶。

（4）改良盆式鲁氏Y形吻合术。

（三）外科手术技巧

（1）左膈下脓肿清创应注意：①辨清脾膈间隙，从间隙分离、戳破脓腔。②"三合一液"冲洗清创脓腔。③结合碘液纱布垫湿敷脓腔。④低位放置引流管。

（2）左肝外叶切除应注意：①安置Pringle止血带，阻控入肝血流。②初步确定为肝内胆管癌，瘘口长期不愈，引流液有黏液脓，左肝管口有少许黏液脓。③解剖性切除左肝外叶。

病例81：右肝癌并腔静脉、右心房癌栓，施右半肝切除，右心房、腔静脉癌栓清除

患者，男，32岁。右上腹胀痛不适20天。乙肝史10余年。曾就诊于务工所在地医院，诊为"肝癌，无手术时机"。

T 36.5℃，P 76次/分，R 20次/分，BP 125/70mmHg。神清合作，巩膜、皮肤无明显黄染。心律齐，无杂音。双肺呼吸音清。腹平，浅静脉不曲张，无胃肠型。腹壁软，肝在右肋缘下5cm可及，质硬，无触痛。剑突右下方无压痛，胆囊、脾未扪及，Murphy征（-），叩击右肝区无明显不适，无胃振水音，腹水征（-）。双下肢无水肿。

WBC 7.33×10⁹/L，N 63.19%，PLT 288×10⁹/L，HBsAg（+），HBeAb（+），HBcAb（+），HBV-DNA 2.5E+03 IU/ml，TBIL 24.4μmol/L，DBIL 7.1μmol/L，AST 52.7U/L，ALT 32.1U/L，ALP 115.5U/L，γ-Gt 153U/L，PA 112mg/L，CHE 4406U/L，AFP 415ng/ml。

B超（2018年7月，湖南省人民医院）：右心房扩大，其内见一低回声肿块，椭圆形，内部回声均匀，随心动周期于三尖瓣口来回摆动，其范围约4.36cm×3.89cm（图1-6-74），向下追踪，肿块源于右肝。下腔静脉近心段内亦见实质光团充填。

CT（2018年7月，湖南省人民医院）：右肝见一类圆形低密度灶约12.0cm×13.5cm×1.6cm，平扫CT值12～32Hu（图1-6-75）。增强后动脉期见肝右动脉分支供血，内可见穿行血管影，CT值9～61Hu。门脉期CT值12～117Hu（图1-6-76）。肝内胆管不扩张。胆囊不大，脾、胰未见异常。

下腔静脉右心房内可见低密度充盈缺损，增强后强化。

右心房栓子低密度灶，较大层面积约6.3cm×4.3cm。

CTA：右肝肿块由肝右动脉供血（图1-6-77）。

CTV：下腔静脉充盈缺损，增强后强化，肝右静脉未显示。

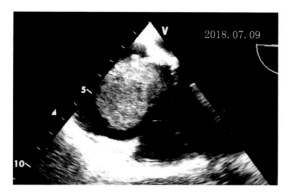

图 1-6-74　B 超：右心房内癌栓

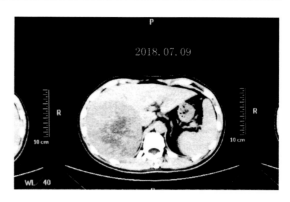

图 1-6-75　CT：右肝内低密度灶

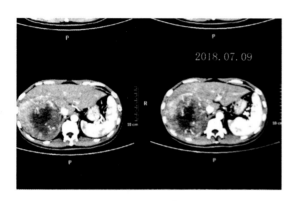

图 1-6-76　CT 动脉期

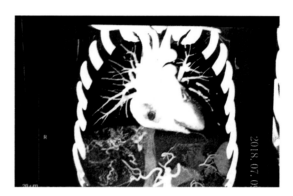

图 1-6-77　CTA：肿块由肝右动脉供血

【术前诊断】肝细胞癌（右肝），并腔静脉、右心房癌栓。

【手术过程】

（1）择期，平仰卧位，全身麻醉，胸腹"鱼钩"形切口（图 1-6-78）。见：无腹水，大网膜上无癌性结节，无静脉曲张。肝色泽棕红、肿胀，肿瘤位于右肝，累及肝右静脉。肿瘤的位置、大小与术前 B 超、CT 所示一致。左肝色泽如常。胆囊不大，胰、脾未见异常。L_8 组淋巴结不肿大。术中 B 超察看腔静脉、右心房癌栓。

（2）切除胆囊。先后显现、游离、结扎、切断肝右动脉、门脉右干，右半肝明显缺血。结扎右膈动脉。

（3）安置 Pringle 止血带、肾静脉上腔静脉套带（图 1-6-79）。

（4）解剖第二肝门，显现肝中静脉、肝左静脉及肝右静脉。

（5）同时阻断肝下腔静脉，Pringle 止血带阻断入肝血流，夹持胃左动脉，以 15 分钟＋5 分钟模式。于肝中静脉右侧，以超声刀配合钳夹、切断劈肝，达肝中静脉根部、肝上下腔静脉。

（6）钳夹、切断右肝管及右肝尾叶胆管，4-0 Prolene 线缝扎残端（图 1-6-80）。

（7）超声刀于肝后腔静脉前方离断尾叶，全程显现肝后下腔静脉（图 1-6-81），离断右侧肝短静脉 3 支。

（8）体外循环切开右心房、肝上下腔静脉，完整取出其内癌栓。腔静脉缺损，以心包片（6cm×3cm）修补（图 1-6-82）。此间历时 35 分钟。

（9）钳夹、切断肝右静脉（图1-6-83），离断右肝周粘连、韧带，移去右半肝。左肝色泽、血供正常（图1-6-84）。

（10）做右胸膜腔、心包、右膈下乳胶管引流，逐层关闭胸腹切口。复查B超，右心房腔静脉原癌栓消失，肺动脉搏动好。术中患者生命体征平稳，送ICU。手术历时8小时，失血量约500ml，肝标本重1.67kg。手术示意图见图1-6-85。

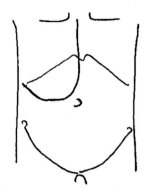

图1-6-78　手术切口示意图

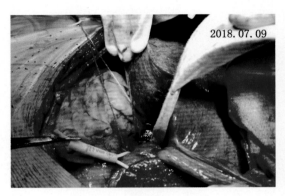

图1-6-79　图左下方乳胶管为Pringle止血带，白线带为腔静脉套带

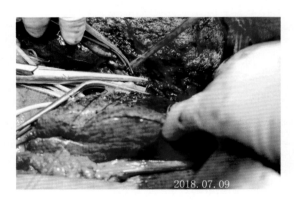

图1-6-80　钳夹处为右肝管

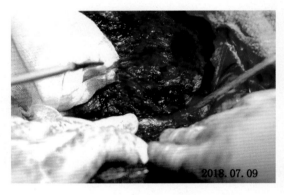

图1-6-81　吸引器头处为肝后下腔静脉

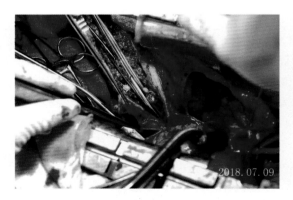

图1-6-82　长镊子夹持处为心包片

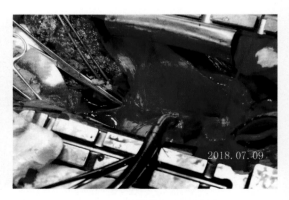

图1-6-83　钳夹处为肝右静脉残端

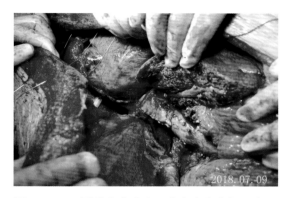

图 1-6-84　图片上方为心，右上方为左肝，右下方为肝后腔静脉

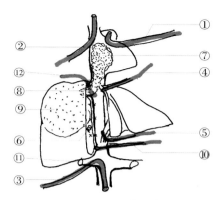

图 1-6-85　手术示意图

注：①主动脉插管；②上腔静脉插管；③下腔静脉插管；④肝左、中静脉套带；⑤ Pringle 止血带；⑥右肝蒂；⑦右心房、腔静脉癌栓；⑧肝右静脉；⑨右肝肿瘤；⑩下腔静脉套带；⑪肾静脉；⑫肝右静脉套带

【术后诊断】肝细胞癌（右肝），并腔静脉、右心房癌栓。

【实施手术】配合体外循环施右半肝切除，腔静脉、右心房癌栓清除。

【术后】无胆漏、出血及心、肺、肝功能不全，恢复平顺。

【难点与创新】

（一）难点

（1）右肝细胞癌，肝右静脉、上段肝后腔静脉、右心房癌栓，心房癌栓达 6.3cm×4.3cm。

（2）肝静脉回流受阻，劈肝易出血，"寸步难移"。

（3）未见到国内外类似报道。

（二）创新

配合体外循环，一次完成右半肝切除、腔静脉及右心房癌栓清除，并获成功。

（三）外科手术技巧

（1）本例手术，肝胆外科与心胸外科必须密切配合。

（2）手术程序：①做好胸腹联合"鱼钩"形切口。② 肝科医生首先完成右半肝游离，而后胸外科医生在体外循环情况下，完成腔静脉、心房癌栓切取，最后由肝外科医生移除右半肝。

（3）具体技术：①止血。双重止血，配合胃左动脉夹持、劈肝；体外循环，Pringle 止血带等，切取心房及腔静脉癌栓。②游离右肝，达到仅留肝右静脉，再体外循环，切取癌栓。③切断肝右静脉，移除右半肝。

病例 82：巨大右肝母细胞瘤，化疗后肿瘤缩小，施右肝三联切除

患儿，男，2 岁。B 超检查发现肝占位病变 20 天，伴以发热 10 小时。20 天前，腹部胀大，去医院 B 超检查发现右肝巨大占位病变，AFP 156 400ng/ml，诊为"肝母细胞瘤"，

入住我院儿童肿瘤科，做化疗 1 个疗程。再检查发现肿瘤缩小 3cm，而转住肝胆外科。

T 38.3℃，P 116 次 / 分，R 22 次 / 分，WT 12.5kg。神清合作，无明显黄疸。心律齐，无杂音。双肺呼吸音清。腹部膨隆，以右中上腹为显，无胃肠形，无浅静脉曲张。腹壁软，右中上腹可扪及肿块，下缘达右肋缘下 4cm，边界清，无触痛。右肝浊音界上界达右锁骨中线上第 4 肋间。腹壁无压痛、反跳痛，胆囊、脾未扪及，腹水征（−）。双下肢无水肿，活动可。

WBC 2.2×10^9/L，N 60%，PLT 20×10^9/L，Hb 63g/L，PT 9.6s，APTT 40s，TT 16.1s，AFP 156400ng/ml，TBIL 27.3μmol/L，DBIL 10.9μmol/L，TP 67.7g/L，ALB 41.1g/L，ALT 8.1U/L，AST 36.4U/L。

腹部彩色 B 超：肝上界 6 肋间、肋下 8.4cm，肝轮廓清、表面光滑。肝内见巨大非均质性稍低回声包块，边界欠清，形态不规则，约 11.5cm×12.7cm×6.7cm。

CT（2017 年 6 月 6 日，湖南省人民医院）：右肝、左肝内叶示巨大低密度团块，大小约 10.6cm×7.2cm（图 1-6-86）。

增强扫描：示肿块呈不均质增强，中央呈坏死灶（图 1-6-87）。左肝外叶无异常密度灶。

【术前诊断】肝母细胞瘤（右肝及左肝内叶）。

【手术过程】

（1）择期，平仰卧位，取右上腹"鱼钩"形切口入腹（图 1-6-88，图 1-6-89）。见：无腹水。右肝、左肝内叶肿块下极达脐下 3cm。左肝外叶色泽如常，质地细嫩（图 1-6-

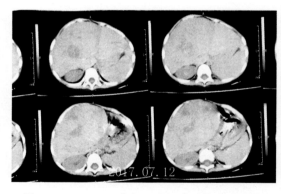

图 1-6-86　CT：右肝、左肝内叶低密度病灶

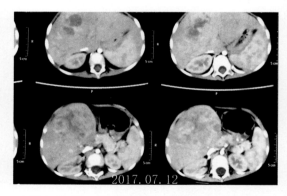

图 1-6-87　CT 静脉期：肿块呈不均质增强

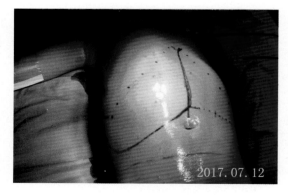

图 1-6-88　切口线

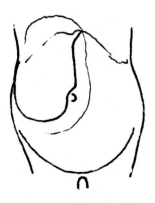

图 1-6-89　手术切口示意图

90）。右肝肿块与 CT 所示大小相符，质硬。胆囊约 5cm×2cm，质地软。肝十二指肠韧带解剖结构清，无曲张静脉及肿大淋巴结。

（2）结扎、切断胆囊动脉、胆囊管，浆膜下顺利移除胆囊。

（3）仔细解剖第一肝门，先后显露肝右动脉（图 1-6-91）、门静脉右干（图 1-6-92），予以结扎、切断，右肝示缺血分界明显，肿块质地变软、缩小。做右肝管套带。

（4）解剖第二肝门，显露肝右静脉、肝中和肝左静脉共干及肝上、下腔静脉。

（5）劈离右肝及左肝内叶：①血管夹夹持肝固有动脉、门静脉，15 分钟 +5 分钟模式阻断入肝血流。②于肝镰状韧带右侧以超声刀、"微榨法"配合单、双极电凝断肝，先后结扎、切断左肝外叶间隙静脉和 S_{4-b}、S_{4-a} 支，以及肝中静脉支，显现肝后下腔静脉上段。③钳夹、切断右肝管、肝短静脉 3 支。④钳夹、切断肝右静脉（图 1-6-93），整块移除右半肝、左肝内叶及右肝尾叶。标本重 565g（图 1-6-94）。

（6）查左肝外叶血供、色泽、质地正常（图 1-6-95），肝断面无胆漏、出血，放置右膈下引流管。

（7）手术历时 2 小时，失血量约 30ml，生命体征平稳，安返回房。

【术后诊断】肝母细胞瘤（右肝、左肝内叶）。

【实施手术】右肝三联、右尾叶切除术。

【术后】恢复平顺，术后第 7 天复查 AFP 56 000ng/ml。术后继续化疗：顺铂 44mg D_1；

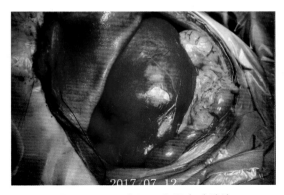

图 1-6-90　右肝、左肝内叶肿块

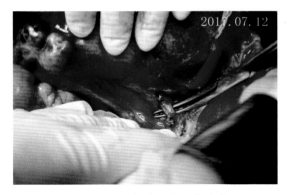

图 1-6-91　钳尖处为肝右动脉

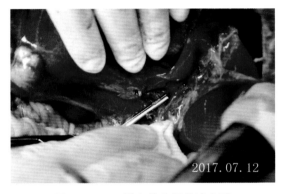

图 1-6-92　钳尖处为门静脉右干

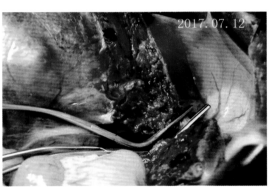

图 1-6-93　钳尖处为肝右静脉

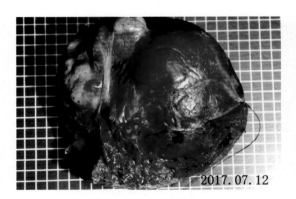

图 1-6-94　肝标本

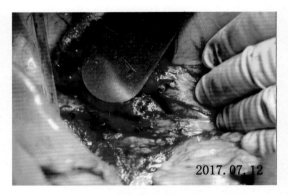

图 1-6-95　压肠板压迫处为左肝断面

吡柔比星 16.5mg，D_2、D_3。

【难点与创新】

（一）难点

（1）患儿年龄小（2 岁），而肝肿块巨大，涉及右肝三联。

（2）右肝肿瘤巨大，一级肝门被肿块覆盖，术野深在，显露、解剖右肝蒂十分困难。

（二）创新

（1）术前，先在儿科做化疗 1 个疗程，肝肿瘤缩小，便于手术，同时该化疗药物敏感。

（2）做右上腹"鱼钩"形切口，便于显露右肝，尤其方便显露第二肝门。

（3）做右肝蒂的结扎后，右肝进一步缩小，缺血分界明显，便于右肝肿瘤的切除。最终离体右肝肿瘤重 565g。

（三）外科手术技巧

（1）腹壁切口：经由上腹腹白线、脐右侧、肝肿块下缘上 2cm 右侧横行，达腋中线连接第 9 肋间，再配合腹部自动牵开器达到完好的显露。

（2）右肝蒂解剖：助手抬起右肝，显现第一肝门。切除胆囊。显现、结扎、切断肝右动脉、门静脉右干，显示右半肝缺血，肿瘤变软、缩小，腾出膈下供手术的空间，以及右肝下空间。

病例 83：左肝外叶巨块型肝癌，施左半肝切除

患者，男，70 岁。体检发现左肝占位病变 1 年，扪及左腹块 4 个月。1 年前，体检发现左肝肿瘤，直径 10cm，就诊医院嘱"无手术价值"。随着肿瘤逐渐长大，自己扪及左腹肿块，至近 1 个月感觉气促、呼吸困难，进食后腹胀加重，就诊于多家医院，均认为"失去手术时机"。

T 36.8℃，P 84 次 / 分，R 24 次 / 分，BP 134/80mmHg。神清合作，消瘦，皮肤、巩膜无黄染。心律齐，无杂音。双肺呼吸音清。腹膨隆如足月妊娠大小，无胃肠型，无浅静脉曲张，可扪及巨大腹块，下极达耻骨联合上、右侧缘达腹白线右侧 10cm，肿块质硬、无触痛、不可活动。肝、胆囊及脾未触及，无胃振水音，腹无明显移动性浊音，肠鸣音于右下腹可闻。双腰背部无抬举痛，双下肢无水肿，左股部可闻及"枪击音"。

WBC 10.33×10^9/L，N 79.9%，PLT 128×10^9/L，Hb 81g/L，TBIL 16.7μmol/L，DBIL 7.6μmol/L，TP 64.2g/L，ALB 36.4g/L，AST 111.4U/L，ALT 12.6U/L，BUN 4.5mmol/L，CA_{19-9} 40kU/L，CEA 7.02ng/ml。

CT（2017年7月11日，湖南省人民医院）：右肝轮廓清，表面光整。肝内胆管不扩张、无胆石。左肝外叶肿块巨大，下极达盆腔（图1-6-96），上下径30cm、左右径24cm，肿块内密度不均。胃、胰、脾位于肿块后方，小肠位于右下腹，左肾位原位。

冠状面示肿块呈哑铃状，占据左腹及右腹大部（图1-6-97）。

CTA：肿瘤血管源自肝左动脉（图1-6-98）。

【术前诊断】巨块型肝癌（左肝外叶）。

【手术过程】

（1）择期，平仰卧位，"大奔驰"形切口（图1-6-99）入腹。见：腹水300ml，草黄色。左肝外叶肿块占据全腹腔，大小与CT所示一致，表面布满曲张血管，肿块与左侧腹壁及下腹壁粘连（图1-6-100）。肿块与横结肠癌性浸润粘连，胃大弯与肿瘤粘连。右肝色泽红润，

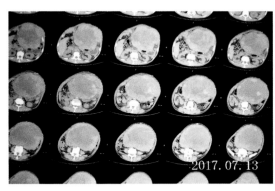

图1-6-96　CT：左肝巨大癌块

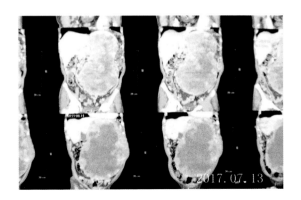

图1-6-97　冠状面示左肝肿块巨大，呈哑铃状

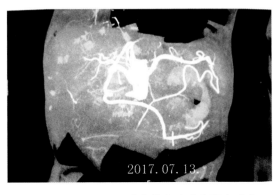

图1-6-98　CTA：肿瘤供血动脉为肝左动脉

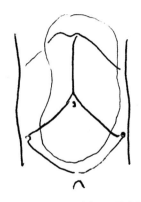

图1-6-99　手术切口示意图

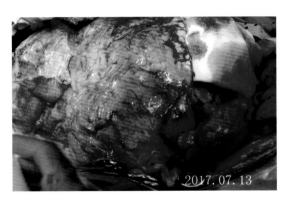

图1-6-100　肝肿瘤

表面光整。

（2）结扎、切断左肝蒂：①切除胆囊。②显露、结扎、切断肝左动脉。③结扎、切断左肝管。④显露、结扎、切断门静脉左支，示左肝及肿瘤变暗、缺血、变软、变小。

（3）分离腹膜与肿瘤的粘连，肿瘤脱出术野，扩大肿瘤与左肝的间隙。

（4）横断左半肝：①离断左冠状韧带。②安置 Pringle 止血带，15 分钟 +5 分钟模式阻控入肝血流。③"微榨法"配合单、双极电凝，于肝中静脉左侧（图 1-6-101）劈离肝，钳夹、切断肝左静脉，离断左半肝。

（5）游离胃大弯，离断胃与肿瘤间粘连。

（6）直线切割闭合器先后离断结肠肝曲左侧、结肠脾曲右侧，整块移去肿瘤（图 1-6-102）。肿瘤重 7.65kg。

（7）做横结肠之侧 - 侧吻合。

（8）14 号 T 形管放入胃大弯侧胃前壁。

（9）"三合一液"冲洗清洁腹膜腔；放置左膈下引流管；右肝断面无渗血、胆漏（图 1-6-103）；逐层关腹。手术历时 6 小时，失血量 300ml，生命体征平稳，安返回房。

【术后诊断】左肝癌（7.65kg），累及横结肠。

【实施手术】左半肝、肿瘤及横结肠切除，横结肠侧 - 侧吻合术。

【术后】恢复平顺。病理切片：肝细胞癌。

【难点与创新】

本例左肝外叶肿瘤，离体净重 7.65kg，是笔者诊治的最大的左肝外叶肿瘤。

（一）难点

（1）肿瘤巨大。

（2）肿瘤与左侧腹壁、下腹壁粘连，致使肿瘤不易搬动。

（3）肿瘤与胃大弯、横结肠粘连。

（4）供瘤的肝左动脉、门静脉右干位置深在。

（5）左肝静脉粗大。

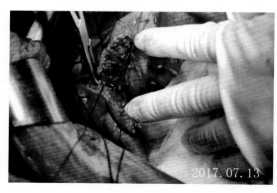

图 1-6-101　劈离左肝

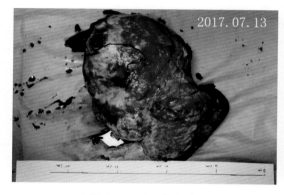

图 1-6-102　肝标本

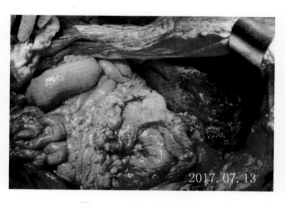

图 1-6-103　右肝断面

（6）患者年龄较大（70岁）。

（二）创新

（1）"大奔驰"形切口。

（2）离断左肝蒂，剥离肿瘤与腹壁粘连，横断左肝，离断入肝肿瘤血源。

（3）切断一段横结肠，整块移除肿瘤。

（4）做横结肠之侧－侧吻合。

（三）外科手术技巧

（1）左肝蒂的离断：①"大奔驰"形切口，切除剑突，全腹自动牵开器充分牵开左右肋缘。②切除胆囊。③先后游离、显现肝左动脉、左肝管及门静脉左干。

（2）切左肝：①剥离腹膜与肿瘤的粘连，肿瘤脱出腹腔，腾空左膈下术野。②离断左冠状韧带，解剖显露第二肝门。③安置 Pringle 止血带，阻断入肝血流下断肝。④"微榨法"配合单、双极电凝，于肝中静脉左侧断肝。⑤沟通左肝外叶脏面，经 Arantius 沟，术者手握住左肝。

（3）横结肠侧－侧吻合须注意：①松解结肠肝曲、结肠脾曲韧带、系膜，使肠吻合口无张力。②在结肠系带上做吻合。

病例84：巨块肝癌，右半肝、全尾叶切除术后，并粘连性肠梗阻，施肠切开减压

患者，男，46岁。肝癌，右半肝切除术后，右侧腹痛5天。15天前（2018年4月16日），诊为右肝细胞癌，在我院施右半肝、全尾叶切除，手术顺利，肝癌标本重4kg。术后第3天，肛门排便、排气。至5天前，右侧腹痛，伴以肠鸣高亢，多于夜间发生，一晚注射"止痛针"3次。至昨日腹痛整日出现，每日5次行止痛针，无呕吐，肛门停止排便、排气。先后5次请胃肠外科会诊。CT检查报告"肠套叠"。遵嘱给予"洗肠"等治疗，效果不佳，请笔者急会诊。

T 37℃，P 102次/分，R 21次/分，BP 107/67mmHg。神清合作，无黄疸。心律齐，无杂音。双肺呼吸音清。右腹稍膨隆，可见肠型，示陈旧性倒T形切口瘢痕，无炎性反应，浅静脉不曲张。右侧腹壁紧张，俱压痛，以脐右下方为显，且固定。左腹壁软。右肝无，剑突下方未及肝，右肝区叩击呈鼓音。腹水征存在，肠鸣音弱。右腰背部有抬举痛，双下肢无水肿。右下腹穿刺获混浊液2ml。

WBC 8.24×10⁹/L，N 75.7%，PLT 209×10⁹/L。腹水抹片：黄色，云絮状，RBC 2300×10⁶/L，WBC 130×10⁶/L。TBIL 12.3μmol/L，DBIL 5.1μmol/L，TP 61g/L，ALB 34.9g/L，AST 110U/L，ALT 89U/L，PA 126mg/L，CHE 3990U/L，BUN 5.71mmol/L，K 4.51mmol/L。

CT（2018年4月30日，湖南省人民医院）：右侧腹肠管扩张，多处液气平面（图1-6-104），示肠管壁增厚，肠管皱襞。增强扫描示右侧腹肠壁轻度强化（图1-6-105）。肝左叶呈巨块肝癌切除后改变。双侧胸膜积液，量不多。冠状面示右侧腹腔肠管扩张、胀气（图1-6-106）。

【术前诊断】右半肝切除后并粘连性狭窄性肠梗阻。

【手术过程】

（1）急症，平仰卧位，右侧腹"┼"形切口入腹（图1-6-107）。见：吸出混红色腹腔液约1000ml。右侧腹膜腔充胀肠管扩张，暗红色小肠肠管，尤以右下腹髂窝为显，见一直径约2cm粘连带卡住肠管（图1-6-108），此处距屈氏韧带约40cm。受绞窄空肠段长约1.5m，外径达6cm。绞窄处以下肠管空虚，血供良好。残留左肝色泽正常，无胆漏、出血及脓肿。

（2）肠切开、减压。①离断致肠梗阻的粘连带，用橡皮筋分别阻断梗阻肠管远、近两端。②挽出梗阻肠管，择血供较好肠管放于低位，以4000ml"三合一液"冲洗腹膜腔后，再用4000ml生理盐水冲洗腹膜腔，顺位还纳正常肠管入腹。③做梗阻肠管切开，顺位一次完成肠减压，肠内容物量约1000ml，黄色。以络合碘清洁肠切口后，以4-0 Prolene线缝闭，还纳肠管入腹。肠管血供良好。

（3）另取一块大网膜约3cm×1.5cm，粘贴减压肠管的切口（图1-6-109）。

（4）放置盆腔引流管1根，再次冲洗右侧腹，肠管血供良好，逐层关腹。手术历时2小时，失血量约200ml，术中生命体征平稳，安返回房。

【术后诊断】 右半肝切除后并粘连性狭窄性肠梗阻

【实施手术】 粘连带松解，肠切开、减压，腹膜腔清创。

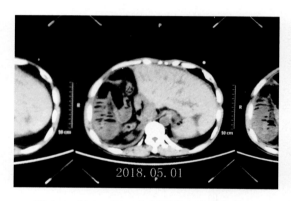

图1-6-104　CT：右侧膈下多个液气平面

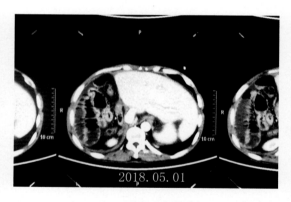

图1-6-105　CT增强扫描动脉期：肠壁强化

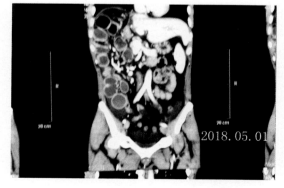

图1-6-106　CT冠状面：右侧多处肠管扩张、胀气

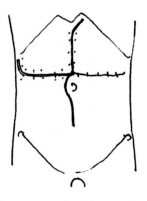

图1-6-107　手术切口示意图

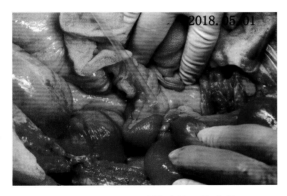

图 1-6-108　吸引器头处示粘连带

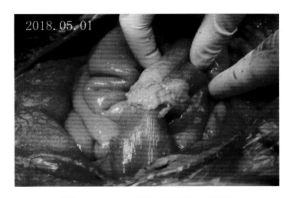

图 1-6-109　黄色组织为大网膜

【术后】第 3 天肛门排便、排气，无肠漏、腹腔脓肿，恢复平顺。

【难点与创新】

（一）难点

本例容易延误诊治。其表现如下：

（1）虽有右侧腹痛剧烈，伴以腹鸣高亢，但止痛针一打，立即缓解。虽没有吃饭，但无失水、酸中毒表现。

（2）直到请笔者会诊，患者体温、WBC、N、PLT 正常。

（3）影像科报告"肠套叠"。

（4）胃肠外科先后 5 次会诊"肠套叠"，做"肛门灌肠"处理。

（5）肝胆科主管医生亦相信是"肠套叠"。当患者腹痛从夜间延至白天，一天使用止痛针达 6 次之多，当患者肠绞窄时，还在做肛门灌洗。

（二）创新

望触叩听，去伪存真，立即剖腹、肠切开减压，患者获救。

（1）认真查询病史、进行体格检查、仔细阅读影像片：① 15 天前，因巨块型肝癌施右半肝、全尾叶切除。②术后第 5 天开始出现右侧腹阵发性绞痛，逐渐为恶性持续疼痛，止痛针从每日 3 次增至每日 6 次，未排便。③体检 P 102 次 / 分，右侧腹膨隆，见肠型，有压痛，以右下腹髂窝部显著，并具有固定压痛点，肠鸣音弱。④右下腹穿刺获黄色混悬液体，镜检 RBC 2300×10^6/L、WBC 130×10^6/L，胃管引流液夹有粪质。⑤CT 示右侧腹多个液 - 气平面，且肠腔扩大、肠壁增厚，盆腔积液明显。

以上说明患者患有肠梗阻、肠绞窄，不是肠套叠，多为粘连性肠梗阻，须立即行剖腹手术。

（2）急症剖腹，肠粘连松解，肠减压。

（三）外科手术技巧

（1）挽出肠管，大量"三合一液"清洁腹膜腔。本例使用"三合一液"、生理盐水各 4000ml。

（2）肠切开减压应注意：①切断致肠梗阻的粘连带。②以橡皮筋分别阻断梗阻肠管远近两端，一次肠减压成功。③切口处用 4-0 Prolene 线缝闭，外用大网膜粘贴。

病例 85：75 天肝母细胞瘤伴腹水，施左肝外叶、肿瘤切除

患儿，女，75 天。发现右肝占位 10 天。洗澡时母亲发现腹胀明显，去儿童医院检查，CT 发现"左肝巨大占位"，诊为"肝母细胞瘤"而转来我院。

T 36.5℃，P 22 次 / 分，R 87 次 / 分，BP 97/55mmHg。体重 5kg，身高 60.5cm。发育、营养可，皮肤、巩膜无黄染。心无杂音，双肺呼吸音清。腹部明显膨隆，呈球样，浅静脉不曲张。腹壁软，肝在剑突下一横指，边缘清、质硬。胆囊、脾未扪及。腹移动性浊音（+）。脊柱、四肢无畸形。

WBC $6.5×10^9$/L，N 61%，PLT $445×10^9$/L，TBIL 7.7μmol/L，DBIL 3.4μmol/L，TP 50.6g/L，ALB 39g/L，PA 107mg/L，CHE 9102U/L，γ-Gt 234U/L，ALP 179U/L，AST 50.8U/L，ALT 14.9U/L，AFP 2792ng/ml，PT 10.5s，APTT 34.5s，TT 16.6s。

CT（2018 年 2 月 13 日，湖南省人民医院）：肝左叶示一巨大肿块，密度尚均，CT 值 36Hu，大小约 9.2cm×9.9cm×8.9cm（图 1-6-110）。增强扫描示明显强化，入肝瘤血管粗大，源于副肝左动脉（图 1-6-111）。延迟扫描肿瘤仍然强化，肝左静脉粗大（图 1-6-112）。

胆囊不大，内无胆石。胰、双肾、脾无异常。大量腹水。

肝三维测定（图 1-6-113）。

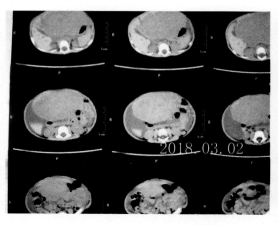

图 1-6-110　CT：左肝低密度灶

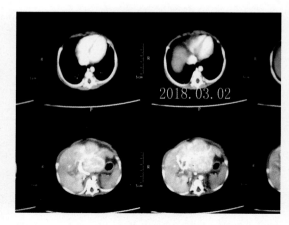

图 1-6-111　CT 动脉期：入瘤副肝左动脉

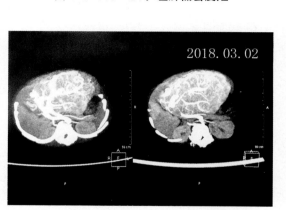

图 1-6-112　CT 静脉期：肝左静脉粗大

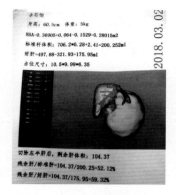

图 1-6-113　肝三维测定

BSA：0.28015m^2

标准肝体积：706.2×0.28 ＋ 2.4 ＝ 200.25ml

好肝：497.88 － 321.93 ＝ 175.95ml

切除左肝后剩余肝体积：104.37ml

残余肝 / 标准肝：104.37/200.25 ＝ 52.12%

残余肝 / 好肝：104.37/175.95 ＝ 59.32%

【术前诊断】肝母细胞。

【手术过程】

（1）术前护肝、利尿、减少腹水。择期，平仰卧位，上腹"倒T"形切口（图1-6-114）入腹。见：草黄色腹水，量约300ml。大网膜无癌性结节，无静脉曲张。肝色泽棕红，表面光整。左肝外叶一肿块，下缘达脐，椭圆形，大小与CT所示一致（图1-6-115），一直径约0.3cm副左肝动脉入瘤，肝左静脉外径达0.5cm。肿瘤质硬。胆囊4cm×1.5cm。肝总管外径约0.6cm，无曲张静脉。胰、脾无异常。

（2）安置Pringle止血带，顺逆结合切除胆囊。放置左肝Glisson鞘止血带，试扎左肝Glisson鞘，左肝无缺血征象（图1-6-116）。只好靠Pringle止血带阻断入肝血流。

（3）阻抗入肝血流，劈离左肝外叶，此间抬起左肝外叶，发现一根副肝左动脉，予以结扎（图1-6-117），瞬间左肝外叶及肿瘤颜色变暗紫，肿瘤质地变软，左肝外叶与左肝内

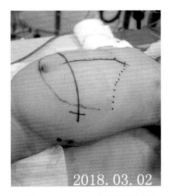

图1-6-114　腹部切口线

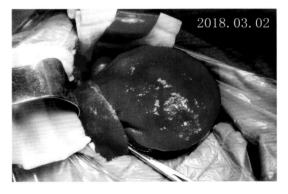

图1-6-115　左肝肿瘤

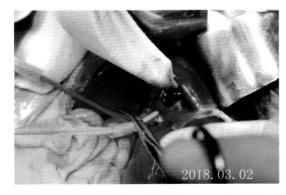

图1-6-116　黄色乳胶管为Pringle止血管

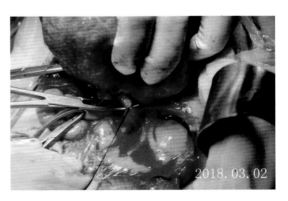

图1-6-117　黑线结扎处为副肝左动脉

叶缺血分界线明显。

（4）切除左肝外叶：①离断左肝外叶 Glisson 鞘（图 1-6-118）。②钳夹、结扎、切断、劈离左肝外叶达肝左静脉根部。③离断肝左静脉周纤维结缔组织，显现肝左静脉，以门脉钳钳夹、切断肝左静脉（图 1-6-119），移去左肝外叶及肿瘤（图 1-6-120）。肿瘤重 513g，体积约 11cm×10cm×8cm。④以 5-0 Prolene 线缝扎肝左静脉残端。

（5）右肝、左肝内叶色泽棕红，肝断面无出血、无胆漏，肝外胆管完整，肝右动脉搏动良好，逐层关腹。手术历时 20 分钟，失血量 10ml，生命体征平稳，送返回房。

【术后诊断】肝母细胞瘤。

【实施手术】左肝外叶切除术。

【术后】无胆漏、膈下脓肿及肝功能不全等并发症，第 3 天进食母乳，恢复平顺。

病理切片：肝母细胞瘤（胎儿型）。

【难点与创新】

（一）难点

（1）本例患儿年龄仅 75 天，是笔者遇见的年龄最小的。

（2）肝肿瘤巨大，伴有较多腹水，做左肝外叶切除，其困难及危险非常大。

（3）副肝左动脉是供瘤血管，而且粗大的肝左静脉是出瘤血管，瘤内动、静脉瘘存在。

（二）创新

在手术的过程中，逐渐明确入瘤及出瘤血管，迅速阻断入瘤血管，快速切除左肝外叶及肿瘤，历时 20 分钟，失血量仅 10ml。

（三）外科手术技巧

通过本例手术，笔者有以下体会：

（1）术前护肝、利尿有助于手术，术后转儿科做化疗。

（2）本例切除左肝应注意：①结扎入瘤的副肝左动脉。②切断左肝外叶 Glisson 鞘。③钳夹、切断肝左静脉。

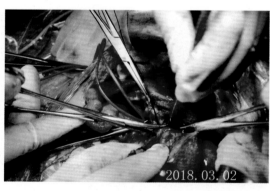

图 1-6-118　图右下方示离断左肝外叶 Glisson 鞘

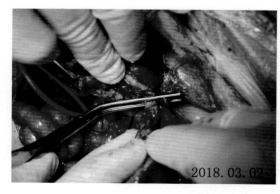

图 1-6-119　钳尖结扎处为肝左静脉

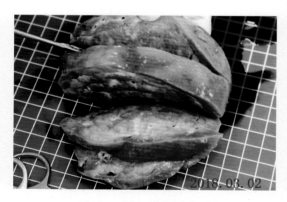

图 1-6-120　肝标本剖开

病例 86：巨块型肝细胞癌，施扩大左三联肝切除

患者，男，49 岁。体检发现左肝占位病变 7 天。无乙肝病史。嗜烟、酒 30 年。

T 36.7℃，P 84 次 / 分，R 20 次 / 分，BP 130/75mmHg。神清合作，皮肤、巩膜无黄染。心律齐，双肺呼吸音清。上腹稍膨隆，浅静脉不曲张，无胃肠型、蠕动波。腹壁软，剑突下 4 横指可触及肝，边缘锐，质地坚硬，无触痛。胆囊未及，Murphy（−），叩击右肝区无不适，无胃振水音，脾未及。腹无移动性浊音。双下肢无水肿，双腰背部无抬举痛。

WBC $5.83×10^9$/L，N 66.9%，PLT $273×10^9$/L，Hb 177g/L，TBIL 16.3μmol/L，DBIL 6.6μmol/L，AST 78U/L，ALT 72U/L，AFP 986 000ng/ml，TP 68.3g/L，ALB 39.3g/L，PA 189mg/L，CHE 6376U/L。

乙肝病毒表面抗原 4115 IU/L。

CT（2018 年 2 月 2 日，湖南省人民医院）：肝轮廓清，表面欠光整，以左肝内叶为显。左肝肥大，右肝后叶较大，左肝及右肝前叶示低密度肿块，约 18cm×13cm×10cm。肝内胆管不扩张，无胆石、无积气（图 1-6-121）。增强扫描示肝右动脉清楚（图 1-6-122），肿块贴近第一肝门，肝胃间隙清楚。

三维医疗影像报告（图 1-6-123）：占位肝体积 648.3ml，肝体积 1739.63ml。

身高 168cm，体重 62kg。BSA：$1.6655m^2$。标准肝体积：1178.59ml。有效肝体积：1736.63 − 648.3 = 1088.33ml。残余肝 / 有效肝：751.24/1088.33 = 69.03%。残余肝 / 标准肝：751.24/1178 = 63.74%。

【术前诊断】肝细胞癌（S_2、S_4、S_5、S_8、S_1、S_9）。

【手术过程】

（1）择期，平仰卧位，"屋顶"形切口入腹（图 1-6-124）。见：无腹水，大网膜上无癌性结节，无曲张静脉。左肝及右肝前叶示鱼肉状肿块，大小与 CT 所示一致（图 1-6-125）。右肝后叶较肥大，色泽、质地正常。左肝萎缩。肝镰状韧带左侧显示与肿块相连。肝方叶肥大，向肝门方向突出，呈鱼肉样（图 1-6-126）。胆囊萎陷，不大。胆总管外径约 1.2cm，壁稍增厚，未及胆石。胰头不大，质地软。L_8、L_{13} 肿大，质地硬。

（2）解剖第一肝门，做左半肝血流阻断：①游离肝门板，显现左、右肝管。②游离、显现肝固有动脉、肝左动脉、肝中动脉、肝右动脉，先后结扎、切断肝左动脉（图 1-6-

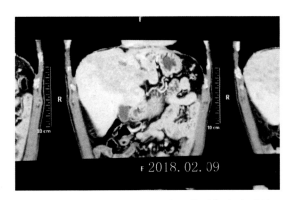

图 1-6-121　CT：左肝、右肝前叶低密度肿块

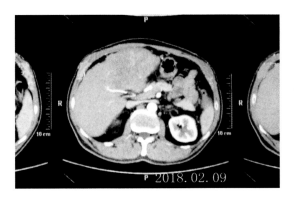

图 1-6-122　CT 增强扫描：肝右动脉清楚显示

127)、肝中动脉。③游离切除胆囊，显现肝右动脉、门脉右干、门脉左干，结扎门脉左干，扪触其内有癌栓（图1-6-128），结扎门脉右前支及肝右动脉右前支，示左半肝、右肝前叶缺血分界线。

（3）解剖第二肝门，显现肝左、肝中静脉共干及肝右静脉（图1-6-129）。

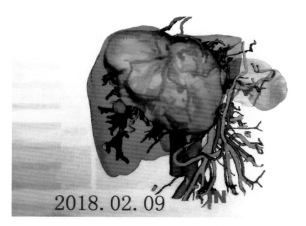

图1-6-123　肝三维成像

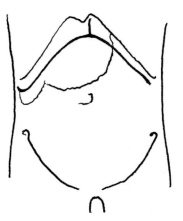

图1-6-124　手术切口示意图

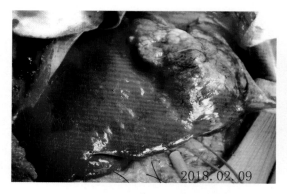

图1-6-125　左肝、右肝前叶肿块

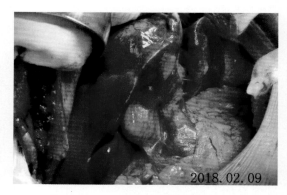

图1-6-126　胆囊右侧为肥大肝方叶

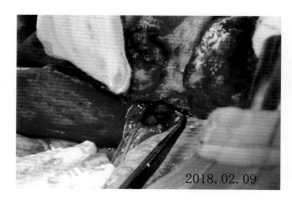

图1-6-127　钳尖夹持处为肝左动脉

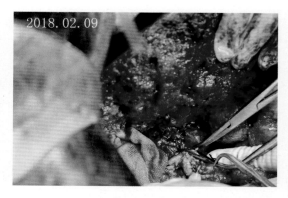

图1-6-128　图右下方为钳夹切断门静脉左干

（4）劈肝：①控制入肝血流，中心静脉压 2cmH₂O，安置 Pringle 止血带。②于右肝后叶与右肝后叶缺血分界线上，以钳夹配合单、双极电凝，在肝右静脉左侧劈离肝达肝右静脉根部左侧。③先后钳夹、切断右肝前叶门脉支、肝右动脉右前支及右肝前叶胆管，钳夹、切断左肝管、门脉左支。④离断左肝短静脉，游离左肝尾叶，显现肝后腔静脉，以直线切割闭合器钳夹、切断肝左、肝中静脉共干（图 1-6-130），整块移除左肝三联及左肝尾叶和大部分右肝尾叶。标本重 856g。肝断面平整，肝后腔静脉完好，右肝后叶肝蒂存在，肝色泽棕红（图 1-6-131）。

（5）整复门静脉：肝移除后，发现小肠颜色偏紫，肠系膜静脉淤血呈紫蓝色，进一步检查发现门静脉与门脉右干狭窄、扭曲。立即以门脉钳钳夹狭窄门脉上端，拆除原缝合线，予以 5-0 Prolene 线做局部横行、连续缝合修复。历时 30 分钟。再查小肠其颜色粉红，肠系膜静脉红润，右肝后叶红润。

（6）胆总管 T 形管放置。切开胆总管，放置 14 号 T 形管，注水发现右肝断面少许胆漏，以 6-0 Prolene 线缝扎、止漏。

（7）逐层关腹。手术历时 4 小时，失血量 200ml，术中生命体征平稳，安返回房。

【术后诊断】 肝细胞癌（S₃、S₄、S₅、S₈、S₁），医源性门静脉损伤。

【实施手术】 左肝三联、左肝尾叶、右肝尾叶（大部）切除，门脉整复，胆管 T 形管引流术。

【术后】 无胆漏、肝肾功能不全，术后血清总胆红素升至 145μmol/L，直接胆红素达 114μmol/L，AST 685U/L，ALT 710U/L。术后第 16 天黄疸消退，转氨酶逐降，AFP 1560ng/ml，恢复平顺。病理切片：肝细胞癌。

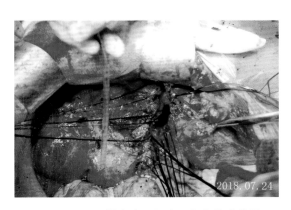

图 1-6-129　钳尖沟通肝中、肝左静脉共干

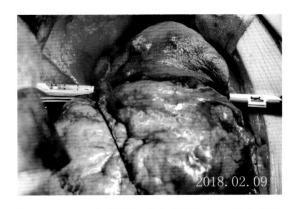

图 1-6-130　直线切割闭合器断肝中、肝左静脉共干

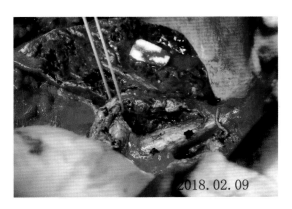

图 1-6-131　左肝断面

【难点与创新】

（一）难点

（1）巨块型肝细胞癌，肝癌位置占据左半肝、右肝前叶及尾叶。

（2）肝方叶肥大，覆盖第一肝门，给第一肝门解剖、显露带来巨大困难。

（3）肝右动脉、左右肝管、门静脉及左右干粘连、扭结，难于游离、显露。而且门静脉左干内癌栓贴紧门脉右干开口。

（4）合并高位胆管炎，易分离出血。

（二）创新

Glisson 鞘内解剖第一肝门，扩大切除左肝三联。

（三）外科手术技巧

（1）本例由于肝癌、肝门主要结构粘连、扭曲，使解剖性进行 Glisson 鞘外解剖、断离左肝蒂、右肝前蒂困难，故而采取 Glisson 鞘内解剖。应注意以下几点：①切除胆囊。②推离肝纤维板。③尽量剥离左右肝管、肝总管与肝左右动脉、门脉左右干、门静脉间的粘连。④剥离、显现右肝前叶的胆管、肝右前动脉及门脉右前支。⑤先后结扎、切断肝左动脉、肝中动脉、左肝管、右肝前叶胆管、门脉右前支及门脉左干。注意宜阻断门脉远段、切取门脉左干内癌栓后，再切断门脉左干起始处，缝闭残端。

（2）肝左、中静脉共干，以直线切割闭合器离断为宜。

（3）门静脉整复（图 1-6-132）。本例术中不慎损伤使门静脉狭窄、扭曲，如果不及时纠正矫治，势必致肠系膜上静脉栓塞梗阻、小肠坏死。整复矫治时宜注意以下几点：①拆开原缝合线。②以 5-0 Prolene 线缝闭，注意连续、外翻缝合，血管内壁光整。

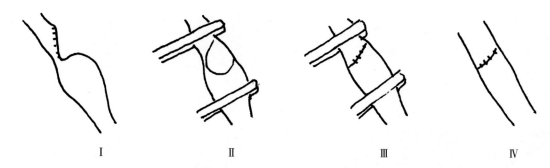

图 1-6-132　门静脉整复示意图

Ⅰ.损伤后；Ⅱ.拆开原缝合口；Ⅲ.横行修补后；Ⅳ.整复后

病例 87：左肝外叶胆管癌，错误选择腹腔镜、中转开腹姑息切除左肝外叶，施胃次全切除、肝胃韧带切除而"收场"

患者，男，56 岁。反复右上腹痛 2 个月。T、P、R 正常，BP 127/78mmHg。无黄疸。心、肺无明显异常。腹平，浅静脉不曲张，腹壁软，剑突下方可扪及包块约 5cm×5cm，质地坚硬，无触痛，不可活动。肝、胆囊、脾未及。Murphy 征（－）。叩击右肝区示心窝部不适。腹无移动性浊音。

WBC $8.67×10^9/L$，N 76.7%，PLT $399×10^9/L$，PT 11.6s，APTT 38.5s，TT 16.5s，CA_{19-9} 367.4kU/L，CEA 33.7ng/ml，PA 53mg/L，CHE 4029U/L，TP 56.9g/L，ALB 29g/L，TBIL 5.5μmol/L，DBIL 1.7μmol/L。

B超（2016年12月7日，湖南省人民医院）：左肝内胆管癌？

CT（2016年12月7日，湖南省人民医院）：形态正常，左肝外叶内见不规则低密度病灶，最大层面约6.9cm×6.7cm。增强扫描动脉期可见不均匀环形强化，静脉期强化减退（图1-6-133）。周围胆管可见扩张。胆囊不大，见多个结节状高密度影。脾形态、大小、密度正常。主胰管不扩张。腹膜后无肿大淋巴结，腹腔无液体积聚。

【术前诊断】肝内胆管癌（左肝外叶）。

【手术过程】

（1）选择腹腔镜入腹：镜下见左肝外叶符合胆管癌，向脏面累及，与肝胃韧带、胃小弯、胰腺癌性粘连，肝十二指肠韧带淋巴结（L_8、L_7、L_{13}、L_{12}）肿大，左肝固定。贴近胃小弯离断、游离胃小弯，胰体部上缘与左肝脏面赘生肿瘤呈癌性致密粘连，分离易出血。试图脉络化肝十二指肠韧带，易出血，难以进行，故而中转开腹。

（2）中转开腹完成以下手术：①取倒T字形切口入腹，发现：肝肿块符合左肝外叶胆管癌，大小约6cm×7cm，向肝脏面赘生，与肝胃韧带、胰上缘致密癌性粘连。胃小弯已做部分游离，拉氏神经已损伤。肝十二指肠韧带淋巴结肿大（L_8、L_7、L_{13}、L_{12}），包裹门静脉、肝动脉系及胆管。胆囊胀大，约13cm×6cm，张力大，胆囊管外径约0.7cm。②逆行浆膜下剥离、切除胆囊，辨清肝总管、胆总管，外径约1cm，未见胆石。③简略脉络化肝固有动脉、门静脉，放置Pringle止血带。④使用Pringle止血带15分钟＋5分钟模式控制入肝血流，施左肝外叶切除。离断肝与肝胃韧带粘连。"微榨法"于肝镰状韧带左侧断肝，先后结扎、切断左肝外叶胆管、门静脉左外支及肝左静脉，移除左肝外叶（图1-6-134）。如何结束手术，主管医生请笔者上台。⑤笔者游离胃小弯，做胃次全切除（图1-6-135）、毕Ⅱ式重建，做胃造瘘。清除肝胃韧带以及L_8、L_7、L_{13}、L_{12}。⑥逐层关腹。就近低位引出胃造瘘管及左、右腹腔引流管。手术历时6小时，术中生命体征平稳，失血量约300ml。切除标本送病理学检查（图1-6-136）。

【术后诊断】左肝外叶胆管癌，累及胃、肝胃韧带，L_8、L_7、L_{13}、L_{12}组淋巴结转移，

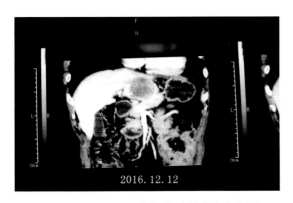

图1-6-133　CT：左肝外叶低密度占位区

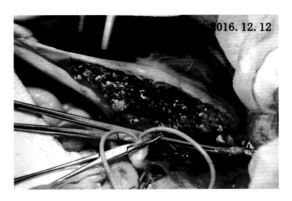

图1-6-134　左肝断面

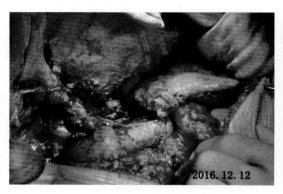

图 1-6-135　　图右中部为胃残端

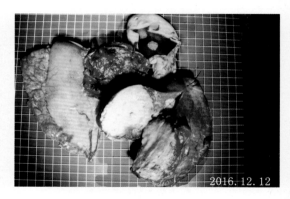

图 1-6-136　　标本

肝总管、肝固有动脉受累。

【实施手术】左肝外叶切除，L_8、L_7、L_{13}、L_{12} 组淋巴结清除，胃次全、胃空肠吻合术。

【术后】恢复平顺。病理切片：左肝内胆管癌，L_8、L_7、L_{13}、L_{12} 组淋巴结转移。

【难点与创新】

（一）难点

（1）术前影像学资料提示病变情况较实际情况差距大，给选择手术方式、手术方法带来较大困难，首选腹腔镜欠妥。

（2）腹腔镜下游离胃小弯，损伤了拉氏神经，给手术带来较大麻烦。另外，腹腔镜"探查"效果差。

（3）中转开腹后，未能认真探查，而施左肝外叶切除，给进一步手术带来很大困难，难于"收场"。

（二）创新

面对现场，大胆行姑息性手术，延长了患者的生存期。

（三）外科手术技巧

（1）努力提升术前影像学检查的诊断能力。

（2）取用腹腔镜后，应严格规范化的探查，不能诊断不清盲目下手。

（3）本例术中采用了以下方法：① Pringle 止血带阻断入肝血流，切除左肝外叶。②胃次全切，毕Ⅱ式重建。③姑息性切除受累的肝胃韧带。

病例 88：肝胆管结石并左肝内胆管癌、出血，施左半肝切除

患者，女，65 岁。反复心窝部痛 50 年，复发加重伴寒热、面色苍白 9 小时。

T 36.4℃，P 71 次 / 分，R 20 次 / 分，BP 145/88mmHg。神清合作，皮肤、巩膜轻度黄染。心、肺无异常。腹平，浅静脉不曲张。右上腹壁稍紧张，俱压痛、反跳痛，肝、胆囊、脾未扪及，Murphy 征（+），叩击右肝区示心窝部痛，无胃振水音（-），腹水征（-）。双腰背部无抬举痛，双下肢无异常。

WBC $5.85×10^9$/L，N 68%，PLT $224×10^9$/L，Hb 80g/L，AFP 6.15ng/ml，CA_{19-9} 9.07kU/L，BS 4.74mmol/L，TBIL 36.1μmol/L，DBIL 11.9μmol/L，TP 63.4g/L，ALB 33.9g/

L，γ–Gt 981U/L，ALP 1239U/L。

CT（2017 年 7 月 23 日，外院）：肝表面不光滑，肝叶比例不协调。肝内外胆管中度扩张，左肝内胆管充填高密度结石影。肝外胆管扩张，内径约 3cm，充填云雾状密度稍高影。胆囊胀大，约 10cm×6cm，其体部与左肝相粘连，囊壁增厚，内有少许泥沙样物。胰头不大，主胰管不扩张。脾、肾正常，肝、胃间隙不清（图 1-6-137）。

增强扫描示左肝内胆管"狗尾征"（+）（图 1-6-138），无腹水，L_8、L_{13} 不肿大，门静脉左支未见显示。

【术前诊断】肝胆管结石。S：S_2、S_3、S_4、胆囊、肝总管。St：左外叶胆管、胆总管。A：无。C：左肝外叶胆管炎，或癌变？左肝内胆管出血、贫血，胆囊炎，肝肥大萎缩征（右肝肥大、左肝外叶萎缩）。

【手术过程】

（1）择期，平仰卧位，"大奔驰"形切口入腹。见：无腹水，大网膜上无癌结节。右肝色泽棕红、肥大，表面光滑。左肝色泽灰白，表面不平，质地坚硬，明显结石感，与膈、胃无粘连。胆囊肿大，与 CT 所示一致，壁厚，张力较大。胆总管外径约 3cm，未扪及胆石。胰、脾如常。L_8、L_{13} 不大。副肝左动脉肥大，外径达 0.25cm。肝、胃间无粘连。

（2）做胃十二指肠动脉结扎，放置 Pringle 止血带，肝固有动脉套线，离断左肝周韧带。

（3）游离、切除胆囊，囊内积褐色泥沙，壁厚 0.3cm。

（4）切开胆总管、肝总管、左肝管，吸出血块，并见血液源于左肝。

（5）阻断入肝血流，钳夹、切除左半肝，残端胆管质软，尾叶胆管光滑、良好。以 4-0 Prolene 线缝扎胆管残端。

（6）14 号 T 形管放置于胆总管，测试无胆漏、出血。

（7）逐层关腹。手术历时 2 小时，失血量 20ml。左肝标本胆管扩张、壁厚，充填胆石（图 1-6-139）。手术示意图见图 1-6-140。

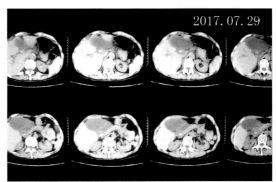

图 1-6-137　CT 平扫

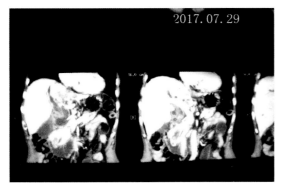

图 1-6-138　CT 静脉期（冠状面）：左肝外叶胆管"狗尾"征（+）

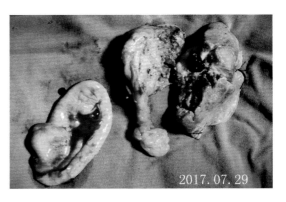

图 1-6-139　标本

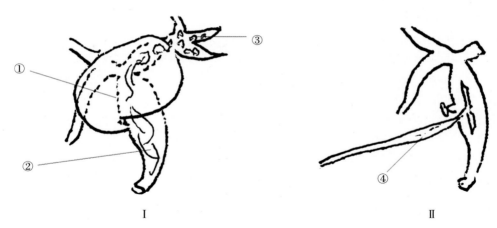

Ⅰ   Ⅱ

图 1-6-140　手术示意图

Ⅰ. 术前；Ⅱ. 术后

注：①胆囊；②胆总管血凝块；③左肝外叶结石；④ T 形管

【术后诊断】肝胆管结石。S：S_2、S_3、S_4、胆囊、肝总管。St：左外叶胆管、胆总管。A：无。C：左肝外叶胆管炎，或癌变？左肝内胆管出血、贫血，胆囊炎，肝肥大萎缩征（右肝肥大、左肝外叶萎缩）。

【实施手术】左半肝切除、胆囊切除、胆总管 T 形管引流术。

【术后】恢复平顺。

病理切片：左肝胆管癌。

【难点与创新】

（一）难点

（1）术前、术中诊断难于确定，从病史长（50 年）、CT 表现应考虑肝胆管结石并胆管癌；术中见到左肝坚硬、苍白的外观，亦应诊断为胆管癌。但血清学 AFP、CA_{19-9} 正常，不能确定为胆管癌。

（2）胆囊较大，炎性粘连到左肝方叶，盖被肝总管。

（3）胆总管扩张、积血，确定出血的来源，即出血源自肝外胆管，右肝管、左肝管术中应予以确定。

（二）创新

（1）据术中所见左肝表现，确定胆石并左肝内胆管癌，故做左半肝切除。

（2）阻断入肝血流，切除胆囊。

（3）切开肝外胆管，清除血块后，见左肝外叶胆管出血，而右肝完好，左肝大量胆石，故确定出血来源于左肝。

（三）外科手术技巧

本例手术历时 2 小时，失血量 20ml。

（1）胆囊切除应注意以下几点：①结扎胆囊管、胆囊动脉，配合 Pringle 止血带。②浆膜下移除胆囊。

（2）左半肝切除应注意以下几点：①结扎、切断肝左动脉、副肝左动脉，缝扎左肝管末段、门静脉，较好地阻断入左半肝的血供。②于肝中静脉左侧、左右肝分界处，经肝前路断肝。③钳夹、切断肝左静脉，移除左半肝。

病例 89：右肝胆管癌，施右半肝、全尾叶切除，胆肠鲁氏 Y 形吻合术

患者，女，60 岁。右上腹痛、不适 1 个月，无寒战、发热、黄疸。患"乙肝"15 年。

T 36.5℃，P 74 次 / 分，R 20 次 / 分，BP 127/74mmHg。神清合作，皮肤、巩膜无黄染。心律齐、无杂音，双肺呼吸音清。腹平，浅静脉不曲张，肝、胆囊、脾未扪及，剑突右下方无压痛，Murphy 征（-），叩击右肝区无不适。无胃振水音，腹水征（-）。双下肢无水肿。

WBC 9.85×10^9/L，N 73.01%，PLT 440×10^9/L，Hb 137g/L，TBIL 13μmol/L，DBIL 3.1μmol/L，ALB 42.7g/L，TP 76.7g/L，AST 51.13U/L，ALT 101U/L，ALP 280U/L，γ-Gt 204U/L，PA 196g/L，CHE 10425U/L，CA_{19-9} 7400kU/L，CA_{125} 332kU/L，CA_{242} 168.9kU/L。

乙肝表面抗原、乙肝 e 抗体、乙肝核心抗体 3 项阳性。

MRI（2017 年 11 月，湖南省人民医院）：右肝前叶占位，并周围多发病灶形成，右肝管、尾叶胆管受累及，以致膈肌、右肝内胆管轻度扩张。左肝管内径约 0.35cm，胆总管上段肝总管纤细。

【术前诊断】右肝胆管癌，累及右肝前叶胆管、肝总管及左肝管起始、尾叶胆管和膈肌。

【手术过程】

（1）择期，平仰卧位，右上腹"鱼钩"形切口，切开第 9 肋间，放置全腹自动牵开器。见：无腹水，腹膜上无癌性结节。肝暗棕红色，右肝膈面见白色癌块约 10cm×8cm，质硬，与膈肌粘连。右肝表面多个病灶，大小不一，各约黄豆、绿豆大小。左肝色泽棕红，质地稍硬，无肿块、结节感。胆囊萎陷，无肿块、胆石。肝外胆管纤细、质硬，延及胰腺上缘。

（2）顺逆结合切除胆囊。

（3）确定肝切除线：①安置 Pringle 止血带。②剥离肝门板，显现右肝蒂，安置止血带，临时束扎，显示右肝缺血分界线。③划定肝切除线。

（4）解剖第二肝门、肝右静脉、肝中静脉根部，切断与肝相连的膈肌。右胸腔内填塞纱布垫隔离，切断冠状韧带、三角韧带及膈肾韧带。

（5）控制中心静脉压（2cmH₂O），前路、肝中静脉右侧劈离肝，达肝中静脉、肝右静脉根部及肝中静脉腹面。

（6）先后分别离断右肝前蒂、后蒂。

（7）沿 Alantius 沟离断肝，上达肝中静脉根部腹面。

（8）将左肝向左前方牵开，离断左侧肝短静脉 3 支；将左尾叶向右侧牵拉，离断右侧肝短静脉；切割闭合器离断肝右动脉，整块移除右半肝、全尾叶。术野清楚显现左肝断面及肝后腔静脉。

（9）快速切片报告：胆管切缘未净：①先后剥离胆总管，送切片 4 次，最终报告"切缘净"。②脉络化肝十二指肠韧带，切断左肝管，其内径约 0.25cm，清除淋巴结。

（10）做胆肠鲁氏 Y 形吻合术。桥襻空肠长约 35cm，做胆管、桥襻空肠吻合，以 5-0 薇乔线间断缝合，吻合口内放置 0.2cm 硅胶管支撑、引流。

（11）放置右胸腔闭式引流管，关闭膈肌。

（12）逐层关腹。手术历时 6 小时，失血量约 150ml，术中生命体征平稳，安返回房。

【术后诊断】 胆管癌，乙肝后累及肝总管、胆总管上段和中段、左肝管起始、尾叶胆管、膈肌，L_8、L_9、L_{12}、L_{13} 淋巴结转移。

【实施手术】 右半肝、全尾叶、部分膈肌切除，淋巴结清扫，胆总管上、中段切除，左肝管空肠 Roux-en-y 引流。

【术后】 无胆漏、出血、肝衰竭等并发症，恢复平顺。

【难点与创新】

（一）难点

（1）肝内、外胆管癌广泛，无黄疸，具有隐蔽性、欺骗性。

（2）左肝管纤细，给胆肠鲁氏 Y 形吻合术带来很大困难。

（3）胆管累及膈肌，增加了手术难度。

（4）缺乏术中 B 超、胆道造影等检查。

（二）创新

（1）利用术中快速病检（4 次），按规范施行右半肝、全尾叶切除。

（2）改良胆肠鲁氏 Y 形吻合术。

（三）外科手术技巧

（1）右半肝、全尾叶切除术应注意：①腹壁切口采用"鱼钩"形，切开第 9 肋间，术野显现清楚。② Glisson 鞘外阻断入肝血流，缺血分界线清楚。③劈离肝的程序，本例有实用参考价值。

（2）术中快速切片，达到切缘净。本例先后 4 次活检、快切。

（3）胆肠鲁氏 Y 形吻合术应注意：①吻合口内放置硅胶管（外径 0.2cm）。②以 5-0 Prolene 线间断缝合为宜。

病例 90：左肝胆管癌，合并肝炎后肝硬化、门静脉高压症、门静脉海绵样变，施左半肝切除、胃次全切除术

患者，男，47 岁。上腹胀痛、不适 15 天。乙肝 20 年。

T 36.5℃，P 72 次 / 分，R 20 次 / 分，BP 121/70mmHg。神清合作，皮肤、巩膜无明显黄染。心、肺无明显异常。腹平，浅静脉不曲张，未见胃肠型。腹壁软，未及肝、胆囊、脾，剑突右下方无压痛，叩击右肝区无腹部不适，无胃振水音，无腹水征。双腰背部无抬举痛，双下肢无水肿。

WBC $2.87×10^9$/L，N 57.8%，PLT $97×10^9$/L，TP 59.1g/L，ALB 40.9g/L，TBIL 28.3μmol/L，DBIL 8.9μmol/L，AST 23.7U/L，ALT 25.7U/L，PA 255mg/L，CHE 5692U/L，CA_{19-9} 30.6kU/L，AFP 1.8ng/ml。乙肝表面抗原、乙肝 e 抗体、乙肝核心抗体 3 项阳性。

CT（2018 年 7 月 24 日，湖南省人民医院）：肝轮廓清，表面光整，肝形态、比例无失衡。左肝内胆管轻度扩张、纡曲，排列紊乱，无胆石及积气。右肝内胆管无扩张。胆囊不大，无胆石。肝外胆管内径约 1.3cm，无胆石。胰头不大，全胰管不扩张。脾大 8 个肋单元（图 1-6-141）。胃小弯与左肝"融合"。

增强扫描静脉期：示肝十二指肠韧带、一级肝门大量曲张静脉，左肝管周低密度影。冠状面示一级肝门、肝十二指肠韧带大量曲张静脉（图1-6-142）。

CTA：肝右动脉由肠系膜上动脉供血。

CTV：肝门部见多发侧支血管形成，包绕肝十二指肠韧带（图1-6-143）。

【术前诊断】左肝胆管癌，累及胃、左尾叶；肝炎后肝硬化、门静脉高压、门静脉海绵样变。

【手术过程】

（1）择期，平仰卧位，全身麻醉，右上腹"反L形"切口入腹。见：无腹水，大网膜上无癌性结节。右肝色泽棕红，表面光整；左肝示乳白色肿块，表面凹凸不平，质地硬。胆囊不大，胆囊管、胆囊三角被曲张静脉包裹。肝十二指肠韧带、一级肝门大量曲张静脉，最粗者外径达1.3cm。肝外胆管不清。胰头不大。脾下极平左肋缘。胃窦小弯侧与左肝融合，面积约3cm×2cm。L_8淋巴结肿大。

（2）安置Pringle止血带。

（3）阻断入肝血流，顺逆结合切除胆囊。4-0 Prolene线缝扎第一肝门左侧、肝总管左侧数支曲张静脉，显现左肝管，显露肝左动脉并予以结扎、切断，企图进一步显露门脉左支、左肝管，困难。

（4）阻断入肝血流，于肝中静脉左侧劈离肝达肝后腔静脉，钳夹、切断肝左静脉及左肝蒂，移除左半肝。残留左肝管残端长约0.2cm。

（5）12号T形管经左肝管残端放入肝外胆管，注水测试无胆漏。T形管直臂出口处以2滴医用创面封闭胶粘贴大网膜。

（6）胃次全切除、清除L_8淋巴结：①游离胃大、小弯，以胃钳钳夹断胃。②紧贴胃壁游离胃窦至幽门环、十二指肠

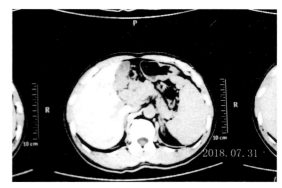

图1-6-141　CT：左肝内胆管轻度扩张

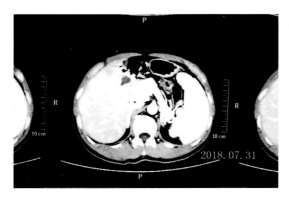

图1-6-142　CT静脉期：肝十二指肠韧带右侧静脉曲张

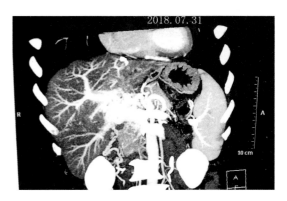

图1-6-143　CTV：肝门部静脉曲张

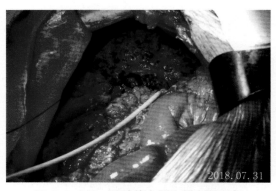

图 1-6-144　乳胶管右侧为胃空肠吻合

球部，以切割闭合器断幽门环下，移去胃标本。③清扫移除 L_8 淋巴结。④提空肠做胃空肠吻合（图 1-6-144）。经胃管注水测试，胃液清，无出血。

（7）术野无出血，无胆漏、胃漏，左肝断面无渗血、胆漏，T 形管引流胆汁墨绿色。清点器械、敷料无误，放置腹膜腔引流管，逐层关腹。

手术历时 7 小时，失血量 200ml，安返回房。

【术后诊断】左肝胆管癌，累胃、左尾叶；肝炎后肝硬化、门静脉高压、门静脉海绵样变。

【实施手术】左半肝切除、T 形管引流、胃次全切除、胃空肠吻合术。

【术后】无出血、左膈下脓肿，无胃漏、胆漏，恢复平顺。病理切片报告：胆管癌（左肝）、L_8 转移、胃转移。

【难点与创新】

（一）难点

（1）左肝胆管癌累及胃、左肝尾叶。

（2）合并肝炎后肝硬化、门静脉高压、门静脉海绵样变，致按常规离断左肝蒂而后劈离肝、断肝左静脉、移去左半肝的程序不能进行。

（3）放置胆管内 T 形管困难。

（二）创新

阻断入肝血流（Pringle 止血带），先劈离左半肝，而后断左肝蒂，获得手术成功。

（三）外科手术技巧

（1）胆囊切除。本例肝炎后肝硬化、门脉高压、门脉海绵样变，切除胆囊时须注意：①阻断入肝血流。②缝扎胆囊三角曲张静脉。③浆膜下钳夹、结扎、移去胆囊。

（2）左半肝切除。本例是因为门静脉海绵样变，无法离断左肝蒂、切除左半肝，因此宜注意：①离断肝左动脉。②安置 Pringle 止血带（15 分钟＋5 分钟模式）。③于肝中静脉左侧劈肝，断离肝左静脉，而后钳夹、离断左肝蒂。

（3）12 号 T 形管放置（图 1-6-145）应注意：①横行缝扎曲张静脉，使局部胆管成围堰区。②放入的 T 形管宜用 12 号，横臂修剪成柳叶状。③缝闭左肝管口。④外以医用创面封闭胶 2 滴粘贴大网膜，防胆漏。

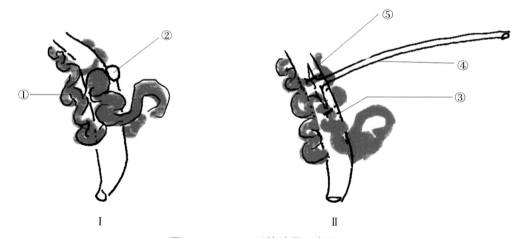

图 1-6-145 T 形管放置示意图

Ⅰ.T 形管放置前；Ⅱ.T 形管放置后

注：①曲张静脉；②左肝管口；③缝扎曲张静脉；④T 形管；⑤T 形管横臂

病例 91：巨块型右肝占位（3.5kg），施"倒 T"形、"鱼钩"形胸膜联合切口、右肝三联切除术

患者，女，44 岁。右上腹胀痛 15 天。无"乙肝""酗酒"史。

T 36.5℃，P 72 次 / 分，R 22 次 / 分，BP 120/70mmHg。神清合作，皮肤、巩膜无黄染。左肺呼吸音增强，右肺呼吸音弱。心律齐，无杂音。右上腹稍膨隆，无浅静脉曲张。腹壁软，肝在右肋缘下 10cm，边界清，表面光整，无触痛，右肝浊音界位于锁骨中线上第 3 肋间，叩击右肝区无心窝部疼痛。胆囊未扪及，Murphy 征（－），无胃振水音，腹水征（－）。双下肢无水肿。

WBC 4.73×10^9/L，N 60.3%，PLT 250×10^9/L，Hb 120g/L，HBcV（－），TBIL 15.2μmol/L，DBIL 3.8μmol/L，TP 59.9g/L，ALB 40.2g/L，AST 16.4U/L，ALT 19.2U/L，PA 75mg/L，CHE 6943U/L，ALP 45U/L，γ-Gt 45U/L，AFP＜1ng/ml，CA_{19-9} 4.52kU/L。

CT（2018 年 9 月，湖南省人民医院）：右肝、左肝内叶见一巨大占位病灶，其内密度不均，示多发低密度区及实质部分，肿块突出膈肌进入胸膜腔，占据右胸腔的 2/3，右肺受压，肿块向下推移右肾（图 1-6-146）。

增强扫描：病灶区不均匀强化，部分实质成分延时扫描强化更加明显。肝内胆管不扩张、无胆石。胆囊不大，少许胆石。肝外胆管不粗，内径约 0.9cm。脾不大。胰头被推向左侧，主胰管不扩张。双肾无移位（图 1-6-147）

CTA：示供瘤血管为肝右动脉、右膈动脉（图 1-6-148）。

【术前诊断】巨块形右肝占位（肿瘤向胸腔突出）。

【手术过程】

（1）择期，平仰卧位，全身麻醉，上腹"倒 T"形切口入腹（图 1-6-149）。见：无腹水，腹膜无癌性结节、无静脉曲张。肝色泽棕红，表面光整。右肝肿块、右肝前缘位于右肋缘下 10cm，肿块穿破膈肌进入胸膜腔，与肺无粘连。腹部肝肿块与胸腔肿块相连，相连部狭窄，外径约 6cm。右肝可及肿块，其大小约 18cm×16cm×15cm，胸膜肿块略小。左肝外叶肥大、光整、质软，无结节感、结石感。胆囊约 10cm×4.5cm，无张力，其内少许胆石。肝外胆管外径约 1cm，未及胆石。肝十二指肠韧带无曲张静脉。

（2）显现右膈动脉，予以结扎（图 1-6-150）。

（3）顺逆结合切除胆囊，做 Pringle 止血带，放置肝下下腔静脉止血带。

（4）做右肝蒂 Glisson 鞘外阻断、结扎（图 1-6-151），标示右肝缺血分界线。

（5）绕肿块颈切断膈肌，内侧达下腔静脉右侧。

（6）劈离右肝：①低中心静脉压 2cmH$_2$O，15 分钟＋5 分钟模式控制入肝血流。②于左右肝缺血分界线上、肝中静脉右侧以超声刀劈离肝（图 1-6-152）。③直线切割闭合器离断 Glisson 右肝蒂，劈离右肝达肝后下腔静脉、肝中静脉根部右侧。④结扎、切断肝短静脉5 支，直线切割闭合器离断肝右静脉。

（7）移除右肝，快速剥离肝肾韧带、冠状韧带，整块移除右肝。离体右肝重 3.5kg（图 1-6-153）。

（8）放置右胸膜腔闭式引流管，缝闭胸腔（图 1-6-154）。

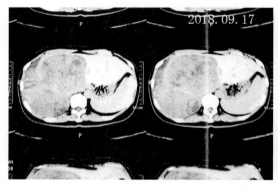

图 1-6-146　CT：右肝、左肝内叶低密度占位病变

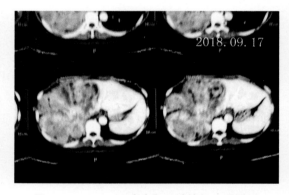

图 1-6-147　CT 动脉期：肿块不均质增强

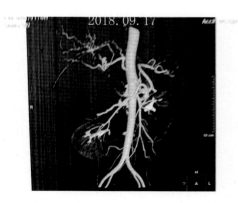

图 1-6-148　CTA：供瘤动脉为肝右动脉

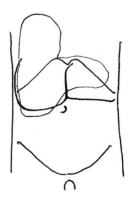

图 1-6-149　手术切口示意图

（9）查左肝断面术野无出血、无胆漏，左肝血供良好。温盐水冲洗术野，放置腹腔引流管 1 根于右膈下，逐层关腹，安返回房。手术历时 3 小时，失血量 1800ml，术中生命体征尚平稳，输注浓缩红细胞 8U。肝标本剖面呈鱼肉样（图 1-6-155），送病理学检查。

【术后诊断】巨块型肝占位。

【实施手术】扩大右肝切除。

【术后】无胆漏、出血、胸腔及膈下胀肿，恢复平顺。

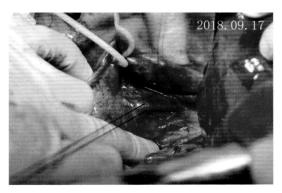

图 1-6-150　黑线牵拉处为右膈动脉

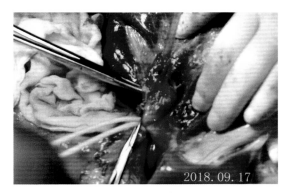

图 1-6-151　乳胶管结扎处为右肝蒂 Glisson 鞘

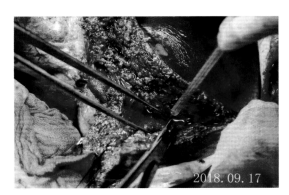

图 1-6-152　劈离右肝

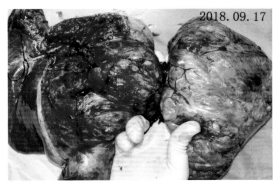

图 1-6-153　右肝标本

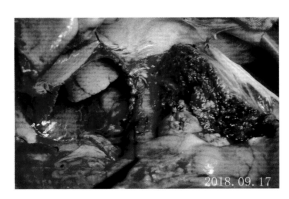

图 1-6-154　右肝切除后术野

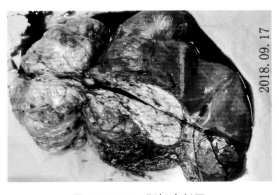

图 1-6-155　肝标本剖开

【难点与创新】

（一）难点

（1）肝肿块巨大，3.5kg。

（2）肿块经膈肌进入胸膜腔，占据右胸膜腔的 2/3。肿块呈哑铃状，其颈位于右肝前叶上段，靠近心房、肝上下腔静脉，增加了肿瘤切除的困难和危险性。

（3）供瘤的动脉为右膈动脉、肝后动脉，出瘤的肝右静脉、肝中静脉受肿瘤压迫、推移，肝短静脉深在、曲张。

（二）创新

（1）取"倒 T"形、右侧"鱼钩"形胸腹联合切口，使术野获得充分显露。

（2）切断供瘤血管，做右肝 Glisson 鞘外阻断及右膈动脉结扎。

（3）受肿瘤累及的膈肌一并切除，方便处理第二肝门。

（4）经肝前路、右路结合，解剖性施右肝三联及右尾叶切除。

（三）外科手术技巧

（1）切口：本例右肝肿瘤巨大，并突破膈肌长入胸腔，占据右胸膜腔的 2/3，选择一个适合的切口十分重要。切口既要方便切除右肝三联，又要便于切除突出胸膜腔肿瘤，故"倒 T"形加右侧"鱼钩"形切口经第 8 肋间入胸，实践证明这个切口令人信服。

（2）控制入瘤动脉：经过术前影像检查，本例入瘤动脉主要是右膈动脉及肝右动脉，故而结扎右膈动脉，并做右肝 Glisson 鞘外阻断。

（3）劈肝入路：劈肝入路较多，如前路、右路、左路、混合入路等。本例采用前路、右路结合混合入路，劈肝迅速，肝切除仅历时 3 小时，但失血量多达 1800ml。如果经前路解剖性离断右肝三联，可能失血量会少些。

（4）胸膜腔闭式引流：总体来说，低位有效引流。"隔行如隔山"，这方面还是请胸腔外科实施为宜。

第七节　外伤性肝破裂

外伤性肝破裂常见，占腹部闭合伤的第 2 位。肝外伤常合并其他脏器的损伤，使病情复杂、加重，其死亡率约为 10%。

（一）分类

肝外伤的分类方法很多，如 Moyniban、Moore 及美国创伤外科协会分类法（AAST）（表 1-7-1）。

（二）诊断

（1）外伤史、临床表现、腹内出血和腹膜炎刺激征、失血性休克、胆道出血、黑粪等。

（2）腹腔穿刺获不凝固血液。

（3）影像学检查，如 B 超、CT 等。

（4）合并伤占 63%，甚至多达 8 个器官系统的损伤。

（三）治疗

分非手术治疗和手术治疗。一般地说，短时间输血 1000 ～ 2000ml 后，休克仍不能纠正，应考虑据情行手术治疗。

表 1-7-1 AAST（1989）

分类		损伤情况
Ⅰ	血肿	肝包膜下，非扩张性，＜ 10% 肝表面积
	裂伤	包膜撕裂，无出血，肝实质深度＜ 1cm
Ⅱ	血肿	肝包膜下，非扩张性，10% ～ 50% 肝表面积
	血肿	肝实质内，非扩张性，直径＜ 2cm
Ⅲ	裂伤	包膜撕裂伤，活动性出血，深度 1 ～ 3cm，长度＜ 10cm
	血肿	肝包膜下血肿破裂，并有活动性出血
		肝实质内，扩展性或直径＞ 2cm
Ⅳ	裂伤	肝实质深度＞ 3cm
		肝实质内血肿破裂，并有活动性出血
Ⅴ	裂伤	肝实质破裂累及肝叶＞ 50%
	血管伤	近肝静脉损伤（肝后腔静脉、主肝静脉）
Ⅵ	血管伤	肝脏撕脱

注：肝脏有多处伤时，提高一个级别；AAST 分类Ⅲ级以上的肝损伤即为严重肝损伤

肝外伤术后并发症常见的如膈下脓肿、胆漏、胆道出血，甚至多器官功能不全，宜据情施治。

典型病例

病例 92：外伤性肝破裂修补术后，肝坏死、胆汁性腹膜炎，第 6 天施左肝三联切除

患者，男，29 岁。肝破裂修补术后腹痛、发热 3 天。3 天前，重物撞击右腹，致"肝破裂、休克"，入当地医院急症施肝修补术，吸出腹内积血 3000ml。术后出现腹痛、发热，腹腔引流管流出血性液体约 200ml，而转入我院 ICU。发现腹胀、腹膜炎，腹腔穿刺置管引出脓性胆汁 1400ml，觉腹痛"缓解"。今日已肛门排气、排便，但 T 39℃，P 113 次 / 分，R 40 次 / 分，BP 120/70mmHg。进一步如何处理，意见不一，笔者急会诊。

神清合作，轻度黄疸。右肺背部呼吸音低。心律齐，无杂音。腹胀满，未见胃肠型，浅静脉不曲张。右上腹壁紧张，俱明显压痛、反跳痛，肝、胆囊及脾未扪及，叩击右肝区示心窝部剧痛，无胃振水音，腹水征（−），肠鸣音弱。双腰背部无抬举痛，双下肢无水肿，活动自如。

WBC 13.4×10⁹/L，N 91%，PLT 22×10⁹/L，Hb 89g/L，TBIL 65μmol/L，DBIL 41μmol/L，TP 61.8g/L，ALB 33.5g/L，AST 456U/L，ALT 403U/L，PA 227mg/L，CHE 4407U/L。

CT（2017 年 7 月 11 日，湖南省人民医院）：肝轮廓清，右肝前叶、左肝表面不光整，右肝后叶表面平整，右肝前叶、左肝内叶肝实质密度不均降低。肝内胆管不扩张，无胆石、无积气。肝周示液体积聚，右肝内叶示一圆形高密度影，内径约 3cm（图 1-7-1）。

增强扫描（动脉期）示左肝外叶形态不规则，右肝前叶、左肝内叶呈缺血、坏死低密度改变（图 1-7-2）。

【术前诊断】外伤性肝破裂，修补术后，并右肝前叶、左肝坏死、出血；胆漏、胆汁性腹膜炎、胸腔积液（右）；败血症。

【手术过程】

（1）笔者会诊后，立即急症送手术室，全身麻醉、平仰卧位，右上腹"鱼钩"形切口入腹。见：右肝周积脓性胆汁 200ml，左肝内叶及右肝前叶破口被 7 号丝线间断缝闭，其间填塞大网膜，裂隙溢血。右肝前叶、左肝内叶暗淡、缺血、坏死，右肝后叶尚好。一级肝门左侧肝管裂断，漏出胆汁，胆管口径约 0.3cm。腹膜被胆汁着色。胆囊完好，肝十二指肠韧带未见损坏，脾、胰正常。

（2）安置 Pringle 止血带，15 分钟 +5 分钟模式阻抗入肝血流：①吸出腹膜腔胆汁及血液 150ml，"三合一液"冲洗腹膜腔。②移去胆囊。③离断肝周粘连、韧带，托出右肝，拆除原修补线，移去填塞的大网膜，清除肝内坏死组织、血块，结扎破损的肝中静脉。④于肝镰状韧带右侧断肝，达肝上腔静脉及肝左、肝中、肝右静脉根部。⑤结扎、切断右肝前蒂，于肝右静脉左侧劈离肝，钳夹、切断肝中静脉，移除右肝前叶、左肝内叶（图 1-7-3）。术野显示右肝断面平整（图 1-7-4），右肝后叶色泽正常，断面无胆漏。⑥检查发现左肝

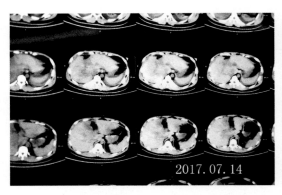

图 1-7-1　CT：右肝前叶、左肝内叶大块密度不均区

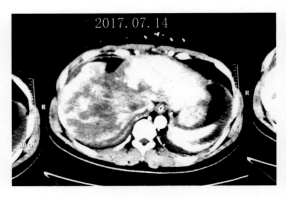

图 1-7-2　CT 动脉期：右肝前叶、左肝内叶缺血、坏死区

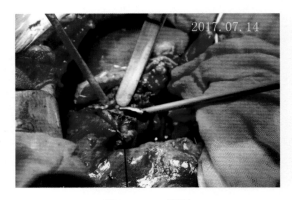

图 1-7-3　劈肝

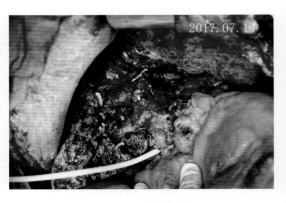

图 1-7-4　肝断面

管断裂内径 0.3cm，经此断端插入输尿管导管，注水测试左肝外叶多处胆漏，故将左肝外叶切除。

（3）放置 12 号 T 形管入胆总管，注水测试右肝后叶、尾叶无胆漏、出血。

（4）"三合一液"再次冲洗、清洁腹膜腔，残肝约占全肝的 35%；放置好右膈下引流管及 T 形管；清点器械、敷料无误，逐层关腹。

手术历时 4 小时，失血量 400ml，生命体征平稳，安返回房。

【术后诊断】外伤性肝破裂，修补术后，并右肝前叶、左肝坏死、出血；胆漏、胆汁性腹膜炎、胸腔积液（右）；败血症。

【实施手术】左肝三联切除。

【术后】无胆漏、出血、肝肾功能不全，恢复平顺。

【难点与创新】

（一）难点

（1）外伤性肝破裂修补术后 6 天，并胆漏、胆汁性腹膜炎，右肝前叶、左肝内叶坏死，败血症。

（2）肝损伤的量大，达 65%，术后易致肝功能不全。

（3）使用广谱抗生素 6 天，易并发二重感染。

（二）创新

（1）右上腹"鱼钩"形切口，使肝得以充分显露。

（2）解剖性右肝前叶、左肝内叶、左肝外叶切除，即扩大左肝三联切除。

（3）胆总管内 T 形管引流。

（三）外科手术技巧

（1）外伤性肝破裂修补后，并胆漏、胆汁性腹膜炎，宜尽早再手术，切除坏死肝或修补胆漏，时间拖延越久，处理越困难。本例患者伤后做肝修补后 3 天，并弥漫性胆汁性腹膜炎，应立即再手术，不应拖延 3 天。

本例入院 ICU 后，施左腹腔引流胆汁达 1400ml，虽腹痛、腹胀有所缓解，但中毒症状加重，生命体征明显加重，右上腹腹膜炎体征明显。CT 示右肝前叶、左肝内叶大面积坏死，说明病情加重，急症手术须尽早施行。

（2）切除左肝外叶是正确的抉择。笔者原拟保存左肝外叶，但由于左肝外叶胆管损伤严重，并发多处胆漏，无法修补，加之患者年轻、身体健康、原肝正常，可以承受左肝三联切除，即切肝量达 65%，故当即切除左肝外叶。

（3）放置胆总管 T 形管对本例有必要。

病例 93：2 岁男童从 20 楼坠落昏迷 21 小时经治 42 天后康愈出院

患儿，男，2 岁。自 20 楼坠地，昏迷 21 小时，于 2017 年 9 月 22 日 12:45 入院。21 小时前，自 20 楼（60m 高）坠落草地，当场昏迷。做气管插管、支气管纤镜吸出血痰、输液、捏气球，由救护车 4 小时后送到某医院。经 CT 检查，认为患儿"腹内损伤，病情复杂"不宜手术，其父母与多家医院联系，终定转来我院。既往体健。

T 36.4℃，P 140 次 / 分，R 29 次 / 分，BP 96/49mmHg。发育正常，营养良好，神志不清，

呼之不应。头面、躯干皮肤多处青紫，头颅无畸形，头面部明显肿胀。双眼睑显著紫褐色瘀斑，眼结合膜充血水肿，角膜透明，双瞳孔各 2mm，光反应差。外耳道无流液、出血。外鼻无畸形，少许流清水，无出血，通气好。唇肿胀，无发绀，口腔黏膜无出血，咽部无充血。颈软、无抵抗感，甲状腺不肿大，气管居中，肝颈静脉回流征阴性。胸廓无畸形，双侧呼吸运动对称，右肺下野叩诊呈实音，双肺呼吸音粗糙，耳闻细湿啰音。胸膜摩擦音，心前区无隆起，无震颤，心浊音界不大，心率 140 次 / 分，律齐，无杂音。腹部膨隆呈球状，浅静脉不曲张，无胃肠型及蠕动波，全腹肌紧张。肝、胆囊、脾未扪及，腹部移动性浊音明显，肠鸣音弱。肛门、外生殖器正常，会阴部无青紫。脊柱、四肢无畸形，巴布征（−）。

入院后速做血常规、肝肾功能、电解质、血糖、淀粉酶、心肌酶、凝血功能（表 1-7-2 ～表 1-7-8）、合血，配合移动式呼吸机，做全身 CT（图 1-7-5），带片直接送往手术室。

【术前诊断】

（1）八大器官系统损伤（心、肺、脑、肝、脾、胰、肾挫伤），多处软组织挫伤。

（2）颅底骨折，硬膜外血肿。

（3）弥漫性腹膜炎（血性），失血性休克。

（4）昏迷。

表 1-7-2　血常规

时间（2017）	WBC（×10^9/L）	N（%）	RBC（×10^{12}/L）	Hb（g/L）	HCT（%）	PLT（×10^9/L）
9-22（术前）	8.47	63.0	2.10	64	18.4	34
9-22（术后）	4.63	59.5	3.81	114	32.0	18
9-23	6.32	72.6	3.70	106	30.0	36
9-24	8.16	76.7	2.99	91	20.0	74
9-25	10.27	79.3				
9-26	10.97	78.7	2.57	75	19.0	83
9-26（血滤）	10.49	82.1	3.04	96	28.0	77
9-27	8.71	67.9	3.04	95		112
9-28	11.79	74.1	3.06	94		129
9-29	18.37	85.3	2.74	87	25.6	197
10-1	15.00	77.0	3.23	104	30.7	323
10-3	23.57	69.7	2.82	100		413
10-5	23.57	85.9	3.14	102	29.5	713
10-8	15.81	75.0	3.08	106	29.6	776
10-11	17.98	91.9	3.08	101	29.3	614
10-13	9.14	84.9	2.89	93	29.0	537
10-21	10.88	62.9	3.28	102	29.5	408
10-30	22.95	34.9	3.01	89	25.0	768

表 1-7-3　肝、肾功能血清生化

时间 （2017）	AMY (U/L)	LPS (U/L)	BS (mmol/L)	BUN (mmol/L)	Cr (μmol/L)	UA (μmol/L)	TP (g/L)	ALB (g/L)	AST (U/L)	ALT (U/L)	PA (mg/L)	TBIL （μmol/L）	DBIL （μmol/L）
9-22 （术前）	725	43.7	6.78	11.76	39.99	439.60	38.8	27.8	68.0	1273	129	34.00	11.3
9-22 （术后）	547	39.5		8.27	37.80		31.3	22.8	676.0	324	90		
9-23	288			6.80	43.30		48.6	34.3	737.0	410	56	30.30	10.9
9-25					31.70	102.00	59.0	35.0	145.0	349	113		
9-27				10.23	34.00	103.00	51.3	34.3	58.3	183	124	43.75	21.2
9-29	317			10.66	39.00	107.00	59.0	35.0	41.3	98	151	55.60	28.9
10-1	203												
10-5	162				16.27	90.20		30.0	45.0	61	194	46.60	23.9
10-11					35.00	259.00	62.0	33.0	62.0	74	210	10.00	5.2
10-13			5.46	1.67	13.00	255.00	64.0	35.0	50.0	27	247	8.10	3.8
10-27			4.45	1.89	30.00	187.00	85.0	32.0	41.0	34	224	7.40	2.7

表 1-7-4　肌酶、电解质

时间 （2017）	L-DH （L-乳酸 脱氢酶） （U/L）	CK （肌酸 激酶） （U/L）	CD-MB （心型肌 酸激酶） （U/L）	MYO （肌红 蛋白） （μg/L）	cTnI （肌钙 蛋白） （ng/ml）	K （mmol/L）	Na （mmol/L）	Cl （mmol/L）
9-22 （术前）	1862.88	2169.80	93.00	782.70	4.870	3.80	145	116
9-22 （术后）	1196.80	1640.10	67.00	500.00	2.150			
9-23	1208.40	2101.20	51.00	1260.00				
9-25	616.83	1323.00	43.00	2880.00	0.270		165	118
9-27	573.00	524.00	27.00	257.40	0.152	4.14	149	103
9-29	525.80	378.70	27.00	144.30	0.035	3.37	140	98
10-1	521.20	319.00	25.00	131.60				
10-5	483.00					3.54	133	99
10-11								
10-13	479.00	125.00	14.50	19.00	0.611	3.96	129	99
10-27	300.00	13.30	12.00	5.10	0.010	4.67	134	101

表 1-7-5 脑利肽、肾上腺皮质功能

时间 （2017）	B 型脑利肽前体 （pg/ml）	皮质醇 （μg/dl）	直接肾素 （U/ml）	醛固酮 （pmol/L）
9-22	1162 ↑			
9-26	1448 ↑			
9-28	563	1.0354		
9-30			13.35	26.9
10-18		4.1227		

表 1-7-6 真菌

时间 （2017）	真菌（1-3）β-D 葡聚糖 （pg/ml）	曲霉菌平乳甘露聚糖 （μg/L）
9-28	1448.00	0.34
10-9	144.35	0.50

表 1-7-7 Eca 血气分析

时间 （2017）	pH	PCO$_2$ (mmHg)	PO$_2$ (mmHg)	Na$^+$ (mmol/L)	K$^+$ (mmol/L)	HCO$_3^-$ (mmol/L)	HCO$_3$std (mmol/L)	BEecf$^-$ (mmol/L)	BE（B）$^-$ (mmol/L)	SO$_2$c （%）	Temp （℃）	FiO$_3$ （%）
9-22	7.31	39	161	143	3.6	19.6	20.1	6.7	6.2	99	36.0	40
9-24	7.29	69	73	163	4.0	33.2	29.2	6.6	5.5	93	37.3	65
9-25	7.39	70	32	162	4.3	42.4	36	17.4	15.1	61	37.8	100
9-27	7.52	32	138	147	4.0	25.9	27.6	3.2	3.4		37.8	50
9-27				141	4.3	25.9	27.6	3.2	3.4		37.1	
9-27	7.49	38	82	141	4.3	28.7	29.1	5.7	5.4	96	38.1	46
10-1	7.45	38	105	136	4.1	26.4		2.4	2.3	98	36.9	40
10-5	7.40	36	133	139	3.9	22.2	23.4	2.4	2.1	98	37.4	40
10-11	7.47	31	102	128	3.9	22.0	24.5	1.1	0.6	98	38.3	25

表 1-7-8 凝血功能

时间 （2017）	PT （s）	PTA （凝血酶原活动度） （%）	Fbg （定量纤维蛋白原） （g/L）	APTT （ss）	TT （ss）	DDI （D-二聚体定量） （mg/L）
9-22（术前）	17.2	42.4	1.95	44.6	15.9	98.25
（术后）	15.1	56.5		69.8	35.6	79.6
9-23	13.0	71.4		＞120	＞71	79.6
9-24	13.5	65.7		37.2		17.92
9-25	12.8			34.3		23.57
9-26	11.1			29.6	20.4	

续表

时间 （2017）	PT （s）	PTA （凝血酶原活动度） （%）	Fbg （定量纤维蛋白原） （g/L）	APTT （ss）	TT （ss）	DDI （D- 二聚体定量） （mg/L）
9-28	13.8			27.8	20.0	38.92
9-29	13.6	72.8	0.80	29.5	22.0	43.48
10-1	10.8	104.0	1.11	28.0	21.0	7.47
10-8	11.4	90.5	2.60	29.5	17.9	
10-31	12.1			30.3	15.1	3.56

【诊疗过程】患儿进入手术室，全身发绀，皮肤冰凉，血压 0/0mmHg，SpO_2 42%。时间就是生命，未做术前和麻醉谈话、签字，立即全身麻醉，"大奔驰"形切口入腹。腹内积暗红色血液 480ml，予以回收、输注。切除破碎流血的脾。切开小网膜囊，胰广泛挫伤、未断裂，胃肠道无破裂出血，腹膜后无血肿。发现右肝破裂，一支肝短静脉断裂、出血，立即予以结扎，并钳夹、切除右肝后叶。此刻血压回升 90/46mmHg，SpO_2 80%。手术历时 20 分钟，放置腹膜腔引流管，术中另输注浓缩红细胞 1U，送往儿童 ICU（PICU）。

入住 PICU 20 天（2017 年 9 月 22 日—10 月 12 日），全面细致监测患儿脑神经、呼吸、心血管循环、消化、肾泌尿、血液、水电解质、神经肌肉系统等，让患儿度过由于猛爆震致组织水肿、内环境紊乱、各器官系统功能不全，并予以及时、有效、对症处理。

给予：机械通气，参数调节，兼顾循环；心率慢，肌钙蛋白升高，给予护心，减少氧耗；脑脊液漏、脑水肿、高血压、轴索损伤，禁止鼻吸引，维持液体负平衡，并予以低温；肝、脾切除后，注意黄疸，引流量、色，护肝，保障营养供给，抗感染；凝血功能紊乱，右股动脉血栓形成（B 超，2017-9-26），PLT $18×10^9$/L（表 1-7-2），D- 二聚体、Fbg（表 1-7-8）明显升高，右足趾紫色，予以抗凝、溶栓，对症处理；右股动脉侧支循环建立，血运恢复，保住了右下肢（B 超，2017 年 9 月 26 日—9 月 29 日）；对于鼻窦、口腔、颅底骨折，做对症处理等。

入住 PICU 后第 3 天（2017 年 9 月 25 日—9 月 28 日），患儿高热 39.8℃、血压 150/71mmHg、高血钠 167mmol/L。尿量少，550ml/d。

颜面、全身皮肤肿胀，右足趾发绀。呼吸困难、发绀，SpO_2 47%，难以改善，床旁 X 线胸片右肺气胸（X 线胸片，2017-9-24），做右侧胸膜腔闭式引流，先后 4 次支气管纤镜，吸出大量血痰，SaO_2 达 70%，做 CRRT 治疗，持续泵入肝素，使用美罗培南、万古霉素等急救，患儿生命体征逐平稳，血压 112/60mmHg，但仍然昏迷。复查 CT（2017 年 10 月 6 日）基本正常。多次床旁 X 线胸片（2017 年 9 月 25 日—2017 年 10 月 5 日）肺情况好转。心彩超（2017 年 10 月 5 日）示心内结构无明显异常。

20 天后（2017 年 10 月 12 日），转出 PICU。转往儿童呼吸内科（2017 年 10 月 12 日—11 月 3 日）20 天，做康复治疗、度过昏迷和并发症的处理。

此间，据患儿的具体情况采取以下措施：牛奶鼻饲：55ml/3h；护胃：奥美拉唑；护肝：谷胱甘肽；护脑：神经节苷脂；营养神经：鼠神经生长因子；免疫球蛋白：5g/d；抗感染：红霉素、伏立康唑。

其间并发二重感染，超敏反应皮疹，经对症治疗均好转。为促使康复，从 2017 年 10 月 16 日开始做高压氧舱治疗，仅 6 天后，患儿会笑，8 天后呼之能应，14 天后会玩球，清楚识物，主动交流，慢慢扶走，精神、纳食可，大小便正常。伤后 42 天康愈出院。

在整个住院 42 天中，经过 32 次各种会诊，涉及 24 个科室，病历记录 22 万字。

CT：见图 1-7-5。

2017 年 9 月 22 日全身 CT 检查结果回报：脾脏挫裂伤，合并外伤性脾破裂，盆腹腔大量积血、积液。肝脏多发挫裂伤，合并外伤性肝破裂待排。胰尾部可疑低密度灶，损伤？双肺多发挫裂伤。双侧胸腔少量积液。枕骨线性骨折。鼻窦积液。骨盆 CT 未见明显异常。双侧股骨、胫腓骨及双足 CT 未见明确异常。

2017 年 9 月 26 日全身 CT：枕骨线性骨折左侧颧弓、双侧下颌骨、右侧眼眶下壁、左侧蝶骨骨折，双侧上颌窦积血；双肺多发肺挫伤，右侧胸腔积气、积液并右侧胸腔闭式引流术后改变（图 1-7-6）。

2017 年 10 月 6 日复查头 + 视神经管 CT：颅内未见新增异常密度及强化灶。左侧颧弓骨皮质仍不连续，右眼眶下壁仍见塌陷，双侧视神经未见明显异常密度灶，左侧蝶骨骨皮质仍欠连续，骨皮质结构模糊。双侧侧上颌窦腔内密度仍增高。

胸部 CT：双肺透亮度较前减低，右侧胸腔积气较前减少，其内引流管位置同前，左下肺见片状实变影，余双肺把斑片状影较前吸收好转。双上肺三角形高密度灶范围较前减少。双肺未见新增异常强化灶。右侧胸腔积液较前基本吸收，左侧胸腔仍可见少许积液。余况大致同前。

全腹部 CT：右肝呈部分切除术后改变，肝实质密度较前明显减低，未见明显异常强化灶，胆囊未见显示。脾脏呈切除术后改变。术区结构较前清晰。盆腹腔大量积血、积液较前减少。腹部各脏器未见新增异常强化灶。所示左髂骨后侧肌群局部密度减低面，未见强化。

床旁胸片：

2017 年 9 月 24 日：气管隆突区可见局部透亮度增高，左膈显示欠佳，心影不大，右膈正常，提示肺多发致密影。考虑：多个肺不张或含气不全，建议复查。气管隆突区可见局部透亮度增高，原因待查，纵隔气肿待排。

2017 年 9 月 25 日：左侧胸腔大量积液并左肺萎陷不张；提示右侧气胸；右上肺野内中

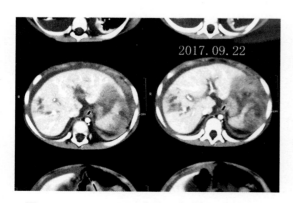

图 1-7-5　CT：示肝破裂、脾破裂、腹内积血

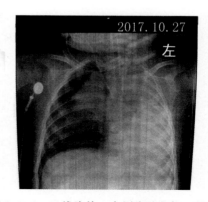

图 1-7-6　X 线胸片：右侧胸腔积气、积液

带片状高密度影：包裹积液？含气不全？右肺代偿气肿。

2017年9月26日：双肺野可见片状高密度影较前减小，右上肺野外带见新增透亮影，右侧胸腔呈引流术后改变，余况大致同前。

2017年9月27日：双肺野可见处片状高密度影较前吸收，以左肺野明显，右上肺野外带见透亮影范围较减小，右侧胸腔呈引流术后改变，余况大致同前。

2017年9月28日：右上肺实变情况基本同前，右侧气胸（肺组织压缩约20%），左下肺新增大片状实变影。

2017年9月29日：原右上肺野大片状高密度影较前吸收减少，外缘少许无肺纹理透亮区较前范围减小；右中下肺野内带斑片状高密度影较前无明显变化；左下肺野内带心影后方大片状高密度影较前无显著变化；右侧胸腔可见引流管影。余况大致同前。

2017年9月30日（图1-7-7）：原右中上肺野大片状高密度影较前稍吸收减少，外缘仍见少许无肺纹理透亮区；左下肺进驻内带大片状高密度影较前无显著变化；右侧胸腔内可见引流管影。余况大致同前。

2017年10月1日：原右中上肺野大片状模糊影较前无显著变化；左下肺野内带大片状高密度影较前无显著变化；右侧胸腔内可见引流管影。余况大致同前，考虑右下肺及左下肺炎症。

2017年10月2日：对比2017年10月1日片示右下肺模糊影大致同前，左下肺心影后方密度较前增高，左膈面显示欠清，余况大致同前。

2017年10月3日：与2017年10月2日片示右侧胸腔引流术后改变，右上肺野内带仍见片状高密度影，余肺斑片模糊影较前吸收，左膈面较前清晰，余未见新增病变，余况同前。

2017年10月4日：比较2017年10月3日片示左下肺野心影后肺不张征象所有改善，肺野透亮度增高，左膈面较前稍清晰，右肺野致密影较前无显著变化，余况大致同前。

2017年10月5日：与2017年10月4日片所示左下肺野心影后实变影较前略增大，内可见明显充气支气管征象，余双肺纹理较前模糊，间夹杂点片状模糊影较前略增多，余况大致同前。

2017年10月8日：较2017年10月5日片所示左下肺野心影后实变影较前略吸收缩小，内可见明显充气支气管征象，右侧胸腔积气较前吸收减少，右上肺不张同前。余况大致同前。

B超：

2017年9月26日：床旁B超示右侧髂外动脉至股总动脉中上段内血栓形成（完全闭塞）并周边侧支汇入；右侧股深动脉内血流反向注入股浅动脉内。

2017年9月27日：右侧髂外动脉至股总动脉中上段完全闭塞并周边侧支循环形成，右侧股深动脉内血流反向注入股浅动脉内，右侧足背动脉流速较左侧缓慢。

2017年9月28日：脾脏全切术＋肝Ⅵ段切除术后，右肝局部回声不均，腹腔少量积液，右侧髂外动脉至股总动脉中上段内血栓形成（完全闭塞）并周边侧支汇入（较前次改变不明

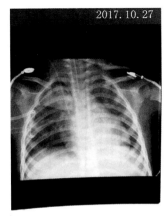

图1-7-7　胸部X线片，较2017年9月25日胸片明显好转

显），右侧股深动脉内血流反向注入股浅动脉内。

2017 年 9 月 29 日：右侧髂外动脉至股总动脉中上段完全闭塞并周边侧支循环形成，右侧股深动脉内血流反向注入股浅动脉内较前次比较无明显变化。

2017 年 10 月 5 日：心脏彩超示：心内结构未见明显异常声像。

【术后诊断】

（1）八大器官系统损伤（心、肺、脑、肝、脾、胰、肾挫伤及颅骨骨折），多处软组织挫伤。

（2）颅底骨折，硬膜外血肿。

（3）弥漫性腹膜炎（血性），失血性休克。

（4）昏迷。

【实施手术】 脾切除、右肝后叶切除、14 次支气管纤镜。

【术后】 术后随访至今，神志、运动、心、肝、脑、肺、肾、胃、肠功能正常。

【难点与创新】

（一）难点

2 岁男孩从 20 楼坠落，致脑神经、心、肺、消化、泌尿、血液、水电解质、神经肌肉八大器官系统损伤，经过积极抢救，伤后 42 天终于神奇般地康复了。

（二）创新

回顾 42 个日日夜夜，其诊治的过程分为 3 个阶段，即手术抢救、PICU 和康复。

手术抢救：此阶段时间就是生命，分秒必争。开腹止血是救命的第一关。患儿从 20 楼坠落后昏迷，在当地立即做气管插管、支气管纤镜、输液，从当地经救护车 4 小时全靠"捏气球"到达长沙。伤后 21 小时辗转入我院，一路"开绿灯"做血常规、肝、肾、血清生化、血气分析、CT、B 超各项检查，明确为脑、心、肺、消化等 8 个系统损伤，失血性休克。在转运护送的途中阅片、讨论、会诊，到达手术室时，全身发绀，SpO_2 42%、血压 0/0 mmHg，根本没有手术、麻醉谈话的时间，立即"大奔驰"形切口入腹，迅速切除破裂出血的脾脏，吸收腹内积血 480ml，探查腹腔，快速切除右肝后叶。手术历时 1 小时，术中输注回收血液，另输浓缩红细胞 1.5U，患儿血压 90/60 mmHg、Hr 140 次 / 分，送往 PICU。

PICU 阶段（20 天）：此间全身八大器官系统损伤，软组织挫伤、水肿，内环境紊乱，生命危在旦夕。先后行 4 次支气管纤镜、血液净化、抗凝溶栓、调控掌管内环境平衡、使用抗生素等，患儿离开 PICU。

康复期（20 天）：保护八大器官系统，对症治疗各种并发症，及早高压氧舱治疗，终于患儿神志恢复，会说会笑、会跑会跳。

据文献报道，3 个以上器官系统功能不全 3 天以上，100% 死亡。而本例伤后 8 个器官系统损伤、功能不全，昏迷 35 天，伤后 40 天康愈出院。

第二章 胆 道

人体内一条"胆河"（胆道），源于毛细胆管，止于 Oddis 括约肌，与胰管共同汇入壶腹，进达十二指肠，中间连接一个"湖泊"（胆囊）。胆道不仅是一条排泄的通道，而且参与各类肝胆疾病的发生与发展，是人体的一个重要器官。

公元前 1085—945 年，埃及木乃伊有胆囊结石；公元前 167 年，长沙马王堆女尸（辛追）有胆囊结石；1723 年，VATER 首先报道先天性胆管囊肿；1777 年，Stoll 报道胆囊癌；1867 年，Bobbs 首先施行胆囊造瘘；1882 年，Langenbuch 首先施行胆囊切除；1889 年，Musser 报道 18 例肝外胆管癌；1890 年，Courvosier 首先报道胆总管切开探查；1957 年，Altemeien 报道 3 例肝管硬化性癌；1986 年，Sauerbruch 报道体外冲击波治疗 97 例胆囊结石；1987 年，Mauret 首先报道腹腔镜胆囊切除。

近 20 年，B 超、CT、PTC、ERCP、MRI、纤维胆道镜、三维立体重建技术先后广泛应用于临床。

湖南省人民医院肝胆外科 2017 年收治各类胆道疾病 7037 例，其中胆囊结石 3138 例，占胆道疾病的 44.5%。具体分类如下：

结石性胆囊炎、胆囊息肉、胆囊腺肌瘤等，3580 例占 51%；医源性近段胆管损伤，34 例占 0.5%；胆管癌，64 例占 0.9%；胆管囊状扩张症，83 例占 1.2%；肝内胆管结石，2250 例占 32%；肝外胆管结石，888 例占 12.6%；胆囊、胆管肠瘘，73 例占 1%；胆囊癌，65 例占 0.9%。

第一节 胆外胆道结石

肝外胆道结石是指结石性胆囊炎、胆总管结石。结石性胆囊炎是最常见的疾病，西方国家成人的发病率为 15%～20%。胆总管结石国外多源于胆囊结石，国内多源于肝内胆管结石。1676 年，Joenisius 完成首例胆囊结石取出术；1867 年，John Stough 报道首例胆囊造口术；1882 年，Longenbuch 完成首例胆囊切除术；1909 年，Robert Dohl 完成首例肝管空肠鲁氏 Y 形吻合术；1985 年，Mouret 施行首例腹腔镜胆囊切除术。

（一）诊断

（1）临床症状、体征：①结石性胆囊炎表现为右上腹突起疼痛，伴以呕吐，Murphy 征（+）。结石性胆囊炎可并发胆囊积脓、胆囊穿孔、胆囊积水、Mirizzi 综合征、胆囊癌、胆源性胰腺炎等。②胆总管结石表现为右上腹疼痛，寒战、发热、黄疸（Charcot 三联征），Reynolds 五联征（夏科三联征加休克、神志改变），剑突右下方压痛。③肝外胆道结石合并症多，如冠心病、高血压、糖尿病、支气管肺炎、肾功能不全，致使病情复杂、处理困难。

（2）影像学检查：方法很多，如 B 超、CT、MRI、ERCP、PTC 等。

（3）实验室检查：白细胞（WBC）↑，中性粒细胞（N）↑，血小板（PLT）↑，总胆红素（TBIL）↑，直接胆红素（DBIL）↑，谷草转氨酶（AST）↑，谷丙转氨酶（ALT）↑，γ–谷氨酰转肽酶（γ–Gt）↑，碱性磷酸酶（ALP）↑。

（二）治疗

治疗方法很多，以手术为主，酌情选择。治疗 AOSC 最有用的手术是有效的胆道减压引流，治疗结石性胆囊炎的方法是切除胆囊。手术方式分开腹手术和腹腔镜两种。腹腔镜胆囊切除占胆囊切除的 97% 左右。面对肝外胆道结石合并各类严重合并症，怎么办？以下病例和同道们分享。

典型病例

病例 94：结石性慢性胆囊炎，并胆囊十二指肠瘘，施胆囊次全切、胃隔离、盆式鲁氏 Y 形吻合术

患者，男，62 岁。反复右上腹痛 20 年，复发加重 20 天。病程中 B 超发现胆囊结石，多次发现淀粉酶升高，诊为"胆源性胰腺炎"。拒绝手术。T 36.6℃，P 72 次 / 分，R 20 次 / 分，BP 133/84mmHg。神清合作，无黄疸。心律齐、无杂音，双肺呼吸音清。腹平，浅静脉不曲张，无胃肠型。腹壁软，肝、胆囊及脾未触及，剑突右下方压痛，Murphy 征（+），无胃振水音，叩击右肝区示心窝部疼痛，无腹部移动性浊音。双腰背部无抬举痛，双下肢无水肿。

WBC 5.33×10⁹/L，N 67.4%，PLT 115×10⁹/L，TP 64g/L，ALB 42.1g/L，TBIL 18.2μmol/L，DBIL 6.2μmol/L，AST 19.6U/L，ALT 17.6U/L，PA 264mg/L，CHE 7450U/L。

CT（2018 年 7 月 10 日，湖南省人民医院）：肝轮廓清，表面光整，形态、比例无失衡。肝内胆管轻度扩张、积气（图 2-1-1）。胆总管内径 1cm，积胆石。胆囊外径约 3cm×2.5cm。胆囊管折曲，内径约 1.3cm，其内充填胆石（图 2-1-2）。

MRCP（2018 年 7 月 12 日，湖南省人民医院）：肝外胆管内径 1cm，其内多个胆石。胆囊不大（图 2-1-3）。

【术前诊断】结石性慢性胆囊炎，并胆囊十二指肠瘘、反流性胆管炎。

【手术过程】

（1）择期，平仰卧位，全身麻醉，拟施腹腔镜探查、切除胆囊。入腹见胆囊萎小、苍白，与右肝、十二指肠、肝外胆管阱底样粘连，次全切除胆囊，失血约 200ml，而改做开腹。主管医生仍感困难，而急请会诊。

（2）笔者完成以下手术。①"三合一液"浸泡术野，延长切口，托出右肝，安置 Pringle 止血带。②"四边法"延长胆管切口达左肝管中部。5 号胆道扩张器头顺利插至十二指肠。③1 号圆针丝线缝扎、牵引胆囊管残端，取出胆囊管内巨大胆石，约 2.5cm×1.8cm×1.8cm。并探查发现胆囊管与十二指肠瘘口，内径约 1.5cm，胆囊管口约 1.5cm，与胆总管沟通。④4-0

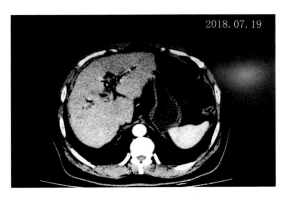

图 2-1-1　CT：肝内胆管积气

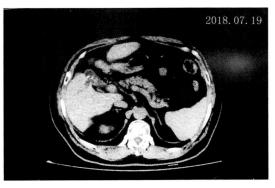

图 2-1-2　CT：胆囊内结石

Prolene 线连续缝闭胆总管残端。⑤横断胆总管，组成肝胆管盆，内径约 2cm。⑥游离胃大弯达幽门，U 形套扎缝合幽门环口 1cm。发现胰头体肿大，小肠系膜短缩。⑦结肠后做胃空肠吻合，安置 T 形管做胃造瘘。

（3）距胃肠吻合口 2cm 提空肠桥襻，完成胆肠鲁氏 Y 形吻合术，放置 12 号 T 形管入达胆肠吻合口。

（4）关腹。手术历时 4 小时，失血量约 300ml，术中生命体征平稳。手术示意图见图 2-1-4。

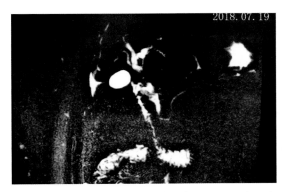

图 2-1-3　MRCP：肝外胆管多个结石，胆囊不大

【术后诊断】结石性慢性胆囊炎，并胆囊十二指肠瘘、反流性胆管炎、慢性胰腺炎。

【实施手术】胆囊次全切除，十二指肠瘘修补，胃隔离，肝胆管盆式鲁氏 Y 形吻合术。

【术后】无胆漏、出血等并发症，恢复平顺。

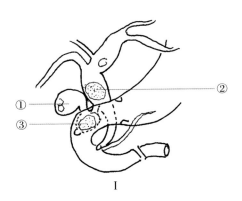

图 2-1-4　手术示意图

Ⅰ. 术前；Ⅱ. 术后

注：①胆囊；②胆总管结石；③胆囊十二指肠瘘口；④幽门缝闭；⑤十二指肠瘘修补；⑥胃空肠吻合；⑦桥襻空肠；⑧肝胆管盆

【难点与创新】

（一）难点

（1）慢性结石性胆囊炎急性发作，胆囊、胆管充血水肿，炎症明显，易出血。

（2）胆囊、十二指肠、胆管粘连严重，致相互解剖关系难以辨清。

（3）胆囊管扭曲，位于十二指肠球部上后方，并且由于胆石、胆囊管炎，致使形成胆囊管十二指肠瘘。

（4）由于胆囊十二指肠瘘、反流性胆管炎，并发慢性胰腺炎，致小肠系膜短缩，致胃空肠吻合困难。

（二）创新

切除胆囊，修补十二指肠瘘，胃隔离，胆肠鲁氏Y形吻合术。

（三）外科手术技巧

（1）创面渗血，处理时应注意："三合一液"纱布垫湿敷。止血带下做肝胆管盆、胆囊次全切。

（2）胃隔离应注意：幽门环交锁缝闭，胃空肠吻合选择在结肠后。

病例 95：Mirizzi 综合征 II 型的一种新的手术处理

患者，女，60岁。间发右上腹痛6年，复发伴发热7天。T 37.8℃，P 87次/分，R 20次/分，BP 135/76mmHg。

神清合作，痛苦面容，皮肤、巩膜轻度黄染。心、肺无明显异常。腹平，浅静脉不曲张，无胃肠型。腹壁软，右上腹剑突下压痛，未扪及肝、胆囊、脾，Murphy 征（+），叩击右肝区示心窝部疼痛。无胃振水音，腹水征（−）。双腰背部无抬举痛，双下肢正常。

WBC $13.4×10^9$/L，N 89%，PLT $314×10^9$/L，TBIL 35.6μmol/L，DBIL 27.6μmol/L，TP 65g/L，ALB 36.5g/L，AST 105U/L，ALT 89U/L，γ-Gt 208U/L，ALP 301U/L，PA 225mg/L，CHE 4096U/L，CA_{19-9} 25kU/L。

CT（2018年6月，湖南省人民医院）：肝轮廓清，表面光整。肝内胆管轻度扩张，无胆石、无积气。胆总管内径约1cm。肝总管扩张，内径约2cm，其内胆石充填。胆囊不大，约4cm×3cm，壁稍厚，约0.3cm，其内结石充填，一枚胆石伸入肝总管（图2-1-5）。全胰管不扩张，脾不大。无腹水，腹膜后淋巴结不肿大。

MRCP（2018年6月，湖南省人民医院）：胆囊不大，其内充填胆石，一枚大胆石伸入肝总管。肝内胆管轻度扩张。肝总管内径约2cm，其内胆石充填。胆总管内径约1cm（图2-1-6）。

【术前诊断】 结石性胆囊炎，并Mirizzi综合征II型、胆囊癌待排除、AOSC。

【手术过程】

（1）择期，平仰卧位，腹腔镜四孔法探查。胆囊质地硬，胆囊三角解剖关系不清，不能排除胆囊癌，而中转开腹。

（2）取右上腹"反L"形切口入腹。见：无腹水，腹膜上未见癌结节。肝色泽棕红，表面光整，形态、比例无失衡。胆囊约3cm×4cm，质硬，无坏死、穿孔，充满胆石，胆囊三角不清。胆囊管外径达2.5cm（图2-1-7-I）。肝总管外径达2cm，其内巨大胆石与胆囊

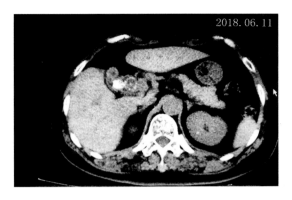

图 2-1-5　CT：胆囊结石入肝总管

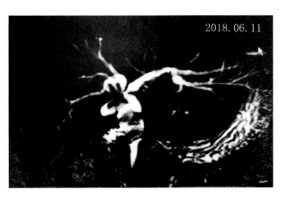

图 2-1-6　MRCP：肝总管、胆囊内多个结石，胆囊不大

相连。胰头不大，质软。脾不大。腹腔动脉干周淋巴结不肿大。

（3）"四边法"切开胆总管、肝总管，清除其内胆石及胆囊管胆石。胆囊管内径达 2cm。胆囊内积脓及不规则胆石 6 颗，胆石外径约 3cm。左肝管口内径约 0.5cm，胆管壁厚约 0.3cm，质地较硬。

（4）安置 Pringle 止血带，阻断入肝血流 10 分钟，逆行剥离胆囊，离断胆囊管，移除胆囊（图 2-1-7-Ⅱ）。取其壁一小块送快速切片，报告：胆囊腺肌瘤，未见癌细胞。

（5）"四边法"切开左肝管口、左肝管，以 4-0 薇乔线外翻缝合，纠正左肝管口狭窄（图 2-1-7-Ⅲ），使其内径达 1cm。

（6）直视下以 4-0 薇乔线做肝总管内瘘口间断缝合修补（图 2-1-7-Ⅲ），残留胆囊管外用 4-0 Prolene 线连续缝合。

（7）放置 14 号 T 形管，一横臂达左肝管，直臂经胆总管右侧壁另戳孔引出，4-0 Prolene 线连续缝合，关闭胆管切口，注水测试无胆漏。

（8）温氏孔右侧放置乳胶管 1 根。查术野无出血、无胆漏，清点器械、敷料无误，逐层关腹。手术历时 2 小时，失血量 30ml，安返回房。手术示意图见图 2-1-7。

【术后诊断】胆囊腺肌瘤，结石性胆囊炎，并 Mirizzi 综合征Ⅱ型、AOSC。

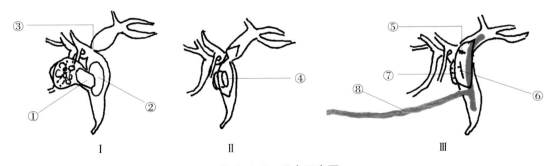

图 2-1-7　手术示意图

Ⅰ. 术前；Ⅱ. 胆囊切除、左肝管口切开；Ⅲ. 术后

注：①胆囊结石；②肝总管结石；③左肝管口炎性狭窄；④胆囊肝总管口；⑤肝总管、左肝管拼合；⑥肝总管内修补；⑦胆囊管残端缝闭；⑧T 形管

【实施手术】胆囊切除，左肝管口整形，肝总管瘘口内修补，T 形管引流术。

【术后】无胆漏、出血等并发症，恢复平顺。

【难点与创新】

（一）难点

（1）结石性胆囊炎并 Mirizzi 综合征 Ⅱ 型，手术困难。

（2）结石性胆囊炎、Mirizzi 综合征 Ⅱ 型并发左肝管口狭窄。

（二）创新

Mirizzi 综合征 Ⅱ 型既往多做胆肠鲁氏 Y 形吻合术，或用残留胆囊壁修补肝总管缺损、T 形管引流，本例用可吸收的薇乔线做肝总管瘘口的内修补，而获得成功。

（三）外科手术技巧

（1）肝总管瘘口修补应注意以下几点：①紧贴胆囊管口离断胆囊管。②以 4-0 Prolene 线直视下先做胆囊管残端缝闭。③直视下以 4-0 薇乔线做肝总管瘘口内缝合。

（2）T 形管的放置应注意以下几点：①首先做左肝管口切开，以 4-0 薇乔线做左肝管整形、拼合。②T 形管放置：一横臂入左肝管，直臂经胆总管右侧壁另戳孔引出。③4-0 Prolene 线做胆管切口缝闭。

病例 96：胆囊结石、胆总管结石致 AOSC、胆源性肝脓肿、胆道败血症，施左肝切除、胆囊切除、T 形管引流术

患者，男，41 岁。右上腹痛、寒热、黄疸 30 天。2014 年，B 超发现"胆囊结石"。

T 38.9℃，P 115 次 / 分，R 26 次 / 分，BP 80/50mmHg，体重 100kg。神清合作，皮肤、巩膜深度黄染，皮肤弹性差，浅静脉萎陷。心律齐、无杂音，左肺呼吸音弱。上腹部胀满，浅静脉不曲张，无胃肠型。肝下极平脐，质硬，明显触痛。上腹壁较硬，压痛、反跳痛以剑突右下方为显。无胃振水音，右肝区拒按。胆囊、脾未扪及。腹水征（+），左腰背部抬举痛存在，双下肢无水肿。

WBC 14.48×10⁹/L，N 93.3%，PLT 154×10⁹/L，TBIL 302.8μmol/L，DBIL 201μmol/L，TP 49.1g/L，ALB 25.1g/L，AST 62.5U/L，ALT 63U/L，PA 33mg/L，CHE 2134U/L，ALP 48U/L，γ–Gt 31.3U/L，C_{12}（–）。

CT（2018 年 6 月 25 日，湖南省人民医院）：左肝极度肿大，满布多个囊样液体积聚区，大小不一，周边与膈肌、胰腺、大网膜贴近。左肝外叶占据左中上腹，肝内胆管不扩张，无胆石、无积气。右肝轮廓清，表面光整，其内胆管不扩张，无胆石（图 2-1-8）。胆囊未见。肝外胆管约 1.3cm，未见胆石。增强扫描示肝十二指肠韧带无静脉曲张。

MRCP（2018 年 6 月 24 日，湖南省人民医院）：肝外胆管内径约 1.3cm，可见直径 1cm 胆石。肝内胆管不扩张（图 2-1-9）。

【术前诊断】结石性胆囊炎合并胆总管结石，AOSC，胆道败血症，胆源性肝脓肿（左肝），失水酸中毒，低蛋白血症，肝、心、肺、凝血功能不全。

【手术过程】

（1）急症，平仰卧位，全身麻醉，取上腹"倒 T"形切口入腹。见：草黄色混浊腹水约 800ml，大网膜无静脉曲张，无癌性结节。右肝巨大，表面棕红色，与膈、大网膜、小网

膜囊粘连。左肝外叶下极达脐，质地不均。右肝棕红，表面光整。胆囊被结肠、十二指肠、胆总管粘连、包裹。胆总管外径约 1.5cm，可及结石感。

（2）游离左肝：①安置 Pringle 止血带，结扎、切断左肝外叶动脉。②分离左肝周粘连，3 个脓肿破裂（图 2-1-10），溢黄色脓液约 1000ml。③离断左肝周韧带，托出左肝外叶。

（3）"四边法"切开胆总管，清除其内一枚胆石，约 1.3cm×1cm×1cm。胆总管远端能通过 6 号胆道扩张器头。

（4）切除左肝：①阻断入肝血流 20 分钟（单纯 Pringle 止血带）。②钳夹、切断、劈离左肝外叶，结扎、切断左肝外叶肝蒂。③门脉钳钳夹、切断肝左静脉，移去左肝外叶及部分左肝内叶。左肝标本重 2736g，其内多个脓肿（图 2-1-11）。左肝断面平整（图 2-1-12）。

（5）切除胆囊，胆总管放置 14 号 T 形管：①辨清肝总管、十二指肠、横结肠，移除胆囊，胆囊大小约 3cm×1.5cm×1cm。②放置 14 号 T 形管，直臂经胆总管右侧壁戳孔引出，注水测试无胆漏（图 2-1-13）。

（6）关腹。手术历时 2 小时，失血 200ml。术中输注泰能 1g，浓缩红细胞 3U，白蛋白 3U。

术毕时：BP 105/74mmHg（未用去甲肾上腺素），P 86 次/分，SpO_2 98%，pH 7.41，尿量 1000ml。

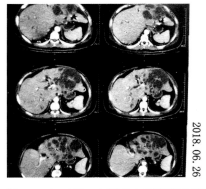

图 2-1-8　CT：左肝多个囊性液体积聚

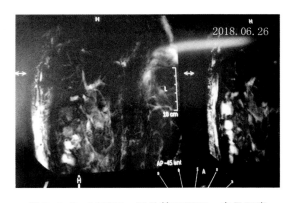

图 2-1-9　MRCP：肝总管示胆石，未见胆囊

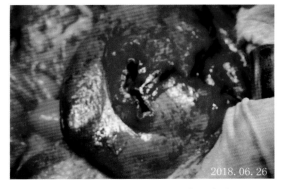

图 2-1-10　左肝多个脓肿、破裂

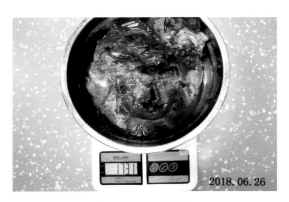

图 2-1-11　肝标本

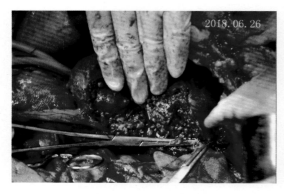

图 2-1-12　左肝断面

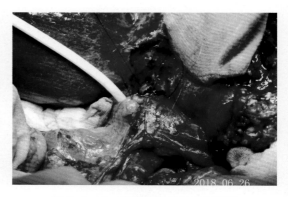

图 2-1-13　乳胶管为 14 号 T 形管

【术后诊断】结石性胆囊炎，并胆总管结石，AOSC，胆道败血症，胆源性肝脓肿（左肝），失水酸中毒，低蛋白血症，肝、心、肺、凝血功能不全。

【实施手术】左肝外叶及部分内叶切除，胆囊切除，胆总管 T 形管引流术。

【术后】无胆漏、膈下脓肿、胆道出血、肝肾功能不全等并发症，恢复平顺。

【难点与创新】

（一）难点

（1）本例由于胆囊结石坠入胆总管，导致 AOSC，由此并发胆源性肝脓肿、胆道败血症、失水酸中毒、低蛋白血症，病情危重。

（2）病灶左肝的重量达 2736g，且炎症、水肿严重。

（3）游离左肝过程中，3 个脓肿破裂，溢出脓液达 1000ml。

（4）胆囊萎小，被结肠、十二指肠、胆总管、大网膜包裹，极易在切除胆囊的过程中损伤胆管、十二指肠、结肠。

（二）创新

急症，一期成功施行左肝切除、胆囊切除、T 形管引流。

（三）外科手术技巧

（1）左肝游离应注意以下几点：①阻断入肝血流。本例先后做 Pringle 止血带及结扎左肝外叶动脉。②游离左肝，脓肿破裂处及时吸引，并以络合碘纱布湿敷、隔离。③离断肝周韧带，尤其是左肝肥大，注意直视，勿损伤脾。

（2）左肝切除：本例左肝外叶肥大，重量达 2736g，严重充血、水肿，加之并发胆道败血病、低蛋白血症，切除左肝是救命之举，但又十分困难。应注意以下几点：①阻断入肝血流下切除。②快速劈离肝，先后结扎、切断左肝外叶肝蒂及肝左静脉。本例左肝外叶切除历时 20 分钟。

（3）胆囊切除。本例胆囊切除十分困难，如不注意易损伤结肠、十二指肠及近段胆管。术中注意了以下几点：①切除左肝，打开胆总管后再切胆囊。②逆行剥离胆囊床。辨清胆总管，缝断胆囊管。③直视下，"弃车保帅"，辨清分离结肠、十二指肠，移除胆囊。

病例 97：产后，结石性胆囊炎、胆总管结石、AOSC，施胆囊切除、T 形管引流术

患者，女，30 岁。剖宫产后右上腹痛 15 天，伴黄疸 3 天。35 天前，足月妊娠剖宫产，15 天后突然心窝部剧痛、发热，就诊于某院。B 超诊为"肝内胆管结石、胆囊胆汁沉积"，予以消炎等处理后，腹痛缓解，但出现黄疸，逐日加深，而来我院。

T 36.2℃，P 73 次 / 分，R 20 次 / 分，BP 106/69mmHg。神清合作，皮肤、巩膜明显黄染。心、肺无明显异常。腹平，浅静脉不曲张，妊娠纹明显，下腹横切口长 15cm，皮肤裂开。腹壁软，肝、胆囊、脾未扪及，Murphy 征（+），剑突右下方压痛，叩击右肝区示心窝部疼痛，无胃振水音，腹水征（－）。子宫底于耻骨联合上 1 横指可及。腰背部无抬举痛，双下肢无肿胀。

WBC 12.3×10⁹/L，N 74%，PLT 325×10⁹/L，Hb 14.5g/L，TBIL 150μmol/L，DBIL 104μmol/L，TP 71g/L，ALB 41.3g/L，AST 528U/L，ALT 514U/L，PA 235mg/L，CHE 6485U/L，ALP 380U/L，γ–Gt 320U/L，AMY 84U/L，BS 4.12mmol/L。

B 超（2017 年 6 月 11 日，湖南省人民医院）：胆囊（7.0+3.1）cm×3.3cm，壁毛糙，厚 0.3cm，透声差，胆囊内见多个强光团后伴声影，最大者 0.7cm×0.6cm。胆总管上段内径 1.38cm，管壁回声可；胆总管下段见稍高回声光团，后声影不显。肝内胆管无明显扩张，无胆石、无积气。

CT（2017 年 6 月 11 日，湖南省人民医院）：肝轮廓清，表面光整，形态、比例无失衡。肝内胆管不扩张，无胆石和积气。右肝内见钙化灶 2 处，直径约 0.2cm。胆囊约 7cm×3cm，壁厚，见高密度液层，周围无积液。胆总管内径 1.3cm，下段胆管腔内示稍高密度影（图 2-1-14）。

增强扫描（动脉期）：胆总管边界清，腔内密度低。

增强扫描（静脉期）：胆总管腔内无增强。

【术前诊断】产后，并结石性胆囊炎，胆总管结石、结石嵌顿壶腹、AOSC，腹部切口感染。

【手术过程】

（1）急症，平仰卧位，取右肋缘下切口入腹。见：无腹水。肝棕红色，表面光整，形态、比例无明显失衡，肝质地软，无结石感。胆囊约 10cm×3.5cm，浆膜腊黄色，张力大，充血水肿（图 2-1-15）。胆囊管外径约 0.7cm。胆总管外径约 1.5cm，张力较大。十二指肠、胰、脾无异常。

（2）结扎、切断胆囊管、胆囊动脉，浆膜下移除胆囊。剖开胆囊，内为沥青样胆汁，大量胆砂、胆石，最大的约 0.25cm×0.2cm（图 2-1-16）。

（3）穿刺胆总管，未吸出胆汁。"四边法"切开胆总管，其内为沥青样胆汁，大量

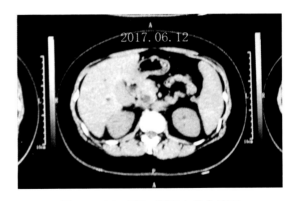

图 2-1-14　CT：胆囊内多个结石

胆砂，冲洗胆管远段，胆管不通。以胆道刮匙刮出壶腹部胆石一颗，约 0.3cm×0.3cm，胆固醇性（图 2-1-17）。再次插入 3 号胆道扩张器，通过十二指肠。

（4）放置 14 号 T 形管入胆总管，注水测试无胆漏、出血。

（5）T 形管直臂水平位引出腹膜腔，清点器械、敷料无误，逐层关腹。

【术后诊断】 产后，并结石性胆囊炎，胆总管结石、结石嵌顿壶腹、AOSC，腹部切口感染。

【实施手术】 胆囊切除、T 形管引流术。

【术后】 无胆漏、出血，黄疸迅速消退，肝功能逐渐正常。

【难点与创新】

（一）难点

（1）诊断不明：①胆总管扩张，未见其内胆石，没有足够的证据提示为胆石。②B 超：只见到胆总管下段有稍高回声光团，但声影不明显。③CT：胆总管未见胆石影。

（2）患者入院后经过抗生素处理腹痛缓解，患者自认为好转，对手术要求不迫切。

（二）创新

认真仔细地分析病情，当机立断行急症手术获成功，患者迅速康复。

（三）外科手术技巧

（1）本例患者术前诊断是明确的：①起病是右上腹剧痛，后出现黄疸。②腹壁软，剑突右下方明显压痛，叩击右肝区示心窝部疼痛。③B 超提示胆囊多发结石、胆泥，胆总管扩张，其内积胆石、胆泥，细小胆石可能嵌顿胆管壶腹，胆石性质为胆固醇性。④CT 示胆总管扩张，其内透 X 线的胆泥。⑤黄疸 3 天，逐日升高，TBIL 从 27μmol/L 升至 154μmol/L，DBIL 从 18μmol/L 升至 104μmol/L，而 ALP 380U/L，γ-Gt 320U/L，提示胆道梗阻完全，与日俱增。AST、ALT 聚升，说明肝细胞损伤严重。

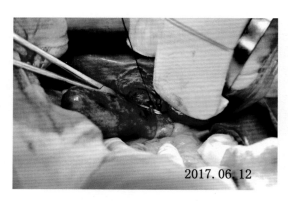

图 2-1-15　钳尖处示胆囊动脉

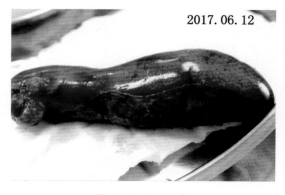

图 2-1-16　胆囊

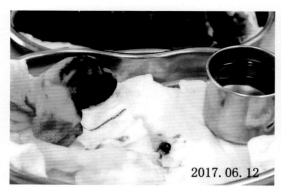

图 2-1-17　胆总管内结石

（2）采用开腹，其理由在于：胆总管内胆泥、细胆石梗阻胆管末端，胆道镜难以清除，家属要求高，故而中转开腹。

（3）胆囊切除，浆膜下剥离胆囊。

（4）胆总管取石：①"四边法"切开胆总管。胆总管被切开，远段逐渐偏至右后侧，使之与胆石的距离靠近。②游离十二指肠胰头，术者左手握住乳头处，刮匙伸入，轻巧取出嵌顿胆石，而后放置 14 号 T 形管。

病例 98：慢性结石性胆囊炎急性发作，并发胆囊动脉假性动脉瘤出血，施胆囊切除、缝扎动脉瘤、胆肠鲁氏 Y 形吻合术

患者，男，69 岁。右上腹痛 10 余年，加重伴黑粪 3 天，先后出血后迅速"休克"3 次。

T 37.6℃，P 56 次 / 分，R 21 次 / 分，BP 120/70mmHg。神清合作，皮肤、巩膜无黄染。心律齐，无杂音。双肺呼吸音清。腹平，浅静脉不曲张。腹壁软，肝未及，剑突右下方压痛。可及胆囊，约 3cm×5cm，质硬，触痛。叩击右肝区示右上腹痛，无胃振水音，脾未扪及，腹水征（−）。右腰背部抬举痛，双下肢无水肿。

WBC $17.4×10^9$/L，N 90.7%，PLT $217×10^9$/L，Hb 76g/L，TBIL 46.5μmol/L，DBIL 34.1μmol/L，TP 61g/L，ALB 36.4g/L，AST 58.6U/L，ALT 71U/L，ALP 210U/L，γ–Gt 312U/L，PA 210mg/L，CHE 4735U/L，CA_{19-9} 36.3kU/L。

胃镜：胆囊十二指肠瘘出血。

CT：肝轮廓清，肝形态、比例无明显失衡。肝内胆管不扩张，无胆石、积气。胆囊约 8cm×4cm，壁厚，积胆石，囊内有气体少许。胆总管不扩张，无胆石、无积血。腹膜腔无积液。

【术前诊断】结石性慢性胆囊炎急性发作并出血，胆囊十二指肠瘘？失血性贫血。

【手术过程】

（1）急症，平仰卧位，右上腹"反 L"形切口入腹。见：无腹水，无出血，无癌结节。肝色泽棕红，肝叶段形态、比例无明显失衡，肝质软，无结石感。胆囊约 8cm×6cm，外被大网膜、横结肠、十二指肠包裹，充血水肿，质地坚硬如胆石。胆总管不清。浆膜水肿、增厚。胰体尾部不肿大，质地软。温氏孔不通。十二指肠、小肠大量积血。胃不大，无血块积聚。

（2）主管医生于胆囊床右侧以电刀分离，不慎戳破胆囊壁，溢出混红色脓液，就势切开胆囊右侧壁，取出胆石 5 块，大者约 1.5cm×1.5cm×2cm。胆囊内积血及血凝块，暂以"三合一液"纱布垫填塞。

（3）沟通温氏孔，安置 Pringle 止血带。

（4）紧贴胆囊壁，以手指钝性分离胆囊，分离开大网膜、结肠及十二指肠球部、降部，见胆囊管横断，钳夹、移除破损胆囊壁。

（5）于胆囊管残端破口处插入取石钳，通过左右肝管及胆总管远端。

（6）于胆囊三角区见一直径约 0.3cm、长约 0.5cm 胆囊动脉搏动，外周有血凝块，位于残存的破溃胆囊管内。稍微分离血块，猛烈喷血，立即指压，并拉紧 Pringle 止血带止血，用 4-0 Prolene 线予以缝扎，松止血带，未再出血。此间失血量约 20ml，生命体征无变化。

（7）再次探查胆管，肝内外胆管腔未见出血，左右肝管内径约 0.5cm、0.6cm，胆总管

内径约 0.8cm，右肝管水肿，故而决定施盆式鲁氏 Y 形吻合术。

（8）探查十二指肠、结肠无破损、无瘘口。

（9）切取桥襻空肠 40cm，完成改良盆式鲁氏 Y 形吻合术，放置 14 号 T 形管于胆肠吻合口，注水测试无胆漏、出血。

（10）胆囊床无出血、无胆漏、无胆囊壁残留。放置温氏孔右侧引流管及胆道 T 形管。"三合一液"冲洗清洁术野。清点器械、敷料无误，逐层关腹。

【术后诊断】结石性慢性胆囊炎急性发作，并出血，失血性贫血，胆囊动脉假性动脉瘤破裂。

【实施手术】胆囊切除，胆肠鲁氏 Y 形吻合术。

【术后】无再出血、无胆漏，恢复平顺。

【难点与创新】

（一）难点

（1）患者胆囊炎并胆道出血致失血性贫血，一般情况较差。

（2）慢性胆囊炎急性发作，胆囊坏死、出血，胆囊切除困难。

（3）本例胆囊动脉假性动脉瘤大出血，出血无规律，手术过程中可能随时大出血，使手术惊险。

（4）胆管腔小、壁脆，做 T 形管放置或胆肠鲁氏 Y 形吻合均十分困难。

（二）创新

急症切除胆囊，缝扎假性胆囊动脉，完成肝胆管盆式鲁氏 Y 形吻合术。

（三）外科手术技巧

1. 延长腹壁切口，托出右肝，变浅术野。

2. 缝扎胆囊动脉假性动脉瘤。

（1）切开胆囊，清除胆囊内胆石，"三合一液"纱布垫填塞胆囊出血处。

（2）快速剥离胆囊，分离粘连的大网膜、横结肠及十二指肠，显现温氏孔右侧。

（3）安置 Pringle 止血带，切除胆囊。

（4）Pringle 止血带控制入肝血流，缝扎正喷血的假性胆囊动脉瘤。

3. 施胆肠鲁氏 Y 形吻合术。

4. 本例手术的关键在于能够迅速确定出血的部位，快速止血。

（1）确定出血的部位：①胆囊结石、胆囊炎 10 多年。②本次出血后排黑色大便，说明出血的部位在上消化道，与胆道相关。③出血虽只有 3 天，但排黑色大便后休克，说明出血猛烈，可能与动脉相关。④术后 CT 示肝内外胆管不扩张、无胆石、无积气，仅见胆囊肿大，壁厚，提示出血的部位可能在胆囊。⑤术中见胆囊肿大、充血、水肿、大量胆石、积血凝血，而肝内外胆管、胆总管不扩张、无血、无胆石，确定为胆囊坏死、出血。⑥拨开胆囊动脉假性动脉瘤血凝块后喷血，确定为胆道出血点。

（2）控制出血的措施：①切开胆囊，清除胆石，填塞"三合一液"纱布垫。②分离胆囊周围粘连的大网膜、横结肠系膜、十二指肠，显现温氏孔右侧。③安置好 Pringle 止血带，阻止入肝血流，便于及时止血。④次全切除胆囊，腾出手术空间，创造一个无血的环境。⑤拨开动脉瘤外的血凝块喷血，立即指压，并扎紧 Pringle 止血带，控制出血。直视下用 4-0 Prolene 线缝扎血管瘤，而获止血。

病例 99：结石性慢性胆囊炎急性发作，并胆囊十二指肠瘘、右肝管缺如，腹腔镜胆囊切除术中转开腹胆囊切除、胆管 T 形管引流、十二指肠瘘修补

患者，男，72 岁。间发右上腹痛 10 年，伴发热 6 天。2011 年，B 超发现"胆囊结石"。

T 37.8℃，P 78 次／分，R 22 次／分，BP 136/86mmHg。神清合作，皮肤、巩膜无黄染。心律齐，双肺呼吸音清。腹平，浅静脉不曲张，右上腹无局限性隆起。右上腹壁稍紧张，有压痛、反跳痛，拟可扪及包块，约 3cm×2cm，触痛明显。叩击右肝区右上腹痛剧。肝、脾未扪及。无胃振水音，腹水征（−）。右腰背部抬举痛，双下肢无水肿。

WBC 13.02×10⁹/L，N 78.9%，PLT 308×10⁹/L，TBIL 13.7μmol/L，DBIL 4.9μmol/L，TP 70.8g/L，ALB 32.6g/L，AMY 76.1U/L，GLU 4.62mmol/L，BUN 5.03mmol/L，PA 120mg/L，CHE 4221U/L，C_{12}（正常）。

CT（2017 年 1 月 14 日，外院）：肝轮廓清，表面光整，肝形态、比例无失衡。肝内胆管不扩张、无积气，肝外胆管内径 0.7cm。胆囊约 8cm×4cm，其内一胆石 1.6cm×1.9cm，壁稍厚，胆囊外有脂肪包裹（图 2-1-18）。

MRCP（2017 年 1 月 15 日，湖南省人民医院）：肝内外胆管不扩张，胆总管内径约 0.7cm，未见胆石。胆囊扩张，其内见胆石。右肝管缺如。右肝后叶胆管口与胆囊管相近（图 2-1-19）。

【术前诊断】结石性胆囊炎。

【手术过程】

（1）于 2017 年 1 月 17 日，平仰卧位，四点法腹腔镜入腹。见：无腹水，无腹膜癌性结节。见胆囊被大网膜包裹，与结肠、胃十二指肠致密粘连。分离粘连易出血、困难，请上级医生协助。

（2）上级医生离断粘连的胃、结肠及大网膜，显露胆囊，切开胆囊，取出胆石，未见胆汁溢出。次全切除胆囊部分壁，显现肝十二指肠韧带，反复穿刺未获胆汁，而感困难，请笔者洗手上台。

（3）笔者嘱立即中转开腹、延长腹壁切口：①取右肋缘下切口入腹，循残存胆囊管找

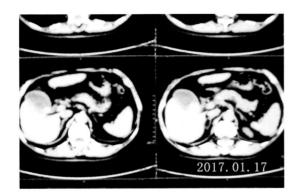

图 2-1-18　CT：胆囊内结石

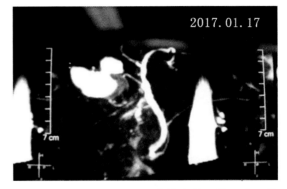

图 2-1-19　MRCP：图正中从上往下第二支胆管为右肝后叶胆管

到肝总管，予以切开，长度 1.5cm（图 2-1-20），发现胆总管内径约 0.7cm，胆总管远段一颗胆石约 0.3cm×0.5cm×0.3cm，3 号胆道扩张器能通过胆总管远端。②发现右肝后叶胆管口距胆囊管口仅 0.2cm，其内径约 0.25cm（图 2-1-21）。③笔者洗手上台，完成以下手术。"四边法"继续延长切开肝总管、胆总管，钳夹切除残存胆囊管。锐性切除残留胆囊壁。锐性清除十二指肠球部对系膜缘粘连的胆囊壁瘢痕，发现胆囊十二指肠瘘口，内径约 0.3cm、壁厚约 0.3cm，以 4-0 Prolene 线做间断、内翻缝合修补。放置 12 号 T 形管，直臂经胆总管右侧戳孔引出，4-0 Prolene 线缝闭胆管切口。注水无胆漏、无出血（图 2-1-22）。游离肝圆韧带粘贴覆盖胆囊窝、胆管切口及十二指肠瘘口修补处（图 2-1-23）。经右侧腹壁戳孔 2 处，分别就近、低位引出 T 形管、温氏孔右侧引流管。

（4）"三合一液"冲洗、清洁术野，清点器械、敷料无误，逐层关腹，安返回房。手术历时 6 小时，失血量约 300ml。手术示意图见图 2-1-24。

【术后诊断】结石性慢性胆囊炎，急性发作。并胆囊坏疽、穿孔，局限性腹膜炎；胆囊十二指肠瘘；胆总管结石。

【实施手术】腹腔镜中转开腹，胆囊切除、胆总管探查、T 形管引流、腹膜腔引流。

【术后】无胆漏、腹腔脓肿、出血等并发症，恢复平顺。

病理切片：胆囊坏疽，胆囊结石。

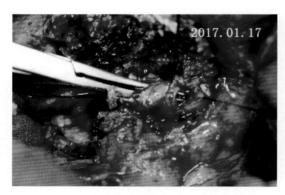

图 2-1-20　钳尖顶起处为残存胆囊管

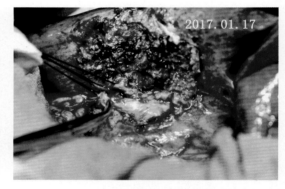

图 2-1-21　黑线牵拉处为右肝后叶胆管

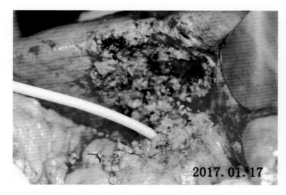

图 2-1-22　乳胶管为 T 形管

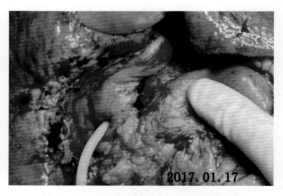

图 2-1-23　乳胶管穿透处为肝圆韧带

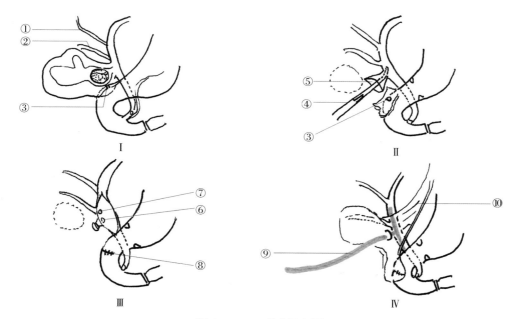

图 2-1-24 手术示意图

Ⅰ.术前；Ⅱ.循胆囊管进入胆总管；Ⅲ.肝总管、胆总管切开；Ⅳ.放置 T 形管、肝圆韧带粘贴

注：①右肝前叶胆管；②右肝后叶胆管；③胆囊十二指肠瘘；④止血钳；⑤残留胆囊管；⑥胆囊管口；⑦右肝后叶胆管口；⑧十二指肠瘘修补；⑨T 形管；⑩肝圆韧带、镰状韧带

【难点与创新】

（一）难点

结石性胆囊炎，目前 98% 采取腹腔镜胆囊切除术（LC），而本例腹腔镜切除胆囊困难中转开腹，说明其难度相当大。具体表现：

（1）慢性结石性胆囊炎（10 年）急性发作（6 天），胆囊坏疽、穿孔，局限性腹膜炎。

（2）并发胆囊十二指肠瘘。

（3）右肝管缺如，右肝后叶胆管口与胆囊管口紧邻，胆囊切除易致医源性近段胆管损伤。

（4）胆总管难于辨认，与肝十二指肠韧带、浆膜明显水肿，淋巴结肿大、坏死，胆总管腔仅 0.7cm 相关。

（5）主管医生认为腹腔镜胆囊切除术很容易，忽视查询病史，亦没有认真阅片、行体格检查，错误地决定腹腔镜胆囊切除术。

（二）创新

中转开腹，修补十二指肠瘘，胆管 T 形管引流，肝圆韧带粘贴。

（三）外科手术技巧

（1）腹腔镜切除胆囊不是万能的，术前应认真查询病史、行体格检查、阅读影像学检查资料，正确选择手术方法。本例宜选择开腹胆囊切除，其理由如下：①结石性胆囊炎病史长，伴畏寒发热 6 天，说明炎症粘连严重。②本例右肝萎缩，胆囊位置高，腹膜炎体征不明显，但右肝区叩击痛明显，说明局部炎症水肿厉害。③CT 示胆囊周围大量大网膜覆盖、包裹，说明有胆囊坏死、穿孔的可能。④MRCP 示右肝管缺如，易致医源性胆管损伤。

⑤胆囊十二指肠瘘，宜通过开腹处理，否则易致难以设想的后果。

（2）本例中转开腹是明智的选择，说明：①胆囊炎病史长，伴随发热者，胆囊轮廓不清，腹膜炎体征不明显，右肝区叩击痛明显，胆囊被厚层网膜包裹，腹腔镜胆囊切除困难。②右肝管缺如，不宜选择腹腔镜胆囊切除术。③胆囊十二指肠瘘，宜开腹处理。

（3）手术处理时宜注意以下几点：①胆总管的发现。循胆囊管找见胆总管是可靠的。②切开胆管，再切除胆囊。坏死的胆囊宜彻底清除。③切开肝总管，确定变异胆管，有效避免了医源性胆管损伤。④锐性切削十二指肠瘘的瘢痕组织，有利于发现、处理瘘。瘘口的修补以 4-0 Prolene 线横行缝合为佳。⑤浆膜化胆囊床，肝圆韧带粘贴十二指肠瘘口修补处。

病例 100：胆总管结石嵌顿，出血性休克，急症施 Whipple 术

患者，女，82 岁。上腹痛、便血 10 天，无寒战、发热及黄疸。2014 年因腹痛而血便 1 次。曾患高血压、糖尿病血糖曾达 16.6mmol/L，自服药。日常生活可自理。

T 36.7℃，P 87 次 / 分，R 20 次 / 分，BP 134/80mmHg。神清，耳聋，无黄疸。心律齐，双肺呼吸音（−）。腹平，左浅静脉（−），肝、脾未扪及，剑突右下方压痛轻，叩击右肝区。驼背。

CT（2017 年 3 月 3 日，湖南省人民医院）：肝内外胆管扩张，多发结石。结肠肝曲肠壁不均与增厚较前明显好转。十二指肠降部狭小（图 2-1-25）。

WBC $8.75×10^9$/L，N 78.8%，PLT $112×10^9$/L，Hb 87.7g/L，C_{12}（−），TBIL 16.5μmol/L，AST 29.16U/L，ALB 36.7g/L。

胃镜（2017 年 3 月 8 日，湖南省人民医院）：胃镜不能通过十二指肠降部，见大量出血。

【术前诊断】上消化道出血、休克，十二指肠乳头癌？胆管末段出血？

【手术过程】于 2017 年 3 月 9 日，急症，全身麻醉，平仰卧位，Y 形切口入腹（图 2-1-26）。见：肝周广泛膜性粘连，肝色泽棕红，表面光整，形态、比例无异常，肝质地软、无结石感。胆囊已切除，肝外胆管外径约 2cm，结石感明显。十二指肠降部乳头处质硬，表面不平整。空肠、结肠内紫蓝色积血。腹膜腔内无腹水、无血。

（1）切开胆总管，溢出墨绿色胆汁，无血。

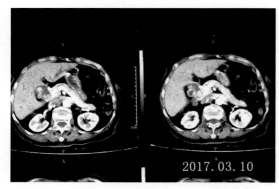

图 2-1-25　CT：肝外胆管扩张，十二指肠降部狭窄

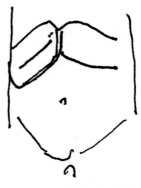

图 2-1-26　手术切口示意图

（2）做十二指肠后腹膜切开，显现腔静脉、腹主动脉、肠系膜上静脉。

（3）结扎、切断胃十二指肠动脉，显现门静脉，长弯钳迅速通过胰头沟，胰颈宽约 3cm。

（4）先后以直线切割闭合器断胃、距屈氏韧带 15cm 以直线切割闭合器断空肠、超声刀断胰颈，胰管位于胰颈上中 1/2 汇合处后方，直径约 0.2cm。

（5）横断胆总管、门静脉右侧胰头汇入支 3 支，于肠系膜上动脉右侧先后钳夹、切断钩突纤维板，移除胰头十二指肠标本（图 2-1-27）。

解剖胰头十二指肠标本，切开胆总管、十二指肠，见胆总管远端被胆石嵌顿，局部炎症、糜烂，并累及乳头，未见肿瘤。胆石约 2cm×1.5cm×1cm（图 2-1-28）。

（6）按 Child 法重建消化道：①胰管空肠吻合，放置硅胶管 10cm，内引流。②胆管空肠吻合，放置 14 号 T 形管，外引流。③胃肠吻合，取直线胃肠吻合器做胃肠吻合。

（7）逐层关腹。术中生命体征平稳，输注浓缩红细胞 3U，术毕 Hb 85g/L，安返病房。

【术后诊断】 胆总管结石嵌顿，壶腹出血，休克。

【实施手术】 急症胰十二指肠切除，Child 法重建。

【术后】 恢复平顺。

病理切片：胆总管末段炎症、糜烂、出血。

【难点与创新】

（一）难点

（1）高龄（82 岁），并存高血压、糖尿病。

（2）上消化道出血、休克，出血原因不甚清楚，只知道出血部位在壶腹周围，其原因可能为壶腹周围癌或胆石并壶腹周围糜烂、出血？

（二）创新

克服多种困难，急症，大胆地施行 Whipple 术，获得成功。

（三）外科手术技巧

（1）入腹，明确出血部位后，尽快结扎、切断胃十二指肠动脉，减少出血。

（2）尽量用切割吻合器，缩短手术时间。

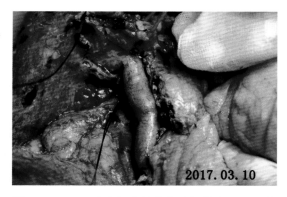

图 2-1-27　**图中央粗大管状物为门静脉、肠系膜上静脉**

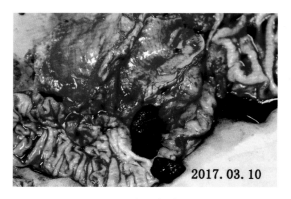

图 2-1-28　**图中黑色块状物为胆石**

病例 101：胆总管结石、AOSC、心肌梗死，急症开腹胆总管探查、T 形管引流术

患者，男，59 岁。反复右上腹痛、寒热、黄疸 1 个月，加重、伴血压下降 1 天。病后住入某医院肝胆外科，CT、MRI 检查发现胆总管下段结石、胆管扩张，心电图检查示下壁心肌"梗死"，予以"美罗培南"等治疗，曾一度好转而进食。但昨日起症状加重，血压下降而转来我院。大便黄色，小便茶色。2008 年，胆囊结石施腹腔镜胆囊切除术。2010 年，因在外院施"胆道探查、T 形管引流术"。糖尿病 10 年，皮下注射胰岛素控制血糖。高血压，210/100mmHg，服用降压药控制血压。

T 39.6℃，P 117 次 / 分，R 28 次 / 分，BP 125/72mmHg。神清合作，皮肤、巩膜轻度黄染。双肺呼吸音清。心律齐，心音低，未闻及杂音。腹平，浅静脉不曲张，陈旧性经右上腹直肌切口瘢痕 1 条，长约 13cm。右上腹壁紧张，明显压痛、反跳痛。肝、脾未扪及，叩击右肝区示心窝部疼痛。无胃振水音，腹水征（−），肠鸣音弱。双腰背部无抬举痛，双下肢无异常。

WBC 22.23×10⁹/L，N 94.3%，PLT 267×10⁹/L，Hb 146g/L。

血气分析：pH 7.537，PCO₂ 32.9mmHg，PO₂ 66.4mmHg，PT 13.0s，APTT 30.2s，TT 15s，D 二聚体定量 2.61mg/L，BUN 5.04mmol/L，Cr 99.1μmol/L，UA 302.3μmol/L，AMY 46.9U/L，BS 10.5mmol/L。

TBIL 111.5μmol/L，DBIL 64.1μmol/L，AST 36.8U/L，ALT 86.6U/L，ALP 734.6U/L，γ-Gt 789.2U/L，CHE 3451U/L，PA 112mg/L。K 3.90mmol/L，Na 133.3mmol/L，Cl 92mmol/L。肌钙蛋白 0.35ng/ml，L- 乳酸脱氢酶 217.6U/L，肌红蛋白 68.5ng/ml。

EDG：窦性心动过速。Ⅱ、Ⅲ、aVF 导联 ST 段抬高。Ⅱ、aVL、V₂₋₃ ST 段压低。Q 波 3、T 波倒置。

MRCP（2016 年 7 月 14 日，某医院）：胆总管下段胆石，约 1cm×1.5cm，其胆管扩张，内径约 2cm。肝内胆管无胆石、无积气。腹膜腔无液体积聚（图 2-1-29）。

CT（2016 年 7 月 19 日，某医院）：左肝肥大、右肝萎缩。胆总管扩张，内径约 1.8cm，其末段胆石嵌顿。无门静脉海绵样血管瘤样改变。

【术前诊断】

（1）胆总管结石嵌顿，并 AOSC、心下壁梗死。

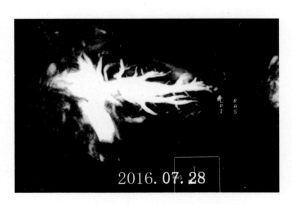

图 2-1-29　MRCP：胆总管远段结石

（2）高血压病Ⅲ级。

（3）糖尿病。

【手术过程】

（1）介入科会诊：患者急性心肌梗死，为 PTCD 绝对禁忌。消化内科会诊：患者近期急性心肌梗死史，目前是内镜检查的绝对禁忌，无法急症行 ENBD。心内科会诊：目前为急性心肌梗死，待外科情况好转后择期血供重建。麻醉科会诊：目前无法耐受开腹手术，麻醉风险极大。

笔者认为：目前诊断明确，有效的胆道

减压是救命的唯一希望，既然介入科、消化内科等医生认为不宜 PTCD 或 ENBD，立刻手术，有 1‰的希望。

（2）平仰卧位，取右上腹"反 L"形切口入腹。无腹水。腹膜无癌性结节。肝周广泛膜性粘连，大网膜、十二指肠粘连盖被肝十二指肠韧带，大网膜少许曲张静脉。肝呈暗棕色，左肝肥大、右肝萎缩，质地硬。胆囊已切除。脾稍大，下级距左肋缘 3cm。

（3）离断肝脏面粘连带，显露肝十二指肠韧带，胆总管外径约 2cm，张力大，扪及结石感。穿刺获胆汁后，"四边法"予以切开，大量脓性胆汁、胆泥涌出，取出胆管远段胆石，其大小与 CT 片显示相符。胆管远端通过 5 号胆道扩张器，胆总管黏膜部分坏死。放置 18 号 T 形管，T 形管直臂另从胆总管右侧壁戳孔引出，注水测试无胆漏、出血。

（4）术野以"三合一液"冲洗，放置温氏孔右侧乳胶引流管 1 根，水平位从右侧腹壁戳孔引出，T 形管水平位从右侧腹壁引出。清点器械、敷料无误，逐层关腹。

手术历时 2.5 小时，失血量约 500ml，生命体征尚属平稳，EKG 心壁缺血未加重，返回 ICU。

【术后诊断】

（1）胆总管结石嵌顿，并 AOSC、心下壁梗死。

（2）高血压病III级。

（3）糖尿病。

【实施手术】胆总管探查、取石，T 形管引流。

【术后】

（1）使用亚胺培南 1g，每 8 小时 1 次，于术后第 3 天停用。

（2）使用去甲肾上腺素维持血压，于术后第 3 天停用。

（3）使用低分子肝素抗凝，于术后第 3 天停用。

（4）术后生命体征平稳，动态心电图未见恶性心律失常、心肌梗死加重，第 2 天拔除气管导管。

【难点与创新】

（一）难点

男性，年龄 59 岁，患胆总管结石、AOSC，并心肌梗死、高血压、糖尿病，而长期使用广谱抗生素（美罗培南 20 天），就诊时 T 39.6℃，能否急症胆道减压？用什么方式减胆道？

胆总管结石并 AOSC，治疗的首选是有效的胆道减压、引流，这是无可非议的共识。

黄志强主编的《腹部外科手术学》指出"心脏具有下列情况，择期手术应暂缓进行：① 心力衰竭；② 近期内发生过心肌梗死……"，"糖尿病患者在发生严重胆道外科疾病时，可使糖尿病的病情恶化，血糖升高，并发展至糖尿病酮症酸中毒或高渗性昏迷……"

陈国伟主编的《现代急症内科学》指出"治疗心肌梗死的基本原则是保护和维持心脏功能，挽救濒死和缺血的心肌，缩小梗死面积和防止梗死扩大，及时处理严重心律失常、心功能不全、休克和各种并发症，防止猝死，不仅患者能度过急性期，且可促进其早日康复，保留尽可能多的有功能的心肌"。

就本例而言，采取创伤小的胆道减压方式，如 PTCD、ENBD，这是大家的共识。但当时介入科、消化内科等会诊医生认为是"绝对禁忌"，而心内科会诊医生认为"待外科情况好转后择期血供重建"，麻醉科会诊医生认为"无法耐受开腹手术，麻醉风险极大"。

（二）创新

按常规，不施急症胆道手术，但本例必须反常规，急症胆道减压。

患者长期使用广谱抗生素，仍然腹痛、高热、黄疸，腹膜炎体征明显，影像学检查胆总管远段结石嵌顿、胆管扩张，WBC 22.23×10^9/L，N 94.3%，TBIL 111.5μmol/L，DBIL 64.1μmol/L，如果继续行保守治疗，不做胆道有效减压，后果无法预料。笔者认为胆道急性感染、高压，常并发心律失常，而本例心肌梗死是在胆道梗阻后发生，如果不解除胆道梗阻，心肌梗死必然发展，因此，有效的胆道减压是阻抗心肌梗死发展的最有力手段。

据以上，笔者发现，患者虽有心肌梗死6天，但肌钙蛋白有上升，故决定开腹做胆道减压，同时配合一些其他的手段，"反常规"，从而挽救了这位患者，提升了我们在这方面的认识。

（三）外科手术技巧

施行本例手术，笔者注意了以下几点：

（1）临床经验丰富的麻醉医生施行麻醉。

（2）临床经验丰富的外科医生，单刀直入，速战速决。

（3）相关科室密切配合。

病例 102：胆囊管变异、结石性胆囊炎、胆总管结石，施保留胆囊管次全切除胆囊、胆管 T 形管引流术

患者，女，49岁。间发右上腹痛10年，再发4天。2000年，施"剖宫产"，1年前发现"子宫肌瘤"。

T 36.6℃，P 76次/分，R 20次/分，BP 160/100mmHg。神清合作，皮肤、巩膜无黄疸。心、肺无明显异常。腹平，无浅静脉曲张。腹壁软，未触及肝、胆囊、脾，剑突右下方压痛，Murphy征（+），无胃振水音，腹水征（−）。双下肢无水肿。

WBC 9.9×10^9/L，N 74%，PLT 225×10^9/L，TBIL 15.76μmol/L，DBIL 7.6μmol/L，TP 65g/L，ALB 36g/L，γ–Gt 258U/L，ALP 102U/L，PA 228mg/L，CHE 8348U/L，AST 151U/L，ALT 160U/L。

MRCP（2018年8月，湖南省人民医院）：胆囊约7cm×4cm，多发结石，可见2条胆囊管，一条汇入肝总管，另一条汇入胆囊管。胆总管内径约1cm，见4颗胆石于胆总管下段。肝内胆管不扩张，无胆石、无积气，似见右肝管缺如（图2-1-30）。

全胰管不扩张，脾不大。

B超（2018年8月，湖南省人民医院）：胆囊、胆总管多发结石，胆囊炎。

【术前诊断】结石性胆囊炎，并胆总管结石。

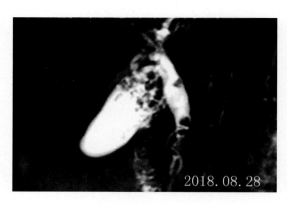

2018.08.28

图 2-1-30　MRCP：2 条胆管入胆囊

【手术过程】

（1）择期，平仰卧位，全身麻醉，三点式腹腔镜入腹。见：胆囊约 6cm×4cm，壁稍厚，轻度充血、水肿。胆囊管外径达 1cm，长度约 3cm。胆总管外径约 1cm。胰头不大，脾正常。十二指肠、胃无溃疡瘢痕，胃腔不大。分离钩游离胆囊，见胆囊管上缘另有管道与右肝前叶下段肝相连，而胆囊管与肝总管右侧汇合。钳夹、切断胆囊动脉，仔细剥离胆囊管，仍见右肝前叶下段有管道相连，外径约 0.3cm（图 2-1-31）。

笔者考虑为胆管变异，右肝前叶胆管异位开口、汇入胆囊管。嘱立即开腹。

（2）联结右肋缘下 3 个腹腔镜港口成右肋缘下切口（图 2-1-32）入腹：①取出胆囊周纱布条 1 根，清点器械、敷料无误。②右膈下填塞纱布垫，托出右肝，胆囊管变异情况与腹腔镜下所见一致。"三合一液"纱布垫放置于胆囊周围。③穿刺胆总管，获墨绿色胆汁。"四边法"切开胆总管、肝总管，直视下清除其内胆石 4 枚，各约 0.3cm×0.3cm×2.5cm，胆固醇性。胆总管远端通过 3 号胆道扩张器，小儿 8 号带芯导尿管顺利插入十二指肠，冲洗肝内胆管无胆石。④保留胆囊管，次全切除胆囊。1 号胆道扩张器经胆囊管口插入胆囊管，配合手指扪触胆囊管无胆石嵌顿，但胆道扩张器不能入达异位胆管，弹力带临时压迫胆囊管。"四边法"切开胆囊壶腹，清除胆囊内部分胆石，其外观形态与胆总管内胆石一致。门脉钳临时夹持胆囊体，1 号胆道扩张器不能进达变异胆管，亦未见胆汁经变异胆管流出。于变异"胆管口"以远 0.5cm 横断胆囊管，移除胆囊，4-0 薇乔线连续缝闭胆囊管残端（图 2-1-33）。⑤经胆囊管口插入 1 号胆道扩张器，顺利进入变异胆管，深度达 4cm，见胆汁流出。放置 12 号 T 形管入胆总管，直臂经胆总管右侧另戳孔引出，注水反复测试无胆漏、出血（图 2-1-34）。

（3）放置温氏孔右侧乳胶管 1 根，经右侧腹壁戳孔引出。T 形管水平位引出腹膜腔。清点器械、敷料无误，逐层关腹。

手术历时 2 小时，失血量约 10ml。手术示意图见图 2-1-35。

【术后诊断】胆管变异（右肝前叶下段胆管开口入胆囊管），并结石性慢性胆囊炎、胆总管结石。

【实施手术】腹腔镜中转开腹，保留胆囊管、次全切除胆囊，胆总管探查，T 形管引流术。

【术后】无胆漏、无出血，恢复平顺。经 T 形管胆道造影，确定为胆管变异。

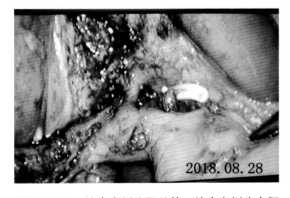

图 2-1-31　钛夹右侧为肝总管，钛夹左侧为右肝后叶胆管入胆囊

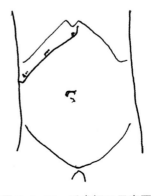

图 2-1-32　手术切口示意图

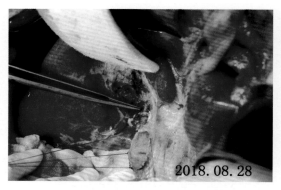

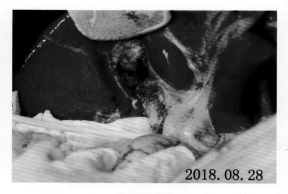

图 2-1-33　镊尖左下方为胆囊管残端　　　　图 2-1-34　黄色乳胶管为 12 号 T 形管

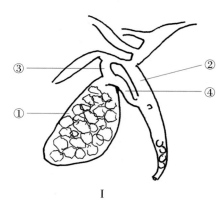

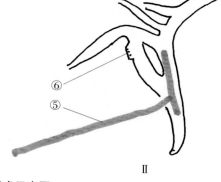

Ⅰ　　　　　　　　　　　　　　　　　　　Ⅱ

图 2-1-35　手术示意图

Ⅰ. 术前；Ⅱ. 术后

注：①胆囊；②胆总管；③右肝前叶下段胆管；④胆囊管；⑤ T 形管；⑥胆囊管残端

【难点与创新】

（一）难点

医源性近段胆管损伤合并胆管变异（医源性近段胆管损伤Ⅴ型）已不鲜见，但术中及时发现、正确处理却非常少见。本例的处理是笔者碰到的第一例，因此，正确处理十分困难。

（二）创新

本例采取中转开腹，施保留胆囊管、次全切除胆囊、T 形管引流，获得成功。

（三）外科手术技巧

（1）确诊为胆管变异，即右肝前叶下段胆管开口于胆囊管：①术前 MRCP 显示胆囊管有异位胆管汇入。②腹腔镜剥离胆囊，发现右肝前叶下段胆管异位开口汇入胆囊管。③经胆囊管口插入胆道扩张器，直接进入右肝前叶胆管，深度约 4cm。④术后胆道造影示右肝前叶下段胆管汇入胆囊管。

（2）保留胆囊管，次全切除胆囊：①取出胆囊内部分胆石。②取出胆总管结石，肝内无胆石残留。③阻断胆囊血供，距右肝前叶下段的胆管口 0.5cm，切断胆囊管。④经 T 形管注水测试无胆漏。

病例 103：结石性胆囊炎，胆囊坏疽、穿孔，弥漫性腹膜炎，大量腹水，合并血吸虫性肝硬化，施急症胆囊造瘘

患者，女，79 岁。反复右上腹痛、寒热 23 天。23 天前，突然右上腹剧痛伴以寒热，当地县医院 B 超、CT 诊为"胆囊炎，胆囊胀大，未见胆囊结石，腹腔无腹水"，予以解痉、抗生素等处理，症状无缓解。3 天后（20 天前），转住当地地区医院，仍然对症治疗，效果欠佳。17 天前，转长沙某医院，CT 发现胆囊胀大、肝硬化、大量腹水，于 13 天前（2018 年 7 月 26 日）转来我院。在我院肝胆外科住院 13 天中，先后复查 B 超、CT，未见胆囊结石，诊为"胆囊炎、肝硬化腹水"，予以抗生素（头孢拉定）、腹膜腔穿刺置管引流，引流液为黄色清水，日引流量 800～500ml，1～2 天引流管堵塞，而先后 3 次换管。腹水抹片：白细胞 3.2×10^9/L，中性粒细胞 90%。由于诊断不明，先后请介入科、感染科会诊，意见是"不适合介入""病情好转后转感染科治疗"。既往血吸虫病 30 天，30 天前突发卒中，经治好转。昨晚腹痛加重，而请笔者急会诊。

T 36.8℃，P 88 次/分，R 22 次/分，BP 148/90mmHg。神清合作，皮肤、巩膜无黄染。心律齐、无杂音，双肺呼吸音清。腹示中度胀满，浅静脉不曲张，未见胃肠型。右上腹肌紧张，剑突右下方及胆囊区明显压痛、反跳痛、叩击痛，肝、胆囊、脾未扪及，无胃振水音，腹水征明显。右腰背部抬举痛明显，双下肢无水肿。见右上腹引流管引流液 30ml，混浊、咖啡色。

血常规：2018 年 7 月 26 日，WBC 24.83×10^9/L，N 92.1%，PLT 102×10^9/L。2018 年 8 月 8 日，WBC 10.41×10^9/L，N 81.9%，PLT 94×10^9/L。TP 56g/L，ALB 32g/L，TBIL 56μmol/L，DBIL 31.8μmol/L，AST 85U/L，ALT 74U/L，PA 7mg/L，CHE 1181U/L，C_{12}（-）。

腹水抹片（2018 年 7 月 27 日，省人民医院）：腹水淡黄色，絮状，红细胞 706×10^6/L，白细胞 $32\,000 \times 10^6$/L，中性粒细胞 90%。

CT（2018 年 8 月 4 日，湖南省人民医院）笔者阅片：肝轮廓清，表面凹凸不平，肝比例无明显失衡。肝内胆管不扩张，无胆石、积气。肝外胆管约 1.2cm。胆囊壁厚约 1cm，示水肿带，壁连续性中段（图 2-1-36）。胰头不大，胰管不扩张。脾大 8 个肋单元。腹膜腔大量腹水。

增强扫描（动脉期）：胆囊底体部连续性中断（图 2-1-37）。

增强扫描（静脉期）：胆囊壁连续性中断，无门静脉海绵样变（图 2-1-38）。

【术前诊断】

（1）结石性急性胆囊炎，并胆囊坏疽、穿孔，弥漫性胆汁性腹膜炎。

（2）血吸虫性肝硬化、门静脉高压。

（3）卒中后。

【手术过程】

（1）会诊后急症送手术室，平仰卧位，全身麻醉，取右上腹"反 L"形切口入腹。见：流出淡咖啡色脓性腹水，腹膜被胆汁染色，大网膜无静脉曲张。胆囊坏疽，体底部示穿孔（图 2-1-39），脓性胆汁不停溢出，胆囊被结肠十二指肠包裹，致密炎性粘连。肝呈苦瓜样。脾下极近左肋缘。

（2）吸出腹水 4600ml（图 2-1-40，以"三合一液"10 000ml 冲洗、清洁腹膜腔。经胆囊穿孔处吸出胆汁，取出胆石大小约 1.0cm×0.9cm（图 2-1-41）。

（3）放置 18 号 T 形管，经胆囊体坏死处放入胆囊腔，测试无胆漏。

（4）放置右膈下、温氏孔右侧和盆腔引流管各 1 根及 T 形管，术野无胆漏、出血，器械、敷料无误，逐层关腹。手术历时 1 小时，失血量约 20ml。

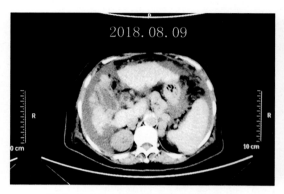

图 2-1-36　CT：胆囊壁连续性中断

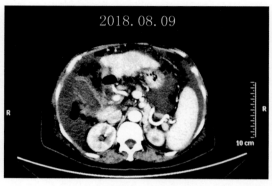

图 2-1-37　CT 动脉期：胆囊底体壁连续性中断

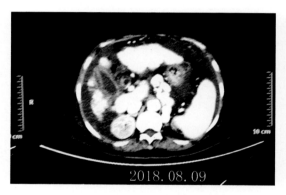

图 2-1-38　CT 静脉期：大量腹水

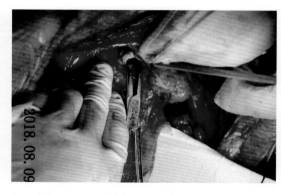

图 2-1-39　钳尖处为胆囊壁坏死、穿孔

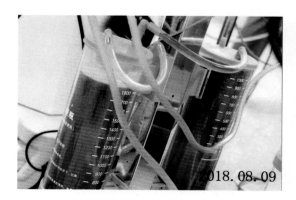

图 2-1-40　吸引出腹腔液

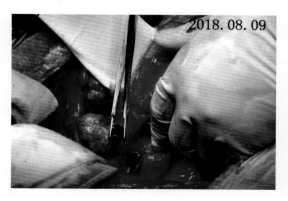

图 2-1-41　胆石

【术后诊断】

（1）结石性急性胆囊炎，并胆囊坏疽、穿孔，弥漫性胆汁性腹膜炎。

（2）血吸虫性肝硬化、门静脉高压。

（3）卒中后。

【实施手术】 腹膜腔清创、引流，胆囊造瘘。

【术后】 经 T 形管引流墨绿色胆汁 300 ～ 200ml/d。腹水引流量 300 ～ 50ml/d。无胆漏、出血、腹腔胀肿、肝肾功能不全，恢复平顺。术后 15 天出院，嘱术后 3 个月再来院复查。

【难点与创新】

（一）难点

（1）诊断不明。经过多次 B 超、CT 检查未发现胆囊内结石，只知道"胆囊壁增厚、胆囊炎"，许多因素干扰诊断：①经过抗生素的应用，腹痛缓解，腹胀变轻，腹膜炎体征减轻，WBC 下降，腹水淡黄。②CT 示大量腹水，腹腔穿刺引流为"清水"，无"胆汁"。③患有"血吸虫性肝硬化"，CT 示"苦瓜样"，大量腹水。④1 个月前"卒中"。

（2）多种因素干扰影响治疗：①高龄，79 岁。②诊断不明。没有发现胆囊结石，没有明显胆囊坏死、穿孔、弥漫性腹膜炎，腹腔引流液为"黄色清水"。③合并存在血吸虫性肝硬化、脑卒中，影响诊断，影响主管医生下定手术的决心。

（3）没有认真仔细分析、观察病情。主管医生只有一次检查，难以获得正确的诊治。

（二）创新

认真望触叩听，仔细阅读血清生化及影像资料，排除干扰，明确为"结石性胆囊炎，胆囊坏疽、穿孔，弥漫性胆汁性腹膜炎"，立即手术，获得成功。

（三）外科手术技巧

（1）清创、清洁腹膜腔。以 10 000ml "三合一液" 彻底冲洗、清洁腹膜腔。

（2）通过胆囊坏死处清除胆囊结石，放置引流管。

（3）多处放置腹膜腔引流管。

（4）配合有效抗生素（亚胺培南 0.5g，静脉滴注，8 小时 1 次）及支持治疗（日达仙 1.5mg，皮下注射，每 12 小时 1 次）。

第二节 胆囊癌

1777 年，Stoll 首先报道胆囊癌。胆囊癌常见，占肿瘤的 0.8% ～ 1.2%。

（一）病因

病因尚不清楚，但与一些因素相关：

（1）胆囊结石，胆囊癌合并胆囊结石者占 96% 左右。

（2）胆囊息肉，直径＞ 1cm 的息肉，癌变发生率 23%。

（3）胆囊腺肌瘤，癌变发生率 6.4%。

（4）胆囊壁钙化，癌变发生率 0.2% ～ 5%。

（5）其他：如胰胆管汇合部异常、Mirizzi 综合征、溃疡性结肠炎等。

（二）诊断

（1）临床症状、体征：一般无特异性症状，但胆囊结石病史长、年龄大，若表现右上腹隐痛、黄疸、体重减轻，应考虑胆囊癌之可能。

（2）实验室检查：CA_{19-9}↑、CEA↑。

（3）影像学检查：常用的是B超、CT、MRI。B超准确率约80%；CT示胆囊壁厚薄不均。

（4）病理学检查：胆囊癌转移途径包括直接、浸润、静脉转移和淋巴转移。

（三）分期

胆囊病的分期方法很多，临床常用的是Nevin分期（1976）。

Nevin分期：Ⅰ期，癌组织在胆囊黏膜。Ⅱ期，癌组织在胆囊黏膜、肌层。Ⅲ期，癌组织累及胆囊壁全层。Ⅳ期，癌组织累及胆囊壁全层，并有淋巴结转移。Ⅴ期，癌组织侵犯肝或有肝转移。

（四）治疗

（1）胆囊癌以手术治疗为主。

（2）Nevin Ⅰ期、Ⅱ期：根治性切除。

（3）Nevin Ⅲ期、Ⅴ期：扩大根治术。

（五）预后

总体预后不佳。

5年生存率（日本）：Ⅰ期，80%～90%。Ⅱ期，65%～90%。Ⅲ期，40%～70%。Ⅳ期，10%～20%。

典型病例

病例104：胆囊癌，累及S_4、S_5肝，施胆囊及S_4、S_5肝切除，改良盆式鲁氏Y形吻合术

患者，女，58岁。间发右上腹痛10年，黄疸20天。2009年，经B超检查诊断为"胆囊结石"。

T 36.8℃，P 20次/分，R 71次/分，BP 128/74mmHg。神清，皮肤、巩膜中度黄染。心律齐，无杂音。双肺呼吸音清。腹平，浅静脉不曲张。腹壁软，肝在右肋缘下1cm，剑突右下方压痛，叩击右肝区示右上腹不适。胆囊可触及，约2cm×3cm，质地硬，轻度触痛。无胃振水音，腹水征（–）。脾未扪及。双腰背部无抬举痛，双下肢无水肿。

WBC $7.34×10^9$/L，N 64.5%，PLT $128×10^9$/L，PT 10.9s，APTT 38.9s，TT 15.3s，TBIL 161.7μmol/L，DBIL 92.6μmol/L，AST 240U/L，ALT 129.9U/L，TP 71.7g/L，ALB 38.9g/L，PA 135mg/L，CHE 6387U/L，CA_{19-9} 68.24kU/L，CEA 57.76ng/ml，AFP 12.19ng/ml。

CT（2017年5月6日，湖南省人民医院）：肝轮廓清，肝叶比例无明显失衡。肝内胆管中度扩张，S_4、S_5肝内示一低密度块影，约5cm×6cm。胆囊未见。肝内外胆管无胆石、积气，肝外胆管内径约0.7cm，其内无胆石（图2-2-1）。

增强扫描：动脉期见肝右动脉伸入肿块（图2-2-2）；静脉期示门静脉内无癌栓（图2-2-3）。

【术前诊断】 胆囊癌？累及 S_4、S_5，肝右动脉伸入肿块。

【手术过程】

（1）择期，平仰卧位，取右上腹"鱼钩"形切口入腹。见：无腹水。胆囊萎陷，大小约 3cm×1.5cm，呈鱼肉样（图2-2-4）。S_4、S_5 肝与胆囊融合，呈一马铃薯样肿块，大小约 5cm×6cm，质地坚硬。余肝色泽棕红，质软，未及结节和结石感。肝外胆管外径约0.7cm，未及肿块、结石。肝右动脉伸入肿块，门静脉大小、质地如常，L_8、L_9、L_{12}、L_{13} 肿大，质地中等硬度。胰、胃、十二指肠无异常。

（2）离断右肝韧带，膈下填塞纱布垫，托出右肝。

（3）脉络化肝十二指肠韧带。①横断胆总管，紧贴胆管壁向肝门方向游离，显现左、右肝管。②清除 L_8、L_9、L_{12}、L_{13} 淋巴结，裸露门静脉及左右干、肝固有动脉、肝总动脉，肝右动脉伸入肿块，不便游离。

（4）血管夹分别夹持门静脉、肝固有动脉（图2-2-5），15分钟+5分钟模式控制肝血流，电凝标记 S_4、S_5 肝切除线。微榨法配合电刀、电凝劈离肝，从左向右、从上至下离断肝，结扎、切断 S_4、S_5 肝静脉支，达右肝管（图2-2-6）。于其后方游离、显现肝右动脉，切断、结扎胆囊动脉，切除右肝管前壁，整块移除 S_4、S_5 肝及胆囊，组成肝胆管盆（图

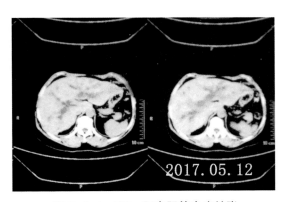

图 2-2-1　CT：肝内胆管中度扩张

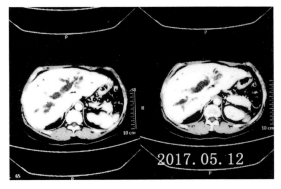

图 2-2-2　CT 动脉期

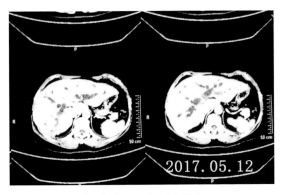

图 2-2-3　CT 静脉期

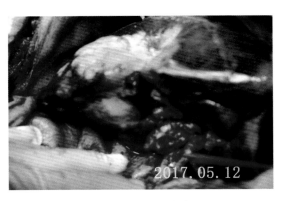

图 2-2-4　胆囊癌

2-2-7）。

（5）提取桥襻空肠，完成肝胆管盆式鲁氏 Y 形吻合术：①桥襻空肠长 40cm，经结肠肝曲系膜戳孔达一级肝门。②切割闭合器完成空肠、桥襻空肠侧－侧吻合，同步 8cm。③以 4-0 Prolene 线连续、外翻缝合，完成肝胆管盆－桥襻空肠吻合。放 14 号 T 形管于胆肠吻合口，测试无胆漏、出血。

（6）安置好腹腔引流管、胆道引流管；清点器械、敷料无误；再次检查肝断面无胆漏、出血，逐层关腹，安返回房。手术历时 5 小时，失血量约 200ml。

标本示胆囊癌、肝转移（图 2-2-8），合并淋巴结送病检。手术示意图见图 2-2-9。

【术后诊断】胆囊癌，并 S_4、S_5 肝转移，右肝管前壁、肝总管受累，L_8、L_9、L_{12}、L_{13} 受累。

【实施手术】胆囊及 S_4、S_5 肝切除，L_8、L_9、L_{12}、L_{13} 清扫，肝胆管盆式鲁氏 Y 形吻合术。

【术后】恢复平顺。

【难点与创新】

（一）难点

（1）胆囊结石、萎缩性胆囊炎，并发胆囊癌。

（2）胆囊癌累及 S_4、S_5 肝，形成一个 5cm×6cm 大小的肿块，并压迫、推移第一肝门，且累及肝总管、右肝管。

（3）第一肝门解剖困难。肝右动脉伸入肿块，不能将右肝前叶下段 Glisson 鞘解剖显

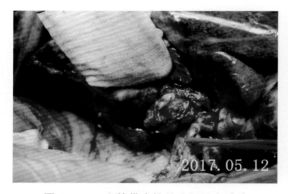

图 2-2-5　血管带牵拉处为肝固有动脉

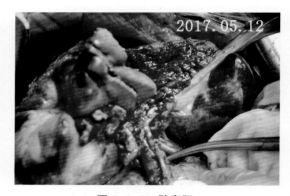

图 2-2-6　劈离肝

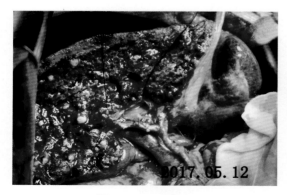

图 2-2-7　肝断面

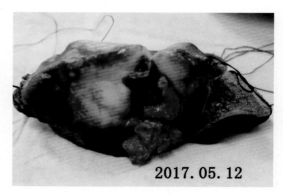

图 2-2-8　标本

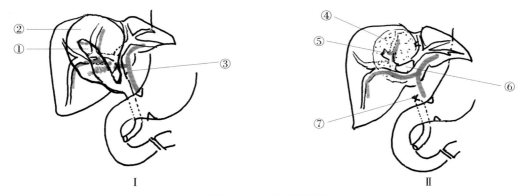

图 2-2-9　手术示意图

Ⅰ.术前；Ⅱ.术后

注：①胆囊；②受累及的 S_4、S_5 肝；③肝右动脉；④ S_4、S_5 肝及胆囊切除后肝断面；⑤ S_5、Glisson 鞘断面；⑥肝胆管盆；⑦胆总管残端

露，按常规阻断入肝血流困难。

（4） L_8、L_9、L_{12}、L_{13} 受累。

（二）创新

（1）脉络化肝十二指肠韧带，血管夹夹持肝固有动脉、门静脉，止血效果良好。

（2）移除胆囊及 S_4、S_5 肝，连同肝总管、右肝管前壁一并切除。

（3）劈离肝，握肝于手中，直视下剥离肝右动脉。

（4）做改良盆式鲁氏 Y 形吻合术。

（三）外科手术技巧

（1）横断胆总管，从腹腔动脉干开始，循肝动脉系，辨清门静脉，清扫淋巴结。

（2）血管夹单独夹持肝固有动脉、门静脉，方法简便，止血效果可靠。

（3）肝右动脉的显露。本例注意了以下几点：①先剥离肝右动脉至肿块边缘。②劈离肝达右肝管。③离断右肝管，剥离、显现肝右动脉。

第三节　先天性胆管囊状扩张症

1723 年，Vater 首先报道先天性胆管囊状扩张症，是目前常见的胆道外科疾病之一。

（一）诊断

（1）临床症状：腹痛、黄疸、右上腹囊性肿块是其三大特点。注意可并发胆管炎、胰腺炎、胆管结石（约 18.4%）、出血、恶性变（其发生率达 25.9%）、门静脉高压症等。

（2）影像学检查：常用的是 B 超、CT、MRI 等。

（二）分型

目前一般将先天性胆管囊状扩张症分为 5 型（图 2-3-1）。

（三）治疗

先天性胆管囊状扩张症是癌前病变，多采用手术切除。手术方式分为开腹切除和腹腔镜切除两类。目前对单纯性先天性胆管囊状扩张症首选腹腔镜切除，手术方法视病情而定。

典型病例

病例 105：胆管囊状扩张症，胆肠吻合术后并反流性胆管炎，施改良盆式鲁氏 Y 形吻合术

患者，女，26 岁。复发心窝部疼痛、寒热 5 个月。2009 年，诊为"胆管囊状扩张症"在某院施"囊肿切除、胆肠鲁氏 Y 形吻合术"。T、P、R、BP 正常。皮肤、巩膜无黄染。心、肺无明显异常。腹平，示陈旧性右肋缘下切口瘢痕。腹壁软，肝、脾未扪及，剑突右下方深压痛，叩击右肝区示心窝部不适。胃振水音（−），腹水征（−）。双下肢无水肿。

WBC 6.32×10^9/L，N 53%，PLT 136×10^9/L，TP 69.7g/L，ALB 43.5g/L，TBIL 11.4μmol/L，DBIL 2.8μmol/L，PA 213mg/L，CHE 9173U/L，CA_{19-9} 4kU/L。

MRCP（2016 年 12 月 7 日，湖南省人民医院）：示胆肠内引流术后吻合口狭窄。左肝管中度扩张，右肝内胆管中度扩张，其内无胆石（图 2-3-2）。

【术前诊断】胆管囊状扩张症，胆肠鲁氏 Y 形吻合术后，并胆肠吻合口狭窄。

【手术过程】

（1）择期，平仰卧位，延长原右肋缘下切口入腹。见：无腹水。肝色泽棕红，质地中等，肝脏面广泛膜性粘连。原为胆肠鲁氏 Y 形吻合术，胆肠吻合口在肝总管，吻合口内径约 1cm。其上左肝管口真性狭窄，内径约 0.3cm。左肝管扩张，内径约 1.5cm。右肝管中等扩张。桥襻空肠长 50cm，与十二指肠同步、平行，空肠与桥襻为端 - 侧反向吻合，局部呈"小胃"。肝右动脉跨越肝总管前方，共同致左肝管口狭窄（图 2-3-3）。

（2）分离粘连，显露胆肠吻合口及桥襻空肠：①沿肝圆韧带途径显露肝方叶基部、左肝管及胆肠吻合口处。②循桥襻空肠游离、分离与十二指肠粘连，示桥襻空肠与十二指肠同步、平行。③提起横结肠，显露空肠与桥襻吻合口肥大与"小胃"，且成"反向吻合"。

（3）解除左肝管口狭窄，形成肝胆管盆：①"四边法"离断原胆肠吻合口，内径约 1.5cm，内壁光整。胆管为肝总管，长约 1cm。可见左肝管口狭窄，内径约 0.15cm，左肝管内径约 1.5cm，未见右肝管、右肝管口。②小分离钳插入左肝管，于钳尖处切开左肝管，长度达 2.5cm（图 2-3-4）。③游离肝右动脉，"四边法"切开左肝管口，显示右肝管口、右肝管无狭窄。④切除残存的肝总管，清洁、冲洗各肝内胆管，组成肝胆管盆（图 2-3-5）。

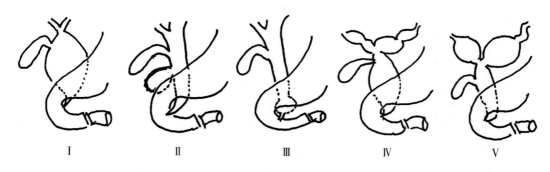

图 2-3-1　先天性胆管囊状扩张症分型（1958，Caroli）

（4）完成盆式鲁氏Y形吻合术：①切除桥襻近段空肠长约4cm，关闭残端，以4-0 Prolene线做肝胆管与桥襻空肠连续外翻缝合。②直线切割闭合器离断空肠–桥襻空肠吻合口，于原吻合口近侧5cm用直线切割闭合器做空肠与桥襻空肠侧–侧吻合，同步缝合10cm。

（5）关腹。手术历时3小时，失血量100ml。手术示意图见图2-3-6。

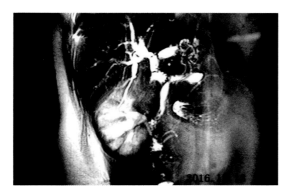

图 2-3-2 MRCP：左肝外叶胆管扩张，多发结石

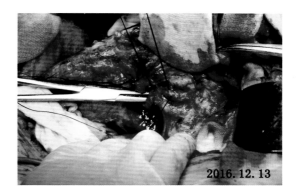

图 2-3-3 镊尖处为肝右动脉

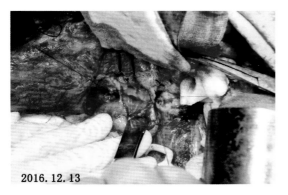

图 2-3-4 镊子柄前方为切开的左肝管

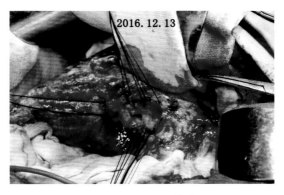

图 2-3-5 肝胆管盆

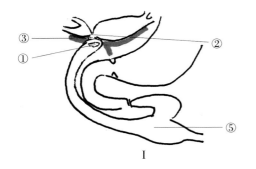

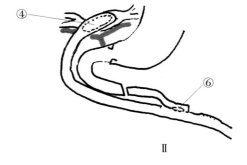

I

II

图 2-3-6 手术示意图

I.术前；II.术后

注：①肝总管、桥襻空肠吻合口；②左肝管口狭窄；③肝右动脉；④肝胆管盆；⑤空肠–桥襻反向吻合"小胃"；⑥空肠–桥襻侧–侧吻合

【术后诊断】胆管囊状扩张症（Type I），胆肠鲁氏 Y 形吻合术后，并左肝管口狭窄、AOSC、反流性胆管炎（空肠 – 桥襻空肠反向吻合）。

【实施手术】左肝管口狭窄解除，改良肝胆管盆式鲁氏 Y 形吻合术。

【术后】恢复平顺。

【难点与创新】

（一）难点

（1）2009 年因胆管囊状扩张症施胆肠鲁氏 Y 形吻合术，肝周广泛致密粘连。

（2）肝右动脉跨越肝总管前方，构成左肝管口狭窄难以解除。

（3）原手术方式不明，桥襻空肠与十二指肠同步，"隧道"长，难以分辨。

（二）创新

本例手术的创新在于施行改良肝胆管盆式鲁氏 Y 形吻合术。

（三）外科手术技巧

（1）沿肝圆韧带途径，解除左肝管口狭窄，切开左肝管，组成肝胆管盆。

（2）游离肝右动脉，移其至肝胆管盆后方。

（3）废除"小胃"，做空肠 – 桥襻侧 – 侧吻合。

病例 106：胆管囊状扩张症 I 型，施囊肿空肠鲁氏 Y 形吻合术后 20 年，再施肝胆管盆式鲁氏 Y 形吻合术

患者，男，66 岁。复发右上腹痛、寒热 15 天。1990 年，诊为"胆总管结石"，在当地医院施"胆囊切除、胆肠内引流术"。

T 37.8℃，P 84 次 / 分，R 20 次 / 分，BP 114/71mmHg。神清合作，皮肤、巩膜无黄染。心律齐，双肺呼吸音清。腹平，右肋缘下切口瘢痕长 13cm，浅静脉不曲张。腹壁软，剑突右下方压痛，似可扪及"肿块"约 3cm×2cm，触痛。叩击右肝区示右上腹痛。脾未扪及。胃无振水音，腹水征（−）。双下肢无水肿。

WBC $11.2×10^9$/L，N 83.2%，PLT $169×10^9$/L，TBIL 18μmol/L，DBIL 8.3μmol/L，TP 57.5g/L，ALB 35.7g/L，PA 115.3mg/L，CHE 2259U/L，CA_{19-9} 12.3kU/L。

CT（2016 年 9 月 10 日，湖南省人民医院）：平扫：肝轮廓清，表面光整，形态、比例无明显失调。肝内胆管中度扩张，S_2、S_1 肝示胆石。肝内胆管少许积气（图 2-3-7）。右肝下见一巨大分层状胆石，球形，直径约 5cm（图 2-3-8）。胆总管下段亦示胆石，约 0.5cm×0.6cm。主胰管不扩张。脾大 7 个肋单元。无腹水。

增强扫描：肝下肿块不强化，门静脉清楚，肝固有动脉平行于门静脉右侧（图 2-3-9）。

【术前诊断】肝胆管结石，胆肠鲁氏 Y 形吻合术后。S：桥襻结石、S_2、S_1。St：胆肠吻合口狭窄。A：无。C：胆汁性肝硬化，反流性胆管炎。

【手术过程】

（1）择期，平仰卧位，右肋缘下原切口入腹。见：无腹水，肝周及腹部切口广泛膜性粘连，伴以轻度静脉曲张。肝呈深棕色，肝形态、比例无明显失衡。左肝外叶上段纤维化，明显结石感。原为胆肠鲁氏 Y 形吻合术，胆肠吻合口宽大，长约 3cm。胆总管、肝总管呈囊样扩张，内容一球样胆石，约 5cm×5cm×5cm，胆管壁厚。肝右动脉位于门静脉右侧。胰头

不大，质地中等。脾下极平左肋缘。胆囊已切除。

（2）切除胆管囊肿：①离断肝周粘连，显露肝外胆管、原胆肠吻合口，离断胆肠吻合口，纵行切开囊肿，取出胆石约 100g（图 2-3-10）。②于肝门隆突平面横断肝总管。③紧贴囊肿壁剥离囊肿，显现门静脉及其右侧的肝右动脉。术者感到进一步离断囊肿远端困难，请笔者洗手上台协助。④笔者剥离囊肿壁至胰腺段近端，予以钳夹、切断，移除囊肿。5-0 Prolene 线缝闭胆总管残端。

（3）笔者继续完成以下手术：①延长切开左肝管，至左内叶胆管。②直视下清除 S_2、S_1 胆管结石。③拼合组成肝胆管盆，内径长约 3cm。④做横结肠肝曲系膜戳孔，能容三指。⑤游离桥襻空肠长约 50cm，切除其近段约 10cm，经结肠系膜戳孔，引桥襻空肠经横结肠系膜戳孔至第一肝门，以 5-0 Prolene 线做肝胆管盆与桥襻空肠吻合。经桥襻戳孔，放置胆道引流管，注水测试无胆漏。⑥松解空肠 - 桥襻空肠吻合口粘连，另做空肠、桥襻空肠侧 - 侧吻合（见手术示意图）。

（4）桥襻空肠引流管就近经右侧腹壁戳孔引出 T 形管直臂，清点器械、敷料无误，逐层关腹。手术历时 6 小时，失血量约 300ml，术中生命体征平稳。手术示意图见图 2-3-11。

【术后诊断】胆管囊状扩张症 I 型，胆肠鲁氏 Y 形吻合术后并肝胆管结石。S：S_2、S_1、BCD。St：S_2、S_1、BCD。A：无。C：胆汁性肝硬化；反流性胆管炎；桥襻结石，空肠桥襻空肠吻合口粘连、成角。

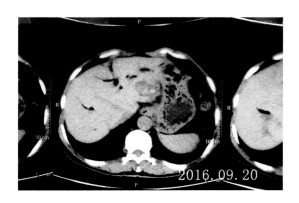

图 2-3-7　CT：肝内胆管积气

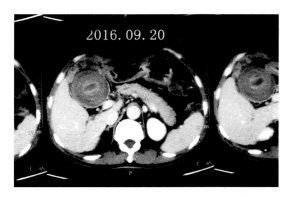

图 2-3-8　CT：圆形层状物为胆石

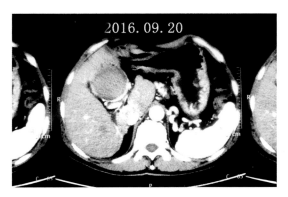

图 2-3-9　CT 静脉期

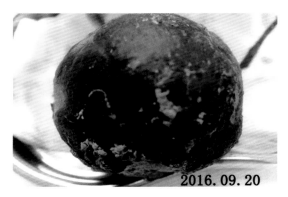

图 2-3-10　胆石

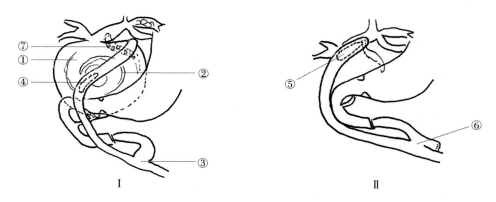

图 2-3-11　手术示意图

Ⅰ. 术前；Ⅱ. 术后

注：①囊肿；②桥襻结石；③吻合口"小胃"；④桥襻 - 囊肿吻合口；⑤肝胆管盆桥襻空肠吻合口；⑥空肠 - 桥襻侧 - 侧吻；⑦S_1 胆管结石

【实施手术】 囊肿切除，肝胆管盆式鲁氏 Y 形吻合术。

【术后】 无胆漏、出血、胰漏等并发症，恢复平顺。

【难点与创新】

（一）难点

1990 年因胆管囊状扩张症在外地基层医院施胆肠内引流，并发巨大桥襻结石，长期胆道感染，加之当时手术方式不明，给本次手术带来诸多困难。

（1）20 多年胆管囊状扩张症，胆管囊肿剥离、切除困难。

（2）长期胆道梗阻，形成巨大桥襻结石，胆管周围炎症感染粘连，侧支静脉形成，剥离囊肿易出血，易损伤十二指肠，甚至门静脉大出血，而被迫终止手术。

（3）显露、游离桥襻空肠费时，桥襻空肠 - 空肠形成"小胃"，分离时易致肠破裂。

（4）S_1 胆管结石，切取困难。

（二）创新

切除囊肿，施行改良盆式鲁氏 Y 形吻合是创新所在。

（三）外科手术技巧

（1）切开囊肿壁，清除其中胆石，"三合一液"冲洗清创肝内外胆管。辨清囊肿壁，紧贴囊肿壁切除囊肿。

（2）切开左肝管，直视下显现、清除 S_1 及 S_2 胆管结石。

（3）肝胆管盆与桥襻空肠吻合，用 4-0 Prolene 线做连续、外翻缝合。

（4）游离桥襻空肠，经横结肠肝曲系膜戳孔，到达肝胆管盆，使其与十二指肠同步、平行。

（5）拆除原桥襻空肠与空肠吻合口，做空肠与桥襻空肠侧 - 侧吻合。

病例 107：胆管囊肿空肠鲁氏 Y 形吻合术后并囊肿结石、肝十二指肠韧带静脉曲张，施囊肿横切、盆式鲁氏 Y 形吻合术

患儿，女，7 岁。复发右上腹痛、寒热 2 个月。2010 年，诊为"胆管囊状扩张症"，在

某医院施"囊肿空肠鲁氏 Y 形吻合术"。T、P、R、BP 正常。无黄疸。心、肺正常。腹平，浅静脉轻度曲张，陈旧性右上腹反 L 形切口瘢痕 1 条，无胃肠型。腹壁软，肝、胆囊及脾未扪及，剑突右下方压痛。无胃振水音，腹水征（−）。四肢无异常。

WBC 12.37×10^9/L，N 78.6%，PLT 67×10^9/L，TBIL 10.4μmol/L，DBIL 3.5μmol/L，TP 54.7g/L，ALB 35.2g/L，PA 58mg/L，CHE 5098U/L。

CT（2016 年 12 月 23 日，湖南省人民医院）：肝表面光滑，肝实质内无异常病灶，增强扫描未见异常强化灶。胆总管内示一大的高密度结石。胆管周围静脉曲张明显、纡曲、扩张。胆囊未见。脾大 8 个肋单元，形态、结构正常。胰管不扩张。无腹水，腹膜无肿大淋巴结。

【术前诊断】胆管囊状扩张症，胆肠鲁氏 Y 形吻合术后，并胆总管结石，胆汁性肝硬化、门静脉高压症、肝十二指肠韧带静脉曲张、胆管壁静脉曲张。

【手术过程】

（1）择期，平仰卧位，延长原切口，入腹。电刀仔细离断腹壁、肝脏面粘连带，显露一级肝门、肝十二指肠韧带、桥襻空肠。见：无腹水，腹膜上无肿大淋巴结。肝色泽棕红、表面光整，形态、比例无异常，质地较硬，无结石感。肝十二指肠韧带外径约 4cm，可及明显结石感，大小约 3.5cm×4cm。囊肿壁增厚，满布曲张静脉。原为胆肠鲁氏 Y 形吻合术，胆肠吻合口在囊肿右上方，桥襻空肠长约 50cm，空肠、桥襻端-侧吻合，局部膨大，成"小胃"，最宽处横径约 4cm。

（2）于囊肿空肠吻合口前壁以 5-0 Prolene 线缝扎吻合口两侧曲张静脉，切开吻合口，延长切口，离断原胆肠吻合口，见囊肿壁内静脉曲张呈蚓状。以取石钳夹碎胆石，予以小心清除。胆管腔用"三合一液"冲洗清洁，手指伸入左右肝管内，通畅。胆管远段壁内静脉曲张。8 号导尿管能进达十二指肠，并发现肝总管右前壁静脉曲张较轻、较少。

（3）以门静脉钳钳夹囊肿吻合口两侧，予以切开，4-0 Prolene 缝线缝扎、止血。再以 4-0 Prolene 线将囊肿下切缘与囊肿后壁做连续缝合、关闭，组成肝胆管盆。

（4）以 4-0 Prolene 线做肝胆管盆与桥襻空肠连续、外翻吻合，放置 12 号 T 形管。

（5）切断原空肠-桥襻空肠吻合口，做空肠、桥襻空肠侧-侧吻合。

（6）关腹。手术历时 2.5 小时，失血量约 20ml。手术示意图见图 2-3-12。

【术后诊断】胆管囊状扩张症，胆肠鲁氏 Y 形吻合术后，并胆总管结石，胆汁性肝硬化、门静脉高压症、肝十二指肠韧带静脉曲张、胆管壁静脉曲张。

【实施手术】囊肿切开、取石。囊肿前壁横断，远切缘与后壁缝合，盆式胆肠鲁氏 Y 形吻合术。

【术后】无胆漏、出血等并发症，恢复平顺。

【难点与创新】

（一）难点

（1）患儿年龄小，胆肠鲁氏 Y 形吻合术后。

（2）胆肠鲁氏 Y 形吻合术后反流性胆管炎并肝外胆管结石，尤其是胆汁性肝硬化、门静脉高压症、肝十二指肠韧带静脉曲张、胆管壁内静脉曲张，再手术易出血，甚至不能手术。

（二）创新

"围堰法"切开囊肿前壁，缝扎、横切囊肿前壁，组成肝胆管盆，完成盆式鲁氏 Y 形吻

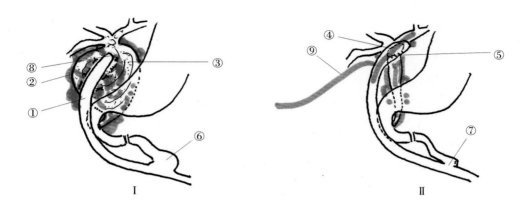

图 2-3-12　手术示意图

Ⅰ. 术前；Ⅱ. 术后

注：①桥襻空肠；②曲张静脉缝扎；③囊肿内胆石；④肝胆管盆；⑤囊肿前切缘与后壁缝合；⑥空肠 – 桥襻吻合口"小胃"；⑦空肠、桥襻空肠侧 – 侧吻合；⑧原胆肠吻合口；⑨ 12 号 T 形管

合术，获得手术成功。

（三）外科手术技巧

（1）"围堰法"缝合原胆肠吻合口，然后切开吻合口，离断胆肠吻合口。

（2）门静脉钳钳夹囊肿左右侧壁，切开、缝合。

（3）以 4-0 Prolene 线做囊肿的下切缘与囊肿后壁连续缝闭，其一组成肝胆管盆，其二保留了囊肿后壁的自然分流。

（4）废止原空肠、桥襻的端 – 侧吻合，做空肠、桥襻空肠侧 – 侧吻合。

病例 108：胆囊囊状扩张症Ⅰ型，施胆肠鲁氏 Y 形吻合、间置空肠十二指肠、桥襻空肠吻合，施盆式鲁氏 Y 形吻合术

患者，女，30 岁。胆肠鲁氏 Y 形吻合术后，反复寒热 2 个月，伴波动性黄疸 10 天。3 个月前，诊为"胆管囊状扩张症"，在某医院施"囊肿切除、胆肠鲁氏 Y 形吻合术"，手术历时 8.5 小时，未输血。

T 36℃，P 96 次 / 分，R 20 次 / 分，BP 107/77mmHg。皮肤、巩膜轻度黄染。心律齐，双肺呼吸音清。腹平，浅静脉不曲张，示陈旧性右肋缘下切口瘢痕长 13cm。腹壁软，肝、胆囊、脾未扪及，剑突右下方压痛，叩击右肝区示心窝部不适。胃振水音（–），腹水征（–）。双腰背部无抬举痛，双下肢无水肿。

WBC 13.3×10^9/L，N 83.7%，PLT 323×10^9/L，TBIL 34.5μmol/L，DBIL 25.8μmol/L，TP 66.3g/L，ALB 39.1g/L，AST 143U/L，ALT 189U/L，PA 173mg/L，CHE 9204U/L，ALP 663U/L，γ –Gt 701.6U/L，C_{12}（正常）。

MRCP（2016 年 12 月 10 日，湖南省人民医院）：肝内胆管中度扩张，于肝总管中段突然中断（图 2-3-13）。

【术前诊断】胆肠吻合口狭窄，高位 AOSC。

【手术过程】

（1）择期，平仰卧位，延长原右肋缘下切口入腹（图 2-3-14）。见：无腹水，浆膜上无癌性结节，大网膜、小肠与腹部切口、肝脏面广泛粘连。原术式（见手术示意图Ⅰ）为胆肠鲁氏 Y 形吻合、十二指肠桥襻间置空肠。桥襻空肠长 60cm，间置桥襻长 30cm，胆肠吻合口闭塞，为圆形胃肠吻合器所做。间置空肠、空肠桥襻吻合口亦为圆式吻合器完成，吻合口狭小，空肠与桥襻吻合口呈小胃，横径达 8cm。

（2）组成肝胆管盆：①离断胆肠吻合口周粘连，游离桥襻空肠及间置空肠襻。②间置空肠长 30cm，纤细，近端与十二指肠降段吻合，远端与桥襻空肠远段吻合，予以切除（图 2-3-15）。③废除原胆肠吻合口。原胆肠吻合口近完全闭锁，离断吻合口，切开肝胆管、左右肝管，组成肝胆管盆，内径约 2cm。

（3）桥襻空肠经横结肠肝曲系膜戳孔引至肝胆管盆。

（4）废止原桥襻空肠、空肠吻合口，做空肠与桥襻空肠侧 - 侧吻合。

（5）放置 12 号 T 形管（图 2-3-16），4-0 Prolene 线做肝胆管盆、桥襻空肠连续外翻缝合。

（6）关腹。手术历时 6 小时，失血量约 300ml。手术示意图见图 2-3-17。

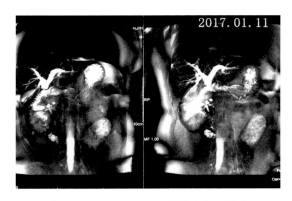

图 2-3-13　MRCP：胆肠吻合口狭窄

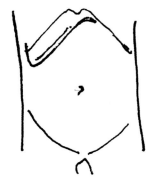

图 2-3-14　手术切口示意图

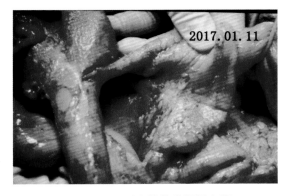

图 2-3-15　手牵拉处为间置空肠

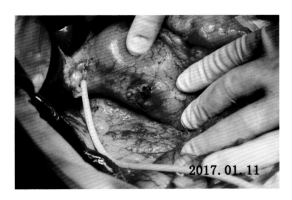

图 2-3-16　乳胶管为 12 号 T 形管

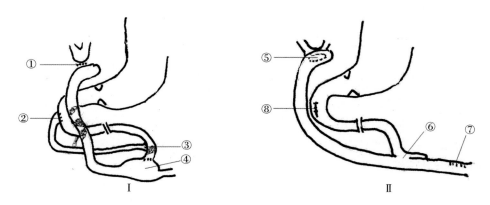

图 2-3-17　手术示意图

Ⅰ. 术前；Ⅱ. 术后

注：①胆肠吻合口狭窄；②间置桥襻十二指肠吻合口；③间置桥襻空肠吻合口；④空肠桥襻空肠吻合口小胃；⑤肝胆管盆桥襻空肠吻合口；⑥空肠、桥襻空肠侧 – 侧吻合；⑦桥襻空肠修补处；⑧修补间置空肠十二指肠吻合口

【术后诊断】胆管囊状扩张症，施囊肿切除，胆肠鲁氏 Y 形吻合术，间置空肠、十二指肠桥襻空肠吻合术后。并胆肠吻合口、空肠 – 桥襻空肠吻合口狭窄，反流性胆管炎。

【实施手术】改良盆式胆肠鲁氏 Y 形吻合术。

【术后】术后无胆漏、十二指肠漏、消化道出血等并发症，恢复平顺。

【难点与创新】

（一）难点

（1）胆管囊状扩张症Ⅰ型，施囊状切除、胆肠鲁氏 Y 形吻合术十分常见，但采用本例术式没有见过，带有极强的探索价值。原手术做间置空肠、十二指肠桥襻空肠吻合，至今不理解原术者的考虑。

（2）胆肠吻合口、空肠桥襻空肠吻合口，原术者采取机械吻合，至吻合口狭窄闭锁。既往笔者曾遇到类似病例 5 例，均以狭窄就诊再次手术。

（二）创新

本例的创新在于本次手术采用改良盆式鲁氏 Y 形吻合。

（三）外科手术技巧

（1）切除原胆肠吻合口，做成肝胆管盆。

（2）桥襻空肠经结肠肝曲系膜戳孔，使之与十二指肠同步、平行。

（3）4–0 Prolene 线做肝胆管盆、桥襻空肠连续、外翻缝合。

（4）做空肠与桥襻空肠侧 – 侧吻合。

病例 109：胆管囊状扩张症Ⅳ型并恶变、胆石、右肝前叶下段胆管开口于胆囊，施左半肝和囊肿切除、改良肝胆管盆式鲁氏 Y 形吻合术、夹心 T 形管引流术

患者，女，24 岁。右上腹痛、黑色大便 7 天，无寒热、黄疸。当地医院诊为"肝囊肿"。T 36.5℃，P 86 次 / 分，R 20 次 / 分，BP 106/68mmHg。神清，无黄疸。心、肺正常。

腹平，无浅静脉曲张，无胃肠型。腹壁软，无压痛，肝在右肋缘下 1cm 可及，肝上浊音界于锁骨中线上第 5 肋间，叩击右肝区示右上腹不适。无胃振水音，腹水征（−）。右腰背部抬举痛，双下肢无水肿。

WBC $9.6×10^9$/L，N 74.1%，PLT $129×10^9$/L，HG 128g/L，TBIL 15.5μmol/L，DBIL 5.10μmol/L，TP 68.9g/L，ALB 43g/L，AST 21.3U/L，ALT 18.7U/L，PA 277mg/L，CHE 8662U/L，CA_{19-9} 30kU/L。

CT（2017 年 3 月，湖南省人民医院）：肝形态、大小基本正常，肝实质未见明显异常密度改变。肝内胆管呈囊状扩张，肝左右叶胆管内可见多个圆形高密度灶，较大的约 1.1cm×0.9cm。胆囊缺失，呈术后改变。胆总管显示不清。胰、脾、肾无异常（图 2-3-18）。

【术前诊断】肝囊腺瘤，并胆总管结石。

【手术过程】

（1）四孔法电视腹腔镜入腹。见：无腹水，腹膜上无癌性结节。一巨大囊性包块占据左肝内叶，大小如 CT 所示。右肝色泽棕红，左肝质嫩、萎小。胆囊萎缩呈线带状，长约 6cm、宽约 1.5cm，无胆石。肝外胆管不清。十二指肠延长、变形。胰不清，脾不大。

（2）戳孔囊性包块前壁，吸出绿色胆汁 750ml，确定为胆管囊状扩张症（图 2-3-19），而取右上腹"反 L"形切口入腹。

（3）切除肝外的囊肿壁。延长原囊肿戳孔切口，发现囊肿的肝外部分呈巨大憩室样，憩室口内径约 3cm。肝总管、胆总管壁厚 1～1.5cm，内壁布满瘤样结节，并延伸至左肝管、左肝尾叶胆管（图 2-3-20），而右肝管、右肝前叶下段胆管汇入肝外囊肿的右侧壁，清除其内胆石，取胆总管壁送快速病检，报告为瘤样组织。由于囊肿壁过大，不停渗血，故而迅速切断右肝管、右肝前叶下段胆管，横断胆总管中段，辨清门静脉右干、肝右动脉、门静脉，移除肝外囊肿、胆囊。

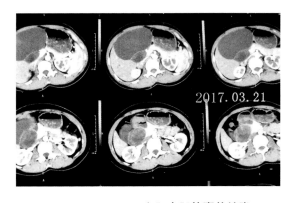

图 2-3-18 CT：左肝内胆管囊状扩张

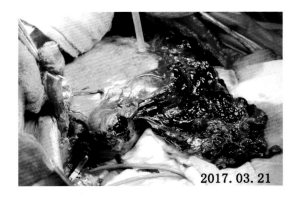

图 2-3-19 左肝内胆管呈囊状

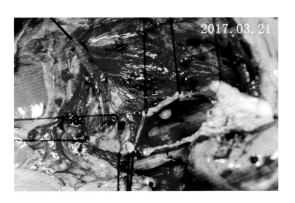

图 2-3-20 左肝内胆管呈囊状

（4）切除左半肝：①结扎、切断肝左动脉、门静脉左干，左肝变色。②按 15 分钟＋5 分钟模式夹持门静脉、肝固有动脉，控制入肝血流先后 4 次。③解剖第二肝门，显现肝中静脉、肝右静脉、腔静脉，离断左肝韧带，游离左肝。④沿左右肝缺血分界线用"微榨法"于肝中静脉左侧断肝，结扎、切断肝左静脉，移除左半肝（图 2-3-21）。

（5）实施改良盆式鲁氏 Y 形吻合术，右肝前叶下段夹心 T 形管引流术（见夹心 T 形管示意图）：①切取桥襻空肠 40cm，施空肠、桥襻空肠侧 - 侧吻合。②做结肠肝曲系膜戳孔，桥襻空肠经此引至一级肝门。③3 号输尿管导管放入右肝前叶下段胆管内 3cm，以 5-0 薇乔线固定。④以 5-0 Prolene 线连续、外翻缝合右肝管与桥襻空肠后壁。放置 16 号 T 形管，3 号输尿管导管入 T 形管直臂、固定，呈"夹心管"；另一横臂入胆肠吻合口达右肝管，完成右肝管与桥襻吻合口前壁（图 2-3-22）。以 6-0 Prolene 线做右肝前叶下段胆管与桥襻空肠间断缝合 6 针。经 T 形管注水测试，无胆漏。

（6）安放左膈下和温氏孔右侧乳胶管各 1 根，夹心 T 形管就近经腹壁戳孔引出。清点器械、敷料无误，逐层关腹。手术历时 6 小时，失血量约 100ml，手术示意图见图 2-3-23。

【术后诊断】胆管囊状扩张症Ⅳ型，并恶变、胆石、右肝前叶下段胆管入胆囊。

【实施手术】囊肿、左半肝及左尾叶切除，改良肝胆管盆式双口鲁氏 Y 形吻合术，夹心

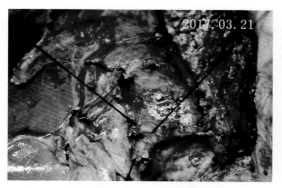

图 2-3-21　左肝断面

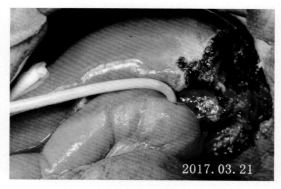

图 2-3-22　乳胶管为夹心 T 形管

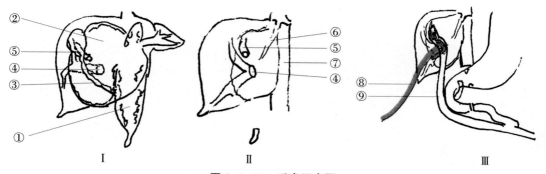

图 2-3-23　手术示意图

Ⅰ.术前；Ⅱ.囊肿左半肝切除后；Ⅲ.胆道重建

注：①胆总管、肝总管；②囊状扩张胆管；③胆囊；④右肝管；⑤右肝前叶下段胆管；⑥肝中静脉；⑦腔静脉；⑧夹心 T 形管；⑨桥襻空肠

T形管支撑引流。

【术后】 无胆漏、出血、膈下脓肿等并发症，恢复平顺。

【难点与创新】

（一）难点

（1）术前诊断均为错误，给术前选择手术方式带来困难。

（2）囊肿巨大，而且恶性变，并继发胆石，给手术剥离、切除左半肝带来困难。

（3）左肝尾叶与腔静脉致密粘连，给手术切除尾叶带来困难。

（4）囊肿巨大，致使门静脉及左右干、胆管位置变迁，给术中处理左肝蒂增加了很多困难。

（5）右肝前叶下段胆管单独异位开口入胆囊，十分罕见，这是笔者遇到的第3例。

（二）创新

（1）术中穿刺囊肿是诊断囊肿性质的一种十分简单、方便的手段，本例腹腔镜时做囊肿穿刺获胆汁，故而明确诊断，改为开腹术。

（2）右肝前叶下段胆管采取夹心T形管引流（图2-3-24）。

（三）外科手术技巧

夹心T形管的放置，应注意以下几点（图2-3-24）。

（1）选择16号T形管，修剪成近似犁形。

（2）右肝前叶下段胆管内放置输尿管导管，深达1cm，以6-0薇乔线将其缝扎、固定1针，防其滑脱。

（3）将输尿管导管插入桥襻空肠腔，插入T形管直臂，以1号丝线缝扎、固定1针。

（4）以5-0 Prolene线绕输尿管导管周做胆管空肠间断缝合6针。

（5）吻合口外滴医用创面封闭胶1滴。

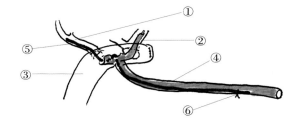

图2-3-24　夹心T形管示意图

注：①右肝前叶下段胆管；②右肝管；③桥襻空肠；④T形管；⑤3号输尿管导管；⑥固定线结

病例110：胆管囊状扩张症Ⅰ型，囊肿切除、间置术后，并桥襻结石，施改良盆式鲁氏Ｙ形吻合术

患者，女，35岁。胆肠内引流术后，复发右上腹痛5天。1987年诊为"胆管囊状扩张症"，在当地医院施"囊肿切除、胆肠内引流术"（术式不明）。

T 36.7℃，P 70次/分，R 20次/分，BP 117/62mmHg。神清合作，皮肤、巩膜无黄染。心、肺无明显异常。腹平坦，浅静脉不曲张，示上腹横行切口瘢痕长约15cm。腹壁软，剑突右下方压痛，Murphy征（－），肝、脾、胆囊未扪及，叩击右肝区示右上腹不适。无胃振水音，腹无移动性浊音。双下肢无水肿，右腰背部抬举痛。

WBC $5.24×10^9$/L，N 69.5%，PLT $280×10^9$/L，TBIL 8.7μmol/L，DBIL 2.5μmol/L，TP 77.9g/L，ALB 45.9g/L，AST 18.05U/L，ALT 29U/L，PA 241mg/L，CHE 9248U/L，γ-Gt

185U/L，ALP 128U/L，C_{12}（正常）。

CT（2017 年 11 月，湖南省人民医院）：右肝内胆管见多个大小不一稍高密度影，右肝胆管及胆总管稍扩张。右肝下缘旁见一类圆形稍高密度影，约 3.5cm×2.9cm，增强后未见明显变化。右肝 S_2 见多发片状低密度灶，周边轻度环形强化。左肝内胆管无扩张。胆囊已切除，脾、胰大小、形态、密度未见异常强化，主胰管不扩张。腹膜无肿大淋巴结，无腹水。

【术前诊断】胆管囊状扩张症Ⅰ型，胆肠内引流术后，并桥襻结石。

【手术过程】

（1）择期，平仰卧位，延长原切口成右上腹"反 L"形切口入腹。主管医生分离粘连近 2.5 小时，弄不清原来是什么术式，请笔者会诊。

（2）笔者完成以下手术：①辨清肝方叶、胃、十二指肠、空肠，发现原为胆管十二指肠间置术。间置桥襻长 15cm，呈"C"形襻，其远段一巨大胆石，大小与 CT 片所示相符。原空肠吻合口距屈氏韧带约 50cm，桥襻中段与肝 S_6 炎性粘连（见图 2-3-25 Ⅰ）。②切除桥襻空肠。游离桥襻空肠，切开、横断原胆管、桥襻空肠吻合口约 1.5cm，内壁光整；辨清原桥襻空肠与十二指肠吻合口，直线切割闭合器切断、关闭吻合口，移去原间置桥襻及胆石。③提取鲁氏 Y 形吻合桥襻，完成肝胆管盆式鲁氏 Y 形吻合术（见 2-3-25 Ⅱ）。桥襻空肠长 35cm，经结肠后，与十二指肠同步、平行，空肠 – 桥襻空肠直线切割闭合器完成吻合。

（3）放置温氏孔右侧乳胶引流管，查无胆漏、出血，逐层关腹。手术历时 4.5 小时，失血量约 200ml。手术示意图见图 2-3-25。

【术后诊断】胆管囊状扩张症（Ⅰ型），囊肿切除、胆肠间置术后，并反流性胆管炎、桥襻结石。

【实施手术】切除间置桥襻，改良肝胆管盆式鲁氏 Y 形吻合术。

【术后】术后恢复平顺，第 14 天康愈出院。

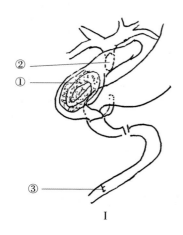
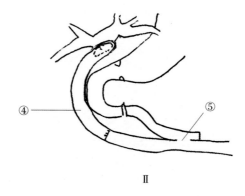

图 2-3-25　手术示意图

Ⅰ. 术前；Ⅱ. 术后

注：①桥襻结石；②胆肠吻合口；③肠 – 肠吻合口；④鲁氏 Y 形吻合桥襻；⑤空肠 – 桥襻空肠吻合口

【难点与创新】

（一）难点

（1）笔者于 1983 年 6 月 22 日率先给 1 例肝胆管结石患者施肝胆管盆式间置术，此后先后给肝胆管结石、胆管囊状扩张症等施行该手术 288 例，到 1994 年后很少施行。

本例在 1987 年于外院施行间置术。这种手术对于当今年轻医生是陌生的，故主管医生分离粘连长达 2.5 小时仍然弄不清楚。

（2）本例是笔者遇到的首例间置术桥襻结石。

（3）腹内粘连较广泛，以致难以辨别肠管的来龙去脉。

（二）创新

废止原间置桥襻，施行改良盆式鲁氏 Y 形吻合术。

（三）外科手术技巧

（1）原术式的辨别：注意辨别一级肝门、胃、十二指肠、空肠与空肠吻合口，再辨别间置空肠桥襻、近端与胆管吻合、远端与十二指肠吻合。

（2）间置桥襻空肠的切除应注意：充分游离桥襻。辨清间置空肠与十二指肠吻合口，切割闭合器予以横断、闭合，防止肠扭曲及十二指肠狭窄、梗阻。

病例 111：胆管囊状扩张症 I 型，施囊肿切除、胆肠鲁氏 Y 形吻合术后，并吻合口狭窄、全肝结石，施改良盆式双口鲁氏 Y 形吻合术

患儿，男，9 岁。胆肠内引流术后间发腹痛、寒热 3 年，复发伴黄疸 3 天。2009 年，因"胆管囊状扩张症 I 型"在外院施"囊肿切除、胆肠内引流术"。

T 38.9℃，P 95 次 / 分，R 24 次 / 分，BP 115/65mmHg。神清合作，皮肤、巩膜轻度黄染。心律齐，无杂音。双肺呼吸音清。腹平，浅静脉不曲张，似可见肠型。上腹示一弧形横切口瘢痕。腹壁软，剑突右下方压痛，叩击右肝区示上腹痛，肝、胆囊、脾未扪及，无胃振水音，腹水征（－）。双下肢正常。

WBC $16.84×10^9$/L，N 91.2%，PLT $226×10^9$/L，TBIL 45μmol/L，DBIL 36μmol/L，TP 61g/L，ALB 36.5g/L，AST 85U/L，ALT 94U/L，PA 227mg/L，CHE 6786U/L，ALP 345U/L，γ–Gt 556U/L。

CT（2016 年 8 月 4 日，湖南省人民医院）：

平扫：肝轮廓清，表面光整，形态、比例无明显失常。肝内胆管中度扩张，部分呈囊状，左右肝管内径分别为 1cm、1.2cm，肝内各胆管均充填颗粒样胆石。胆囊未见。肝外胆管未见显影。胰管不扩张。脾不大。无腹水，腹膜后无肿大淋巴结（图 2-3-26）。

增强扫描（静脉期）：胆管轮廓边界清楚，"狗尾征"（－）（图 2-3-27）。

【术前诊断】胆管囊状扩张症 I 型，囊肿切除、胆肠内引流术后，并吻合口狭窄、肝胆管结石。S：S_2、S_3、S_4、S_5、S_6、S_7、S_8、S_9、S_1。St：左肝管、左外叶胆管。A：无。C：高位 AOSC。

【手术过程】

（1）入院予以抗感染、高压氧舱等处理，生命体征正常，右上腹腹膜炎体征消失。

（2）择期，平仰卧位，取上腹横行弧形切口入腹。见：无腹水，腹内广泛膜性粘连。

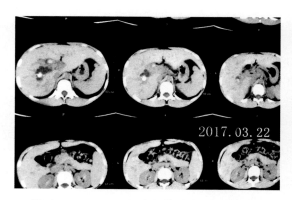

图 2-3-26 CT：肝内胆管扩张，充填胆石

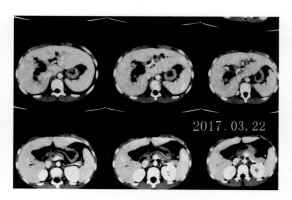

图 2-3-27 CT 静脉期：胆管清楚

肝色泽棕红，质地软，无结石感，形态、比例无失衡。胆囊已切除，原为胆肠鲁氏 Y 形吻合术，桥襻空肠长 60cm，结肠前位，扭曲粘连。空肠 – 桥襻为端 – 侧吻合，呈膨大反流"小胃"，直径达 6cm。左肝管、左肝外叶胆管处结石感明显。胰、脾正常。

（3）游离桥襻空肠，切开左右肝管，清除其内胆石：①离断腹内粘连，离断原胆肠吻合口，其内径狭小，约 0.3cm，切断近段桥襻长 20cm。②先后经肝圆韧带途径、胆囊床途径切开左肝管、右肝管，分别清除左肝管、左肝内叶及右肝前后叶胆管颗粒状胆石。

（4）游离左肝，经左肝外叶胆管结石感明显处，"四边法"切开左肝外叶胆管，切口长达 1.8cm。逐一直视下清除左肝外叶上、下段胆石。

（5）配合硬质输尿管镜进一步探查肝内各胆管，未见胆石残留。

（6）拼合组成肝胆管内盆、肝胆管外盆，其内径分别达 2.5cm、1.5cm，两盆间通过左肝外叶胆管沟通（图 2-3-28）。

（7）整修桥襻空肠：①做结肠肝曲系膜戳孔，经此移桥襻空肠达肝胆管盆。②切除反流"小胃"，做空肠、桥襻空肠侧 – 侧吻合，用直线切割闭合器完成。

（8）先后做肝胆管外盆（图 2-3-29）、内盆桥襻空肠吻合，吻合线用 4-0 Prolene 线。肝胆管内盆放置 14 号 T 形管，注水测试无胆漏、出血。

（9）逐层关腹。手术历时 3 小时，失血量约 20ml，生命体征平稳，安返回房。手术示意图见图 2-3-30。

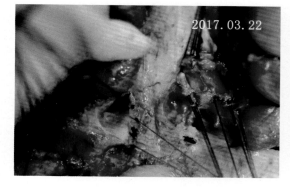

图 2-3-28 2 个肝胆管盆

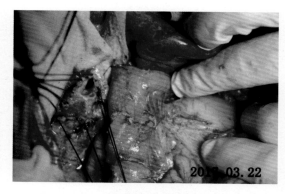

图 2-3-29 肝胆管外盆与桥襻空肠吻合后

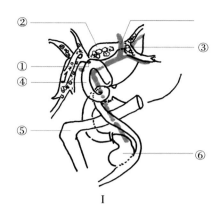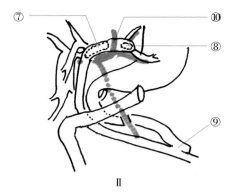

图 2-3-30　手术示意图

Ⅰ.术前；Ⅱ.术后

注：①胆肠吻合口；②左肝管；③左肝外叶胆管；④桥襻空肠；⑤横结肠；⑥反流小胃；⑦肝胆管内盆；⑧肝胆管外盆；⑨空肠、桥襻空肠侧 – 侧吻合；⑩门静脉左矢状部

【术后诊断】胆管囊状扩张症Ⅰ型，胆肠内引流术后，并吻合口狭窄、肝胆管结石。S：全肝。St：左肝管、右肝管、左外叶胆管。A：无。C：高位 AOSC，桥襻空肠冗长、粘连，空肠 – 桥襻空肠反流"小胃"。

【实施手术】改良盆式双口鲁氏 Y 形吻合术。

【术后】恢复平顺，复查无胆石残留。

【难点与创新】

（一）难点

（1）一例胆管囊状扩张症Ⅰ型，施囊肿切除、胆肠鲁氏 Y 形吻合术后，由于反流、吻合口狭窄，产生如此多的肝内胆石，而且年龄仅 9 岁，是一个罕见的病例。

（2）门静脉左侧矢状部不能切断，左肝外叶胆管相对狭窄，左肝外叶无手术切除指征。

（3）桥襻空肠冗长、粘连，而且空肠 – 桥襻空肠反向吻合，成反流"小胃"，给手术增加了许多困难。

（二）创新

（1）经过保留门静脉左侧矢状部左肝外叶途径，施双肝胆管盆。

（2）游离原桥襻空肠，切除反流"小胃"，施改良盆式双口鲁氏 Y 形吻合术。

（三）外科手术技巧

（1）肝胆管外盆的建立，注意宜游离左肝外叶，在结石感显著处"四边法"切开左肝外叶胆管，防止损伤门静脉左侧矢状部。

（2）反流"小胃"宜用直线切割闭合器完成。

（3）双肝胆管盆吻合，宜先做外盆 – 桥襻空肠吻合，后做内盆 – 桥襻空肠吻合。

病例 112：胆管囊状扩张症Ⅰ型，囊肿十二指肠间置空肠术后 30 年，并肝胆管结石，施胆囊切除、盆式间置术

患者，男，63 岁。反复右上腹痛、寒热 10 余年。1986 年，经当地市医院诊为"胆管囊状扩张症"，施行"胆肠内引流术"（术式不明）。2007 年，诊为"胆管结石"在外院施"胆管切开取石、T 形管引流术"，并经 T 形管瘘管胆道镜取石 3 次。

T 38.3 ℃，P 83 次 / 分，R 20 次 / 分，BP 118/75mmHg。神清合作，皮肤、巩膜无黄染。心律齐，无杂音。双肺呼吸音清。腹平，浅静脉不曲张，右上腹直肌切口瘢痕长 15cm。腹壁软，肝、胆囊、脾未扪及，Murphy 征（－），剑突右下方压痛，叩击右肝区示心窝部疼痛，无胃振水音，腹水征（－）。双下肢无水肿。

WBC 11.6×10^9/L，N 78%，PLT 117×10^9/L，TBIL 21.3μmol/L，DBIL 17μmol/L，AST 45U/L，ALT 36U/L，PA 213mg/L，CHE 4124U/L，γ–Gt 435U/L，ALP 328U/L，CA_{19-9} 65kU/L。

CT（2017 年 4 月，外院）：肝轮廓清，表面光整，形态、比例无明显失衡。左肝外叶下段胆管中度扩张，其内积石。肝外胆管扩张，胰腺段胆管内径约 2cm，其内示类圆形胆石，约 1cm×1.3cm。胆囊位置见囊状物，其内有高密度影。主胰管不扩张，脾不大，十二指肠结构不清。无腹水。

【术前诊断】胆管囊状扩张症，胆肠内引流术后。S：S_3、胆总管。St：胆总管。A：无。C：反流性胆管炎。

【手术过程】

（1）择期，平仰卧位，延长原切口呈 Y 形入腹。见：无腹水，无癌性结节，肝周及切口下广泛膜性粘连。肝色泽深棕红，肝叶形态、比例无明显失衡，肝质地稍硬，结石感不明显。肝外胆管扩张，外径约 2.5cm，壁厚，无明显结石感。一级肝门右侧一囊状物长 3.5cm、宽 1.8cm，有结石感。原为胆肠间置术，桥襻空肠的长度 60cm，结肠前位，近端与胆总管吻合，吻合口外径约 1cm，远端与十二指肠降部吻合，外径约 2cm。胃壁不厚，胃腔不扩大。胰头较大，似可扪及结石感。

（2）离断粘连带，显现肝、十二指肠、桥襻空肠及胰头，历时 1.5 小时。右膈下填塞纱布垫托出右肝。

（3）切断原胆肠吻合口，内径约 1cm，内壁尚光整。肝外胆管积脓性胆汁、胆泥。取出远段胆管结石 1 枚，约 1cm×1.3cm，胆固醇性，远端通过 3 号胆道扩张器。

（4）左肝管狭小，内径约 0.5cm。"四边法"经肝圆韧带途径切开左肝管口及左肝管，左肝管内径约 1.3cm，积混浊胆汁，刮匙进达左肝外叶上、下段胆管，清除左肝外叶胆管内胆色素性结石约 3g。右肝管口内径约 0.7cm，肝内胆管无胆石。

（5）经肝总管插入取石钳进达一级肝门右侧囊状物，其内大量胆石，并见哈氏瓣，确定为残存胆囊，予以切除。

（6）切除大部分肝外胆管，近段组成肝胆管盆，内径达 3.5cm。

（7）切除近段桥襻一段约 10cm，施肝胆管盆－桥襻空肠吻合，吻合线为 4–0 Prolene 线，连续、外翻缝合。经桥襻空肠戳孔，放置 14 号 T 形管达吻合口，注水测试无胆漏、出血。

（8）关腹。放置好温氏孔右侧腹腔引流管及桥襻 T 形管，经右侧腹壁引出腹膜腔，清

点器械、敷料无误，逐层关腹，安返回房。手术历时 4 小时，失血量约 100ml。手术示意图见图 2-3-31。

【术后诊断】胆管囊状扩张症（Ⅰ型），胆肠间置术后，S：S₃、BCD、残留胆囊囊肿。St：LBD、S₃。A：无。C：残留胆囊炎，残留胆囊结石。

【实施手术】残留囊肿、胆囊切除，肝胆管盆式间置术。

【术后】无胆漏、出血，无残石，恢复平顺。

【难点与创新】

（一）难点

（1）原术式不清，本次手术具有鲜明的探查性。

（2）腹内广泛粘连，本次术中分离粘连、弄清原术式历时近 1.5 小时。

（3）由于原手术距今已达 30 多年，长期胆囊、囊肿的感染，周围致密粘连，难以分离、辨清，易致十二指肠、结肠的损伤。

（二）创新

（1）采取 Y 形切口（图 2-3-32），重新增左侧腹切口入腹。

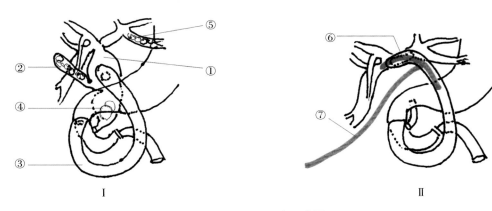

图 2-3-31　手术示意图

Ⅰ. 术前；Ⅱ. 术后

注：①囊肿；②残留胆囊；③间置桥襻空肠；④囊肿内胆石；⑤左肝外叶下段胆管；⑥肝胆管盆；⑦T 形管

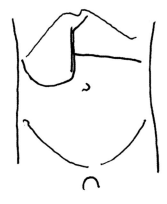

图 2-3-32　手术切口示意图

（2）分离粘连：①贴近肝脏面分离粘连，显现肝十二指肠韧带、胆肠吻合口。②紧贴桥襻空肠分离，显露桥襻空肠，辨清 30 多年前术式。③切除囊肿，切除残留胆囊。④经肝圆韧带途径切开左肝管，清除左肝外叶结石，组成肝胆管盆。⑤肝胆管盆与桥襻空肠吻合，缝线用 4-0 Prolene 线。

（三）外科手术技巧

（1）肠曲粘连松解，宜用组织剪做锐性离断。

（2）残留囊肿壁切除：①于肝门隆突平面离断囊肿。②胰腺段囊肿壁，宜在囊肿壁内分离，以免损伤胰腺致胰漏、出血。

（3）残留胆囊切除应注意：①切开肝总管、左肝管后，再施残留胆囊切除。②切开残株胆囊，直视下辨清肝总管右壁、门静脉后，紧贴胆囊壁电刀、电凝分离。

病例 113：胆管囊状扩张症Ⅰ型，施皮下盲襻胆肠鲁氏 Y 形吻合术后并胆肠管结石，再施双口盆式鲁氏 Y 形吻合术

患者，女，29 岁。胆肠内引流术后，间发上腹部痛、寒热 25 年。2002 年，诊为"胆管囊状扩张症"，在某院施"囊肿切除、胆肠内引流术"（具体术式不详）。2013 年，因"粘连性肠梗阻"，在外院施"粘连松解术"。

T 36.5℃，P 72 次 / 分，R 20 次 / 分，BP 115/70mmHg。神清合作，皮肤、巩膜无黄染。心律齐，无杂音。双肺呼吸音清。腹部平，浅静脉不曲张，示一右侧经腹直肌切口瘢痕长约 25cm。腹壁软，肝未扪及，剑突右下方压痛，叩击右肝区示心窝部疼痛，无胃振水音，脾在左肋缘下 3cm 可及，腹水征（−）。双腰背部无抬举痛，双下肢无水肿。

WBC $7.6×10^9$/L，N 71.3%，PLT $118×10^9$/L，TP 61.2g/L，ALB 36.8g/L，TBIL 21.5μmol/L，DBIL 16.5μmol/L，AST 45U/L，ALT 37.5U/L，PA 128mg/L，CHE 5138U/L，CA_{19-9} 7.9kU/L。

CT（2017 年 4 月，外院）：肝轮廓清，表面光整，肝叶形态、比例无明显异常。肝门以上肝内胆管扩张，充填胆石。肝外胆管、胆囊未见。脾大 8 个肋单元。

增强扫描：无"狗尾征"、无"日晕征"，无门静脉海绵样变。

【术前诊断】胆管囊状扩张症（Ⅰ型），胆肠内引流术后，并肝胆管结石。S：全肝。St：胆肠吻合口。A：无。C：胆汁性肝硬化、门静脉高压症。

【手术过程】

（1）择期，平仰卧位，延长原切口呈 Y 形（图 2-3-33）入腹。见：无腹水，腹膜上无癌性结节。全腹部广泛膜性粘连，尤以肝膈、肝脏面为显。肝呈棕红色，质地较硬，各肝叶明显结石感，左肝外叶较肥大。原为皮下盲襻胆肠鲁氏 Y 形吻合术，皮下盲襻长 10cm，胆肠吻合口外径约 1.5cm，桥襻空肠长约 50cm，结肠前位，空肠、桥襻空肠为端 – 侧吻合，局部膨胀扩大呈"小胃"，同步缝合尚存，长约 6cm。肝外胆管外径达 2cm，明显结石感。肝十二指肠韧带无静脉曲张。脾大，下极达左肋缘下 4cm。胰、胃十二指肠无明显异常。

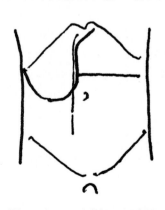

图 2-3-33　手术切口示意图

（2）经腹壁正常处入腹，分离粘连，游离右肝，盐水垫填塞右膈下，托出右肝，显现桥襻空肠、皮下盲襻及左肝外叶。

（3）离断肠曲间粘连，从屈氏韧带空肠起始至回盲瓣，逐段仔细剥离，并辨清桥襻空肠。

（4）组成肝胆管盆：①游离皮下盲襻，离断胆肠吻合口，切除胆肠吻合口近段空肠。②原胆肠吻合口内径约 1.5cm，内壁光整，无狭窄。经此清除肝外胆管结石，显现左右肝管口狭窄，内径分别约 0.5cm、0.7cm，其胆管内充满胆石。③先后经肝圆韧带途径、胆囊床途径切开左

肝管、左肝内叶胆管及右肝管，逐一清除左肝管、左肝内叶胆管、左肝外叶上段和下段胆管、左尾叶胆管及右肝前、后叶胆管内胆石。④阻断入肝血流，经右肝前叶上段结石感明显处，"四边法"切开胆管，清除其内胆石，插入胆道扩张器，与右肝前叶胆管沟通，注入"三合一液"冲洗。⑤将左肝外叶向右前方翻转，于左肝前纵沟左后方结石感明显处，"四边法"切开 S_2 胆管，清除其内胆石。胆道扩张器插入达左肝外叶胆管，"三合一液"冲洗。⑥以 4-0 薇乔线先后拼合成一级肝门肝胆管盆及左肝外叶胆管盆，2 个盆的内径分别为3cm、1.5cm。

（5）修整原桥襻空肠近段，完成双口盆式鲁氏 Y 形吻合术。缝合线为 4-0 Prolene 线，作连续、外翻缝合。14 号 T 形管放置一级肝门，测试无胆漏、出血。

（6）安置温氏孔右侧乳胶引流管及一级肝门引流管，逐层关腹。手术历时 7.5 小时，失血量 100ml，取出胆色素性结石 60g。手术示意图见图 2-3-34。

【术后诊断】胆管囊状扩张症 I 型，皮下盲襻胆肠鲁氏 Y 形吻合术后，并肝胆管结石。S：全肝。St：左肝管、右肝管（相对），S_5、S_2（真性）。A：无。C：反流"小胃"、反流性胆管炎，胆汁性肝硬化、门静脉高压症，肝肥大萎缩征（左肝外叶肥大、左肝内叶萎缩），肠粘连，皮下盲襻失用。

【实施手术】肠粘连松解、皮下盲襻切除、双口肝胆管盆式鲁氏 Y 形吻合术。

【术后】无胆漏、出血、肠梗阻等并发症，第 3 天肛门排便、排气，恢复平顺，无胆石残留。

【难点与创新】

（一）难点

（1）少见的腹内粘连。

（2）全肝结石。

（3）多级胆管狭窄，左、右肝管口相对狭窄，S_2、S_5 真性狭窄。

（4）胆汁性肝硬化、门静脉高压症、巨脾。

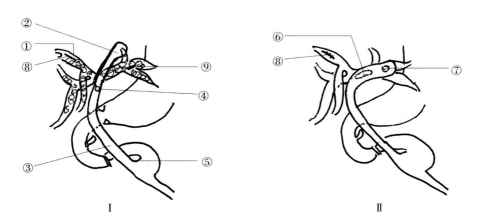

图 2-3-34　手术示意图

I．术前；II．术后

注：①右肝前叶上段胆管；②皮下盲襻；③桥襻空肠；④胆肠吻合口；⑤反流"小胃"；⑥肝胆管盆（中央）；⑦外周肝胆管盆；⑧ S_8 胆管切口；⑨ S_2 胆管切口

（5）反复胆管炎症，尤其是肝外胆管周粘连许多曲张的静脉小血管，易致术中出血。

（6）本例手术所在医院条件极差，既往没有开展过类似手术，无拉钩、有缝合线。

（二）创新

（1）取上腹 Y 形切口，笔者自带腹部自动牵开器，充分游离肝，右膈下填塞盐水纱布垫托出右肝。

（2）分离肠粘连，从屈氏韧带至回盲瓣锐性离断粘连带。

（3）切除失用性皮下盲襻。

（4）利用肝圆韧带途径、胆囊床途径充分切开左右肝管、左肝内叶胆管，以方便直视下清除肝内胆管结石。

（5）经结石感途径做 S_8、S_2 胆管切开，清除其内胆石。

（6）做双口肝胆管盆式鲁氏 Y 形吻合术。

（7）术中用"三合一液"冲洗清洁胆管。

通过上述措施，解除了胆管口狭窄、清除了胆石、建立了通畅的胆道引流、保存了肝。

（三）外科手术技巧

（1）切口、入腹。注意取 Y 形切口，从正常处入腹。一方面能以最快速度入腹，另一方面避免损伤粘连腹壁的肠管。

（2）肠管粘连的分离应注意：以剪刀锐性切断粘连，创面渗血宜用"三合一液"纱布垫湿敷。

（3）S_8 胆管切开应注意以下几点：①游离、托出右肝。② Pringle 止血带阻断入肝血流。③结石感明显处切开胆管，清除胆石，沟通胆管。

（4）S_2 胆管切开应注意：①游离左肝外叶。②将左肝外叶向右前方翻转。③阻断入肝血流，用 Pringle 止血带。④"四边法"于结石感明显处切开 S_2 胆管。⑤清除胆石，沟通胆管，组成肝胆管盆。

（5）双肝胆管盆与桥襻空肠吻合：①本例左肝外叶肥大、全肝结石，门脉矢状部粗大，不能切断，故而取用双肝胆管盆，一级肝门处谓"中央盆"，左肝外叶盆谓"外周盆"。②先做外周盆与桥襻空肠吻合，后做中央盆吻合，方便些。③肝胆管盆空肠吻合用 4-0 Prolene 线。④中央盆内放置 T 形管，以防胆漏。

（6）皮下盲襻：20 世纪 90 年代，设计者提出皮下盲襻，其目的是术后通过皮下盲襻取石。从文献看来有一定的价值。但本例放置皮下盲襻已达 25 年，而且本次术中所见肝内胆管结石亦无法通过皮下盲襻解决，而且笔者收治类似病例 14 例，未见皮下盲襻裨益，故再手术时均予以切除。

病例 114：Carolis 病并胆管黏液腺癌，施右半肝切除、改良左肝胆管盆式鲁氏 Y 形吻合术

患者，男，48 岁。皮肤黄染 2 个月。曾先后就诊于北京、上海等地大医院，"诊断不明，治疗方法不一"。于 28 天前，住入当地某医院，诊为"胆管囊状扩张、AOSC"，施行 ENBD，引流物有胶陈样物，而且引流经常不通，致发热、黄疸加深。经 CT、MRI 检查诊为"右肝内胆管囊状扩张症、右肝囊肿"而转来我院。2012 年曾在当地医院施 PCI。

T 36.7℃，P 96 次 / 分，R 20 次 / 分，BP 120/80mmHg。神清合作，皮肤、巩膜无明显黄染。心律齐，无明显杂音。双肺呼吸音清。腹平，浅静脉不曲张，示右上腹经腹直肌切口瘢痕长 15cm。腹壁软，肝、胆囊及脾未扪及，Murphy 征（-），剑突右下方压痛，叩击右肝区示心窝部疼痛，无胃振水音，腹无移动性浊音。双腰背部无抬举痛，双下肢正常。

WBC 6.19×10⁹/L，N 66.8%，PLT 146×10⁹/L，Hb 93g/L，TBIL 28μmol/L，DBIL 15.9μmol/L，AST 31.9U/L，ALT 33U/L，TP 72.9g/L，ALB 39.6g/L，PA 175mg/L，CHE 5689U/L，CA$_{19-9}$ 311.23kU/L，Ferrit 354.7ng/ml。

CT（2017 年 6 月 15 日，湖南省人民医院）：肝大小、形态正常，表面光整。第一肝门右侧见一囊状密度灶，约 3.9cm×2.6cm，其内见少许气体影，边缘见高密度灶，似与胆总管相连通（图 2-3-35）。增强扫描边缘强化。延长期见肝实质强化均匀，肝内外胆管扩张，可见 ENBD 导管。左肝内叶见一类圆形低密度灶，边界清，约 5.5cm×4.8cm。增强扫描壁明显增强。

MRCP（2017 年 6 月 10 日，湖南省人民医院）：右肝管囊状扩张，右肝内其他胆管扩张，左肝管细、清（图 2-3-36）。

【术前诊断】

（1）肝内胆管囊状扩张症（Carolis 病）（右肝），并黏液腺癌。

（2）左肝囊肿并感染，胆囊炎、胆结石。

【手术过程】

（1）择期，平仰卧位，取右上腹"反 L"形切口入腹。见：无腹水，腹膜上未见癌性结节。肝色泽棕红，形态、比例无明显异常，表面尚光整。左肝内叶扪及一肿块，大小如 CT 所示一致。右肝无结节感、结石感。胆囊形状、大小如常，无肿块、无结石感。胆总管外径约 1.3cm，壁稍厚，未见肿块、结石。右肝管胀大，呈囊样，壁厚 0.3cm，囊状扩张部分约 4cm×3cm。L$_8$、L$_{12}$、L$_{13}$、L$_9$ 淋巴结无明显肿大、质软。脾、胰、胃十二指肠未见明显异常。

（2）顺逆结合切除胆囊，安置 Pringle 止血带。

（3）穿刺左肝内囊肿，获白色脓液 1ml，随即切开囊肿，吸出脓液 55ml。送囊壁活检，报告为"炎性囊壁"。未见胆汁溢出。

（4）"四边法"切开胆总管、肝总管，吸出黏液胨样胆汁约 15ml。继续切开右肝管，见胆管壁厚、韧，壁厚约 0.3cm，胆管内陷充血，呈现红色，布满"小泡疹"。经此发现右肝

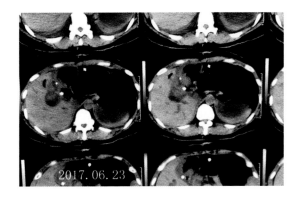

图 2-3-35 CT：第一肝门右侧一囊状扩张胆管

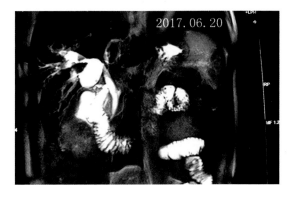

图 2-3-36 MRCP：右肝管囊状扩张

前、后叶胆管内呈黏液脓样物。取囊壁送快速活检：胆囊炎，重度非典型增生。

（5）切除右半肝：①结扎、切断肝右动脉，安置 Pringle 止血带。②横断胆总管，紧贴胆管游离，辨别保护好门静脉及左干。③于左右肝缺血分界线、肝中静脉右侧，以超声刀、单极和双极电凝劈离肝达肝后腔静脉、肝中静脉、肝右静脉根部间隙。④横断左肝管口，门脉钳钳夹门脉右干，以 5-0 Prolene 线缝扎门脉右干残端。⑤钳夹、切断右肝短静脉 4 支，切割闭合器处理肝右静脉（图 2-3-37）。离断右冠状韧带、肝肾韧带，移除右半肝（图 2-3-38）。

（6）施行改良盆式鲁氏 Y 形吻合术：①切除增厚的左肝管口，纵行切开左肝管，组成肝胆管盆，内径长度约 1.3cm。②切取桥襻空肠 40cm，做结肠肝曲系膜戳孔。③桥襻空肠经结肠肝曲系膜戳孔，引达肝胆管盆，完成肝胆管盆、桥襻空肠吻合。用 5-0 Prolene 线连续、外翻缝合，放置 12 号 T 形管入肝内胆管。④做空肠、桥襻空肠侧－侧吻合，用直线切割闭合器完成。

（7）查肝断面平整，无胆漏、出血，测试胆肠吻合口无胆漏、出血。放置好右膈下引流管、T 形管，逐层关腹。手术历时 6 小时，失血量约 100ml，安返回房。手术示意图见图2-3-39。

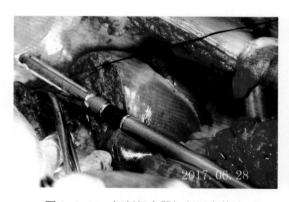

图 2-3-37　切割闭合器切断肝右静脉

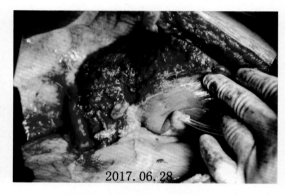

图 2-3-38　左肝断面

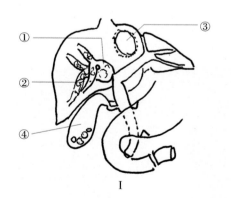

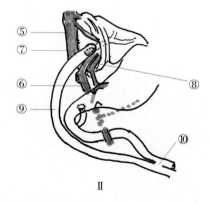

Ⅰ　　　　　　　　　　　　　Ⅱ

图 2-3-39　手术示意图

Ⅰ. 术前；Ⅱ. 术后

注：①右肝管囊状扩张；②黏液脓；③囊肿；④胆囊；⑤腔静脉；⑥门静脉；⑦左肝胆管盆；⑧肝左动脉；⑨桥襻；⑩空肠、桥襻空肠侧－侧吻合

【术后诊断】Carolis 病，并胆管黏液腺癌。

【实施手术】右半肝切除，左肝管改良盆式鲁氏 Y 形吻合术。

【术后】恢复平顺，无膈下脓肿、肝功能不全等并发症。

病理切片：胆管黏液腺癌。

【难点与创新】

（一）难点

（1）术前诊断不甚清楚。右肝如果为胆管囊状扩张，左肝内囊肿是否也是肝内胆管囊状扩张？还是囊肿合并感染？另一方面右肝是胆管黏液癌还是 Carolis 病并黏液胆管癌。

（2）手术方式是施右肝管切除，右半肝切除，还是扩大右肝三联切除？

（二）创新

（1）先左肝囊肿穿刺，后切开、活检，确定为囊肿并感染。

（2）右肝管切除、病检，病检为胆管囊状扩张症并黏液腺癌。

（3）施右半肝切除、改良盆式鲁氏 Y 形吻合术。

（三）外科手术技巧

（1）右半肝切除，本例注意：切开胆总管、肝总管、右肝管，探清病变范围。劈离右半肝、右尾叶，显现肝后腔静脉及肝右、肝中静脉根部，离断肝右静脉，最终切断门静脉右干，移去右半肝、右肝尾叶。

（2）改良盆式鲁氏 Y 形吻合术。这里特殊之处在于：直视下彻底切除增厚的左肝管口，再做左肝管切开，组成肝胆管盆。

病例 115：胆管囊状扩张症 I 型，施胆肠间置术后 30 年，并反流性胆管炎，施改良盆式鲁氏 Y 形吻合术

患者，女，42 岁。间发右上腹痛伴发热 6 个月。1987 年，因"胆管囊状扩张症（I型）"施行"囊肿切除、胆肠间置术"。2003 年，因"肝胆管结石"施行"左肝外叶切除术"。

T 36.5℃，P 74 次 / 分，R 20 次 / 分，BP 118/74mmHg。神清，无黄疸。心律齐，双肺呼吸音清。腹平，浅静脉不曲张，无胃肠型，陈旧性右上腹"反 L"形切口瘢痕 1 条，长约 18cm。腹壁软，剑突右上方压痛，叩击右肝区示心窝部不适，肝、脾未扪及。无胃振水音，腹无移动性浊音。双下肢无水肿。

WBC 4.94×10^9/L，N 45.4%，PLT 227×10^9/L，Hb 131g/L，TBIL 20.4μmol/L，DBIL 7.1μmol/L，TP 69g/L，ALB 38.9g/L，ALP 277U/L，γ–Gt 269U/L，PA 234mg/L，CHE 5620U/L，C_{12}（正常）。

CT（2017 年 9 月，湖南省人民医院）：肝轮廓清，表面光整，左肝外叶已切除，右肝肥大。肝内胆管扩张，尤以左、右肝管为显，呈囊状，充填胆石、胆泥及积气。肝外胆管未见。

【术前诊断】胆管囊状扩张症 I 型，囊肿切除、胆管十二指肠间置术后，并吻合口狭窄，恶性变？肝胆管结石。

【手术过程】

（1）择期，平仰卧位，经原右上腹"反 L"形切口入腹。见：无腹水，腹膜上无癌性

结节。肝脏面少许膜性粘连。原为胆管十二指肠间置空肠术（见图 2-3-40 Ⅰ），间置空肠长度 10cm。十二指肠通畅，无梗阻。胆管空肠吻合口光整、软，无肿瘤可及。原空肠 – 空肠吻合口无狭窄，质地光整。L_8、L_{12}、L_{13} 无肿大。胰体软，胰头不大。

（2）离断肝脏面粘连，游离间置桥襻，横断原胆管空肠吻合口，内径 2.5cm，内壁光整，无线结石，左右无狭窄，但充填大胆泥、胆石，予以清除。距桥襻空肠十二指肠吻合口 1cm，用直线切割闭合器切除桥襻空肠，予以移除。

（3）横断原空肠 – 空肠吻合口，取桥襻空肠 35cm，完成改良盆式鲁氏 Y 形吻合术（见图 2-3-40 Ⅱ）。14 号 T 形管放置于胆管空肠吻合口，直臂经桥襻戳孔引出。测试无胆漏、出血。

（4）关腹。手术历时 2.5 小时，失血量 20ml，生命体征平稳，安返回房。手术示意图见图 2-3-40。

【术后诊断】胆管囊状扩张症Ⅰ型，囊肿切除、盆式间置术后，并反流性胆管炎，肝内胆管结石。

【实施手术】改良肝胆管盆式鲁氏 Y 形吻合术。

【术后】无胆漏、出血等并发症，恢复平顺。

【难点与创新】

（一）难点

（1）盆式间置术，笔者于 1983 年创用于肝胆管结石、胆管囊状扩张症，至 1986 年达 228 例，由于手术复杂，不便于推广，以后多采用盆式鲁氏 Y 形吻合术。因此，对于目前年轻医生而言，很少了解，不易辨别。

（2）既往施行了盆式间置术、左肝外叶切除术，腹内粘连较重。

（二）创新

废除原已 30 年的盆式间置术，施改良盆式鲁氏 Y 形吻合术。

（三）外科手术技巧

（1）本例由于胆管囊状扩张症Ⅰ型，已施行盆式间置术 30 年，至今吻合口光整、无狭

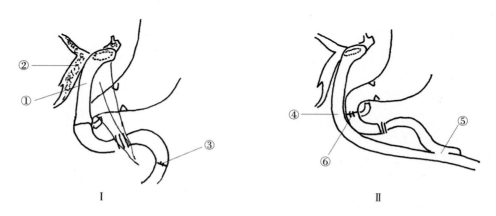

图 2-3-40 手术示意图

Ⅰ. 术前；Ⅱ. 术后

注：①间置空肠襻；②肝内胆管结石；③空肠 – 空肠吻合；④鲁化 Y 形吻合桥襻空肠；⑤空肠、桥襻空肠侧 – 侧吻合；⑥原桥襻空肠 – 十二指肠吻合口修补

窄，说明黏膜对黏膜的吻合经得起时间的考验，是一种可取的手术技巧。

（2）间置盆式内引流是一种符合生理胆肠的引流术式，虽然当年也在其桥襻空肠末端加做人工乳头，其肠内容物的反流仍然存在，是这种手术方式的缺点所在，其发生率为100%。2016年，术中创造改良盆式内引流，反流性胆管炎的发生率降至7%，故本例本次改变为改良盆式鲁氏Y形吻合术。

第四节　医源性近段胆管损伤

1882年，Langenbuch报道首例胆囊切除，逐渐传遍各国，美国每年胆囊结石、胆囊炎施胆囊切除60万例，中国每年胆囊切除约300万例，救治了许多患者。1987年Mauret施行首例腹腔镜胆囊切除，推动了微创外科的发展。由于胆囊被切除，也导致一些患者的医源性近段胆管损伤，其发生率为0.5%～1%。腹腔镜的医源性胆道损伤发生率为开腹手术的2倍。1990年至今，湖南省人民医院先后收治各类医源性近段胆管损伤604例。

（一）医源性近段胆管损伤的原因

（1）麻醉不好，切口不当，缺乏切除胆囊的经验。

（2）胆囊三角解剖变异、充血、水肿、粘连。

（3）没有遵循切除胆囊的"辨、切、辨"三字程序，不问病史，不做体格检查，不辨清胆囊三角，见到胆囊就切。

（二）医源性近段胆管损伤的诊断

（1）术前：①有胆囊切除的病史，而且手术时间冗长。②胆囊切除后黄疸，首先考虑医源性近段胆管损伤。③胆囊切除后无黄疸，表现为腹胀、腹水，亦应想到医源性近段胆管损伤。④腹腔穿刺获胆汁。⑤影像学检查，如B超、CT、MRI、ERCP、经T形管胆道造影、PTCD，提示毁损胆管狭窄、缺如，毁损以上胆管扩张，或腹膜腔积液。

（2）术中：①第一肝门的右侧胆漏或胆管残端喇叭口。②第一肝门胆漏加上门静脉、肝动脉损伤、出血。③毁损胆管处钛夹、缝线结，局部纤维性硬变短管。

（三）医源性近段胆管损伤的分类与手术处理

目前世界各国对该损伤的分类方法很多，意见不一，吴金术等根据湖南省人民医院肝胆外科收治的600例医源性近段胆管损伤提出分类5型，手术方式与分类匹配（表2-4-1）。

表2-4-1　医源性近段胆管损伤的分类与手术处理

医源性近段胆管损伤分型	损伤特点	手术方式
Ⅰ	胆囊管残端漏	切除残端胆囊
Ⅱ	胆管壁裂伤、结扎	修补、T形管引流
Ⅲ	肝门隆突以上或以下切断、切除	T形管引流、胆肠鲁氏Y型吻合
Ⅳ	胆管变异、损伤	夹心T形管引流
Ⅴ	合并门静脉、肝动脉损伤	据情处理

本节将近2年收治的医源性近段胆管损伤的部分病例介绍于后。

典型病例

病例 116：罕见的医源性近段胆管损伤Ⅳ型的处理

患者，女，76 岁。发现胆囊结石 8 年，间发右上腹痛 3 年。

T 36.8℃，P 78 次 / 分，R 20 次 / 分，BP 143/78mmHg。神清合作，皮肤、巩膜无黄染。心节律不齐，78 次 / 分，无杂音。双肺呼吸音清。腹平，浅静脉不曲张，腹壁软。肝、胆囊及脾未扪及，Murphy 征（+），叩击右肝区示心窝部不适。无胃振水音，腹无移动性浊音。双下肢活动自如。

WBC 3.73×10^9/L，N 45.7%，PLT 153×10^9/L，BS 5.27mmol/L，TBIL 9.1μmol/L，DBIL 2.5μmol/L，TP 52.8g/L，ALB 35g/L，AST 15U/L，ALT 9.7U/L，CA_{19-9} 13.4kU/L。

B 超：胆囊多发结石。心电图：窦性心律，室性期前收缩，ST 段压低。

【术前诊断】结石性慢性胆囊炎，心节律不齐（室性期前收缩）。

【手术过程】

（1）择期，平仰卧位，施腹腔镜胆囊切除。解剖观察胆囊，见胆囊管一破口（图 2-4-1），内径 0.2cm。一级肝门右侧一胆管口漏胆汁，残端口径 0.35cm。主管医师急请笔者会诊。

（2）立即采用右上腹"反 L"形切口入腹探查，符合医源性近段胆管损伤Ⅳ型（其特点见图 2-4-5 Ⅰ）。右肝前叶下段胆管残端口内径约 0.35cm，肝表面长度约 0.25cm（图 2-4-2）。插入小号输尿管导管深达 1.7cm，拆除胆囊管残端钛夹 2 枚，其长度约 2cm（图 2-4-3），内径约 0.35cm。胆囊管残端距右肝前叶下段胆管残端约 4.5cm。肝总管内径约 0.65cm，胆总管远端通畅，能通过 3 号胆道扩张器。经肝总管插入导管注水，无液体从右肝前叶下段胆管流出。

（3）笔者完成以下手术：①延长皮肤切口，右膈下填塞盐水纱布垫，下压右肝，发现 2 个断的胆管残端能无张力靠拢。②以 6-0 Prolene 线间断缝合右肝前叶下段胆管残端与胆囊管残端后壁 3 针。③经胆总管放置外径 0.15cm 硅胶管入胆囊管达右肝后叶下段胆管内 1.7cm，以 5-0 薇乔线将硅胶管缝合固定在肝总管后壁。同法缝合胆囊管残端与右肝前叶下段胆管残端 3 针。④胆总管、肝总管内放置 12 号 T 形管，硅胶管插入 T 形管直臂内，5-0 Prolene 线缝合关闭胆管切口，注水测试无胆漏，T 形管通畅。⑤游离肝圆韧带，以医用创

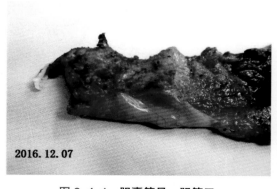

图 2-4-1　胆囊管另一胆管口

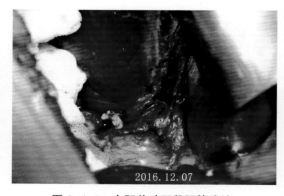

图 2-4-2　右肝前叶下段胆管残端

面封闭胶分别粘贴、固定胆管切口及胆管吻合口（图 2-4-4）。

（4）放置好引流管，逐层关腹。手术示意图见图 2-4-5。

【术后诊断】结石性胆囊炎，医源性近段胆管损伤Ⅳ型。

【实施手术】LC—OC，夹心 T 形管引流术。

【术后】恢复平顺。

【难点与创新】

（一）难点

1990 年至今，笔者先后收治各类医源性近段胆管损伤 510 例，将其分为 5 型，本例属Ⅳ型。但本例有以下难点：

（1）既往收治的医源性近段胆管损伤Ⅲ型均为右肝管缺如、右肝后叶胆管横断或肝总管损伤，但本例为右肝前叶下段胆管开口于胆囊管，切除胆囊时将其切断。

（2）本例右肝前叶胆管腔细小，内径仅 0.3cm。

（3）胆囊管残端与右肝前叶下段胆管残端相距达 4.5cm。

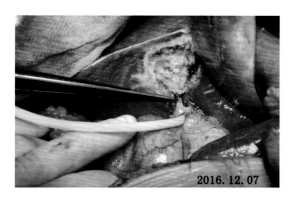

图 2-4-3　镊子夹持处为残存胆囊管

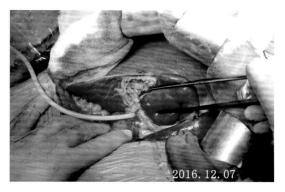

图 2-4-4　乳胶管进心端上方为粘贴的肝圆韧带

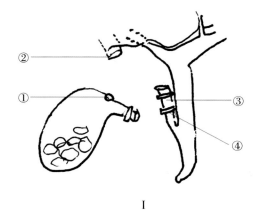

Ⅰ

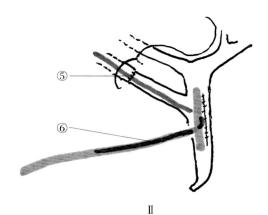

Ⅱ

图 2-4-5　手术示意图

Ⅰ. 术前；Ⅱ. 术后

注：①胆囊管破孔；②右肝前叶下段胆管残端；③残余胆囊管；④钛夹；⑤右肝前叶下段胆管与胆囊管吻合口；⑥夹心 T 形管

（4）患者年龄 76 岁，患有心节律不齐（室性期前收缩）。

（二）创新

胆管夹心 T 形管引流。

（三）外科手术技巧

（1）膈下填塞盐水纱布垫，推肝下移，缩短右肝前叶下段胆管残端与胆囊管残端距离。

（2）放置夹心 T 形管，恢复生理胆道。

（3）利用医用创面封闭胶将肝圆韧带分别粘贴至胆管切口与胆管吻合口，防漏。

病例 117：医源性近段胆管损伤 Ⅱ 型，PTCD、ENBD 后，施胆道 T 形管引流、胃隔离术

患者，男，31 岁。电视腹腔镜胆囊切除术（LC）后腹痛 55 天。2016 年 9 月 29 日，因"结石性胆囊炎"在某县人民医院施 LC，术后剧烈右上腹痛、发热，予以镇痛、抗感染治疗，镇痛针每日 3 次，做 B 超、CT，未见"胆管扩张""腹水"，治疗效果不佳。2016 年 10 月 10 日，转住当地地区医院，复查 B 超、MRI，仍未发现肝胆管扩张，仅见胆囊窝积液，仍然行镇痛、抗生素治疗，效果同前。2016 年 10 月 21 日，转住湖南省人民医院，CT 查见胆囊窝胆汁瘤，而施经皮肝脓肿穿刺置管引流（图 2-4-6），引流液为墨绿色胆汁，50ml/d，腹痛稍有缓解。2016 年 10 月 23 日，做经 PTCD 引流管造影，显现"胆囊窝脓肿"，肝内外胆管纤细，胆总管内径约 0.6cm（图 2-4-7）。2016 年 10 月 23 日，做内镜检查，发现胆囊管长、漏胆，考虑为残端胆囊管漏（图 2-4-8）。2016 年 10 月 23 日，做 ENBD，并经此做胆道造影，示肝内外胆管纤细，无漏胆，并见胆囊管长 2.5cm，此后腹痛更剧，伴呕吐，AMY 878U/L，LPS 574U/L。此时，请笔者急会诊。

T 36.3℃，P 103 次 / 分，R 23 次 / 分，BP 129/89mmHg。神清合作，表情痛苦。皮肤、巩膜无黄染。心律齐，双肺呼吸音清。腹部胀满，浅静脉不曲张，全腹壁紧张，压痛、反跳痛以右上腹为显。肝浊音界存在，叩击右肝区示腹痛加剧、难忍。未触及肝、脾。右腰背部抬举痛存在。腹水征不显，肠鸣音弱。双下肢无水肿。PTCD 引流墨绿色胆汁。

WBC $9.51×10^9$/L，N 83.6%，PLT $207×10^9$/L，Hb 120g/L，AMY 878.2U/L，LPS 574U/L，TBIL 11.9μmol/L，DBIL 3.4μmol/L，TP 67.5g/L，ALB 44.4g/L，AST 126U/L，

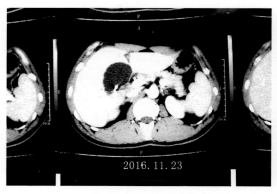

图 2-4-6　CT：胆囊窝积液

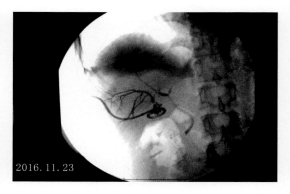

图 2-4-7　PTCD

ALT 118U/L，PA 369mg/L，CHE 8477U/L，ALP 100U/L， γ–Gt 95.9U/L，BS 4.6mmol/L。

【术前诊断】LC 后胆汁瘤。

【手术过程】

（1）平仰卧位，做右上腹"反 L"形切口入腹。见：胰头、横结肠系膜、十二指肠浆膜下巨大新鲜红色血肿。胆囊窝胆汁积聚，量约 60ml，PTCD 导管经右肝前叶达一级肝门右侧，"猪尾巴"管紧压右肝前叶胆管。胆囊管长 3cm×1cm，残端 3 枚钛夹夹持部分胆囊管，漏胆。肝总管、胆总管外径约 0.6cm，可扪及其内鼻胆引流管。一级肝门右侧肝脏面光整，无"喇叭口"。腹膜腔约 500ml 混浊胆汁、血液，十二指肠无坏死、穿孔，胰腺肿胀、充血、水肿，散在皂化斑（图 2-4-9）。

（2）"三合一液"冲洗清创腹膜腔，冲洗液量 4000ml。

（3）清创十二指肠浆膜下、胰头被膜、横结肠系膜血肿，量约 350g。

（4）切开胆囊管，拆除残端钛夹，见胆汁漏出。

（5）笔者洗手完成以下手术：①经 PTCD 导管注水，残端胆囊管漏胆汁（图 2-4-10）。②扪及胆管内导管，"四边法"切开胆总管，注水，肝内无胆漏（图 2-4-11）。经切口插入输尿管导管达肝内胆管，经此管注水，仍无肝内胆管漏。胆管远段无残石、无出血，通畅好。③放置 12 号 T 形管，直臂经胆囊管切口引出，5-0 Prolene 线连续缝闭胆总管切口，拔

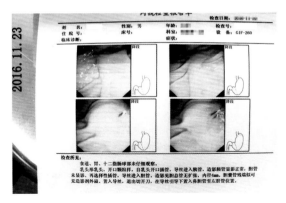

图 2-4-8　内镜检查

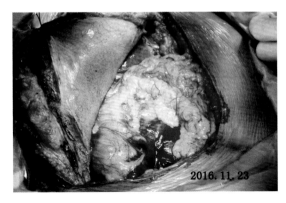

图 2-4-9　开腹所见

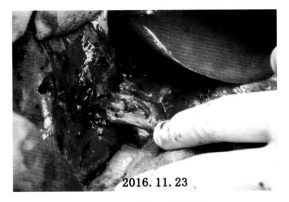

图 2-4-10　残端胆囊管漏胆汁

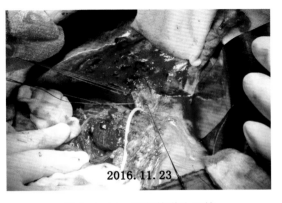

图 2-4-11　黄色管道为导管

除 ENBD 导管。④ 5-0 Prolene 线缝闭胆囊管，经 T 形管注水，无胆漏。

（6）放置温氏孔右侧及血肿腔引流管，逐层关腹。手术历时 2.5 小时，术中生命体征平稳，安返回房。见手术示意图 2-4-12。

【术后诊断】医源性近段胆管损伤 Ⅱ 型，并胆漏，胆汁性腹膜炎，腹内出血，创伤性急性胰腺炎，十二指肠、胰头被膜、横结肠系膜血肿。

【实施手术】残端胆囊管扎闭，胆总管 T 形管引流，腹膜腔清创、引流。

【术后】恢复尚平顺。

【难点与创新】

（一）难点

（1）LC 后腹痛，延误诊断长达 55 天。

（2）三大失误，增加了外科治疗的难度：①LC 致医源性胆道损伤 Ⅱ 型。②经皮肝脓腔穿刺置管，"猪尾巴"管压迫一级肝门右侧和右肝后叶胆管。③经 ENBD 导管造影致创伤性胰腺炎，胰头周出血，血肿形成。

（3）胆道损伤后胆漏，肝内外胆管不扩张、纤细，而且形成胆汁瘤，致使诊断困难、治疗困难。

（4）损伤后使用镇痛药长达 55 天。

（5）长期使用广谱抗生素，致使二重感染难免。

（二）创新

笔者检查发现腹膜炎体征明显，而且以右上腹为显，结合术前的多种影像检查，考虑为医源性胆道损伤 Ⅱ 型、腹膜炎、创伤性胰腺炎、腹内出血，于胆道损伤后 55 天急症手术而成功。

（三）外科手术技巧

（1）胆囊切除后剧烈右上腹痛，不出现黄疸，发现胆汁瘤，胆囊管残端漏，胆管不扩张，宜早期手术。

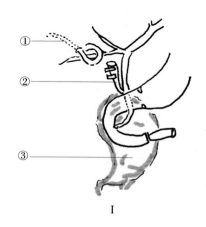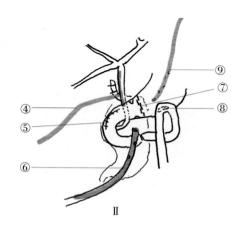

Ⅰ   Ⅱ

图 2-4-12　手术示意图

Ⅰ. 术前；Ⅱ. 术后

注：①PTCD；②残留胆囊管；③血肿；④胆道 T 形管；⑤十二指肠浆膜修补；⑥血肿引流管；⑦胃隔离；⑧胃空肠吻合；⑨胃管

（2）医源性近段胆管损伤Ⅱ型，宜切除过长的残留胆囊管，并做胆总管 T 形管引流。

（3）十二指肠浆膜下、胰头被膜下及横结肠系膜内巨大血肿，清除血肿后，宜做胃隔离术，从小网膜囊内确定幽门环位置。

（4）挽出小肠，腾空腹膜腔，用"三合一液"冲洗、清创腹膜腔。

病例 118：医源性近段胆管损伤Ⅲ型，胆肠鲁氏 Y 形吻合术后吻合口狭窄、全肝结石，施盆式鲁氏 Y 形吻合术

患者，女，46 岁。胆肠内引流术后反复寒热 10 年，加重 7 天。2007 年，诊为"结石性胆囊炎"，在某医院施 LC，术后第 2 天出现黄疸、小便金黄，至术后第 7 天，请院外会诊，施"胆肠内引流术"。

T 36℃，P 82 次 / 分，R 20 次 / 分，BP 101/68mmHg。神清合作，无黄疸。心律齐，双肺呼吸音清。腹平，浅静脉不曲张，示右肋缘下切口瘢痕长 13cm。腹壁软，剑突右下方压痛，叩击右肝区示心窝部疼痛，肝、脾未扪及。胃无振水音，腹水征（−）。双腰背部无抬举痛，四肢正常。

WBC $8.9×10^9$/L，N 74%，PLT $228×10^9$/L，TBIL 23.4μmol/L，DBIL 16.5μmol/L，TP 67g/L，ALB 36g/L，AST 50U/L，ALT 53U/L，PA 123mg/L，CHE 6374U/L，C_{12} 正常。

MRCP（2017 年 2 月 21 日，湖南省人民医院）：胆肠吻合口狭窄，其以上肝内胆管扩张，充填大量细小颗粒结石，尤以左肝管为显（图 2-4-13）。

【术前诊断】医源性胆道损伤Ⅲ型，胆肠内引流术后，并胆肠吻合口狭窄、肝胆管结石、高位 AOSC。

【手术过程】

（1）择期，平仰卧位，右上腹"屋顶"形加"鱼钩"形切口入腹（图 2-4-14）。见：无腹水。肝周广泛膜性粘连，肝呈棕红色。右肝形态萎缩，前缘距肋缘 10cm。肝质地稍硬，无静脉曲张，肝桥肥大，一级肝门深陷，呈裂隙样。原为胆肠鲁氏 Y 形吻合术，胆肠吻合口狭小，桥襻长约 40cm，结肠后，空肠 - 桥襻吻合口无"小胃"。脾不大。

（2）离断肝周粘连，显现桥襻、胆肠吻合口，见吻合口外径约 0.7cm。左肝管内结石感明显（见图 2-4-15）。切断肝桥，经肝圆韧带途径钳夹、切除肝方叶，显现左肝管全程前壁。

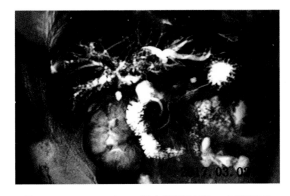

图 2-4-13　MRCP：肝内胆管扩张，充填胆石

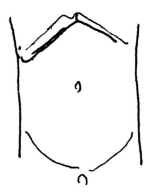

图 2-4-14　手术切口示意图

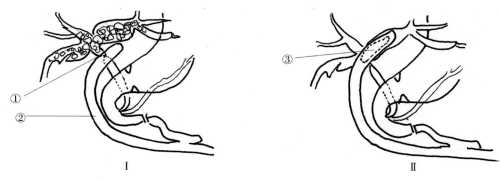

图 2-4-15　手术示意图

Ⅰ.术前；Ⅱ.术后

注：①胆肠吻合口；②桥襻；③肝胆管盆

（3）"四边法"切开胆肠吻合口前壁及左肝管，显示右肝管口、左肝内叶及左肝外叶胆管口均无狭窄。直视下逐一清除肝内各胆管结石、泥沙及絮状物，组合成肝胆管盆，内径达 3cm。

（4）延长原胆肠吻合口肠管切口，以 5-0 Prolene 线进行肝胆管盆与桥襻空肠吻合，放置 12 号 T 形管入胆肠吻合口。

（5）关腹。手术历时 3 小时，失血量约 100ml。取出颗粒状胆色素性结石 15g，安返回房。手术示意图见图 2-4-15。

【术后诊断】医源性胆道损伤Ⅲ型，胆肠内引流术后，并胆肠吻合口狭窄、肝胆管结石、高位 AOSC。

【实施手术】肝胆管盆式鲁氏 Y 形吻合术。

【术后】恢复平顺，无胆石残留。

【难点与创新】

（一）难点

（1）原手术（2007 年）为胆囊切除致医源性胆道损伤Ⅲ型，术后第 7 天胆道梗阻、感染、炎症情况下，施行胆肠鲁氏 Y 形吻合术，吻合口易狭窄。

（2）原术后反复胆道梗阻、感染，胆管周炎性粘连。

（3）肝方叶肥大，肝圆韧带途径困难，右肝萎缩，一级肝门位置深陷。

（二）创新

（1）肋缘下右"屋顶"形加"鱼钩"形切口，使术野得以充分显露。

（2）阻断入肝血流下先切断肝桥，显露左肝管。

（3）切开原胆肠吻合口前壁及左肝管，直视下清除各肝内胆管结石。

（4）肝胆管盆式鲁氏 Y 形吻合术。

（三）外科手术技巧

（1）切口："屋顶"形加"鱼钩"形切口。"鱼钩"形切口是日本幕内雅敏创用的，两者结合有利于本病例术野的显露。具体操作时，"鱼钩"形切口是连接第 9 肋间，必要时切开第 9 肋间肋软骨及膈肌，更加有利于右肝的显露。

（2）肝胆管盆的建立：沿肝圆韧带途径切断肝桥，显露肝方叶基部、左肝管。切开原胆肠吻合口前壁，以此牵拉一级肝门向下，顺势切开左肝管，拼合组成肝胆管盆。

病例 119：LC 致医源性近段胆管损伤 Ⅲ 型，施胆管修复、T 形管引流术

患者，女，35 岁。LC 中发现肝总管漏胆 10 分钟。因间发右上腹痛 20 年，入院诊为"结石性胆囊炎"，择期施 LC，术中发现肝总管被钳夹、切断，肝总管左侧缘灼孔漏胆汁，急请笔者会诊。考虑为医源性近段胆管损伤 Ⅲ 型，嘱立即中转开腹。术前 T 36.5℃，P 73 次 / 分，R 20 次 / 分，BP 115/68mmHg。无黄疸。心、肺正常。腹软，肝、胆囊、脾未扪及，Murphy 征（+）。

WBC $6.7×10^9$/L，N 63%，PLT $221×10^9$/L，TBIL 12μmol/L，DBIL 7.5μmol/L，TP 56g/L，ALB 35.4g/L，PA 176mg/L，CHE 5555U/L。

B 超：胆囊 6cm×3.5cm，壁厚 0.3cm，其内多个结石。胆总管内径 0.6cm。

【术前诊断】结石性慢性胆囊炎，LC 致医源性近段胆管损伤Ⅲ型。

【手术过程】

（1）连接右肋缘下 3 个港口成右肋下切口入腹（图 2-4-16）。见：肝下间隙积血性胆汁约 50ml。胆总管上段切断，近侧端 1 个钛夹，远端 2 个钛夹，胆管外径均为 0.6cm（见图 2-4-20）。于肝总管左侧缘见一灼伤口，内径约 0.5cm。胆囊未剥离。肝形态、大小、色泽如常，质地软嫩。

（2）进一步辨明胆道损伤情况：①拆除近段胆管钛夹，显示胆管内径约 0.5cm。以 5-0 薇乔线分别缝扎、牵引胆管残端左右两侧。② 3 号胆道扩张器插入近段胆管，见肝总管左侧缘一灼伤口，内径约 0.4cm（图 2-4-17）。③距肝总管右侧缘 0.5cm 结扎、切断胆囊管，浆膜下移除胆囊。④拆除远段胆管钛夹 2 个，同法以 5-0 薇乔线牵开胆管残端，以小儿带芯导尿管插入胆管远段，进达十二指肠，注水测试无梗阻因素存在。

（3）胆道修复：①导尿管插入近段胆管，以 6-0 Prolene 线间断缝合肝总管灼孔 4 针。②"二点法"以 6-0 Prolene 线做胆总管远、近段后壁连续、外翻缝合。③ 8 号 T 形管插入胆管，直臂经胆总管右后壁戳孔引出（图 2-4-18）。④同法缝闭胆总管远、近段胆管吻合口的前壁（图 2-4-19）。⑤经 T 形管注水测试无胆漏。⑥游离肝圆韧带，以 1 滴医用创面封闭

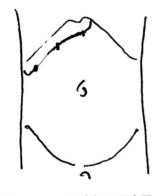

图 2-4-16　手术切口示意图

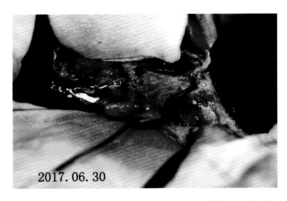

图 2-4-17　胆道扩张器头部示肝总管左侧戳孔

胶粘贴覆盖修复处胆管。

（4）放置温氏孔右侧腹腔引流管，低位引出 T 形管，清点器械、敷料无误，逐层关腹。手术历时 2 小时，失血量约 20ml，安返回房。手术示意图见图 2-4-20。

【术后诊断】结石性慢性胆囊炎，LC 致医源性近段胆管损伤Ⅲ型。

【实施手术】LC 中转开腹施 OC，胆总管端 - 端吻合，T 形管引流。

【术后】无胆漏、出血、腹腔脓肿，恢复平顺。

【难点与创新】

（一）难点

（1）胆管腔小、壁薄。

（2）胆总管横断、肝总管左侧缘灼伤，一根胆管 2 处损伤，极少见。

（二）创新

（1）6-0 Prolene 线修补肝总管灼伤。

（2）6-0 Prolene 线"二点法"做胆总管端 - 端吻合。

（三）外科手术技巧

（1）肝总管左侧缘灼伤修复应注意以下几点：①导尿管插入肝总管腔内，其作用是：

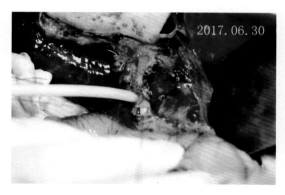
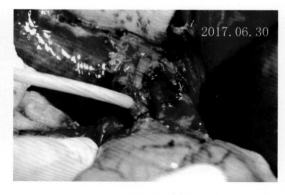

图 2-4-18　乳胶管为 8 号 T 形管　　　　图 2-4-19　T 形管直臂下为胆管吻合口

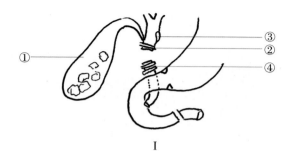
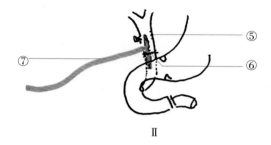

Ⅰ　　　　　　　　　　　　　　　　Ⅱ

图 2-4-20　手术示意图

Ⅰ. 损伤后；Ⅱ. 修复后

注：①胆囊；②胆管近端钛夹；③肝总管灼孔；④胆总管远端钛夹；⑤肝总管修复处；⑥胆总管端 - 端吻合口；⑦T 形管

支撑；防止因缝合致肝总管腔狭小，甚至闭塞。②修补缝线用 6-0 Prolene 线，光滑，炎症反应极轻。

（2）胆总管吻合应注意以下几点：①胆总管远段无胆石、肿瘤、狭窄等梗阻因素，即胆管通畅。②"二点法"做胆管端 - 端吻合，缝合线择用 6-0 Prolene 线，连续、外翻缝合。先缝吻合口后壁，放置好 T 形管，再缝合前壁。③ T 形管的放置。本例选择 8 号 T 形管。本例胆管内径仅 0.5cm，而 8 号 T 形管外径达 0.27cm。T 形管横臂修剪：一横臂短，长约 1cm，剪成柳叶状；另一横臂长，约 2.5cm，圆管状。T 形管的放入：做吻合口上约 1cm 处肝总管右侧壁戳孔，通过 1 号丝线引出胆管腔。注意短臂贴近直臂一并引出。④外用肝圆韧带粘贴胆管修复处，注意医用创面封闭胶以滴为单位，一般为 1～2 滴。

病例 120：医源性近段胆管损伤 III 型，胆管端 - 端吻合术后，吻合口狭窄，施改良盆式鲁氏 Y 形吻合术

患者，男，43 岁。胆道损伤后胆管修补、T 形管引流后，黄疸 20 天。5 个月前，因"结石性胆囊炎"施 LC，发现胆管横断，中转开腹，做胆管端 - 端吻合，放置 T 形管引流，术后 3 个月拔除 T 形管。20 天前，皮肤瘙痒、黄疸，小便深黄，大便白陶土色。

T 36.7℃，P 67 次 / 分，R 18 次 / 分，BP 118/71mmHg。神清，中黄。心、肺（-）。右上腹"反 L"形切口瘢痕。腹平、软，肝、脾未扪及，剑突下无压痛，叩击右肝区（-），腹水征（-）、胃振水音（-），双下肢（-）。

WBC 7.41×10⁹/L，N 64.3%，PLT 224×10⁹/L，TBIL 191μmol/L，DBIL 146μmol/L，TP 67g/L，ALB 37.6g/L，AST 76U/L，ALT 64U/L，γ-Gt 612U/L，ALP 745U/L，PA 226mg/L，CHE 6443U/L。

MRCP（2017 年 9 月 18 日，外院）：肝总管中断，其上胆管扩张，肝总管 0.9cm，左右肝管分别为 0.8cm、0.7cm，无胆石。胆管远段内径约 0.4cm。肝周无液体积聚。

【术前诊断】医源性近段胆管损伤 III 型，胆管修补术后。

【手术过程】

（1）择期（2017 年 9 月 23 日），延长原切口成鱼钩样入腹。见肝脏面广泛膜性粘连，十二指肠狭窄粘连、覆盖肝总管。无腹水。

（2）显现、切开肝总管、左右肝管，组成肝胆管盆：①锐性分离十二指肠球部与肝总管粘连，显现肝总管，约 1cm×1.2cm。②经肝圆韧带途径显现左肝管，经胆囊床途径显现右肝管。③穿刺肝总管获水样胆汁，"四边法"予以切开肝总管、左肝管，其内无胆石。④探查肝总管远段，仅有 0.1cm 孔眼相通，进达胆总管远段，于狭窄处以丝线双重缝扎。⑤拼合组成肝胆管盆，内径约 2.2cm。

（3）完成改良盆式鲁氏 Y 形吻合术：桥襻空肠长 35cm，经结肠肝曲系膜戳孔引达肝胆管盆，4-0 Prolene 线施肝胆管与桥襻空肠连续外翻缝合，放置 12 号 T 形管入肝胆管盆，空肠、桥襻空肠做侧 - 侧吻合。

（4）就近低位放置肝胆管盆引流管、温氏孔右侧引流管。"三合一液"冲洗清洁术野，逐层关腹。手术历时 2.5 小时，失血量约 20ml，生命体征平稳，安返回房。手术示意图见图 2-4-21。

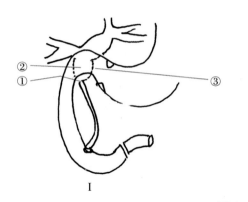 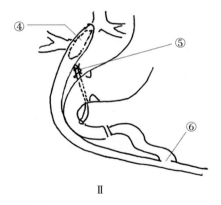

Ⅰ   Ⅱ

图 2-4-21   手术示意图

Ⅰ. 术前；Ⅱ. 术后

注：①胆管损伤、狭窄处；②肝总管；③十二指肠球部；④肝胆管盆；⑤胆管结扎处；⑥空肠 – 桥襻空肠 – 侧吻合处

【术后诊断】医源性近段胆管损伤Ⅲ型，胆管吻合口真性狭窄。

【实施手术】改良盆式鲁氏 Y 形吻合术。

【术后】当晚皮肤瘙痒消失，肝胆管盆引流管流出胆汁 300ml/d，第 3 天 TBIL 91μmol/L、DBIL 76μmol/L。无胆漏、出血、膈下脓肿等并发症，恢复平顺。

【难点与创新】

（一）难点

（1）医源性近段胆管损伤，初次手术历时 6 小时，一级肝门周粘连较重。

（2）十二指肠球部粘连、覆盖肝总管。

（二）创新

（1）锐性分离十二指肠球部与肝总管致密粘连。

（2）施改良盆式鲁氏 Y 形吻合术。

（三）外科手术技巧

（1）锐性离断肝脏面粘连，达温氏孔右侧、肝总管前方。

（2）组织剪剪开十二指肠球部与肝总管间的粘连，显现肝总管。

（3）先后沿肝圆韧带途径、胆囊床途径显现左肝管、右肝管。

（4）"四边法"切开肝总管、左右肝管，组成肝胆管盆。

病例 121：LC 后空肠坏死穿孔、腹膜室隔高压综合征，施腹膜腔清创、空肠切除吻合术

患者，男，78 岁。LC 后腹胀痛、高热 2 天。2 天前，因右上腹痛 20 多年，复发加重 2 天，诊为"结石性胆囊炎"施行"LC"，历时 40 分钟，"手术顺利"。术后使用亚胺培南 0.5g，每 8 小时 1 次。曾患高血压，3 年前曾施"阑尾切除术"。

T 38.5℃，P 144 次 / 分，R 36 次 / 分，BP 92/60mmHg。神清合作，气促，无发绀，皮肤、巩膜无黄染。心律齐、无杂音，双肺呼吸音清。腹部明显胀满，无肠型，无浅静脉曲

张。全腹肌紧张，压痛、反跳痛以右上腹为显，右肝浊音界缩小，叩击右肝区示右上腹痛剧。腹水征（+），肠鸣音弱。双腰背部无抬举痛，双下肢运动正常。

WBC 7.68×10^9/L，N 59.5%，PLT 130×10^9/L，PT 11.6s，APTT 38s，TT 16.6s，TBIL 7.49μmol/L，DBIL 2.8μmol/L，TP 71g/L，ALB 29.9g/L，BUN 16.46mmol/L，BS 5.25mmol/L，AMY 500U/L。

CT（2017 年 11 月 15 日，外院）：圆球腹，膈下大量气体。肝轮廓清，表面光整，肝叶（段）比例无失衡。肝内外胆管不扩张，无积气、无胆石。门静脉 1.0cm。胆囊已切除。腹膜腔大量积液，盆腔深约 4.5cm。胰、脾轮廓清。导尿管引流尿液 650ml/d。重症创伤性胰腺炎？做右上腹穿刺，获绿色混浊胆汁样液 10ml。

【术前诊断】急性弥漫性腹膜炎，并腹膜室隔高压综合征、中毒性休克，肺功能不全，肾功能不全，心功能不全。至于腹膜炎的原因，与上次手术有关，胆囊管漏？十二指肠破裂？空肠破裂？

【手术过程】

（1）立即送手术室行急症手术。平仰卧位，右上腹"反 L"形切口入腹。见：腹膜腔大量气体逸出，胆汁样腹腔液 2500ml。肝色泽棕红，质软，无结石感。肝外胆管外径 1cm，完好无漏。胆囊已切除，残留胆囊管长度 0.5cm，无胆漏。胃壁不厚，胃腔不大，十二指肠完好、无穿孔。距屈氏韧带 30cm，空肠 2 处破裂口，各约 1cm、1.5cm。

（2）吸出腹内液体，并以 4000ml "三合一液"冲洗清洁腹膜腔。

（3）游离破裂空肠，切除坏死穿孔肠管 60cm，手工施侧 – 侧吻合。

（4）放置温氏孔右侧及盆腔乳胶管各 1 根，清点器械、敷料无误，逐层关腹。手术历时 2 小时，术毕停用去甲肾上腺素，血压 127/75mmHg，SpO_2 98%，安返 ICU。

【术后诊断】LC 致医源性空肠破裂、弥漫性腹膜炎，并腹膜室隔高压综合征、心、肺、肾功能不全，中毒性休克。

【实施手术】腹膜腔清创引流，空肠切除吻合术。

【术后】恢复平顺，第 3 天肛门排气、排便，生命体征平稳，第 8 天返回病房，第 14 天进食流质，20 天康愈出院。

【难点与创新】

（一）难点

（1）本例 LC 后具有欺骗性，难以明确诊断。①LC 中手术顺利，没有损伤胆管。②LC 后无黄疸，CT 胆管不扩张，胆囊管残端正常。③术后 AMY 500U/L。

（2）原术者认为是"重症胰腺炎"，下不了手术探查的决心。

（二）创新

（1）无论是什么原因致弥漫性腹膜炎，急症剖腹探查指征明确：LC 后弥漫性腹膜炎，膈下大量气体，腹腔穿刺获胆汁样液体。

（2）"三合一液"冲洗清洁腹膜腔。

（3）切除坏死空肠，侧 – 侧吻合。

（三）外科手术技巧

空肠切除吻合术，应注意：腹膜腔以"三合一液"冲洗清洁；选取较正常的肠管切断；空肠、空肠侧 – 侧吻合。

病例 122：医源性近段胆管损伤Ⅲ型，胆漏、弥漫性腹膜炎 19 天，一期胆道修补、夹心 T 形管放置

患者，女，65 岁。LC 后腹痛、胀 18 天。18 天前，突患"急性结石性胆囊炎"，在外地某院急症施"腹腔镜胆囊切除术"，出血 300ml，历时 3 小时。术后腹痛、腹胀，给予抗生素（药名不详）治疗，症状不缓解。而转住某医科大学，诊为"肝炎"，予以护肝等处理，症状逐渐加重，而转入我院。术后已排大便，小便量近 2 天减少。

T 38.5℃，P 94 次 / 分，R 23 次 / 分，BP 124/75mmHg。神清合作，皮肤、巩膜无黄染。心律齐，左肺背部可闻细湿啰音。腹部胀满，无胃肠型，浅静脉不曲张。腹壁紧张，俱压痛、反跳痛，以右上腹、左中下腹为显。腹水征（+）。右肝浊音界存在，肝、脾未扪及。右腰背部抬举痛明显。肠鸣音消失。双下肢无水肿。

WBC 13.7×10⁹/L，N 85.7%，PLT 461×10⁹/L，PT 16s，APTT 42s，TT 16.4s，TBIL 18.9μmol/L，DBIL 8.7μmol/L，TP 56g/L，ALB 27g/L，AST 12U/L，ALT 6U/L，PA 50mg/L，CHE 1934U/L，BUN 6.4mmol/L。

CT（2017 年 12 月 8 日，湖南省人民医院）：肝轮廓清，表面光整，形态、比例无失衡。肝内胆管不扩张，无积气、无胆石。胆囊已切除。肝外胆管不清。腹膜腔多处积液，以右上腹、左中下腹（图 2-4-22）及盆腔（图 2-4-23）最显。膈下无游离气体。

【术前诊断】医源性近段胆管损伤，并胆漏、胆汁性腹膜炎。

【手术过程】

（1）入院后在 B 超引导下，做左腹腔穿刺引流，放出混浊胆汁 1600ml，并经静脉滴入亚胺培南 1g，每 8 小时 1 次。

（2）入院后第 2 天，在全身麻醉下，平仰卧位，"奔驰"形切口入腹（图 2-4-24）。见：腹水混浊胆汁样 1600ml，腹膜充血水肿，大部分被胆汁染成黄色。肝色泽棕红，形态、比例无失衡，质地软，无结石感。胆囊已切除，胆囊窝积浓稠胆汁。肝十二指肠韧带水肿、着色（图 2-4-25）。胆总管外径约 1cm。右肝管一破口，外径 0.15cm。胆囊管残端脱落，外径约 0.15cm。2 处破口不停溢胆汁。胃十二指肠、空肠无破损，横结肠亦无破损。

（3）以手指钝性分离粘连，吸出脓性胆汁样液体，以 4000ml"三合一液"冲洗清洁腹膜腔，显现肝下间隙、肝十二指肠韧带。

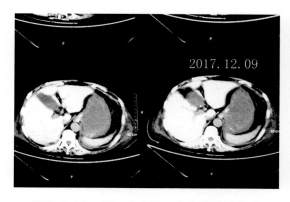

图 2-4-22 CT：右上腹、左中腹膜腔积液

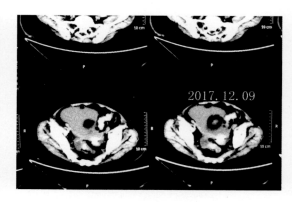

图 2-4-23 CT：盆腔积液

（4）修补胆管、夹心T形管放置：①显现右肝管破口，经此插入3号输尿管导管，发现胆囊管残端破损溢胆汁，右肝管破损处位于右肝前叶胆管。②"四边法"切开胆总管、肝总管，直视下插导管入右肝前叶胆管，通过破损处，以6-0薇乔线修补，再经其内导管注水，无胆漏。③经胆囊管破损处放置12号夹心T形管，其"心"为0.2cm硅胶管，达右肝前叶胆管破损修补处以远。④缝闭胆管切口，经夹心T形管注水无胆漏。

（5）游离肝圆韧带，以2滴医用创面封闭胶贴盖右肝前叶胆管破损修补处。

（6）放置温氏孔右侧、盆腔、左膈下乳胶管各1根，低位、顺位引出腹膜腔，T形管直臂水平位引出腹膜腔。

（7）清点器械、敷料无误，逐层关腹。手术历时3小时，失血量约150ml。术中生命体征平稳，P 80次/分，BP 124/75mmHg，SpO₂ 98%。安返回房。手术示意图见图2-4-26。

【术后诊断】医源性近段胆管损伤III型，并胆漏、胆汁性腹膜炎（19天）。

【实施手术】腹膜腔清创引流，胆管修补，夹心T形管放置。

【术后】无胆漏、腹腔残余脓肿等并发症，术后第13天戴T形管出院。

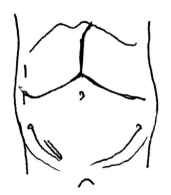

图2-4-24　手术切口示意图

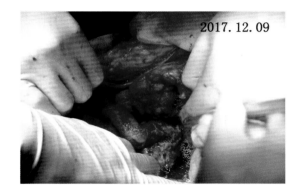

图2-4-25　浆膜着胆汁样黄色

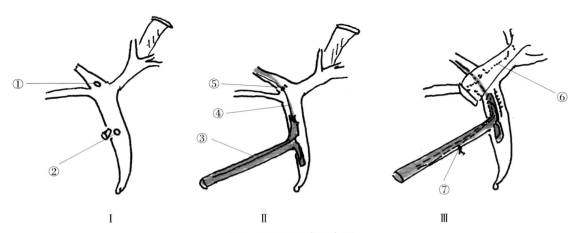

图2-4-26　手术示意图

I.术前；II.放置夹心T形管后；III.肝圆韧带粘贴后

注：①右肝管破孔；②胆囊管破口；③夹心T形管；④夹心T形管之夹心；⑤破孔修补后；⑥肝圆韧带；⑦夹心固定

【难点与创新】

（一）难点

（1）医源性近段胆管损伤Ⅲ型，胆漏、胆汁性腹膜炎19天，腹内炎症、水肿十分严重，分离粘连易出血，易致肠管破裂。

（2）本例具有欺骗性，以致延误诊治达18天。其欺骗性在于：无黄疸，胆管不扩张，由于广谱抗生素的使用，致使中毒症状不明显。

（二）创新

（1）"三合一液"冲洗清洁腹膜腔。

（2）19天胆汁性腹膜炎，一期修补胆管破裂成功。

（3）支撑引流管使用夹心T形管。

（三）外科手术技巧

（1）"三合一液"即生理盐水450ml、络合碘液50ml、去甲肾上腺素1mg组合而成。

（2）胆道修补应注意：损伤的右肝前叶胆管内放置支撑管，以6-0 Prolene线修补破损处胆管。

（3）夹心T形管是笔者在10年前创造，并应用于临床，且已成功救治该类医源性胆道损伤12例。其T形管一般为12号、14号，其"心"一般用硅胶管等。注意"心"要小，不堵塞T形管，以可吸收线固定在T形管内以防脱落。

病例123：医源性远段胆管损伤，施胆肠鲁氏Y形吻合术

患者，男，65岁。十二指肠憩室切除后，反复右上腹痛3个月。3个月前，胃镜检查发现"十二指肠乳头旁憩室"，在外院用直线切割闭合器施"憩室切除术"。术后即感右上腹胀痛，黄疸，血清淀粉酶升高。于第3天施行"胆总管探查、T形管引流术"，术后黄疸下降，进食可，T形管引流胆汁600～800ml/d，而转住我院。患糖尿病5年。

T 36.6℃，P 85次/分，R 18次/分，BP 135/76mmHg。神清合作，皮肤、巩膜无黄染。心、肺正常。腹平，浅静脉不曲张，示右上腹经腹直肌切口瘢痕长13cm。腹壁软，未及肝、脾，剑突右下方压痛，叩击右肝区示心窝部不适。无胃振水音，腹水征（-）。右腰背部无抬举痛，双下肢无水肿。

WBC 3.17×10⁹/L，N 63%，PLT 213×10⁹/L，TP 61.2g/L，ALB 40g/L，AST 51.72U/L，ALT 85.5U/L，PA 205mg/L，CHE 7540U/L，TBIL 24μmol/L，DBIL 9.3μmol/L，BS 8.3mmol/L，AMY 111.9U/L。

T形管引流胆汁淀粉酶未测出。钡剂（2017年5月1日，湖南省人民医院）：口服碘油100ml。胃呈鱼钩状，胃张力、蠕动可，无胃潴留，无充盈缺损及壁龛。十二指肠球部形态可，十二指肠降部无梗阻。

CT（2017年4月25日，湖南省人民医院）：胰头十二指肠周液体积聚。

MRCP（2017年4月28日，湖南省人民医院）：肝内外胆管不扩张，无充盈缺损。胆囊不大，胰管内径0.3cm。

经T形管胆道造影（2017年5月2日）：胆总管远段闭塞、梗阻，与十二指肠、胰管不通。

【**术前诊断**】医源性近段胆管损伤。

【**手术过程**】

（1）择期，平仰卧位，取右上腹"反L"形切口，入腹。见：无腹水，腹膜光整。肝色泽棕红，形态、比例无失衡，肝质地软。肝外胆管外径约1.2cm，塌陷，无结石感、无胆漏，16号T形管置于其中。肝右动脉跨于肝总管前方。胆囊约6cm×3cm，无胆石，壁不厚。十二指肠降部系膜缘较硬，无狭窄、无梗阻，周围无液体积聚，但十二指肠后壁粘连至腔静脉。胰体不大，色泽粉红，质地软，周围无液体积聚。

（2）拔除T形管，切开胆总管，见胆总管内无胆石、胆泥，远端不能通过小儿8号T形管，注水测试示远端梗阻。纤维胆道镜检查胆管远端闭塞。

（3）顺逆结合移除胆囊。

（4）做胆肠鲁氏Y形吻合术：①向远端延长胆总管切口达十二指肠上缘，游离、上移肝总管前方的肝右动脉，胆管切口长1.8cm。②距屈氏韧带25cm，用切割闭合器断空肠，桥襻空肠40cm，经结肠肝曲系膜戳孔引达第一肝门。③以直线切割闭合器施空肠、桥襻空肠侧侧吻合。④做胆管、桥襻空肠吻合，缝线用4-0 Prolene线，施连续外翻缝合。经肝总管右前壁戳孔，放置12号T形管，注水测试无胆漏、出血。

（5）清点器械、敷料无误，放置好引流管，逐层关腹。手术历时2.5小时，失血量约25ml，安返回房。

【**术后诊断**】医源性远段胆管损伤。

【**实施手术**】胆管空肠鲁氏Y形吻合术。

【**术后**】平顺，无胆漏、出血、胰腺炎等并发症，原症状消失。

【**难点与创新**】

（一）难点

（1）胰头十二指肠局部粘连较紧，分离过程中易致十二指肠、结肠等损伤。

（2）手术方式确定困难：胆总管横断，还是不断？胰管是否要处理？是否施胰头十二指肠切除？还是胃隔离？

（二）创新

（1）施行胆肠鲁氏Y形吻合术，移动肝右动脉，不断胆总管，较为适合本例。理由有以下几点：①胆总管损伤后，每日胆汁引流量600～800ml。②经胆道T形管造影，无造影剂入十二指肠。③胆道损伤后一段时间，胆道胆汁测定淀粉酶升高。

（2）无须施Whipple术：①无上消化道梗阻。②无胰漏，无十二指肠漏、破溃。③无胰头断裂。

（三）外科手术技巧

（1）十二指肠乳头旁憩室切除：严格掌握憩室切除指征，十二指肠乳头旁憩室切除效果最好，但应慎用。手术切除憩室成功的关键在于经胆总管插入导尿管，通过乳头到达十二指肠，保护乳头，本例的失误原因在于此。至于切除憩室用缝扎还是钳夹切断，还是吻合器，宜具体情况掌握应用。

（2）肝右动脉移位（图2-4-27）：肝右动脉跨越肝总管前方，不便于胆肠吻合。本例采用游离移位，获较好效果。

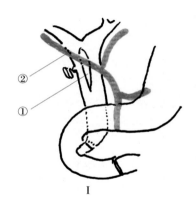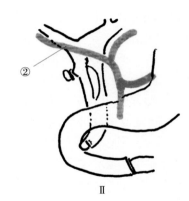

②
①

②

Ⅰ   Ⅱ

图 2-4-27　肝右动脉移位示意图
Ⅰ.移位前；Ⅱ.移位后
注：①胆管切口；②肝右动脉

病例 124：LC 致医源性近段胆管损伤Ⅲ型，中转开腹切除胆囊、胆管端－端吻合、T 形管放置

患者，女，69 岁。腹腔镜胆囊切除致胆管横断，10 分钟后台上请急会诊。2 小时前，诊为"胆囊结石、胆囊炎"，请外院做"腹腔镜胆囊切除"，术中将胆总管横断，而且胆管直径 0.3cm，有 2 个胆管并列，无法修补，胆囊未切除，不便转运，而请台上急会诊。2 小时后，笔者赶到现场，患者处于全身麻醉状态。

T 38℃，P 87 次 / 分，R 21 次 / 分，BP 127/70mmHg。肥胖体型，腹部见 3 个腹腔镜港口。小便量约 500ml。

WBC 14.3×10^9/L，N 91%，PLT 224×10^9/L，PT 15s，APTT 30s，TT 14.3s，TBIL 22μmol/L，DBIL 16.5μmol/L，TP 65g/L，ALB 37.5g/L，AST 51U/L，ALT 41U/L，PA 284mg/L，CHE 5864U/L。

【术前诊断】结石性慢性胆囊炎急性发作，LC 致近段胆管损伤。

【手术过程】

（1）立即拆除原布单，重新消毒、铺巾被，取右侧"屋顶"形切口入腹。见：胆汁约 200ml。胆囊约 8cm×4cm，张力大，充血、水肿。胆囊管、动脉已结扎、切断。肝总管横断，断处在胆囊管开口之下 0.5cm，肝总管残端溢胆汁，远端被 2 枚生物夹夹持。残端胆囊管长约 0.3cm。

（2）安置 Pringle 止血带，阻断入肝血流，浆肌层下切除胆囊。胆囊内多个胆石（图 2-4-28）。

（3）"三合一液"冲洗术野，右膈下填以纱布垫托出右肝。

（4）以 5-0 薇乔线分别缝扎、牵引肝总管左、右两侧，探查肝总管及左右肝管通畅，无血块、胆汁。

（5）拆除胆管远段生物夹（图 2-4-29），同法牵引胆管两侧，探查内径达 0.5cm，胆总管远端通过 3 号胆道扩张器，远段胆管内无胆石。

（6）以 5-0 Prolene 线做胆管后壁连续、外翻缝合，经肝总管右前壁戳孔，引入、放置 2 号 T 形管直臂，同法连续缝合关闭胆管吻合口前壁。另以 5-0 Prolene 线缝扎残留胆囊管，注水测试无胆漏、出血。

（7）放置好温氏孔右侧引流管及 T 形管，水平位引出腹膜腔。逐层关腹。手术历时 2 小时，失血量约 10ml，生命体征平稳，安返回房。手术示意图见图 2-4-30。

【术后诊断】结石性慢性胆囊炎急性发作，LC 致医源性近段胆管损伤Ⅲ型。

【实施手术】中转开腹胆囊切除、胆总管端 - 端吻合、T 形管引流。

【术后】无腹膜腔残余脓肿、胆漏、出血等，恢复平顺。

【难点与创新】

（一）难点

（1）致伤医院条件差，没有腹部拉钩、4-0 Prolene 线等。

（2）患者肥胖。

（3）胆囊肿大，严重充血、水肿，张力大，胆囊三角解剖结构不清，腹腔镜切除胆囊

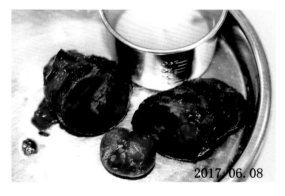

图 2-4-28 胆石

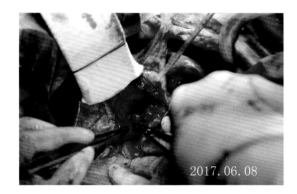

图 2-4-29 钳尖处示生物夹

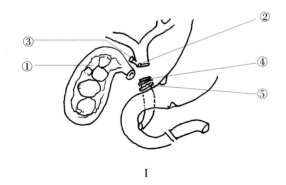

Ⅰ

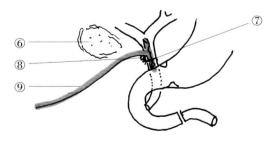

Ⅱ

图 2-4-30 手术示意图

Ⅰ. 术前；Ⅱ. 术后

注：①胆囊；②肝总管残端；③残留胆囊管；④胆总管远侧段；⑤生物夹；⑥胆囊窝；⑦胆管吻合口；⑧残留胆囊管；⑨T 形管

困难。

（4）胆总管腔小（0.5cm）、壁薄，术野深在。

（二）创新

圆针穿刺胆管引出 T 形管直臂，胆管端 – 端吻合，获手术成功，近期效果好。

（三）外科手术技巧

（1）采取右"屋顶"形切口（图 2-4-31），便于充分暴露术野。

（2）托出右肝，显露胆囊，浆膜下迅速剥离、移除胆囊。

（3）"二点法"血管吻合方法，做胆管端 – 端吻合，并放置 T 形管，T 形管直臂经肝总管右前壁引出，而胆管戳孔用大圆针穿刺引线，获成功。

（4）"三合一液"冲洗清洁术野。

（5）肝总管右前方戳孔。由于肝总管内径小，当地没有分离钳，故肝总管戳孔采用大圆针穿刺带线戳孔（图 2-4-32）。

（6）T 形管的放置。将 T 形管一侧横臂修剪成叶片状，长约 1cm，另一侧横臂长约 2cm，做侧孔，借助丝线牵引直臂穿过针眼戳孔，接近 T 形管横臂时，将短横臂插入胆管，顺势牵拉直臂，随之短臂滑入，另一横臂插入胆总管。

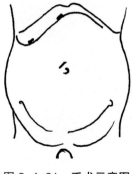

图 2-4-31　**手术示意图**

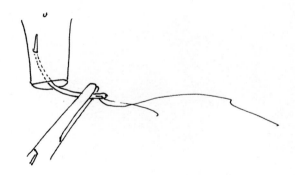

图 2-4-32　**肝总管戳孔示意图**

病例 125：医源性近段胆管损伤 Ⅲ 型，多次术后，施改良盆式鲁氏 Ⅴ 形吻合术

患者，男，60 岁。LC 多次胆道术后，黄疸 2 个月。2014 年，因"结石性胆囊炎"在当地某院施 LC，术后第 3 天"胆漏、胆汁性腹膜炎"，而施"胆管修补"，术后反复寒热，经抗生素治愈。

T 36.5℃，P 71 次 / 分，R 20 次 / 分，BP 123/78mmHg。神清，黄疸轻。心、肺（－）。腹平，浅静脉不曲张，无胃肠型，右上腹直肌切口瘢痕 1 条，长约 5cm。腹壁软，肝、脾未扪及，剑突右下方压痛，叩击右肝区示心窝部不适。无胃振水音，腹水征（－）。双下肢无异常。

WBC 7.31×10^9/L，N 63.7%，PLT 133×10^9/L，TBIL 67.3μmol/L，DBIL 45μmol/L，TP 63.6g/L，ALB 36.1g/L，AST 234U/L，ALT 214.3U/L，ALP 676U/L，γ –Gt 1405U/L，PA

161mg/L，CHE 7028U/L，C_{12}（－）。

MRCP：一级肝门以上左右肝管轻度扩张。左肝管内径约 0.7cm，其内胆石可见。右肝管内径约 0.6cm，肝总管、胆总管纤细，内径约 0.3cm。

【术前诊断】医源性近段胆管损伤Ⅲ型，多次术后，并肝总管狭窄、肝内胆管结石。

【手术过程】

（1）择期，平仰卧位，右上腹反 L 形切口入腹。见：无腹水，腹膜上无癌性结节，腹内广泛膜性粘连。肝呈轻度淤胆肝，左肝肥大、右肝较萎小，肝面光整、无结石感。肝外胆管外径约 0.4cm。一级肝门呈瘢痕硬结样，约 2.5cm×1cm，结石感不清。

（2）移去一级肝门前肝圆韧带，切开左肝管、肝外胆管，取出其内胆石。但找不到右肝管，经用 B 超仍未发现。历经 3 小时，急会诊。

（3）笔者上台。分离肝门板，剔除一级肝门右侧纤维瘢痕后，显现右肝管，扪触有波动感，穿刺获胆汁。横行切开右肝管前方，发现右肝管壁厚 0.1cm，与左肝管连通。断胆总管，切除胆管瘢痕，组成肝胆管盆，内径 2cm，左肝管内径 1.5cm、右肝管内径 1cm，完成改良盆式鲁氏 Y 形吻合术。14 号 T 形管放入肝胆管盆。手术示意图见图 2-4-33。

【术后诊断】医源性近段胆管损Ⅲ型。

【实施手术】肝胆管盆式鲁氏 Y 形吻合术。

【术后】恢复平顺。

【难点与创新】

（一）难点

（1）医源性近段胆管损伤Ⅲ型，并胆漏、胆汁性腹膜炎 3 天，再施修补、肝圆韧带覆盖。

（2）右肝管口闭塞，右肝管前方纤维瘢痕组织和肝组织包裹，胆管壁增厚。

（3）损伤以下胆管内径纤细。

（4）右肝较萎小，一级肝门右移、上升。

（5）一级肝门已经解剖、穿刺。

（二）创新

（1）延长腹壁切口，右膈下堵塞纱布垫，托出右肝。

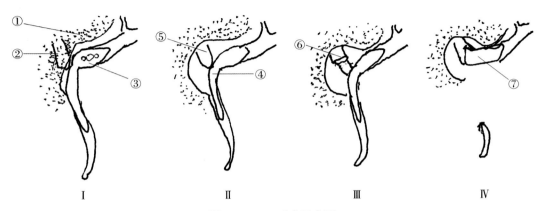

图 2-4-33 手术示意图

注：①肝组织；②右肝管；③左肝管；④肝总管切开；⑤右肝管；⑥右肝管横切；⑦肝胆管盆

（2）扪及一级肝门右侧，发现右肝管囊性感。

（3）游离、提升肝板，沿胆囊床途径清除右肝管前纤维瘢痕组织，显现右肝管，安置 Pringle 止血带，阻断入肝血流 10 分钟。

（4）于右肝管囊状感处穿刺，获无色胆汁。距右肝管口约 1cm 处横切右肝管前壁，吸出无色胆汁及细小胆石。延长切口至右肝管口。右肝管内径约 0.7cm。开放入肝血流。

（5）横断胆总管，剔除胆管瘢痕，关闭胆管远端，近段组成肝胆管盆，内径约 2cm。

（6）完成改良盆式鲁氏 Y 形吻合术。

（三）外科手术技巧

（1）右肝管的显露、发现：①一般地说，右肝管与左肝管在同一平面，而且位于 Glisson 鞘的前缘。②由于胆管损伤、闭塞，右肝管扩张、壁厚，呈管状囊状感。③提升肝板，沿胆囊床途径走行，显现右肝 Glisson 鞘。④此类胆管宜横切，命中率高，不宜纵切。

（2）肝胆管盆应注意：①横断胆总管，剔除胆管瘢痕段。②充分切开左右肝管，肝胆管盆建在正常胆管上。

病例 126：医源性近段胆管损伤Ⅲ型，并胆汁性腹膜炎 24 天，T 形管引流 3 个月，施改良盆式鲁氏 Y 形吻合术

患者，女，76 岁。胆囊切除术后，T 形管不能夹闭 3 个月。4 个月前，诊为"结石性胆囊炎"在外院施"开腹胆囊切除"。术后腹胀 20 多天，黄疸 3 天，诊为"胆道损伤、胆漏、胆汁性腹膜炎"，于术后第 24 天再手术，施"腹腔引流、胆总管 T 形管引流术"。术后自 T 形管引流胆汁 500ml/d，不能夹管，并排白色大便，持续至今。既往曾施剖宫产 1 次。

T 36.7℃，P 70 次 / 分，R 20 次 / 分，BP 120/70mmHg。神清合作，皮肤、巩膜无黄染。心、肺无明显异常。腹平，浅静脉不曲张，示经右上腹直肌切口瘢痕长 10cm，T 形管位于其右侧胆囊区（图 2-4-34）。腹壁软，肝、脾未触及，剑突右下方压痛，叩击右肝区示心窝部不适。无胃振水音，腹水征（-）。双下肢无水肿。

WBC $5.1×10^9$/L，N 43%，PLT $210×10^9$/L，Hb 36.5g/L，TBIL 16.1μmol/L，DBIL 6.2μmol/L，TP 63g/L，ALB 36.5g/L，AST 82.5U/L，ALT 113.4U/L，PA 308mg/L，CHE 7061U/L，γ-Gt 150U/L，ALP 193U/L。

经 T 形管胆道造影（2017 年 12 月 27 日，湖南省人民医院）：肝总管以上胆管不扩张，肝总管内径约 0.5cm。肝内胆管无胆石。胆总管未见显示（图 2-4-35）。

CT（2017 年 12 月 20 日，湖南省人民医院）：肝轮廓清，表面光整，肝叶形态无失衡。肝内胆管不扩张，无胆石、无积气。腹膜腔无液体积聚。

【术前诊断】医源性近段胆管损伤Ⅲ型，并胆汁性腹膜炎，T 形管引流术后。

【手术过程】

（1）择期，平仰卧位，延长原切口呈"反 L"形，入腹。见：无腹水，无大网膜静脉曲张。肝周广泛致密粘连、炎症、渗血，肝色泽棕红，表面光整，质地稍硬，无结石感。14 号 T 形管入肝总管，肝总管外径约 0.6cm。十二指肠、胃窦与一级肝门粘连、覆盖（见图 2-4-38）。小肠示肥大、壁厚，近回盲瓣一粘连带，致小肠不全梗阻。

（2）分离粘连，显示肝总管、左右肝管，敞开左肝前纵沟。

（3）拔出 T 形管（图 2-4-36），循 T 形管瘘管逐步切开达肝总管。经肝圆韧带途径逐步切开左肝管，经胆囊床途径切开右肝管，胆管壁厚，左右肝管内径分别为 0.6cm、0.7cm。拼合整形组成肝胆管盆，内径达 2cm（图 2-4-37）。

（4）提取桥襻空肠，离断回肠末段粘连带，完成改良盆式鲁氏 Y 形吻合术（见图 2-4-38 Ⅱ）。12 号 T 形管放置肝胆管盆，测试无胆漏。

（5）直至术野无渗血，逐层关腹。手术历时 3 小时，失血量 200ml，生命体征平稳，安返回房。手术示意图见图 2-4-38。

【术后诊断】

（1）医源性近段胆管损伤Ⅲ型，并胆汁性腹膜炎，T 形管外引流术后。

（2）回肠粘连性不全梗阻。

【实施手术】改良肝胆管盆式鲁氏 Y 形吻合术，肠粘连松解。

【术后】无胆漏、出血、肠梗阻，恢复平顺。

【难点与创新】

（一）难点

（1）医源性近段胆管损伤（Ⅲ型）并胆漏、胆汁性腹膜炎长达 24 天，腹内粘连严重，特别以肝周为剧。

（2）胆道 T 形管引流，胆管纤细，胆管壁增厚。

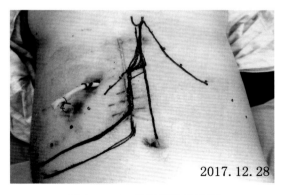

图 2-4-34　乳胶管为 T 形管

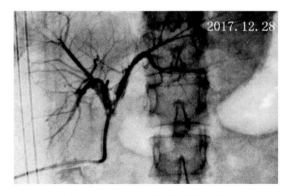

图 2-4-35　经 T 形管胆道造影

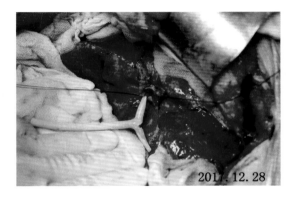

图 2-4-36　T 形管

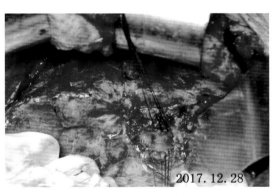

图 2-4-37　肝胆管盆

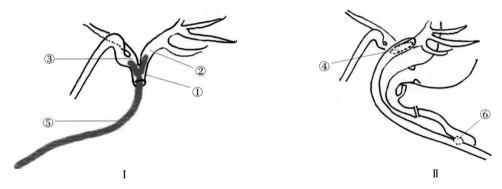

图 2-4-38　手术示意图

Ⅰ. 术前；Ⅱ. 术后

注：①肝总管；②左肝管；③右肝管；④肝胆管盆；⑤T 形管；⑥空肠、桥襻空肠侧 – 侧吻合

（二）创新

完成了改良盆式鲁氏 Y 形吻合术。

（三）外科手术技巧

（1）分离粘连，配合使用"三合一液"。

（2）循 T 形管瘘管进达肝总管，注意防止损伤门静脉。

（3）进达左右肝管，建立肝胆管盆。

（4）肝胆管盆与桥襻空肠吻合应注意：吻合线用 4-0 Prolene 线，吻合以间断、外翻缝合为宜，放置肝胆管盆引流管。

病例 127：胆管变异，医源性近段胆管损伤Ⅳ型后 15 年，施改良盆式鲁氏 Y 形吻合术

患者，男，53 岁。反复右上腹痛 16 年，再发伴发热 30 天。2002 年，诊为"结石性胆囊炎"，在当地县医院施 LC 中转开腹，由于寻找胆总管困难，台上请当地地区医院急会诊，施"胆囊切除、T 形管引流"，历时 8 小时，嘱术后戴 T 形管 13 个月。T 形管拔除后觉右上腹仍经常疼痛不适。

T 36.7℃，P 76 次 / 分，R 20 次 / 分，BP 122/74mmHg。神清合作，无黄疸，心肺正常。腹平，浅静脉不曲张，示右上腹经腹直肌切口瘢痕长 12cm，浅静脉不曲张。腹壁软，肝在剑突下 3cm 可及，剑突左下方压痛，胆囊未扪及，叩击右肝区示心窝部不适。无胃振水音，脾未扪及，腹水征（–）。双腰背部无抬举痛，双下肢无水肿。

WBC $8.3×10^9$/L，N 68%，PLT $118×10^9$/L，TBIL 13.2μmol/L，DBIL 5.9μmol/L，TP 64g/L，ALB 33g/L，AST 58.74U/L，ALT 69U/L，PA 116mg/L，CHE 4589U/L，CA_{19-9} 56.19kU/L，AFP 1ng/ml。

MRCP：肝总管呈 S 形狭小，其以上左右肝管扩张，其内少许胆石（图 2-4-39）。

CT：肝轮廓清，表面光整，左肝外叶肥大、右肝较小。肝内胆管轻度扩张，第一肝门周少许胆石（图 2-4-40）。增强扫描示门静脉主干在左肝外叶（图 2-4-41）。脾大 8 个肋单元。

【术前诊断】医源性近段胆管损伤Ⅲ型，并肝内胆管结石、胆汁性肝硬化，癌待排除。

【手术过程】

（1）入院后予以抗感染，复查 CA_{19-9} 降至 36.5kU/L。

（2）择期，延长原切口呈 L 形，入腹。见：无腹水，腹膜上无癌性结节。肝色泽棕红，肝脏面广泛膜性粘连，"左肝外叶肥大"。第一肝门位肝圆韧带左侧，肝桥稍大，十二指肠覆盖于第一肝门（图 2-4-42）。肝总管呈瘢痕索状，外径约 1cm。胆囊未见。肝十二指肠韧带无静脉曲张。脾大，下极距左肋缘 2 横指。

（3）切开肝总管。于十二指肠球部与肝总管间隙分离开十二指肠球部，显露肝总管及胆总管上段。"四边法"切开肝总管，显示肝总管上段内径约 1cm，壁厚 0.15cm，其末段呈瘢痕样，长约 1cm，管腔约 0.1cm，其瘢痕处见丝线结。左右肝管口溢出脓性胆汁及胆砂。

（4）切除左半肝：①安置 Pringle 止血带，控制中心静脉压 $2cmH_2O$。②阻断入肝血流，切除肝圆韧带左侧、左肝管周肝组织深达 3cm，未见癌性组织。继而"四边法"切开左肝管、左肝内叶胆管，其壁厚约 0.1cm，管腔 0.5cm，取出其内胆石 4 颗，直径各约 0.5cm。送胆管壁及肝总管瘢痕狭窄处胆管快速切片，报告未见癌细胞。③解剖第二肝门，显现肝左静脉根部。④微榨法配合电凝、结扎、切断左肝管、门静脉左支、肝左动脉，劈离肝达 Alantius 沟，直线切割闭合器切断、闭合肝左静脉，移除左半肝。

（5）组成肝胆管盆。切开剩余左肝管，探查右肝管、右肝前后叶胆管，清除其内少许

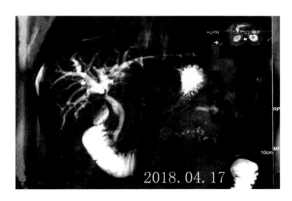

图 2-4-39 MRCP

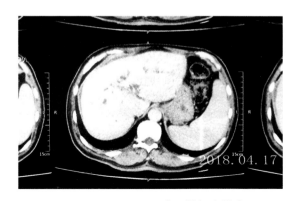

图 2-4-40 CT：肝内胆管轻度扩张

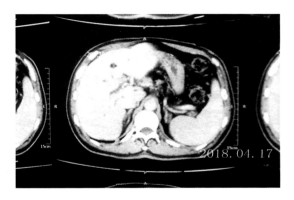

图 2-4-41 CT 静脉期

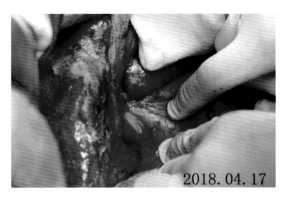

图 2-4-42 右示指指尖处为十二指肠

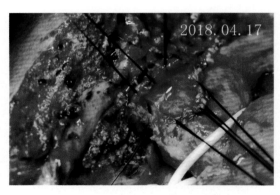

2018.04.17

图 2-4-43　黑线牵引处为肝胆管盆

胆石。横断肝总管，拼合组成肝胆管盆（图 2-4-43）。

（6）提取桥襻空肠，完成改良盆式鲁氏 Y 形吻合术。

（7）关腹。手术历时 3.5 小时，失血量约 100ml，取出胆石 5g。

【术后诊断】医源性近段胆管损伤 Ⅳ 型，并肝内胆管结石，胆汁性肝硬化；高位胆管炎；胆管变异，左半肝异位于肝圆韧带左侧。

【实施手术】左半肝切除，改良盆式鲁氏 Y 形吻合术。

【术后】无胆漏、膈下脓肿、胆道出血，恢复平顺。

病理切片：胆管炎。

【难点与创新】

（一）难点

（1）本例不是"镜面人"，而第一肝门完全在肝圆韧带、左肝前纵沟的左侧。笔者行医 60 年，这是第一例。

（2）2002 年，施行胆囊切除找不到胆总管，历时 8 小时，术后带 T 形管长达 13 个月，第一肝门粘连应该非同一般。

（3）术中应删除肝内胆管小癌灶，十分困难。

（二）创新

（1）本例是医源性近段胆管损伤，不是胆管癌，其根据如下：① 2002 年因结石性胆囊炎施"胆囊切除、胆总管 T 形管引流术"，这次术中找不到胆总管，历时 8 小时，术后戴 T 形管 13 个月。②拔除 T 形管后反复胆道感染。③此次术前 MRCP、CT 示肝总管呈 S 形狭窄。④术中见狭窄段胆管线结存在，多处胆管及肝组织活检未见癌细胞。术后病理报告：胆管炎。⑤ CA_{19-9} 经抗感染治疗后从术前的 56.19kU/L 降至 36.5kU/L。

（2）因势利导，从肝圆韧带、左肝前纵沟的左侧做左半肝切除。

（3）做改良盆式鲁氏 Y 形吻合术。

（三）外科手术技巧

在肝圆韧带左侧施左半肝切除。笔者的体会有以下几点：

（1）阻断入肝血流，做解剖性肝切除。

（2）逐一结扎、切断左肝内叶胆管、左肝外叶胆管及伴行的肝动脉、门脉支。

（3）以左肝胆管为引导，切取胆管及周围肝组织，送活检，删除癌的存在。

（4）以直线切割闭合器切断、闭合肝左静脉。

病例 128：医源性近段胆管损伤 Ⅴ 型 1 年，施改良盆式鲁氏 Y 形吻合术

患者，男，34 岁。胆切、胆探术后并出血 1 个月，伴右上腹痛、寒热、黄疸 3 个月。2017 年，诊为"胆囊结石"，在当地医院施"胆囊切除、T 形管引流术"，手术历时

8小时，术后T形管引流"血性胆汁"，至1个月时突然T形管流出量约400ml/d，嘱"胆管炎症太重"。转住当地地区医院，经T形管引流血液100ml/d，做B超、CT检查，诊为"肝动脉瘤破裂，失血性休克"。于初次术后1个月，在当地地区医院再次剖腹探查，施"肝动脉瘤结扎"。术后仍然T形管引流鲜血300ml/d，诊为"胆道出血，失血性休克"，而转住当地省人民医院。经一系列内科治疗而获止血。近3个月，仍然右上腹痛、寒热、黄疸，经CT、MRCP检查，诊为"医源性胆道损伤"，而收住入院。

T 36℃，P 72次/分，R 20次/分，BP 113/79mmHg。神清合作，皮肤、巩膜轻度黄染。心、肺如常。腹平，示右上腹经腹直肌切口瘢痕，浅静脉不曲张，无胃肠型。腹壁软，肝、脾、胆囊未扪及，剑突右下方压痛，叩击右肝区示心窝部不适，无胃振水音，无腹水征。双腰背部无抬举痛，双下肢无水肿。

WBC 4.39×10⁹/L，N 72%，PLT 228×10⁹/L，TBIL 26.3μmol/L，DBIL 15.3μmol/L，TP 65.5g/L，ALB 39g/L，AST 91.2U/L，ALT 49.2U/L，PA 187mg/L，CHE 9436U/L，γ-Gt 455.2U/L，ALP 204U/L，C_{12}（-）。

CT（2018年7月，湖南省人民医院）：肝轮廓清，表面光整，左肝肥大、右肝前叶萎缩。肝内胆管轻度扩张，无积气（图2-4-44）。右肝前动脉缺如，右肝后动脉粗大（图2-4-45）。

MRCP（2018年7月，湖南省人民医院）：肝总管缺失约1cm，其上胆管扩张轻，内径约0.9cm，其下胆总管内径约0.6cm，远段见一胆石影。一级肝门右侧示一胆囊约2cm×1.5cm（图2-4-46）。

【术前诊断】医源性近段胆管损伤V型（右肝前叶动脉损伤），胆管端-端吻合术后，并肝肥大萎缩征（左肝肥大、右肝前叶萎缩），胆管吻合口狭窄，胆管结石，AOSC。

【手术过程】

（1）择期，平仰卧位，全身麻醉，延长原右上腹经腹直肌切口呈"鱼钩"形（图2-4-47）入腹。见：无腹水，大网膜无曲张静脉。肝脏面与胃十二指肠、结肠、大网膜广泛膜性粘连。肝色泽棕红，表面光整，左肝肥大，右肝后叶萎缩，肝质地较硬。胆囊约2cm×1.5cm。肝门结构欠清，肝圆韧带途径不清，肝圆韧带未见，似像覆盖在肝十二指肠韧带前方。胰头不大，脾不大。肝十二指肠韧带上无静脉曲张。

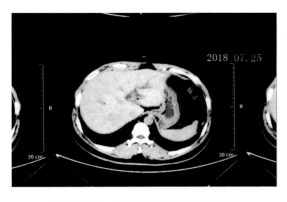

图2-4-44 CT：肝内胆管轻度扩张

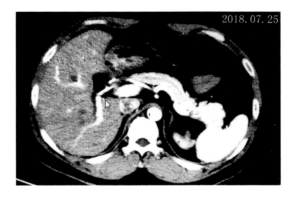

图2-4-45 CT：右肝后动脉粗大

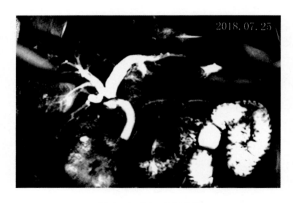

图 2-4-46　MRCP

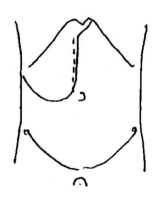

图 2-4-47　手术切口示意图

---原切口瘢痕；——"鱼钩"形切口

（2）显现肝外胆管及肝圆韧带途径：①离断肝膈、肝脏面粘连，安置全腹自动牵开器，显露肝外胆管及胆囊残株。肝外胆管中段一硬条长约 1.5cm，其上肝总管外径约 1cm。胆囊残株约 2cm×1.5cm。②沟通温氏孔，放置 Pringle 止血带。③显现肝圆韧带途径。瘢痕组织中找出肝圆韧带，横断肝桥，显露肝方叶基部及左肝管，显现肝圆韧带途径。

（3）组成肝胆管盆：①穿刺胆总管瘢痕以上的肝总管，获胆汁。②"四边法"切开肝总管（图 2-4-48）、左肝管长达 2cm。肝总管内径约 1cm，取出其内胆石 3 颗，外径均约 0.2cm。③见肝总管、胆总管汇合处狭窄，内径约 0.1cm，局部壁厚约 0.3cm，狭窄胆管长度 1cm，并见该处胆管左侧壁一钛夹。顺行切开该狭窄、瘢痕胆管达胆总管，其内径 0.5cm，以刮匙取出胆总管远段胆石约 0.3cm×0.3cm×0.2cm，胆管远端通过 3 号胆道扩张器头。④于胆管瘢痕以远横断胆总管，缝闭胆管远侧残端，贴近近侧胆管壁剥离损伤的胆管达正常肝总管，切除瘢痕段胆管长约 1.5cm。切除残株胆囊。⑤拼合组成肝胆管盆，内径 2cm（图 2-4-49）。

（4）提取桥襻空肠，完成改良盆式鲁氏 Y 形吻合术，放置 12 号 T 形管入肝胆管盆。

（5）逐层关腹。手术历时 3 小时，失血量 50ml，安返回房。手术示意图见图 2-4-50。

【术后诊断】医源性近段胆管损伤 V 型（右肝前叶动脉损伤），胆管端-端吻合术后，并肝肥大萎缩征（左肝肥大、右肝前叶萎缩），胆管吻合口狭窄，胆管结石，AOSC。

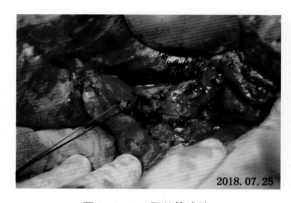

图 2-4-48　肝总管残端

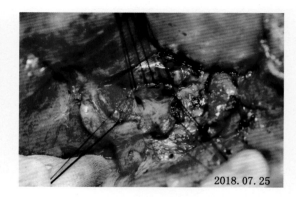

图 2-4-49　肝胆管盆

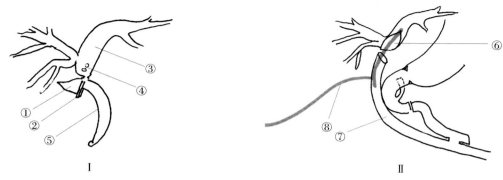

图 2-4-50　**手术示意图**

Ⅰ.术前；Ⅱ.术后

注：①残株胆囊；②钛夹；③左肝管；④胆石；⑤胆总管；⑥肝胆管盆；⑦桥襻空肠；⑧T 形管

【实施手术】残株胆囊切除，改良盆式鲁氏 Y 形吻合术。

【术后】无胆漏、出血，恢复平顺。

【难点与创新】

（一）难点

（1）一例胆囊结石、胆囊炎，施行胆囊切除，历时 8 小时，术后再并发胆道出血、吻合口狭窄，多次胆道手术，时间长达 1 年，足见手术的难度。

（2）由于胆管损伤，初次手术 8 小时。由于胆道出血，在一级肝门范围再次缝扎假性肝右动脉瘤。这次由于吻合口狭窄，还是在第一肝门范围找到损伤的胆管。作为这次术者，担心术中大出血，担心损伤门静脉，更进一步显示手术的难度不一般。

（二）创新

经肝圆韧带途径显现损伤的胆管，完成改良盆式鲁氏 Y 形吻合术，而失血量仅 50ml。

（三）外科手术技巧

（1）残株胆囊切除应注意以下几点：①先辨清肝总管、右肝管，再切胆囊。②阻断入肝血流，切胆囊。

（2）损伤胆管的确定应注意以下几点：①肝外胆管的瘢痕、线结、钛夹是损伤胆管的佐证。②穿刺肝总管或左肝管获胆汁，是胆管的有力依据。③经肝圆韧带途径，先切开左肝管、肝总管至损伤的狭窄、瘢痕处。④损伤处胆管壁厚、胆管腔狭小，损伤处胆总管通过胆管远端达十二指肠。⑤时刻注意：不要将门静脉误做胆管切开。

（3）瘢痕胆管的切除应注意以下几点：①以 5ml 注射器贴近胆管壁注水，分离开胆管与门静脉。②"四边法"断胆管，时刻注意勿伤门静脉。③以扁桃体钳贴近胆管壁分离胆管。

（4）本例是一例医源性近段胆管损伤，其根据有以下几点：①初次胆囊切除，历时 8 小时。②术后胆道出血，有时十分凶猛，以致失血性休克，终至介入止血。③影像资料示：右肝前叶萎缩，左肝肥大；右肝前叶动脉缺失。④这次术中所见：肝总管环形瘢痕、损伤；吻合口见钛夹；未见肝外及肝内胆管变异；左右肝管、肝总管正常。

病例 129：医源性近段胆管损伤Ⅲ型，多次胆道术后胆外瘘（漏），施十二指肠瘘修补、改良盆式鲁氏丫形吻合术

患者，男，54 岁。胆囊切除后胆外漏 4 个月，小便黄色，胆外漏出量多时，大便呈白色。4 个月前（2018 年 4 月 20 日），因结石性胆囊炎在外院 LC 中转开腹，施胆囊切除、T 形管引流术，手术历时 8 小时。术后腹痛、腹胀、发热，T 形管无胆汁引出，腹腔引流管引流胆汁最多时 200ml/d，以后无胆汁流出，大便白色。诊断为胆漏、弥漫性胆汁性腹膜炎、中毒性休克，于术后第 14 天（2018 年 5 月 4 日）再次在原医院剖腹，发现 T 形管脱出，腹膜腔积浓性胆汁 2500ml，腹内多个脓肿，肝门胆管组织严重充血、水肿，胆总管远段未找到，做腹膜腔清创、放置 14 号 T 形管于肝总管。术后胆汁引流量 200～600ml/d。

T 36.3℃，P 67 次/分，R 20 次/分，BP 109/68mmHg。神清合作，无黄疸。心律齐、无杂音，双肺呼吸音清。腹平，浅静脉不曲张，无胃肠型，示"屋顶"形切口瘢痕长 35cm。腹壁软，肝、脾未扪及，剑突右下方压痛，叩击右肝区示心窝部不适，无胃振水音，腹水征（−）。双下肢正常。T 形管引流墨绿色胆汁，无特臭味。

WBC 4.71×10⁹/L，N 67.2%，PLT 202×10⁹/L，HGB 84g/L，TBIL 76.4μmol/L，DBIL 5.23μmol/L，TP 54.2g/L，ALB 35.28g/L，AST 85.6U/L，ALT 128.6U/L，ALP 248.7U/L，γ–Gt 210.7U/L，PA 214mg/L，CHE 4351U/L。

T 形管造影（2018 年 8 月 16 日，湖南省人民医院）：肝总管以上肝内胆管轻度扩张，左右肝管内径分别为 0.9cm、0.8cm，其内无胆石、无积气。肝总管内径约 1cm，长度约 1cm，其远端示纤细的瘘管与十二指肠球部相连通，其内径约 0.1cm（图 2-4-51）。

CT（2018 年 8 月 15 日，湖南省人民医院）：肝轮廓清，表面光整，肝叶（段）形态、比例无失衡。肝外胆管未见，左右肝管内径分别为 0.9cm、0.8cm。肝内胆管无胆石，少量积气（图 2-4-52）。腹膜腔内无积液。脾大 6 个肋单元。

【术前诊断】医源性近段胆管损伤Ⅲ型，多次胆道引流术后，并胆外漏、胆内瘘。

【手术过程】

（1）入院后，夹持 T 形管 10 天，高压氧舱治疗 10 天，术前 3 天做肠道准备，术前 1 小时静脉给予"亚胺培南"1g。

（2）择期，平仰卧位，全身麻醉，依原"屋顶"形切口（图 2-4-53）入腹。见：腹壁切口、肝膈间无明显粘连，唯独肝脏面与大网膜、胃、十二指肠较紧密粘连，横结肠以下无粘连，肠管光顺。T 形管直臂水平位引出，管壁嵌入肝脏面。肝色泽棕红，表面光整。第一肝门为肝圆韧带及脓肿、瘢痕组织填塞，紧密覆盖充填肝圆韧带途径。

（3）沿 T 形管瘘管途径，游离、显露、到达第一肝门右侧，拔出 T 形管，溢出墨绿色胆汁及黄豆大小的胆石一颗。血管钳顺瘘口插入到达左肝管，"双合诊"，左肝

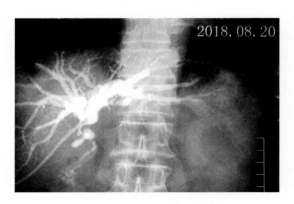

图 2-4-51　经 T 形管胆道造影

管距肝脏表面的厚度约 3cm。

（4）清除肝圆韧带途径障碍，显现左肝管（见图 2-4-56）。①瘢痕组织中找见肝镰状韧带残迹，发现左肝前纵沟、肝圆韧带根部。②沿左肝前纵沟右侧面，钝性分离，显现左肝前纵沟左侧面。③钳夹、切除部分肝方叶及肝圆韧带，显现左肝管（图 2-4-54）。

（5）经肝圆韧带途径"四边法"切开左肝管，左肝管壁厚约 0.2cm、内径约 1cm，显现左肝内叶胆管及左肝外叶胆管口。

（6）显现右肝管。拆除右肝管口大量 4-0 Prolene 线结，显现右肝管内径约 0.8cm，顺利插入 8 号胆道扩张器。

（7）组成肝胆管盆，内径约 2.5cm（图 2-4-55）。

（8）十二指肠瘘口修补：①经十二指肠球部前壁显现瘘口及瘘管周围组织，经瘘口插入小儿带芯导尿管，经十二指肠降部可及导尿管。②锐性切削、剔除瘘管周瘢痕组织，示瘘口内径约 0.5cm，局部肠壁厚约 0.5cm，刮除瘘管壁炎性肉芽组织。③以 4-0 Prolene 线间断缝合瘘管壁 3 针结扎，外以 4-0 薇乔线做浆肌层包埋，修补十二指肠瘘口。

（9）提取桥襻空肠，完成改良盆式鲁氏 Y 形吻合术，14 号 T 形管放入肝胆管盆，注水测试无胆漏。

（10）术野无出血、胆漏、肠漏，清点器械、敷料无误，放置好 T 形管及腹腔引流管，

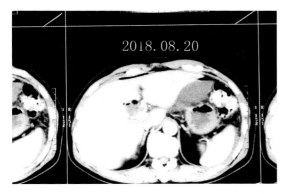

图 2-4-52　CT：肝内胆管轻度扩张，少量积气

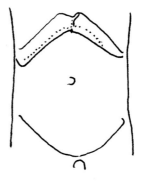

图 2-4-53　手术切口示意图

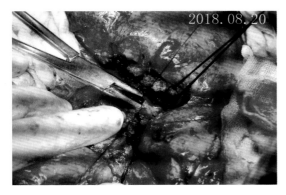

图 2-4-54　钳尖处为左肝管

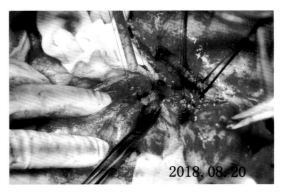

图 2-4-55　线牵拉处为肝胆管盆

逐层关腹。手术历时 3 小时，失血量约 50ml，术中生命体征平稳，安返回房。手术示意图见图 2-4-56。

【术后诊断】医源性近段胆管损伤Ⅲ型，多次胆道引流术后，并胆外漏、胆管十二指肠瘘、肝胆管结石。

【实施手术】十二指肠瘘修补，改良盆式鲁氏 Y 形吻合术。

【术后】无胆漏、出血、腹膜腔脓肿等并发症，恢复平顺。

【难点与创新】

（一）难点

（1）医源性近段胆管损伤后并胆漏（瘘）、弥漫性胆汁性腹膜炎。

（2）医源性近段胆管损伤先后已施 2 次胆道手术。第一次手术 8 小时；第二次手术腹膜腔炎症、感染十分严重，仅能施胆汁外引流术。

（3）经瘘管途径、经肝圆韧带途径，对本例而言均十分困难。

（4）不能安置 Pringle 止血带，而第一肝门粘连、瘢痕严重。

（二）创新

开放入肝血流，大胆采用肝圆韧带途径和瘘管途径，建立改良盆式鲁氏 Y 形吻合术及修补十二指肠瘘，获得成功。

（三）外科手术技巧

（1）本例说明"三合一液"清创腹膜腔，能有效地防止腹内粘连。

（2）无肝十二指肠韧带止血带，经肝圆韧带途径应注意以下几点：①以止血钳插入左肝管作引导，指示进入左肝管的途径。②瘢痕中依靠镰状韧带残瘢找到左肝前纵沟。③切断纤细的肝桥，切除部分肝方叶达左肝管前上壁，剔除左肝管前方的肝圆韧带，从而显现左肝管前壁。④刀片锐性切开左肝管壁，而不用电刀。

（3）十二指肠瘘修补：①本例瘘的特点：瘘口、瘘管腔小，瘘管壁有脓性肉芽组织覆盖；十二指肠壁局部增厚达 1cm。②处理时注意：用刮匙搔刮瘘管壁，清除脓性肉芽组织，外以"三合一液"冲洗干净；以 4-0 Prolene 线做瘘管壁全层、间断缝合；外以 4-0 Prolene 线做浆肌层间断包埋。

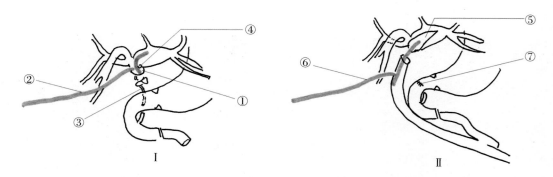

图 2-4-56　手术示意图

Ⅰ. 术前；Ⅱ. 术后

注：①肝总管；②T 形管；③胆管十二指肠瘘管；④胆石；⑤肝胆管盆；⑥引流 T 形管；⑦十二指肠瘘修补处

第五节 肝外胆管癌

肝外胆管癌是指肝外胆管的癌。肝外胆管癌的发生呈增多的趋势,国外尸检发现率为 0.01% ~ 0.5%。Longmire 提出将肝外胆管分成三份,即上 1/3、中 1/3、下 1/3,因此,肝外胆管癌分为上段胆管癌(肝门胆管癌,Klatskin 瘤)及中、下段胆管癌。胆管癌的成因不清。

(一)分型

肝门胆管癌 Bismuth 分型见图 2-5-1。中段胆管癌是指胆囊管、肝总管及其汇合部、胆总管十二指肠上段部分癌。下段胆管癌是指十二指肠上缘、肝胰壶腹括约肌上缘部分癌。

(二)诊断

(1)症状、体征:黄疸,胆囊胀大(中、下段胆管癌)或萎陷(上段胆管癌)及肝大,皮肤瘙痒,白陶土样大便,脓茶样尿。

(2)实验室检查:TBIL ↑,DBIL ↑,CA_{19-9} ↑,CEA ↑。

(3)影像学检查:常用的有 B 超、CT、MRI、PTC、ERCP 等。通过影像学检查明确胆管肿瘤的部位,门静脉、肝动脉受累情况,肝受累的状况,淋巴结受累的范围及远隔器官的转移情况。

(三)治疗

肝外胆管癌首选手术切除。肝门胆管癌包括胆道及受累的肝、尾叶切除及联合器官切除;中、下段胆管癌主施胰头十二指肠切除。

(四)预后

总的来说肝外胆管癌预后不佳。肝门胆管癌术后第 1、3、5 年生存率为 56.8%、31.5%、15%。

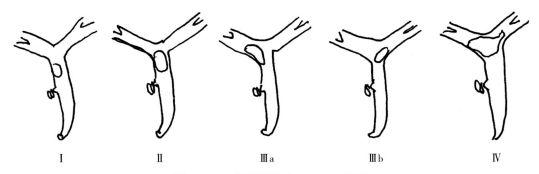

I   II   IIIa   IIIb   IV

图 2-5-1 肝门胆管癌 Bismuth 分型

典型病例

病例 130：肝门胆管癌Ⅲ_b，施左半肝、左尾叶切除，改良盆式鲁氏Ｙ形吻合术

患者，女，68 岁。右上腹痛 3 个月，黄疸 1 个月。T 36.6℃，P 72 次 / 分，R 19 次 / 分，BP 124/72mmHg。神清合作，皮肤、巩膜轻度黄染。心律齐、无杂音，双肺呼吸音清。腹平，浅静脉不曲张。腹壁软，肝、胆囊、脾未扪及，Murphy 征（－），剑突右下方无压痛，叩击右肝区无不适，无胃振水音，腹无移动性浊音。双下肢无水肿。

WBC 7.1×10^9/L，N 64%，PLT 214×10^9/L，TBIL 132.4μmol/L，DBIL 91μmol/L，TP 56.4g/L，ALB 28g/L，AST 128U/L，ALT 124U/L，PA 33mg/L，CHE 3687U/L，CA₁₉₋₉ > 400kU/L，CA242 > 200kU/L。

CT（2017 年 12 月 9 日，湖南省人民医院）：肝轮廓清，表面光整，肝叶形态、比例无明显失衡。一级肝门以上胆管中度扩张。左肝内胆管扩张明显，而且摆布较乱（图 2-5-2）。肝方叶密度较低。胆囊萎陷。肝外胆管显示欠清，左尾叶胆管扩张。

增强扫描示门静脉、肝动脉清楚（图 2-5-3）。

MRCP（2017 年 12 月 11 日，湖南省人民医院）：肝门区胆管壁增厚、结节，远端肝内胆管明显扩张，胆总管内狭窄。胆囊不大，其内无充盈缺损。胰管显示。仔细阅片见右肝管内示充盈缺损（图 2-5-4）。

【术前诊断】 肝门胆管癌Ⅲ a。

【手术过程】

（1）择期，平仰卧位，右上腹"反 L"形切口入腹。见：无腹水。肝呈淤胆肝墨绿色，但左肝色深，与右肝明显分界，肝质地硬。肝总管呈硬索状，外径 1.3cm，质较硬，一直延伸至左肝管、二级肝门。右肝管呈囊样感，外径达 1.5cm。肝左右动脉、肝固有动脉、门静脉及左右干弹性可，肝方叶基部稍硬。L₁₂、L₈ 肿大。

（2）决定施左半肝及左肝尾叶切除。①移除胆囊，解剖第一肝门。②肝总管、左肝管呈索状，右肝管呈囊样、较软。③切开右肝管，内有胆石及积液，正如 MRCP 所示处，右肝管质软。④左半肝色深，与右肝分界线清楚。

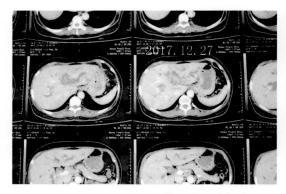

图 2-5-2 CT：左肝胆管扩张，分布乱

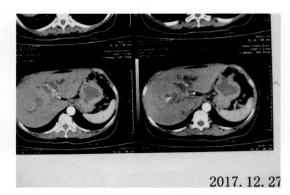

图 2-5-3 CT 静脉期

（3）解剖第一肝门，离断左肝蒂：①清除肝十二指肠韧带淋巴结，脉络化肝十二指肠韧带。②先后结扎、切断肝左动脉、肝中动脉、门静脉左干，显示左半肝色更深，缺血更为清楚。③切开右肝管，清除管腔内泥沙及少许"胶冻"，游离右肝管、结扎。

（4）劈离左半肝、左肝尾叶：①解剖第二肝门，显现肝中静脉、肝左静脉根部，电凝划定预切线。②于肝缺血分界线上、肝中静脉左侧以超声刀和单、双极电凝劈离左肝达腔静脉肝后段前方，先后横断右肝管前、后支和右肝尾叶胆管。③结扎、切断左肝短静脉达肝左静脉根部、肝中静脉左侧，以直线切割闭合器离断肝左静脉，移除左半肝及左肝尾叶。肝断面显示肝中静脉、肝后腔静脉段及右肝前、后支和右尾叶胆管（图2-5-5）。

（5）以5-0微乔线拼合邻近肝管切缘，组成肝胆管盆，以2根外径0.3cm的硅胶管分别置入左肝前叶胆管和尾叶胆管。

（6）提取桥襻空肠，完成改良盆式鲁氏Y形吻合术。桥襻空肠长35cm，经结肠肝曲系膜戳孔引至肝胆管盆，以5-0 Prolene线做肝胆管与桥襻空肠连续、外翻缝合。肝内胆管引流管经桥襻空肠另戳孔引出。做空肠与桥襻空肠侧-侧吻合。

（7）肝断面无胆漏、出血，胆肠吻合顺位。放置左膈下引流管，清点器械、敷料无误，逐层关腹。手术历时4小时，失血量约150ml，生命体征平稳，安返回房。手术示意图见图2-5-6。

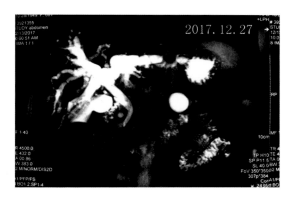

图2-5-4　MRCP

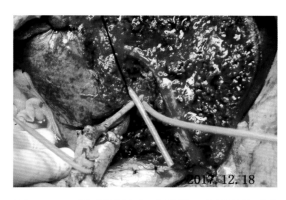

图2-5-5　导尿管插入肝内胆管，右导尿管后为肝中静脉

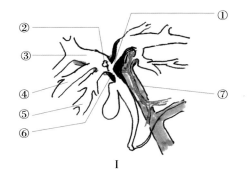

Ⅰ

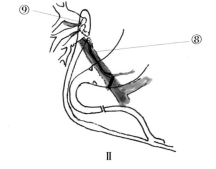

Ⅱ

图2-5-6　手术示意图

Ⅰ.术前；Ⅱ.术后

注：①左肝管；②右肝管结石；③右肝前叶胆管；④右肝后叶胆管；⑤右尾叶胆管；⑥肝总管；⑦门静脉；⑧肝固有动脉；⑨肝胆管盆－桥襻空肠吻合

【术后诊断】肝门胆管癌Ⅲb。

【实施手术】左半肝、左尾叶切除，改良右肝胆管盆式鲁氏Y形吻合术。

【术后】黄疸迅速减退，无胆漏、膈下感染、出血等并发症。

【难点与创新】

（一）难点

（1）确定肝门胆管癌的类型，术前据MRCP诊为肝门胆管癌Ⅲa，而术前CT则偏于肝门胆管癌Ⅲb。

（2）切断肝右动脉、门静脉及胆管的平面不一致。

（二）创新

（1）对于肝门胆管癌的诊断，应包括术前、术中及术后诊断3个阶段才能完成，而术中的诊断常是关键的一步。本例术中的观察、扪触起决定性作用。

（2）肝门胆管癌的手术与分型相关，与胆管病变、累及肝，以及受累的肝动脉、门静脉的部位相关，因此其断离的平面常不一致。本例胆管离断与肝左动脉、门静脉左干的平面相距3cm左右。

（3）右肝断面3个胆管口拼合组成肝胆管盆，并施改良盆式鲁氏Y形吻合术。

（三）外科手术技巧

（1）肝胆管盆的建立应注意以下几点：①肝断面的胆管残端，本例仅3个，有的病例多达20个左右，对于本例宜拼合组成肝胆管盆。②拼合胆管边缘的缝线宜用5-0或4-0薇乔线，使内壁光整。③胆管内宜放置支撑引流管。

（2）改良盆式鲁氏Y形吻合术应注意以下几点：①桥襻空肠应相当松弛，使胆肠吻合口无张力，便于愈合。②桥襻宜与十二指肠同步、平行。③空肠与桥襻空肠侧-侧吻合。

病例131：肝门胆管癌根治术中致肝固有动脉假性动脉瘤，用脐静脉包裹

患者，男，44岁。无痛性黄疸10天。

T 36.7℃，P 73次/分，R 20次/分，BP 118/65mmHg。神清合作，皮肤、巩膜中度黄染。心律齐，双肺呼吸音清。腹平，浅静脉不曲张。腹壁软，肝、胆囊、脾未扪及，Murphy征（-），剑突右下方无压痛，叩击右肝区无不适，无胃振水音，腹无移动性浊音。双腰背部无抬举痛，双下肢无水肿。

WBC 10×10^9/L，N 57%，PLT 520×10^9/L，TBIL 234.4μmol/L，DBIL 149μmol/L，TP 69.2g/L，ALB 41.5g/L，AST 141.7U/L，ALT 329U/L，ALP 405U/L，γ-Gt 345U/L，PA 160mg/L，CHE 6315U/L，CA_{19-9} 145.3kU/L。

CT（2017年5月31日，外院）：第一肝门以上肝内胆管轻度扩张，肝门区结节影，未见胆管结石、积气（图2-5-7）。

增强扫描（动脉期）：肝左右动脉清楚可见，肝固有动脉无变异、增粗（图2-5-8）。

增强扫描（静脉期）：门静脉及其分支清楚，无充填缺损（图2-5-9）。

MRCP（2017年6月2日，外院）：第一肝门充填缺损，其以上肝内胆管轻度扩张，肝外胆管、胆囊未见显影（图2-5-10）。

【术前诊断】肝门胆管癌Ⅱ型。

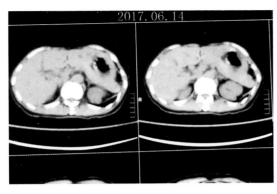

图 2-5-7 CT：肝内胆管扩张

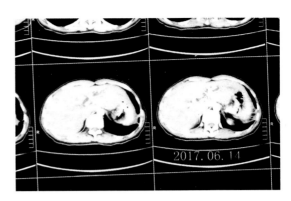

图 2-5-8 CT 动脉期

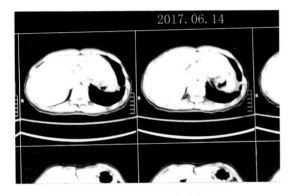

图 2-5-9 CT 静脉期

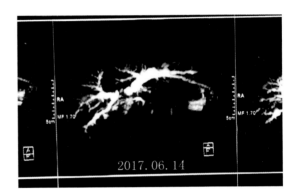

图 2-5-10 MRCP

【手术过程】

（1）择期，平仰卧位，取右上腹"反 L"形切口入腹。见：无腹水。肝门胆管病变与术前 CT、MRCP 一致，符合肝门胆管癌 Ⅱ 型。做胆总管横断，剥离胆囊，L_8、L_9、L_{12}、L_{13} 淋巴结清除，显现腹腔动脉干、肝总动脉、肝固有动脉、胃十二指肠动脉及门静脉与其左、右干。剥离肝总管、左右肝管，予以挖除，显示左、右及尾叶胆管口，其内径分别为 0.7cm、0.8cm、0.5cm。拼合组成肝胆管盆。发现肝固有动脉起始处一动脉瘤，约 1cm×0.7cm。请笔者急会诊。

（2）笔者洗手完成以下手术：①切取肝圆韧带一段 2cm，扩大脐静脉达 11 号胆道扩张器头大小，予以纵切，剖开脐静脉。②游离肝总动脉、胃十二指肠动脉及肝固有动脉。③以脐静脉片包裹假性动脉瘤，脐静脉片内膜朝外。④以 5-0 Prolene 线间断缝合脐静脉切缘，以完全包裹假性动脉瘤（见图 2-5-11）。⑤用医用创面封闭胶 1 滴，使脐静脉粘着、固定在假性动脉瘤上。肝左右动脉搏动良好。

（3）切取桥襻空肠，完成改良盆式鲁氏 Y 形吻合术。经桥襻空肠戳孔置外径 0.3cm 硅胶管入左右肝管，注水测试无胆漏、出血。

（4）关腹。放置好胆道引流管、腹膜腔引流管，清点器械、敷料无误，逐层关腹。手术历时 5 小时，失血量约 300ml，术中生命体征平稳，安返回房。标本给家属看后送病理科

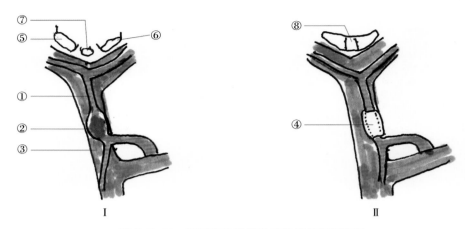

图 2-5-11　肝固有动脉假性动脉瘤包裹示意图

Ⅰ. 术前；Ⅱ. 术后

注：①肝固有动脉；②假性动脉瘤；③门静脉；④肝圆韧带片包裹；⑤右肝管残端；⑥左肝管口残端；⑦尾叶胆管残端；⑧肝胆管盆

检查。手术示意图见图 2-5-11。

【术后诊断】肝门胆管癌Ⅱ型，医源性肝固有动脉假性动脉瘤。

【实施手术】肝门胆管癌挖除，脐静脉片包裹肝固有动脉假性动脉瘤，改良肝胆管盆式鲁氏 Y 形吻合术。

【术后】胆道引流管引流墨绿色胆汁 200～250ml/d，黄疸迅速消退，无胆漏、出血、腹腔脓肿等并发症，恢复平顺。随访 1 年，假性动脉瘤未变大。

病检报告：胆管腺癌。

【难点与创新】

（一）难点

术中出现肝固有动脉假性动脉瘤，如何处理？

（二）创新

（1）游离脐静脉片包裹假性动脉瘤。

（2）改良盆式鲁氏 Y 形吻合术。

（三）外科手术技巧

假性动脉瘤有破裂之虑，甚至破裂大出血而休克、死亡，因此必须认真处理。

（1）外科手术处理有以下几种方法：切除、吻合；切除、血管移植；缝扎；瘤外包裹；血管栓塞；带内膜的记忆合金网放置。

（2）本例是术中发现，又是肝固有动脉，选择瘤外包裹。本例术中注意了以下几点：用胆道扩张器扩张脐静脉达 11 号胆道扩张器头大小；不宜清除脐静脉周的纤维结缔、脂肪组织；脐静脉外翻包裹；医用创面封闭胶固定。

病例 132：胆总管上段癌，L_8、L_9、L_{12}、L_{13} 转移，施经 S_{4-b} 胆管途径盆式鲁氏 Y 形吻合术

患者，男，66 岁。反复右上腹痛 2 年，再发黄疸 10 天。1 个月前，诊为"结石性胆囊炎"，在外院施"LC"。

T 36.7℃，P 78 次 / 分，R 20 次 / 分，BP 135/80mmHg。神清，皮肤、巩膜轻度黄染。心律齐，双肺呼吸音清。腹平，浅静脉不曲张。腹壁软，肝、脾未扪及，剑突右下方压痛，叩击右肝区示心窝部不适，无胃振水音，胰体部区压痛，未及腹块。腹水征（一）。双腰背部无抬举痛，双下肢无水肿。

WBC $6.67×10^9$/L，N 81.2%，PLT $189×10^9$/L，TBIL 195μmol/L，DBIL 157μmol/L，TP 51.6g/L，ALB 33.8g/L，AST 278.8U/L，ALT 346.2U/L，ALP 524U/L，γ–Gt 1075U/L，PA 132mg/L，CHE 4705U/L，CA_{19-9} 7400kU/L，CA_{242} 148.6kU/L，CA_{125} 67kU/L。

CT（2017 年 10 月 20 日，湖南省人民医院）：肝轮廓清，表面光整，肝形态、比例无明显失衡。胆总管上段壁厚，管腔狭窄，增强后密度升高，呈环形。其以上肝内胆管中度扩张，其以下胆总管内径约 0.4cm。

冠状面：胆总管上段狭小、壁厚，肝内胆管中度扩张，胰腺段胆管纤细。

【术前诊断】胆总管上段狭窄，癌？

【手术过程】

（1）择期，平仰卧位，右上腹"鱼钩"形切口入腹。见：无腹水。肝色泽暗棕红色，表面光整，形态、比例无失调。一级肝门被肥大肝方叶覆盖，一级肝门右侧见 2 枚 Hemerok 夹。胆管壁厚，肝总管、胆总管壁厚，外径超过 1.3cm。左肝管被包埋至肝方叶深面，左肝前纵沟宽大，见 S_{4-b} 胆管扩张达 0.2cm，十二指肠球部与胆总管中段紧密粘连。胰头不大，L3、L_9、L_{13}、L_{12} 组肿大、质硬。

（2）原术者分离一级肝门，配合 B 超，企图找到右肝管，失败。已历时 45 分钟。

（3）笔者洗手上台，完成以下手术：①延长腹部切口呈鱼钩状，右膈下填塞纱布垫托出右肝，使术野变浅。②切断纤维状肝桥，充分敞开左肝前纵沟，安置 Pringle 止血带。③稍分离 S_{4-b} 胆管周肝组织，显现 S_{4-b} 胆管，予以切开，大量清水样胆汁外涌，夹带白色脓液。"四边法"顺延长切开左肝内叶胆管、左肝管、肝总管，长度达 4cm，内径约 1.3cm。④去除胆囊管残端的 Hemerok 夹，于胆囊管口右上方发现右肝管，溢出清水样胆汁，能插入 3 号胆道扩张器，深度达 6cm。组成肝胆管盆。⑤3 号胆道扩张器能通过胆总管达十二指肠，胆总管上段壁厚约 0.3cm。

（4）提取桥襻空肠 40cm，完成盆式鲁氏 Y 形吻合术，12 号 T 形管经戳孔，入桥襻空肠达肝胆管盆。测试无胆漏、出血。

（5）关腹。手术历时 3.5 小时，失血量 50ml，术中生命体征平稳，安返回房。切取胆总管壁一小片，做病理切片。手术示意图见图 2-5-12。

【术后诊断】胆总管上段癌。

【实施手术】经 S_{4-b} 胆管途径施盆式鲁氏 Y 形吻合术。

【术后】术后黄疸迅速减退，恢复平顺。术后第 4 天，TBIL 47μmol/L，DBIL 28μmol/L，第 12 天载 T 形管出院。病理切片：胆管腺癌（中分化）。

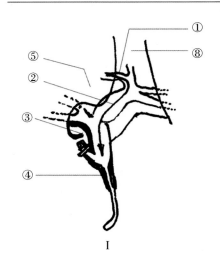 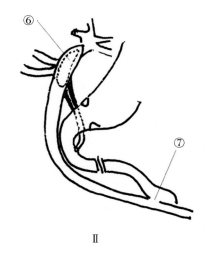

图 2-5-12　手术示意图

Ⅰ. 术前；Ⅱ. 术后

注：① S_{4-b} 胆管；② S_{4-b} 胆管途径；③胆囊管残端；④胆总管上段癌；⑤肥大肝方叶；⑥肝胆管盆；⑦空肠、桥襻空肠侧 - 侧吻合；⑧左肝前纵沟

【难点与创新】

（一）难点

（1）残留胆囊管粗大，右肝管壁增厚，周围纤维瘢痕组织多，影响右肝管显露。

（2）肝方叶肥大，遮盖、覆盖于左肝管前方，阻碍经肝圆韧带途径显露、切开左肝管，而且左肝管前下方分布曲张的静脉。

（3）肝总管壁增厚，囊状感消失，局部难以切开。

（4）右肝管、胆总管上段、肝总管右侧壁、胰腺头及 L_8、L_9、L_{12}、L_{13} 淋巴结转移，已失去根治性切除的机会、意义。

（二）创新

经 S_{4-b} 胆管途径切开 S_{4-b} 胆管、左肝内叶胆管达左肝管，获得成功，完成盆式鲁氏 Y 形吻合术。

（三）外科手术技巧

S_{4-b} 胆管途径：

（1）S_{4-b} 胆管途径适于 S_{4-b} 胆管扩张，而经肝圆韧带途径、逆胆总管切开途径不能。

（2）S_{4-b} 胆管途径的准备有以下几点：①切断肝桥，敞开左肝前纵沟，显露 S_{4-b} 胆管。②安置 Pringle 止血带，阻断入肝血流，再做胆管切开。③切开 S_{4-b} 胆管前壁，趁胆汁涌出，蚊式钳伸入胆管，切开胆管。④以钳子伸入左肝内叶胆管、左肝管，配合"四边法"切开胆管。

第三章　胰　　腺

胰腺重 60 ～ 100g，位于腹膜后第一至第二腰椎椎体和腹部大血管的前方。胰腺是具有内分泌和外分泌双重功能的实质腺体。由于影像诊断手段（如纤维内镜、腹腔镜）及分子生物学和免疫学、肿瘤标志物检测的发展，胰腺外科疾病的诊疗水平提高了，并促进了胰腺外科的迅猛发展。

1667 年，Degral 等首先报道胰腺结石；1727 年，Jean-Schulty 首先报道异位胰腺；1761年，Morgagni 首先报道假性胰腺囊肿；1818 年，Tiedmann 报道首例环状胰腺；1827 年，Travers 首先报道胰外伤；1889 年，Tity 首先报道胰脓肿；1935 年，Whipple 首先报道胰头癌施胰头十二指肠切除术；1969 年，Hounsfied 设计成功 CT，1993 年用于胰癌的诊断；1969年，Babbitt 首先报道胰胆管汇合异常；1974 年，Molnar 首先报道 PTCD；1982 年，Ohhashi首先报道胰导管内乳头黏液性肿瘤；1985 年，Carrasco 首先报道金属支架在胆道梗阻使用的实验报告；1989 年，Rabkin 报道镍合金支架治疗胆道梗阻；1966 年，Kelly 和 Lillehei 首先报道胰移植；1993 年，Gagner 首先报道腹腔镜胰十二指肠切除。2017 年湖南省人民医院收治各种胰腺外科疾病 615 例。其中胰头癌 131 例占 21.3%；十二指肠乳头腺癌，76 例占12.4%，胰管结石，83 例占 13.5%；胰导管癌，54 例占 8.8%；胰腺炎、胰周脓肿，83 例占13.5%；胆管下段癌，104 例占 16.9%；胰脾外伤，28 例占 4.6%；Whipple 术后胰漏，11 例占 1.8%；胰腺结核，2 例占 0.3%；其他，43 例占 7.0%。

胰头癌等施胰头十二指肠切除术 365 例，其中腹腔镜胰十二指肠切除占 81%（295 例）。

一些疑难复杂胰腺疾病，如胰头癌累及门静脉、肠系膜上静脉，腹膜后脂肪肉瘤累及全胰等，8 个器官受累等展现眼前，如何处理？如何克难以获得手术成功？

第一节　肿瘤性疾病

典型病例

病例 133：胆管下段腺癌，施 Whipple 术

患者，男，74 岁。上腹痛，波动性黄疸、寒热 20 天。20 天前，突然上腹部剧痛、高热、黄疸，入住当地某医院。

T 39℃，P 132 次 / 分，BP 130/72mmHg。皮肤、巩膜轻度黄染。心律齐，双肺呼吸音清。上腹部肌肉紧张，剑突右下方及胰区示压痛，胆囊可扪及，Murphy 征（+），叩击右肝区示右

上腹疼痛。WBC 13.5×10⁹/L，N 89%，TBIL 70μmol/L，DBIL 55μmol/L，AMY 481U/L。

B 超：胆囊、肝胆管未见胆石。

CT：胆总管扩张，内径 2cm，未见胆石。胆囊约 6cm×3.5cm，未见胆石、积气。胰管不扩张，胰边界清楚。

当时诊为"胆源性胰腺炎"，急症施 ERCP、ENBD，当日引流出墨绿色胆汁 400ml，症状缓解。3 天后拔管出院。第 2 天症状复旧，重做 ENBD，症状再缓解，引流浑浊胆汁，逐日变清，诊断为"胆源性胰腺炎"，拟做"胆囊切除"。家属持疑，请笔者急会诊。2015 年，曾患"胰腺炎"在该院内科治愈，无烟酒嗜好。

T 36.5℃，P 85 次/分，R 20 次/分，BP 133/69mmHg。神清合作，未见明显黄疸。心律齐，双肺呼吸音清。腹平，浅静脉不曲张。腹壁软，未扪及肝、胆囊、脾，剑突右下方压痛，Murphy 征（−），叩击右肝区示心窝部不适。无胃振水音，腹水征（−）。双腰背部无明显抬举痛，脊柱、四肢无畸形，运动自如。ENBD 导管引流墨绿色清亮胆汁 250ml/d。

WBC 7.57×10⁹/L，N 65%，PLT 403×10⁹/L，Hb 135g/L，TBIL 37.8μmol/L，DBIL 18.4μmol/L，TP 66.5g/L，ALB 36.8g/L，ALP 174U/L，γ–Gt 168U/L，PA 265mg/L，CHE 6641U/L，AST 50.7U/L，ALT 64.2U/L，BUN 2.97mmol/L，GLU 4.86mmol/L，CA₁₉₋₉ 25.45kU/L。

MRCP（2016 年 9 月 6 日，患者就诊医院，笔者阅片）：肝外胆管内径约 2cm，远端充填缺损，不对称狭窄。缺损处位于胆管右侧壁，直径约 0.9cm（图 3-1-1），无胆石。胆囊大小约 8cm×4cm，壁光整，无胆石。胰管不扩张，内径约 0.15cm。十二指肠乳头不大，黏膜光整。肝内胆管均匀，中度扩张，无胆石、积气。

笔者认为诊断为胆汁性胰腺炎尚缺乏有力依据，胰腺炎可能与此关系不大。宜进一步做胆管超声检查、PET-CT、明确诊断，目前不宜做胆囊切除。

B 超（2016 年 9 月 15 日，湖南省人民医院）：胆总管末端十二指肠壁内段局部胆管壁毛糙增厚，似呈团块状低回声改变，其大小约 1.3cm×1cm。

PET-CT（2016 年 9 月 17 日，外院）：胆总管末端一浓聚影，直径 1cm。

【术前诊断】胆管癌（下段），并 AOSC、胆源性胰腺炎。

【手术过程】

（1）择期，平仰卧位，"反 L"形切口入腹。见：无腹水，腹膜上无癌性结节。肝表面光整，色泽棕红，形态、比例无失衡。胆囊约 8cm×4cm，张力较大。胆总管外径约 1.6cm，未扪及胆石。胰不大、质地较软。脾不大。L₈、L₆、L₁₃、L₁₆、L₁₄ 组淋巴结不肿大。

（2）切开胆总管，插入纤维胆道镜，见胆总管远端一菜花样肿块，大小与 B 超、PET-CT 一致（图 3-1-2），从而明确诊断，实行 Whipple 术。

（3）骨骼化肝总动脉、腹腔动脉干、肝固有动脉、总胆管右侧及门静脉，清除 L₈、L₅、L₁₂、L₁₃、L₆ 组淋巴结。结扎、切断胃十二指肠动脉，显现门静脉，并沟通胰颈上

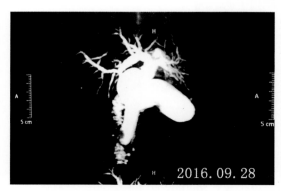

图 3-1-1　MRCP

缘与门静脉及肠系膜上静脉间隙（图3-1-3）。

（4）先后断胃（图3-1-4）及空肠，游离空肠至肠系膜上血管后方。

（5）断胰颈，胰管内径约1.5mm，置入等粗的导管，固定，导管进深长度约10cm（图3-1-5）。

（6）剥离胆囊，于胆囊管口上横断肝总管，于门静脉、肠系膜上静脉后方显露肠系膜上动脉，钳夹、切断胰钩突纤维板，先后结扎、切断胰十二指肠上、下动脉，移除胰头十二指肠标本。切开胆总管、十二指肠，显示胆总管末段壁增厚，其末端菜花样肿块大小与B超所示一致（图3-1-6）。术野清楚显现肝动脉系、门静脉、肠系膜上静脉及腔静脉（图3-1-7）。

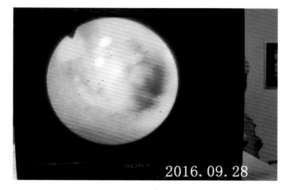

图3-1-2　术中胆道镜

（7）Child法消化道重建：①套入式胰-空肠之端-侧吻合。以4-0 Prolene线做胰残端间断缝合6针，做空肠近端侧切口，以4-0 Prolene线做胰肠吻合口间断、内翻缝合，胰导管经空肠另戳孔引出（图3-1-8）。②距胰肠吻合口10cm用4-0 Prolene做胆肠之端-侧吻合，连续外翻缝

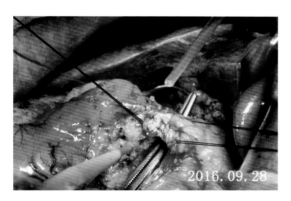

图3-1-3　钳子通过胰头沟

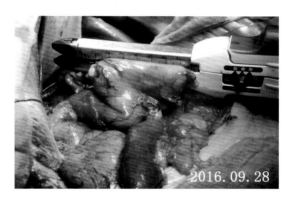

图3-1-4　断胃

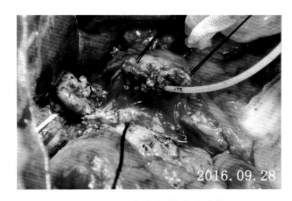

图3-1-5　白色导管为硅胶管

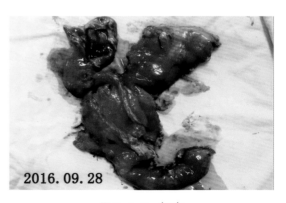

图3-1-6　标本

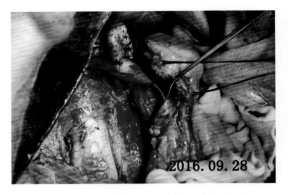

图 3-1-7　术野，拉钩牵拉处为门静脉

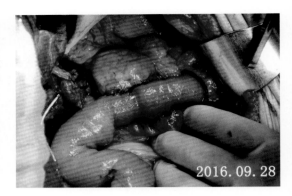

图 3-1-8　胰肠、胆肠吻合

合，经肝总管右侧壁戳孔引出 12 号 T 形管，注水测试无胆漏。③胃空肠吻合。

（8）逐层关腹。手术历时 4 小时 10 分钟，失血量约 50ml。术中生命体征平稳，安返回房。

【术后诊断】胆管下段癌，并胰腺炎、AOSC。

【实施手术】Whipple 术，Child 法重建消化道。

【术后】恢复平顺，无胰漏、胆漏及胃肠吻合口漏。随访至今，健在。

病理切片：胆总管下段腺癌Ⅱ～Ⅲ级。

【难点与创新】

（一）难点

本例的难点在于诊断。由于原医院误诊为胆囊结石致胆源性胰腺炎，拟急症施胆囊切除。患者原就诊医院是根据 ENBD 引流的胆汁浑浊来判断的；B 超没有发现胆结石，而 B 超诊断胆石的阳性率高达 98%；原医院的 CT、MRI 没有报告胆总管占位病变。

（二）创新

望触叩听，排除干扰，早期诊断，及时、准确治疗。

（三）外科手术技巧

（1）本例术前诊断为胆总管恶性梗阻的依据如下：①上腹痛、波动性黄疸、寒热 20 天，说明是胆总管的梗阻、AOSC。引起 AOSC 的原因，常见的有胆石、憩室及胆管的肿瘤等。从病史上讲，波动性黄疸与 ENBD 直接相关，并非胆石的移动所致。②病程中出现过胰腺炎，主管医师根据 ENBD 引流的胆汁为浑浊样而定，尚缺乏有力依据。住院期间多次 B 超及 MRCP 检查均未发现胆总管、肝内结石的佐证。③74 岁的老年患者，出现 AOSC，常应多考虑恶性胆道梗阻的存在，加之过去无结石性胆囊炎、肝内结石的病史。④ MRCP 示胆管扩张、胰管不扩张，而且胆管下段呈不对称性狭窄，胆总管远段右侧壁缺损。⑤术前我院 B 超示胆总管末段十二指肠壁内段局部胆管壁毛糙增厚，似团块状低回声改变，其大小约 1.3cm×1cm。⑥ PET—CT 示胆总管末端浓聚影，直径 1cm。⑦术中扪触十二指肠乳头处胰头质地较硬，切开胆总管，胆管远段闭塞，不能通过 3 号胆道扩张器。⑧术中切开胆总管，插入纤维胆道镜，示胆总管末端一直径 1cm 菜花样肿块，与术前 MRCP、PET-CT、B 超所示一致。⑨术中检查 L_8、L_{12}、L_{13}、L_{16} 转移，SMV、门静脉无癌性累及征象。

（2）外科手术技术方面应注意以下两点：①淋巴结没有做过多的清扫。②胰肠吻合。本例胰管内径约 0.15cm，胰质地脆，容易发生胰肠吻合漏。本例术后无漏，恢复平顺，笔者注意了以下几点：防止胰肠吻合口漏的有效方法是自己的经验；放置固定胰引流管，引出体外；胰残端用薇乔线做间断、内翻、鱼口状缝闭 6 针；胰残端套入空肠侧，以 5-0 Prolene 线做间断缝闭。

病例 134：胰头癌，累及门静脉、肠系膜上静脉，L_{16} 转移，施全胰切除，门静脉、肠系膜上静脉节段切除、吻合

患者，女，51 岁。上腹痛 1 个月，黄疸 7 天，先后在当地医院诊为"十二指肠溃疡""胰腺炎"。患糖尿病 8 年。

T 36.5℃，P 54 次 / 分，R 20 次 / 分，BP 103/52mmHg。神清合作，皮肤、巩膜中度黄染。心律齐、无杂音，双肺呼吸音清。腹平，浅静脉不曲张，无胃肠型。腹壁软，未扪及肝、胆囊、脾，剑突右下方无压痛，Murphy 征（-），叩击右肝区无上腹不适。无胃振水音，腹无移动性浊音。双腰背部无抬举痛，双下肢正常。

WBC $5.41×10^9$/L，N 71.1%，PLT $213×10^9$/L，TBIL 193.5μmol/L，DBIL 124.5μmol/L，TP 75.4g/L，ALB 47.1g/L，AST 273.9U/L，ALT 202U/L，ALP 416U/L，γ-Gt 348U/L，PA 263mg/L，CHE 12241U/L，BS 8.9mmol/L，CA_{19-9} 31kU/L。

CT（2018 年 7 月 8 日，湖南省人民医院）：肝轮廓清，表面光整，肝形态、比例无失衡。肝内、外胆管扩张，胆总管内径 1.6cm，未见胆石及积气。胆囊胀大（图 3-1-9）。胆总管梗阻平面在胰头。胰头肿大，密度不均，十二指肠乳头不大，胰管内径约 0.3cm。脾不大。无腹水。

增强扫描（动脉期）：腹腔动脉干、肝动脉存在（图 3-1-10）。

增强扫描（静脉期）：未见门静脉、肠系膜上静脉汇合处（图 3-1-11）。

CTV：门静脉起始处、肠系膜上静脉末段及脾静脉汇合处缺如（图 3-1-12）。

【**术前诊断**】胰头癌，并门静脉、肠系膜上静脉、脾静脉受累。

【**手术过程**】

（1）择期，平仰卧位，上中腹白线切口入腹。见：无腹水，大网膜无癌性肿大淋巴结。

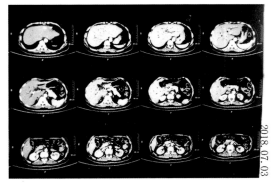

图 3-1-9　CT

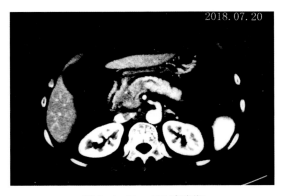

图 3-1-10　CT 动脉期

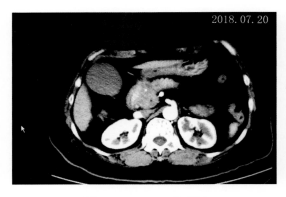

图 3-1-11　CT 静脉期

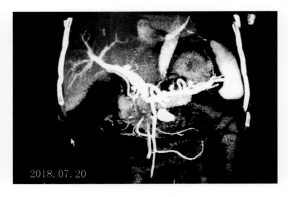

图 3-1-12　CTV

胰头可扪及一肿块，约 4cm×3cm×3cm，质硬，可活动。肿块与门静脉、肠系膜上静脉及脾静脉起始部癌性粘连，其门静脉、肠系膜上静脉受累及长度约 3cm。胰体部质地同样坚硬。胰肿块可与腔静脉、腹主动脉分离。肝右动脉源自胃十二指肠动脉，肠系膜上动脉、腹腔动脉、肝总动脉、肝固有动脉、脾动脉可触及。肝色泽棕红，质地中等硬度，未及癌性结节。肝外胆管外径达 2cm，张力较大。胆囊约 10cm×4cm，张力大。L_8、L_{16} 淋巴结肿大，质硬。快速切片报告：转移癌。胰肿块与结肠腔静脉不可分开，升结肠、横结肠系膜搏动良好。

　　（2）做扩大十二指肠后腹膜切开，显现腔静脉、腹主动脉，分离横结肠系膜与胰头粘连。钳夹、切断、缝扎结肠中动脉，显现肠系膜上静脉及胰头沟下缘，不能通过胰头沟与肠系膜上静脉间隙。升结肠、横结肠系膜搏动良好。

　　（3）解剖腹腔动脉干，右后路显现、游离肠系膜上动脉：①解剖腹腔动脉干，显现、游离肝总动脉、肝固有动脉、胃十二指肠动脉，肝右动脉源于胃十二指肠动脉。于起始处以远结扎、切断胃十二指肠动脉，清除其周围淋巴结，送检，报告 L_8 转移癌。显现脾动脉、胃左动脉及门静脉。②切割闭合器离断胃、空肠，移空肠上段至肠系膜血管右侧，将胃十二指肠、胰头向左前方翻转，清除 L_{16} 组，送检，报告转移癌。显现腹主动脉、肠系膜上动脉起始部，顺势解剖显露肠系膜上动脉，结扎、切断胰十二指肠上、下动脉。至此，胰头与门静脉、肠系膜上静脉癌性粘连未离断，长度约 3cm，游离胆囊，离断肝总管。

　　（4）于肠系膜上动脉前方右侧，沟通胰体，结扎、切断脾动脉，横断胰体、脾静脉（见图 3-1-15 Ⅰ-④⑤），不慎脾静脉破裂，立即以 4-0 Prolene 线予以缝扎止血，失血量约 200ml。胃、胰尾部血供好。

　　（5）门脉钳钳夹、切断门静脉、肠系膜上静脉，连同胰头十二指肠标本一并移除。其门静脉、肠系膜上静脉切除长度约 4cm。立即以 5-0 Prolene 线"二点法"做门静脉、肠系膜上静脉端-端吻合（图 3-1-13），历时 15 分钟，吻合口通畅、无扭曲，显示张力稍大（见图 3-1-15 Ⅱ-⑩，图 3-1-14）。

　　（6）病检报告：胰体切缘见癌细胞。做胰体尾部、脾切除。

　　（7）做胆肠、胰胃吻合，分别放置胆道 T 形管、胃造瘘管（见图 3-1-15 Ⅱ-⑧⑨）。

　　（8）清点器械、敷料无误，逐层关腹。手术历时 10 小时，失血量约 400ml，术中生命体征平稳，安返回房。手术示意图见图 3-1-15。

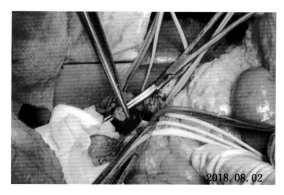

图 3-1-13 钳尖处为肠系膜上静脉

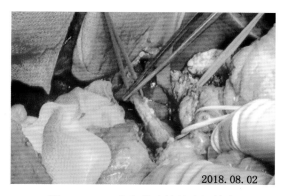

图 3-1-14 蓝色带牵拉处为门静脉

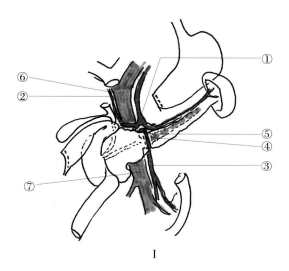

I

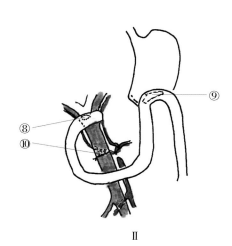

II

图 3-1-15 **手术示意图**

I.标本移除前；II.标本移除后

注：①腹腔动脉干；②肝右动脉；③肠系膜上动脉；④断胰体处；⑤脾静脉切断处；⑥门静脉；⑦肠系膜上静脉；⑧胆肠吻合处；⑨胃肠吻合处；⑩门静脉 - 肠系膜上静脉吻合口

【**术后诊断**】胰头癌，并结肠中动脉、门静脉、肠系膜上静脉、脾静脉受累；L_8、L_{16} 组淋巴结转移；胰体尾部转移。

【**实施手术**】全胰切除，淋巴结清扫，胆肠、胃肠吻合术。

【**术后**】术后血糖 10mmol/L，用胰岛素调控达 8mmol/L。配合使用亚胺培南。恢复平顺，术后 14 天出院。

【**难点与创新**】

（一）难点

（1）本例胰头癌并胰体尾受累及附近淋巴结转移，施全胰切除，其手术难度可想而知。

（2）本例涉及几支重要脉管的处理，显示其难度之大：结肠中动脉切断；脾静脉切断；肠系膜上动脉、胃十二指肠动脉、肝右动脉游离、显露；经右后路肠系膜上动脉优先；门

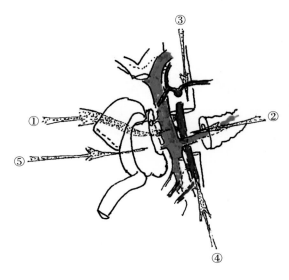

图 3-1-16　进达肠系膜上动脉路径示意图

注：①右路；②左路；③上路；④下路；⑤右后路

静脉、肠系膜上静脉节段切断，吻合重建。

（3）胰体横断部位的选择。

（二）创新

全胰切除，门静脉、肠系膜上静脉切除重建。

（三）外科手术技巧

（1）这例手术的难题在于肠系膜上动脉的显露。依照文献和笔者的经验，肠系膜上静脉的显露有 5 条路径（图 3-1-16），临床常用的是路径⑤、路径④，而本例借助腹腔镜的胰头十二指肠切除的经验，而采用路径①，且获得手术成功。

（2）胰头十二指肠切除术中，肿瘤累及结肠中动脉、脾静脉，侧支循环建立后，是可以结扎、切断的，甚至腹腔动脉干有时亦可以切断。

（3）失败中吸取的教训：①本例断胰体在肠系膜上动脉的前方，不慎脾静脉破裂，失血达 200ml。说明断胰体的部位可以距肠系膜上静脉左侧更远点，可能会安全些。②胰头十二指肠标本切除后，病理报告胰残端见癌，而改为全胰切除。如果事先知道胰体尾部癌转移，开始做全胰切除，应该更安全。

病例 135：十二指肠乳头腺癌，差点被误诊为"乳头炎"

患者，男，53 岁。胆总管 T 形管引流术后，不能夹管 30 天。30 天前，诊为"胆囊结石、胆总管结石"在某院施"电视腹腔镜胆囊切除、胆总管探查取石、T 形管引流"，术中腹腔镜探查胆总管，见其远端一菜花样肿块，活检报告"慢性炎症"。术后每日胆汁流量 1200～2000ml，不能夹持 T 形管，而于术后 20 天转来我院。2016 年 12 月 23 日十二指肠镜检见"十二指肠乳头呈腊肠样，其开口糜烂，不规则，覆厚白苔，考虑为癌？"，病检报告"慢性炎症"。

T 36.5℃，P 72 次 / 分，R 20 次 / 分，BP 117/76mmHg。神清合作，皮肤、巩膜无明显黄染。心、肺无明显异常。腹平，浅静脉不曲张，陈旧性四点式腹腔镜瘢痕。腹壁软，肝、脾未扪及，右肝区叩击无腹痛。无胃振水音，腹水征（-）。双下肢无水肿。

WBC 7.54×10^9/L，N 61.1%，PLT 562×10^9/L，TBIL 26.9μmol/L，DBIL 13.5μmol/L，TP 71.2g/L，ALB 42.7g/L，AST 39U/L，ALT 48U/L，γ-Gt 856.3U/L，ALP 563U/L，PA 596mg/L，CHE 7965U/L，CA$_{19-9}$ 16.26kU/L，AFP 1.39ng/ml。

MRCP（2016 年 12 月 25 日，湖南省人民医院）：肝内外胆管不扩张，胆总管内径约 0.4cm，未见充填缺损，并示胆总管 T 形管。胰管内径亦约 0.3cm（图 3-1-17）。

经 T 形管胆道造影（2016 年 12 月 26 日，湖南省人民医院）：显示肝内外胆管轻度扩张，其远段示一边界模糊椭圆形充填缺损，横径约 1cm，而胰管内径与 MRCP 相似（图 3-1-18）。

【术前诊断】 十二指肠乳头肥大原因待查，炎症？癌？

【手术过程】

（1）择期，平仰卧位，右上腹"反 L"形切口入腹。见：无腹水，腹膜上无癌性结节。肝色泽棕红，形态、比例无明显失调，质地软、未扪及结节。胆囊已切除，14 号 T 形管插于肝总管，肝外胆管空虚，一级肝门右侧见多枚钛夹。肝十二指肠淋巴结无明显肿大。拔除 T 形管，插入纤维胆道镜，胆管远段光整，但不能通过 3 号胆道扩张器头。做十二指肠降部纵向切开，长 3cm，见十二指肠乳头不大。取组织送快速切片，病检报告：慢性炎症，轻度非典型性增生。

（2）笔者洗手上台，完成以下手术：①扪触十二指肠降部内侧，发现乳头大小约 1.5cm×1cm，质地坚硬，打开已切开的十二指肠降部切口，见十二指肠乳头糜烂、质硬（图 3-1-19），即另取乳头组织三块送病检。笔者考虑十二指肠腺癌可能性很大，宜做 Whipple 术。②按习惯做胰头十二指肠游离，显露、结扎、切断胃十二指肠动脉，顺利过"三关"（图 3-1-20）。病检报告：十二指肠乳头癌。③先后离断空肠、胃、胰颈，胰管位于胰颈中上 1/3 汇合处后方，内径 0.3cm，放入外径 0.25cm 硅胶管、固定，导管插入深度 0.9cm，导管长度约 15cm。④剥离胆囊，于胆囊管口处离断肝总管，顺势剥离胆管达胰腺上缘，全程显现门静脉、肠系

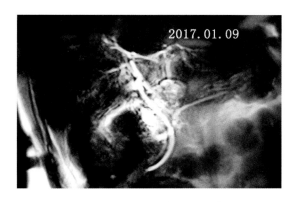

图 3-1-17　MRCP：肝内、外胆管不扩张

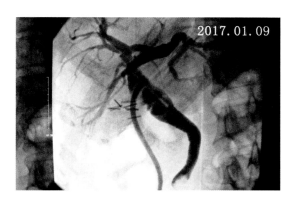

图 3-1-18　经 T 形管胆道造影：示胆总管远端充填缺损

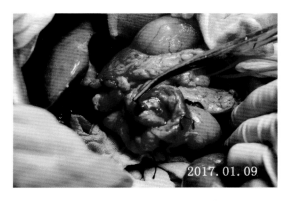

图 3-1-19　钳尖处示十二指肠乳头糜烂、质硬

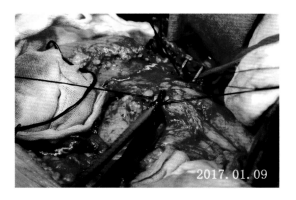

图 3-1-20　长弯钳通过胰头沟

膜上静脉及脾静脉近段 2cm。⑤结扎、切断钩突静脉 3 支，游离门静脉及肠系膜上静脉近段 4cm。⑥切开肠系膜上动脉鞘膜，于其右侧逐一钳夹、离断钩突纤维板（图 3-1-21），整块移除胰头十二指肠标本。术野清楚显现胆管断端、胰颈断端、门静脉、肠系膜上静脉及肠系膜上动脉（图 3-1-22）。⑦依 Child 法重建消化道：胰管、空肠端－侧吻合，内放置 15cm 硅胶管；胆管、空肠端－侧吻合，内放置 12 号 T 形管；用直线切割闭合器完成胃空肠吻合。⑧放置温氏孔右侧乳胶引流管 1 根，胆道 T 形管经右侧腹壁戳孔引出。手术历时 4.5 小时，失血量约 100ml。切开胰头十二指肠标本，示十二指肠乳头约 1.5cm×1cm 大小，质硬，胆总管远段壁光整（图 3-1-23）。

【术后诊断】十二指肠乳头腺癌。

【实施手术】胰头十二指肠切除，Child 法重建。

【术后】恢复平顺，无胰肠吻合口漏、出血、血管栓塞等并发症。

病理切片：十二指肠乳头腺癌（低分化）。

【难点与创新】

（一）难点

本例的难点在于诊断，原因：

（1）肿瘤标志物 C_{12} 正常。

（2）原术中病检报告：慢性炎症。

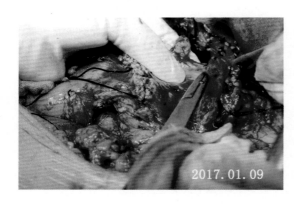

图 3-1-21　离断钩突纤维板

（3）胆总管 T 形管引流术后 MRCP，胆管不扩张，纤细，无充填缺损。

（4）本次术中十二指肠切开探查，十二指肠乳头不大，病检报告"慢性炎症"。

（5）本次术中纤维胆道镜探查"胆管壁光滑"。

（6）本次术中及原术者均未做十二指肠内侧缘扪触乳头的大小、质地。

（二）创新

（1）胰管、空肠吻合。

（2）直线切割闭合器做胃、空肠吻合。

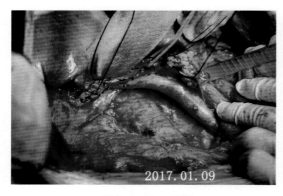

图 3-1-22　术野

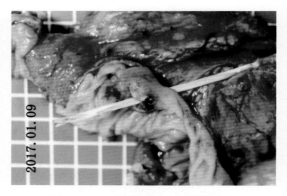

图 3-1-23　棉签穿过十二指肠乳头

（三）外科手术技巧

（1）诊断为十二指肠乳头腺癌的根据：①胆道 T 形管引流后不能夹管，引流墨绿色胆汁 1200 ～ 2000ml/d，意味着胆道的梗阻，常为恶性胆管末端梗阻。② ALP ↑、γ-Gt ↑，TBIL、DBIL 轻微升高。③ MRCP（胆道 T 形管引流术）后，胆管纤细，而胰管内径与胆道近乎等大，提示十二指肠乳头梗阻存在。④经 T 形管胆道造影，胆管较胰管扩张，而且胆总管末端呈边界不清、模糊胆管充填缺损，示胆管外压迫所致。⑤ CT 示十二指肠降部肠腔较小，乳头肥大。⑥探查十二指肠乳头，应扪诊十二指肠乳头的大小、质地，或充分切开十二指肠降部，直视下看清十二指肠乳头质地。⑦十二指肠乳头病检，提取组织检浅表，报告"慢性炎症"，不能排除乳头腺癌。

（2）十二指肠乳头病检：病检是诊断的金标准，切取活检组织宜深；如果疑为恶性病变者，宜多次病检。

病例 136：胰体尾部癌切除后，并发假性囊肿、恶性变，施胃大部分、左半结肠、残胰体联合切除术

患者，男，60 岁。胰体尾部癌切除术后 3 年，体检发现肿瘤复发 7 天。2013 年 11 月 6 日，诊断为"胰体尾部癌"住当地某医院施"胰体尾部加脾切除"，病理切片诊断"中高分化胰导管癌"。2015 年 4 月，腹部 CT 发现右上腹囊性占位病变，直径 3.4cm，当时诊断为"假性胰腺囊"。7 个月后，再次 CT，囊肿达 11.8cm×9.2cm。2015 年 11 月 28 日，在当地某医院施"囊肿—空肠鲁氏 Y 形吻合术"。囊肿壁病检报告为"腺癌"。此后，"化疗""放疗"，发现 CA_{19-9} 从 100kU/L 上升至 2017 年 4 月达 2000kU/L，2017 年 5 月 PCT-CT 诊为"胰腺肿瘤"复发。

T 36.5℃，P 56 次 / 分，R 20 次 / 分，BP 116/56mmHg，WT 86kg。神清合作，皮肤、巩膜无黄染。心律齐，双肺呼吸音清。腹平，浅静脉不曲张，见左上腹部陈旧性手术切口瘢痕长约 20cm。腹壁软，肝、胆囊、脾未触及，Murphy 征（–），叩击右肝区无不适。左上腹饱满，可扪及包块，其下缘达左肋缘下锁骨中线上 3 横指，有触痛。无胃振水音，无腹水征。左腰背部饱满，双下肢无水肿。

WBC $7.9×10^9$/L，N 72.3%，PLT $129×10^9$/L，Hb 81g/L，TBIL 17.5μmol/L，DBIL 9.4μmol/L，TP 61g/L，ALB 36.3g/L，PA 220mg/L，CHE 4754U/L，AST 24U/L，ALT 20U/L。

CT（2017 年 5 月，湖南省人民医院）：左中上腹部示巨大囊性块影，约 15.8cm×11.4cm，上达左膈下，见胃底的一部分，下极达第 2 腰椎平面，其内结构欠清。见胰头不大，残余体部不清，双肾健在（图 3-1-24 ～图 3-1-26）。

【术前诊断】 胰体部癌复发，假性胰腺囊肿空肠鲁氏 Y 形吻合术后。

【手术过程】

（1）择期，平仰卧位，延长原切口成"⊥"形入腹（图 3-1-27）。见：无腹水。左上中腹一囊性肿块，除部分胃底外，胃作为囊性壁的一部分，横结肠与囊肿左下壁呈癌性融合。脾未见。胰头不大、软，残留体部稍大、质地硬，假性囊肿与空肠吻合口质硬、脆（见图 3-1-28）。

（2）留贲门周，胃大部分切除：①离断囊肿与桥襻空肠吻合口，吸出囊肿脓性液体约

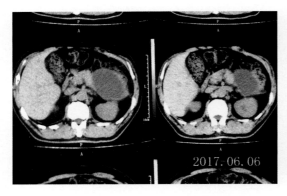

图 3-1-24　CT：左上腹巨大囊性块影

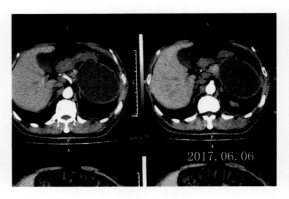

图 3-1-25　CT 动脉期

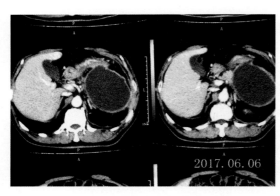

图 3-1-26　CT 静脉期

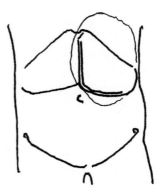

图 3-1-27　手术切口示意图

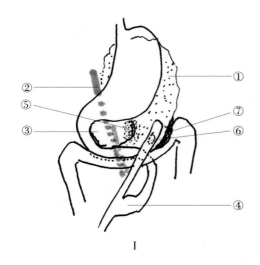

Ⅰ

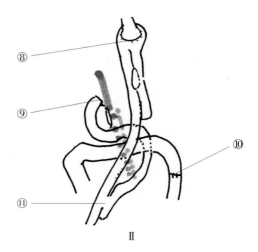

Ⅱ

图 3-1-28　手术示意图

Ⅰ. 本次术前；Ⅱ. 本次术后

注：①假性胰腺囊肿；②门静脉；③胰头；④空肠 - 桥襻空肠反流"小胃"；⑤胰残端癌；⑥假性囊肿 - 空肠吻合口；⑦结肠癌；⑧胃空肠吻合口；⑨十二指肠残端；⑩结肠吻合口；⑪肠、桥襻空肠侧 - 侧吻合口

1000ml 及坏死组织、癌性组织。②经吻合口伸入手指发现胃后壁硬，凹凸不平，仅贲门中 5cm 质地尚可。囊肿与结肠脾曲融合粘连成一包块，约 6cm×3cm。③紧贴胃大弯游离胃大弯，贴近胃小弯游离胃小弯达幽门环。以直线切割闭合器切开、关闭幽门环。距贲门约 5cm 断胃，予以移除。

（3）切除残留胰体：①沟通胰颈部，超声刀断胰颈部，单独缝扎胰管，残端以 4-0 Prolene 连续缝闭。②游离脾静脉，予以钳夹、切断。③游离残存胰体部，予以移除。

（4）做左半结肠切除，横结肠、脾结肠侧 – 侧吻合。

（5）游离原桥襻，切除桥襻近段原囊肿 – 空肠吻合处空肠长约 6cm，切断原空肠 – 桥襻空肠吻合口：①距桥襻空肠近端约 18cm，做胃、桥襻空肠吻合，缝线为 4-0 Prolene 线，连续、全层、内翻缝合，吻合口用 1 号丝线做间断、浆肌层缝合。②做桥襻空肠远段、近段之侧 – 侧吻合，吻合口长 12cm。③做桥襻空肠与空肠之侧 – 侧吻合，同步缝合 10cm。

（6）彻底切除假性囊肿壁。

（7）以"三合一液"冲洗清洁术野，无胰残端漏，各吻合口无漏、无出血，放置右膈下引流管，清点器械、敷料无误，逐层关腹。手术历时 6 小时，失血量约 200ml，手术示意图见图 3-1-28。

【术后诊断】胰体尾部癌切除后复发，并假性囊肿，累及结肠肝曲、胃。

【实施手术】残留胰体、胃大部、左半结肠切除，胃空肠吻合，空肠、桥襻空肠侧 – 侧吻合术。

【术后】无膈下脓肿、胃漏、肠漏、出血等并发症，恢复平顺。

病理切片：胰体部低分化导管腺癌伴坏死，结肠、胃、桥襻空肠见累及。

【难点与创新】

（一）难点

（1）左上腹多次手术，广泛粘连，结构紊乱。

（2）并发胰周感染、假性胰腺囊肿。

（3）残留胰体部癌、囊肿恶性变。

（4）左上腹联合复合手术。

（二）创新

（1）多科协作，实行复合手术、杂交外科，假性囊肿壁切除。

（2）空肠 – 桥襻空肠、横结肠 – 降结肠均为侧 – 侧吻合。

（三）外科手术技巧

（1）胃大部分切除：先断幽门环，后逆行断胃；留小部分胃壁，胃肠吻合口不易漏。

（2）残存胰体部切除：先断胰颈，结扎、切断脾动脉、脾静脉，移去残存胰体。

（3）结肠吻合、空肠 – 桥襻空肠吻合均做侧 – 侧吻合。

（4）彻底切除假性囊肿壁。

病例 137：胰头胰导管癌，腹腔镜中转开腹施胰头十二指肠切除术

患者，男，54 岁。体检发现胰头占位病变 3 天。既往无"胰腺炎""糖尿病""胆石症"，不吸烟。

T 36.5℃，P 70 次 / 分，R 20 次 / 分，BP 118/70mmHg。神清合作，无黄疸。心、肺无明显异常。腹平、软，肝、胆囊、脾未扪及，右肝区无叩击痛。无腹水征。双下肢正常。

WBC 5.65×10^9/L，N 59.7%，PLT 210×10^9/L，TBIL 21.2μmol/L，DBIL 6.9μmol/L，TP 65.6g/L，ALB 43.3g/L，AST 15.1U/L，ALT 12.2U/L，PA 244mg/L，CHE 8206U/L，ALP 64U/L，γ–Gt 134U/L，CA_{19-9} 7400kU/L，CEA 16.68ng/ml。

CT（2018 年 8 月，湖南省人医院）：胰头见不规则软组织密度灶，边界不清，较大层面 4.1cm×2.7cm（图 3-1-29）。

增强扫描：病灶轻度强化，其强化程度稍低于正常胰组织，主胰管内径 0.66cm。胰头与门静脉间隙内见增大淋巴结，轻度强化。门静脉周围间隙模糊，稍变窄。

CTA：腹腔干起始部管腔狭窄，肝右动脉从肠系膜上动脉发出（图 3-1-30）。

CTV：示 PV、SMV、SV 汇合处变狭窄，血管内无充盈缺损（图 3-1-31）。

MRCP（2018 年 8 月，湖南省人民医院）：示胰头胰管缺如，其远段胰管扩张，内径约 0.6cm（图 3-1-32）。

【术前诊断】胰头部胰腺导管癌，累及 L_8，SMV、PV、SV 汇合处。

【手术过程】

（1）腹腔镜入腹，做 Coker 切口，小网膜囊切开，显现腔静脉、腹主动脉，断胃。显现胃十二指肠动脉困难，L_8 肿大，腹腔难于显现，故中转开腹。

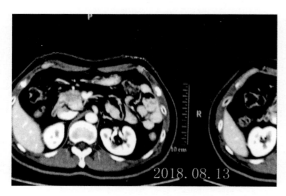

图 3-1-29　CT：胰头低密度块影

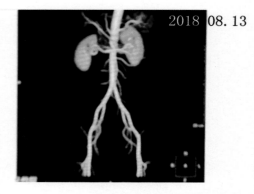

图 3-1-30　CTA：肝右动脉发自肠系膜上动脉

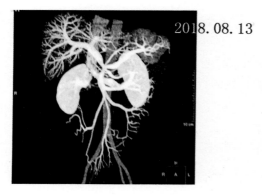

图 3-1-31　CTV：PV、SMV、SV 汇合处狭小

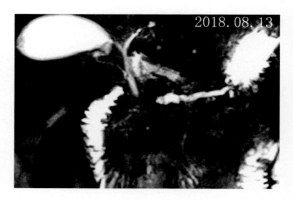

图 3-1-32　MRCP：胰头处胰管缺如

（2）取右上腹"反 L"形切口入腹：①游离胆囊，横断肝总管、剥离胆总管。肝总管内径约 0.6cm，壁薄。②先后游离、脉络化肝右动脉及肠系膜上动脉、腹腔动脉干、肝总动脉。③经右侧采取优先肠系膜上动脉途径，显现肠系膜上动脉，结扎、切断胰十二指肠上、下动脉及胃十二指肠动脉。辨清肝右动脉自肠系膜上动脉发出处，以及肝左动脉，清除腹腔动脉干周淋巴结。④大弯钳沟通胰头沟左侧，刀片断胰管（图 3-1-33），结扎、切断入门脉之钩突汇入支 2 根，留下门静脉与胰钩突致密相连处约 2cm×1cm。⑤断空肠，移近段空肠至肠系膜上血管右侧。⑥超声刀断胰颈，轻松、直视下分离与门脉右侧壁粘连处，整块移除胰头十二指肠标本，显现 PV、SMV、SV 汇合处血管质量好，无癌变征象。肠系膜上动脉、肝右动脉及肝左动脉（图 3-1-34）清楚显现。⑦胰体残端未见胰管，而且断面呈鱼肉样。游离胰体部距门脉右侧 2.0cm，横断胰体，示胰管内径达 0.5cm，胰液清亮。⑧按 Child 法重建消化道。胰管放置外径 0.3cm 硅胶管；胆总管内放置 12 号 T 形管；切割闭合器完成胃肠吻合。

（3）术野无出血，无胆漏、胰漏、胃漏，放置好腹膜腔引流管及胆、胰引流管，清点器械、敷料无误，逐层关腹。手术历时 7 小时，失血量约 200ml，生命体征平稳，安返回房。

【术后诊断】胰头胰导管癌，累及 L_8。

【实施手术】胰头十二指肠切除术。

【术后】无胰肠吻合口漏、无出血，恢复平顺。

病理切片：胰导管癌，L_8 转移。

【难点与创新】

（一）难点

（1）胰头胰导管癌累及 L_8，肿块与 PV、SMV、SV 致密粘连。

（2）肝右动脉发自肠系膜上动脉，肝左动脉发自腹腔动脉干，与肿块紧密粘连，难以显露。

（二）创新

采取肠系膜上动脉优先途径，施胰头十二指肠切除、Child 法重建消化道。

（三）外科手术技巧

（1）肝左动脉、肝右动脉脉络化应注意以下几点：①游离胆总管，显现、游离门静脉。②切开肝左动脉鞘，剔除肝左动脉周肿大淋巴结，显现肝左动脉全程。③将胰头、十二指

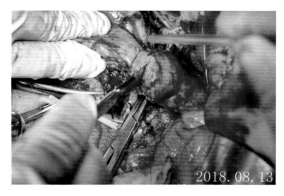

图 3-1-33　长弯钳沟通胰头沟

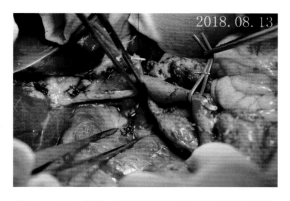

图 3-1-34　术野：蓝色胶带牵引处为肠系膜上静脉

肠向左前方翻转，牵拉出肠系膜上动脉，打开肝右动脉鞘，结扎、切断胰十二指肠上、下动脉支，逐步脉络化肝右动脉。

（2）PV、SMV、SV 汇合处显现：①横断肝总管，游离胆总管，脉络化肝左动脉、腹腔动脉干。②经右后路、肠系膜上动脉优先途径，脉络化肝右动脉、肠系膜上动脉。③沟通胰头沟左侧间隙。④断空肠，移空肠近段至肠系膜上血管右侧。⑤横断胰颈，显现 PV、SMV 及 SV 汇合处，离断 PV、SMV 右侧粘连，整体移除胰头十二指肠标本。⑥向左侧显现脾静脉、脾动脉约 2.5cm，游离胰体。

（3）横断胰体，放置内引流导管：①距 PV 左侧 2cm 横断胰体。②长 10cm、外径 0.3cm 硅胶管置于胰管腔内，以 4-0 薇乔线缝扎一针固定导管。

病例 138：胰头假性乳头状瘤，施胰头十二指肠切除术

患儿，女，15 岁。左上腹疼痛，CT 发现胰头占位 1 天。

T 36.8℃，P 80 次 / 分，R 20 次 / 分，BP 116/70mmHg。神清合作，皮肤、巩膜无黄染。心、肺无明显异常。腹平，浅静脉不曲张，无胃肠型。腹壁软，未扪及肝、胆囊、脾，Murphy 征（−），剑突右下方无压痛，无胃振水音，胰区无明显压痛，叩击右肝区无腹部不适，腹水征（−）。双腰背部无抬举痛，双下肢无异常。

WBC $6.7×10^9$/L，N 54.5%，PLT $321×10^9$/L，Hb 145g/L，TBIL 22.15μmol/L，DBIL 15μmol/L，TP 71g/L，ALB 37.5g/L，PA 240mg/L，CHE 89.43U/L，AMY 65U/L，CA$_{19-9}$ 57.8kU/L，AFP 415ng/ml。

CT（2018 年 5 月，湖南省人民医院）：胰头示一低密度区 5cm×6cm×3.5cm，胰管不扩张。胆管约 0.35cm。胆囊不大，无胆石。肝轮廓清，表面光整，肝叶、段比例无失衡。肝内胆管不扩张，无胆石、无积气。无腹水，腹膜后淋巴结不肿大（图 3-1-35）。

【术前诊断】胰头占位病变，假乳头状瘤？

【手术过程】

（1）择期，平仰卧位，上腹白线切口入腹。见：无腹水，腹膜上无癌性结节。肝色泽棕红，表面光整，肝叶（段）形态、比例无失衡。胆囊不大。肝外胆管外径约 0.3cm。十二指肠、胃无异常。胰头部肿块大小如 CT 所示，胰体、尾无异常，胰头活动性好。L$_8$ 淋巴结不肿大。脾不大。小肠无憩室。

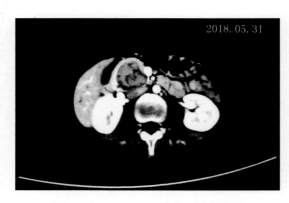

图 3-1-35　CT：示胰头一低密度区

（2）过"三关"，移除胰头十二指肠：①游离、显现胃十二指肠动脉，予以结扎、切断，显现门静脉。②游离胃大弯，敞开小网膜囊，剥离横结肠系膜，显现胰头。结扎、切断胃网膜右静脉，显现胰头、体。③做胰头十二指肠游离，显现腔静脉、腹主动脉、右肾静脉。右路显现、游离肠系膜上静脉达胰头沟下凹，沟通胰头沟。④先后断胃，剥离胆囊，横断胆总管，胆总管内径 0.3cm，断空肠。⑤超声刀切断胰颈，胰管内径约 0.12cm。⑥显现门静脉、肠系膜上静脉、肠系膜上动脉，于肠系膜上动脉右侧用止血钳钳夹、切断胰头纤维板，整块移除胰头十二指肠标本。

（3）重建消化道（Child 法）：①胰肠套入式吻合：1.5cm 外径的输尿管导管插入胰管，深 10cm，以薇乔线固定。4-0 Prolene 线间断缝扎胰残端，约 6 针，做残端"鱼口"状包埋。通过横结肠系膜戳孔，移空肠于肝下间隙。做空肠近侧段对系膜缘纵切口，长为胰残端的 1/2。以 4-0 Prolene 线做胰残端 – 空肠连续、内翻缝合，将胰残端完全套入空肠，胰导管经空肠戳孔引出。②距胰肠吻合口 10cm，"二点法"做胆管 – 空肠吻合，缝线用 4-0 Prolene 线，做连续、外翻缝合。吻合口内放置 12 号 T 形管，T 形管直臂从空肠戳孔引出。③做胃 – 空肠吻合，缝线为 4-0 Prolene 线，做连续、内翻缝合，外做浆肌层包埋。

（4）放置温氏孔右侧乳胶引流管，查术野无渗血、无吻合口漏，逐层关腹。手术历时 3.5 小时，失血量约 50ml，术中生命体征平稳，安返回房。

【术后诊断】胰头假乳头状腺瘤。

【实施手术】胰头十二指肠切除术、Chile 法重建。

【术后】无胰、胆、胃漏，恢复平顺，第 13 天出院。病理切片：胰假乳头状瘤。

【难点与创新】

（一）难点

（1）胰头十二指肠切除多见于 50 ～ 70 岁年龄段人群，儿童少见，要求高。

（2）本例患儿胰管内径仅 0.12cm，胆管内径仅 0.3cm，给消化道重建带来许多困难。

（二）创新

本例以输尿管导管做胰导管引流，以 12 号 T 形管做胆道的支撑引流，顺利完成消化道重建，并获得成功。

（三）外科手术技巧

胰头十二指肠切除，目前有开腹和腹腔镜切除 2 种，各有利弊。

胰漏是本手术的主要并发症，其发生率为 5% ～ 10%，也常是致死的重要原因。为防止这一并发症，其胰腺吻合的方式达 150 种之多且创造者都认为效果好。笔者认为严格掌握手术指征、时机、技巧，自己习惯的方法，就是好方法。

对本例，笔者使用的胰肠吻合、胰胆吻合，不是首次，效果尚好。使用时宜注意以下几点：

（1）胰肠吻合：残端做"鱼口"状关闭。输尿管导管插入胰管深度 10cm，用薇乔线固定。空肠切口的长度约为胰残端的 1/2，便于胰残端套入，并"卡住"。缝合线用 4-0 Prolene 线，做连续、内翻缝合。胰导管经空肠另戳孔引出。

（2）胆肠吻合：总的来说是"二点法"进行。以 4-0 Prolene 线做胆管、空肠后壁连续、外翻缝合后，经桥襻空肠戳孔引出 T 形管直臂，一横臂插入胆管，再做吻合口前壁缝合。

第二节 其他疾病

典型病例

病例 139：胰潴留性囊肿，差点误诊为"胰腺囊性腺瘤"，拟做"胰体尾部切除"

患者，女，42 岁。上腹胀痛 3 个月，体检发现胰腺占位 1 个月。否认"胰腺炎""腹部外伤"等病史。

T、P、R、BP 正常。神清合作，心、肺无异常。腹平，浅静脉不曲张，无腹部局限性隆起、胃肠型及蠕动波。腹壁软，胰区未扪及肿块，无压痛。肝、胆囊、脾未触及，剑突右下方无压痛。Murphy 征（–），无胃振水音，腹水征（–）。双腰背部无抬举痛，双下肢正常。

WBC $5.14×10^9$/L，N 63%，PLT $220×10^9$/L，PT 16.8s，APTT 25s，TT 21.9s，Ca 2.43mmol/L，AMP 125.3U/L，GIU 4.11mmol/L，TBIL 14.5μmol/L，DBIL 5.8μmol/L，PA 245.3mg/L，CHE 9781U/L，AST 60.7U/L，ALT 71U/L。

CT（2016 年 11 月 3 日，湖南省人民医院）：胰区示一低密度灶，约 12cm×4cm，增强后无明显强化（图 3-2-1）。周围无肿大淋巴结，无腹水。肝轮廓清，表面光整，肝形态、比例无失衡。肝内外胆管不扩张，无胆石、积气。左肝内叶见多发片状高密度灶，边界清，约 2.1cm×1.9cm。胆囊不大。

MRI（2016 年 11 月 7 日，湖南省人民医院）：胰腺体积明显增大，胰体尾部实质变满，内见管状长 T_1、长 T_2 信号灶，边界清晰，约 14.6cm×4cm，增强扫描未见强化。左肝见多发斑点双信号，增强扫描无强化。肝内外胆管、胆囊、脾未见异常信号。无腹水。

MRCP：肝内外胆管不扩张，胰体尾部示囊样高信号灶（图 3-2-2）。

意见：囊腺瘤、假性囊肿。

【术前诊断】胰囊腺瘤？假性囊肿？

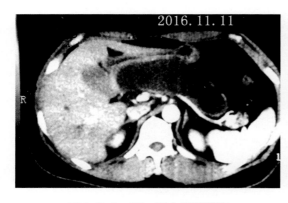

图 3-2-1 CT：巨大扩张胰管

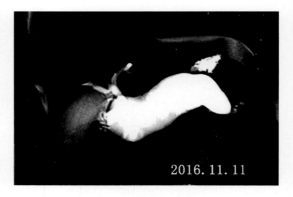

图 3-2-2 MRCP：扩张胰管

【手术过程】

（1）择期，平仰卧位，腹腔镜入腹，拟施囊肿、胰体尾、脾切除或囊肿鲁氏Y形吻合术。镜下离断胃结肠韧带，切开囊肿，吸出清亮囊液125ml，淀粉酶60 820U/L、脂肪酶25 862U/L。送囊肿壁快速病检，病检报告："纤维增生，炎性细胞浸润，未见被覆上皮。假性囊肿"。笔者认为这是一例巨大的潴留性囊肿，其梗阻的部位在胰头部胰管，至于引起的原因是多方面的，未见到本例的肿瘤标志物检查，病史无特殊，局部又未做扪触，患者目前情况又允许施行胰头十二指肠切除，应立即中转开腹施Whipple术。

（2）中转开腹取右上腹"反L"形切口，探查。胰囊肿与十二指肠不通，尾部达胰尾部。游离胰头十二指肠，乳头不大，但胰管与乳头相连处一硬索状带相连，其长度2.5cm、直径约0.7cm。局部胰头质地较硬，边界不清，其范围约1.5cm×2cm。肝外胆管外径约1cm，无胆石。胆囊约6cm×3cm，无胆石。L_7、L_8、L_{12}、L_6、L_{13}不肿大。①分离结肠系膜与胰头部粘连，结扎、切断胃网膜静脉，剥离横结肠系膜，显露肠系膜上静脉，沟通胰头沟。②显露肝固有动脉、肝总动脉，结扎、切断胃十二指肠动脉，显现门静脉，沟通胰头沟。胰颈横径约3.5cm。③先后断胃、空肠、胰颈：以切割闭合器断胃。游离空肠近段10cm，以直线切割闭合器横断空肠，移近段空肠至肠系膜血管右侧。超声刀断胰颈，胰管内径4cm，位于胰颈中上1/3汇合处后方。④断肝总管、胰钩突纤维板，移除胰头十二指肠标本：结扎胆囊管、胆囊动脉，浆膜下剥离胆囊。结扎、切断肝总管，近端暂搁，紧贴门静脉右侧剥离，见肝右动脉位于门静脉右后方，起于肠系膜上动脉。以小分离钩分离门静脉、肠系膜上静脉，结扎、切断钩突汇入静脉3支，最粗大一支外径达0.6cm。牵开门静脉、肠系膜上静脉，于肠系膜上动脉右侧先后结扎、切断胰十二指肠上、下动脉，离断钩突纤维板，整块移除胰头十二指肠（图3-2-3）。⑤Child法重建消化道：以5-0 Prolene线连续缝合，做胰、空肠之端-侧吻合，放置导管外引流。以5-0 Prolene线连续缝合，做胆肠吻合，放置12号T形管。以直线胃肠吻合器完成胃空肠吻合。⑥就近低位放置引流导管及温氏孔右侧引流管，清点器械、敷料无误，逐层关腹。手术历时5小时，失血量约50ml，生命体征平稳，安返回房。解剖胰头十二指肠标本，乳头不大，胰头部胰管闭塞，长度约2.5cm，肉眼未见肿瘤（图3-2-4）。手术示意图见图3-2-5。

【术后诊断】胰腺潴留性囊肿。

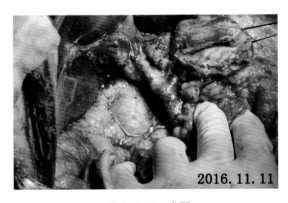

图3-2-3　术野

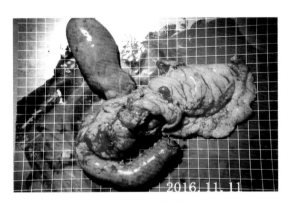

图3-2-4　标本

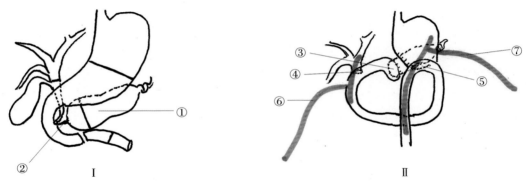

图 3-2-5 手术示意图

Ⅰ. 术前；Ⅱ. 术后

注：①胰腺囊肿；②胰头胰管狭窄处；③胰空肠吻合口；④胆肠吻合口；⑤胃肠吻合口；⑥胆道 T 形管；⑦胃造瘘管

【实施手术】腹腔镜中转开腹胰头十二指肠切除、Child 法消化道重建。

【术后】恢复平顺，无胰、肠、胆漏。

病理切片：①胰腺体尾部假性囊肿；②胰头处胰管炎性狭窄，变性的纤维组织伴以出血、炎性细胞浸润；③十二指肠乳头显慢性炎症，胆管开口处灶状上皮伴轻 - 中度非典型性增生；④慢性胰腺炎。

【难点与创新】

（一）难点

本病例是巨大胰腺潴留性囊肿，被误诊为"胰囊腺瘤"，拟做囊肿切除或附加脾切除或囊肿空肠鲁氏 Y 形吻合重建。

（二）创新

术中及时发现，终止腹腔镜手术，而开腹施 Whipple 术。术后恢复平顺，成功来之不易，值得深思。

（三）外科手术技巧

1978 年 Compagno 将胰腺囊肿分成真性囊肿（15%）和假性囊肿（85%）两类。真性囊肿（15%）包括真性先天性囊肿和真性后天性囊肿，后者又分为潴留性囊肿和肿瘤性囊肿。胰肿瘤性囊肿与假性囊肿的鉴别见表 3-2-1，说明本例不是假性囊肿，也不是肿瘤性囊肿。

（1）本例为潴留性囊肿，其依据在于：①上腹胀痛 3 个月，纳滞。② CT 示胰区一低密度灶，增强后无明显强化，周围无肿大淋巴结。③ MRCP 示胰体尾部一个 14.6cm×4cm 长 T_1、长 T_2 信号灶，边界清楚，囊腔壁无组织块向腔内膨出。④囊肿液 AMY 60 820U/L、LPS 25 862U/L（术中）。⑤ 术中快速病检：纤维增生，炎性细胞浸润，未见被覆上皮。假性囊肿。提示囊肿巨大，其上皮受囊内高压、炎症和胰酶的消化作用相关。⑥病理切片：胰腺体尾部假性囊肿。胰头胰管狭窄段增生，改变的纤维组织伴以出血、炎性细胞浸润。十二指肠乳头显示慢性炎症，胆总管开口处灶状上皮伴轻 - 中度非典型增生。慢性胰腺炎。

（2）治疗：包括囊肿在内的胰头十二指肠切除，是本例的首选。

表 3-2-1　胰肿瘤性囊肿与假性囊肿的鉴别

	肿瘤性囊肿	假性囊肿
急性胰腺炎损伤	无	有
AMY	急性期 50% ～ 70% ↑	正常
B 超、CT	单纯囊状病变伴和胰周病变	囊内分隔小腔或囊实性肿块
血管造影或彩色多普勒	肿瘤周围血管丰富	假囊肿周血管贫乏
ERCP	胰管被压迫、阻塞	50% 胰管与假性囊肿相通

病例 140：慢性胰腺炎、胆管远段"鼠尾"征，施改良盆式鲁氏 Y 形吻合术

患者，男，79 岁。间发上腹痛、黄疸 11 年。每次中度黄疸迁延 1 个月，先后 3 次诊为"胰腺炎"，以及"胆管癌""胆汁性肝硬化""胆囊炎""胆道蛔虫""免疫性胰腺炎"等。

T 36.5 ℃，P 75 次 / 分，R 20 次 / 分，BP 122/72mmHg。神清合作，皮肤、巩膜无黄染。心律齐，双肺呼吸音清。腹平，浅静脉不曲张。腹壁软，肝、胆囊及脾未触及，Murphy 征（+），叩击右肝区示心窝部不适，胰区无压痛、未及肿块。无腹水征。双腰背部无抬举痛，双下肢无水肿。入院后做 ENBD，每日引流胆汁 150 ～ 200ml。

WBC 4.25×10^9/L，N 57.4%，PLT 113×10^9/L，TBIL 8.6μmol/L，DBIL 4.3μmol/L，TP 64.9g/L，ALB 30.5g/L，PA 126mg/L，CHE 4191U/L，ALP 106U/L，γ-Gt 80.4U/L，BS 6.45mmol/L，AMY 38.5U/L，IgG$_4$ 17g/L，CA$_{19-9}$ 81.6kU/L，CA$_{125}$ 43.5kU/L。

经 ENBD 胆道造影（2017 年 10 月，湖南省人民医院）：胆管远段呈鼠尾样狭小，长约 5cm，肝总管以上胆管轻度扩张。

【术前诊断】慢性胰腺炎。

【手术过程】

（1）择期，平仰卧位，经右上腹"反 L"形切口入腹。见：无腹水，腹膜上无癌性结节。全胰肥大，质地硬、韧，无肿块可及。胆囊约 8cm×4cm，胆囊三角不清，胆囊壁厚约 0.35cm，未及胆石。肝总管外径约 1.3cm，胆总管壁厚、韧，肝十二指肠韧带无曲张静脉。肝表面光整，形态、比例无失衡，色泽暗棕红，质地硬。脾不大。

（2）探查胆管，切除胆囊：①"四边法"切开肝总管，3 号胆道扩张器能通过胆总管达十二指肠，但胆管壁厚。肝总管内径 1cm，左右不狭小，胆管内无胆石。②顺逆结合切除胆囊，胆囊壁厚约 0.3cm，胆囊腔内积胆泥。

（3）切除桥襻空肠，完成改良盆式鲁氏 Y 形吻合术。

（4）关腹。手术历时 3 小时，失血量约 50ml，生命体征平稳，安返回房。

【术后诊断】慢性胰腺炎。

【实施手术】改良盆式鲁氏 Y 形吻合术。

【术后】无胆漏、出血，恢复平顺，第 10 天出院。

【难点与创新】

（一）难点

（1）由于慢性胰腺炎致胆管远段呈"鼠尾样狭窄""弯曲膝关节"（图 3-2-6），年轻医

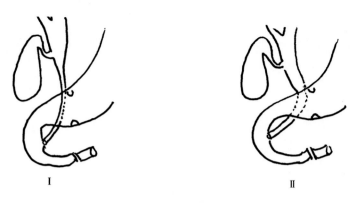

图 3-2-6　慢性胰腺炎之胆管征象示意图

Ⅰ.鼠尾征；Ⅱ.弯膝征

生很少见到，难以识别、诊断困难。

（2）年轻医生缺乏治疗本病的经验，提不出适合本病的治疗方案。

（二）创新

（1）反复发作胰腺炎，胆管远段呈"鼠尾样狭窄""弯曲膝关节"，首先考虑慢性胰腺炎。

（2）改良盆式鲁氏 Y 形吻合术是治疗本病的理想选择。

（三）外科手术技巧

本类病例，曾先后采用改良盆式内引流术治疗 100 多例，效果甚为理想。具体手术操作时须注意：

（1）横断胆管。

（2）近段胆管组成肝胆管盆。

（3）桥襻空肠经结肠肝曲系膜戳孔，使其与十二指肠同步平行，桥襻空肠长度 35cm 左右。

（4）空肠、桥襻空肠做侧 – 侧吻合。

病例 141：胰管结石、Ⅲ型，施勺式胰肠鲁氏 Y 形吻合术

患者，男，45 岁。上腹部疼痛不适 6 个月，加重 1 天。腹痛涉及左上腹及胰背部，呈"裤腰带"样。经 B 超、CT 检查诊为"胰腺炎""胰腺结石"。

T 36.5℃，P 71 次 / 分，R 20 次 / 分，BP 124/71mmHg。神清合作，皮肤、巩膜无黄染。心、肺无明显异常。腹平，浅静脉不曲张。腹软，肝、胆囊及脾未触及，Murphy 征（–）。胰区俱压痛，未及肿块。无胃振水音，腹水征（–）。双腰背部无抬举痛，双下肢无异常。

WBC $8.26×10^9$/L，N 54.7%，PLT $220×10^9$/L，AMY 45.8U/L，BS 6.51mmol/L，BUN 2.46mmol/L，TP 54.7g/L，ALB 36.8g/L，TBIL 17.9μmol/L，DBIL 6.3μmol/L，AST 18.8U/L，ALT 10.1U/L，ALP 95U/L，γ –Gt 20.2U/L，PA 185mg/L，CHE 9776U/L。

CT（2018 年 5 月 17 日，湖南省人民医院）：全胰管扩张，内径达 1cm，其内多发结石（图 3-2-7）。胆总管不扩张。胆囊不大，无胆石。脾不大。肝轮廓清，表面光整，肝叶形态、比例无失衡。肝内胆管不扩张，无胆石、无积气。无腹水，腹膜后无肿大淋巴结。

【术前诊断】慢性胰腺炎，并胰管结石、Ⅲ型。

【手术过程】

（1）择期，平仰卧位，右上腹"反L"形切口入腹。见：无腹水，大网膜上无癌性结节。肝表面光整，色泽棕红，肝叶（段）比例无失衡。胆囊不大，无结石感。肝外胆管约1.3cm，亦无结石感。胰体不大，全胰可扪及结石感。L$_8$组淋巴结不肿大。脾不大。

（2）钳夹、切断、结扎胃结肠韧带，敞开小网膜囊。离断胰头部位肠系膜，结扎、切断胃网膜血管，显现胰头体前面，再次扪触胰管内结石感明显。

（3）游离十二指肠、胰头，扪触胰头结石感清楚。

（4）勺式切除胰头，清除胰管内结石：①穿刺胰体部胰管，获浑浊胰液。②"四边法"切开胰管，顺胰管延长切口达6cm（图3-2-8），主胰管内径达1.5cm，清除其内结石。③切除胰管前壁胰腺，使之呈勺式。

（5）8号T形管经胰管进达十二指肠（图3-2-9）。

（6）切取桥襻空肠，完成勺式胰肠鲁氏Y形吻合术，放置导管入胰管（见图3-2-11-Ⅱ）。注水测试无胰漏。

（7）逐层关腹。手术历时3小时，失血量约30ml，取出胰石8枚（图3-2-10）。手术示意图见图3-2-11。

【术后诊断】慢性胰腺炎，并胰管结石、Ⅲ型。

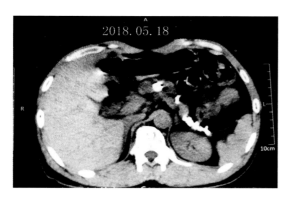

图3-2-7　CT：胰管结石

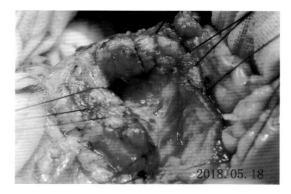

图3-2-8　胰管切开

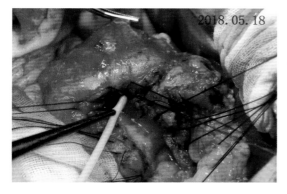

图3-2-9　黄色乳胶管为8号T形管

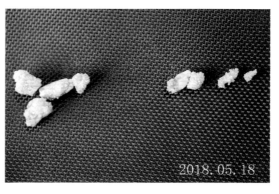

图3-2-10　胰石

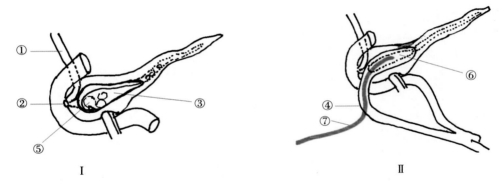

图 3-2-11　手术示意图

Ⅰ.术前；Ⅱ.术后

注：①胆总管；②十二指肠乳头；③胰头勺式切除；④空肠；⑤胰管结石；⑥胰肠吻合口；⑦引流管

【实施手术】勺式胰肠鲁氏 Y 形吻合术。

【术后】无胰漏、胰腺炎、出血等并发症，恢复平顺。

【难点与创新】

（一）难点

全胰管结石，难以取净。

（二）创新

勺式胰肠鲁氏 Y 形吻合术。

（三）外科手术技巧

（1）胰管穿刺应注意：仔细寻找、扪触胰管波动感明显处，一般在颈、体交界处。如果扪触胰管困难，可借助术中 B 超。穿刺获胰液，明确胰管后，注入抽出的胰液。

（2）胰管切开应注意："四边法"切开胰管，顺胰管纵轴延长切口。如果胰管细小，亦可横行切开。

（3）勺式切除胰头应注意："四边法"切除胰管前壁。胰腺的切缘距十二指肠内侧缘 1cm，缝线宜用 4-0 薇乔线。胰腺切缘用 4-0 薇乔线间断缝合。

第四章　胃十二指肠

胃十二指肠疾病十分常见，肝胆胰与胃十二指肠紧邻，十二指肠乳头是胆道、胰腺、十二指肠的"三江汇合口"，肝胆胰疾病常累及胃十二指肠，而胃十二指肠疾病常延及肝胆胰，两者相互影响。临床上有许多胃十二指肠疾病患者被误诊为患有肝胆疾病，而入住肝胆科。本章指胃十二指肠间质瘤。

1842 年，Curling 首先报道大面积烧伤患者可并发急性胃十二指肠溃疡大出血。1879 年，Pean 首先施行胃癌切除术。1881 年，Billoth 首先施行胃癌切除术，获得成功。1983 年，Nouman 和 Rosai 首先提出胃肠道间质瘤。

（一）胃十二指肠间质瘤的诊断

（1）症状、体征：胃十二指肠间质瘤表现为上腹痛、呕吐、出血、贫血、体重减轻，检查时上腹胀满，可及巨大腹块。

（2）实验室检查：Hb↓。

（3）影像学检查：如 B 超、CT、MRI、超声胃镜、钡剂等。

（二）胃十二指肠间质瘤的治疗

一般地说，首选手术切除，常需多科合作进行联合手术。甲磺酸伊马替尼片（格列卫）治疗有效。

（三）胃十二指肠间质瘤的预后

胃十二指肠间质瘤手术切除，配合甲磺酸伊马替尼片（格列卫）治疗效果好，而左肝癌联合胃切除预后不佳。

第一节　肿瘤性疾病

典型病例

病例 142：胃癌、十二指肠乳头旁憩室及憩室内胆石，施胃大部、胰头十二指肠切除，Child 法重建

患者，男，66 岁。间发上腹痛 10 年，伴以呕吐 12 小时。曾在当地县、市人民医院诊为"胆囊结石""胰腺炎"。

T 36.5℃，P 72 次 / 分，R 19 次 / 分，BP 148/96mmHg。神清合作，皮肤、巩膜轻度黄染。心律齐，双肺呼吸音清。腹平，浅静脉不曲张，无胃肠型。腹壁软，剑突右下方压痛，

胆囊未触及，Murphy 征（+），叩击右肝区示心窝部不适。胰头部区域压痛，肝、脾未扪及。无胃振水音，腹水征（−）。

WBC 9.8×10^9/L，N 82.2%，PLT 151×10^9/L，Hb 144g/L，PT 13s，APTT 38s，TT 17.4s，TBIL 49.6μmol/L，DBIL 28.47μmol/L，TP 64g/L，ALB 36.4g/L，AST 56U/L，ALT 54U/L，γ−Gt 221U/L，ALP 424U/L，BS 8.14mmol/L，AMY 340U/L，AFP 2.19ng/ml，CEA 3.49ng/ml。

B 超：胆囊稍大，多发结石。ECG：正常。

胃镜（2017 年 1 月 9 日，外院）：见胃窦后壁浅表溃疡，面积约 1cm×0.6cm。取活检，病检报告示：送检坏死组织中见异型增生腺体。

MRCP（2017 年 1 月 12 日，外院）：胆囊体积增大，胆囊内无充填缺损，胆总管、肝总管、左右肝管扩张，胆总管远端呈鸟嘴样变细，其内无充盈缺损（图 4-1-1）。

笔者阅片：胰头见一类圆形充填缺损区约 3cm×5cm，其内似见稍高密度区。

MRI：冠状面示胰头区一低密度区，约 6cm×3.5cm，局部十二指肠腔"狭窄"（图 4-1-2）。

【术前诊断】

（1）胃癌。

（2）结石性胆囊炎。

【手术过程】

（1）于 2017 年 1 月 19 日，平仰卧位，右上腹"反 L"形切口入腹。见：无腹水，腹膜无癌性结节。肝色泽、比例、形态如常。胃窦小弯侧壁稍硬、厚，胃腔大。胆囊稍大，可扪及胆石。胆总管外径约 1.3cm，无胆石。十二指肠降部扪及硬块，约 1.5cm×1cm×1cm，质硬。胰、脾无异常。术者考虑诊断不清楚，手术方式难以确定，请笔者急会诊。

（2）笔者完成以下手术。①游离胰头十二指肠，扪触十二指肠降部，确实可扪及一"硬结"，活动性尚好。胰头较大。见十二指肠内侧一憩室，横径达 6cm，上下径约 3.5cm。胃窦壁厚，质地较硬，考虑胃窦癌、十二指肠巨大憩室并"乳头癌"，宜做胃大部及胰头十二指肠切除术。②游离胃大小弯，于胃大弯无血管区上 2 支血管断胃。③切除 L_7、L_8、L_9

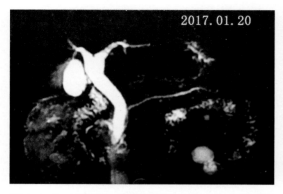

图 4-1-1　MRCP：胆总管远段右侧、十二指肠降部右侧为十二指肠乳头旁憩室

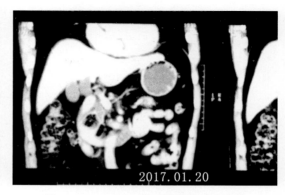

图 4-1-2　MRI：十二指肠乳头旁憩室

组淋巴结，显现腹腔动脉干、肝总动脉、肝固有动脉，结扎、切断胃十二指肠动脉，显现门静脉。④分离胰头与网膜间粘连，显现胰颈下缘肠系膜上静脉，沟通胰头沟。⑤离断空肠，游离、移其于肠系膜上血管右侧。⑥剥离胆囊，于胆囊管口处断肝总管，游离胆管至胰上缘。⑦断胰颈，胰管内径约 0.25cm，安置外径 0.15cm 硅胶管、固定。⑧离断钩突静脉支 3 根，剥离门静脉、肠系膜上静脉，显现脾静脉内侧段长约 2cm，于肠系膜上动脉右侧缘钳夹、切断钩突纤维板，整块移除胰头十二指肠及胃大部（图 4-1-3）。解剖标本：见一憩室位于十二指肠降部内侧，约 6cm×3.5cm，其内见胆总管乳头、胰管乳头分别开口，相距 0.1cm。憩室内一胆石约 1.5cm×1cm×1cm。胆总管内径约 1.5cm，胰管内径约 0.3cm（图 4-1-4）。胃癌位于胃窦后壁（图 4-1-5）。⑨按 Child 法重建消化道：胰肠吻合做胰插入式吻合，胰管口放置导管引出。胆肠吻合口放置 12 号 T 形管引出。胃肠吻合用圆式胃肠吻合器进行，直径 2.9cm。⑩"三合一液"冲洗术野，就近安置胰、胆及腹膜腔引流管，术野无出血、胆漏、胰漏及胃肠吻合口漏，清点器械，敷料无误，逐层关腹。手术历时 6 小时，失血 200ml，安返回房。手术示意图见图 4-1-6。

【术后诊断】

（1）胃癌。

（2）十二指肠乳头旁巨大憩室（憩室内乳头型）。并胰胆综合征（胆囊炎、胆囊结石、胆管炎、胰腺炎），憩室内胆石。

【实施手术】胃大部切除，胰头十二指肠切除，Child 法重建。

【术后】恢复平顺，无胰肠吻合口、胆肠吻合口及胃肠吻合口漏等并发症。

【难点与创新】

（一）难点

（1）术前诊断不清：①根据胃镜所见，考虑为胃癌，然而症状、体征不明显。②对

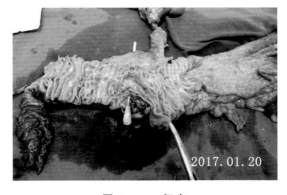

图 4-1-3 标本

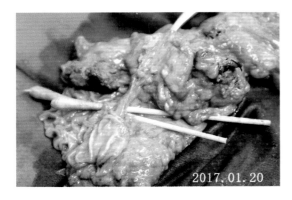

图 4-1-4 棉签头上方为十二指肠乳头憩室内结石

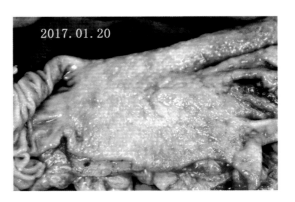

图 4-1-5 胃癌，胃后壁

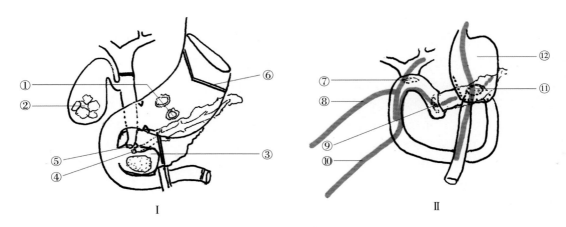

图 4-1-6　手术示意图

Ⅰ.术前；Ⅱ.术后

注：①胃癌；②胆囊结石；③十二指肠乳头旁憩室；④胰管口；⑤胆管乳头；⑥预切线；⑦胆肠吻合口；⑧胆道T形管；⑨胰肠吻合口；⑩胰腺导管；⑪胃空肠吻合口；⑫胃管

于十二指肠乳头旁憩室，术前 B 超、胃镜、MRCP、CT 均未报告，至于憩室内乳头和结石更未提示。③术中误将胆石认为带蒂乳头，也不知道巨大乳头旁憩室存在。

（2）手术方法原术者不清，原以为施行胃大部分切除、胆囊切除就够了。

（二）创新

笔者在术前初步明确胃癌及十二指肠乳头旁憩室，采取胃大部分切除及胰头十二指肠切除，并获手术成功。对此，笔者注意了以下几点：

（1）病史中有胰胆综合征存在。

（2）术前的 MRI、MRCP 提示十二指肠乳头旁巨大憩室、憩室内胆石存在。

（3）术中扪诊，发现十二指肠乳头旁巨大憩室。

（4）胃镜发现胃窦癌。

（5）术后胰头十二指肠标本发现，胆管、胰管乳头分别开口在憩室内，胆石存在于巨大憩室内。

（6）术中见胰液初为淡黄色、胆汁样，提示胆汁反流入胰管，致慢性胰腺炎，反复发生。

病例 143：巨大胃间质瘤（6.5kg）根治性切除

患者，男，50 岁。腹胀不适 30 天，无呕吐、便血。

T 36.5℃，P 71 次 / 分，R 20 次 / 分，BP 127/70mmHg。神清合作，无黄疸及贫血貌。心律齐，双肺呼吸音清。全腹中度胀满，无胃肠型，无静脉曲张。腹壁软，可扪及巨大肿块，其下缘达耻骨联合上，上界及左右缘不清，肿块具左右活动性，表面不平，无触痛。无胃振水音，肝、胆囊及脾未扪及，腹无移动性浊音。双腰背部无抬举痛，双下肢无水肿。

WBC $6.09×10^9$/L，N 75.8%，PLT $225×10^9$/L，TBIL 10.9μmol/L，DBIL 0.5μmol/L，AST 17.4U/L，ALT 16.3U/L，TP 65g/L，ALB 38.9g/L，PA 161mg/L，CHE 4439U/L，CA_{19-9} 7.74kU/L，CA_{125} 78.95kU/L。

CT（2017年7月，湖南省人民医院）：胰腺前方见一巨大混杂密度灶（图4-1-7），病变呈囊实性改变，约27.8cm×22cm，可见胃底影（图4-1-8）。

增强扫描：实质部分明显增强，囊性部分不明显。

动脉期：见病变由胃十二指肠动脉、肠系膜上动脉分支、脾动脉分支、胃网膜动脉绕行病变周围，并走行于病变内部。静脉期：见病变内引流静脉汇入门静脉主干，胰腺、肠管及腹腔内血管移位、推压。CTA：胰前方病变由胃十二指肠动脉、肠系膜动脉分支、脾动脉分支供血（图4-1-9）。

CTV：病变引流静脉汇入门静脉、脾静脉内（图4-1-10）。

【术前诊断】巨大胃间质瘤。

【手术过程】

（1）择期，平仰卧位，取上腹"奔驰"形切口入腹（图4-1-11）。吸出腹水300ml，见胃后壁巨大肿块，大小与CT所示一致。胃贲门、胃底尚清，横结肠与胃肿块融合粘连，小肠完好。胰、脾完好，肝形态、色泽、质地如常。

图4-1-7　CT：胰腺前方混杂密度灶

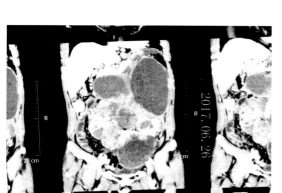

图4-1-8　CT：左腹病变混杂密度

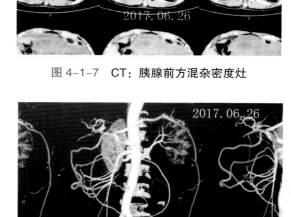

图4-1-9　CTA：图左侧绿色脉管为胃十二指肠动脉

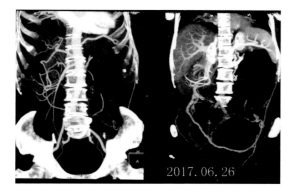

图4-1-10　CTV：肿块引流脉管汇入门静脉

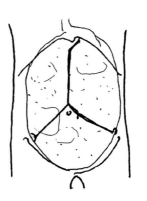

图4-1-11　手术切口示意图

（2）托肿块于腹外（图 4-1-12），结扎、切断胃右动脉、胃网膜上动脉，直线切割闭合器断幽门环（图 4-1-13）。

（3）离断肝胃韧带，直线切割闭合器距贲门 4cm 断胃（图 4-1-14），离断少许胰下缘与肿块粘连，示肿块缩小。

（4）显现脾，钳夹、切断胃短动脉、脾结肠韧带。

（5）先后以直线切割闭合器横断结肠肝曲、结肠脾曲（图 4-1-15），整块移去肿块重 6.5kg（图 4-1-16）。术野清楚显现胃底、脾、十二指肠、空肠及升、降结肠和胰腺完好（图 4-1-17）。

（6）以 4-0 Prolene 线做胃空肠吻合，胃管插入输入端空肠襻，吻合完成后测试胃液，无出血。

（7）以 4-0 Prolene 线做结肠侧 - 侧吻合，吻合口长 3.5cm，测试无肠漏，吻合口血供良好。

（8）以温盐水冲洗腹膜腔，彻底止血。肝、胆囊、胆总管完好。胃肠吻合口血供好、顺位、无张力，结肠吻合口血运好。胰、脾完好。放置左膈下引流管，逐层关腹。手术历时 6 小时，失血量 500ml，输浓缩红细胞 2U。Hb 92g/L，生命体征平稳，安返回房。手术示意图见图 4-1-18。

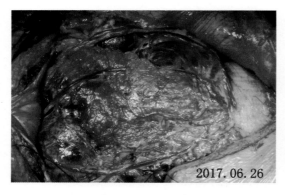

图 4-1-12　肿块

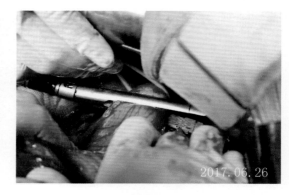

图 4-1-13　红色导尿管牵拉十二指肠球部

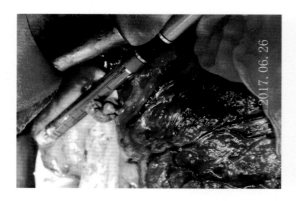

图 4-1-14　切割闭合器断胃

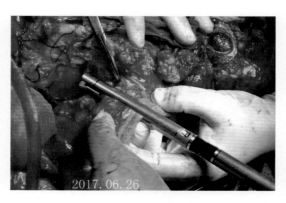

图 4-1-15　断结肠

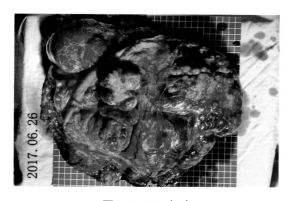

图 4-1-16　标本

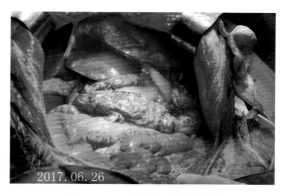

图 4-1-17　肿块切除后术野

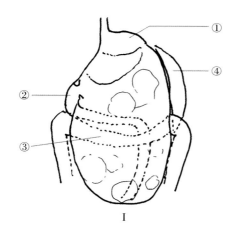

I

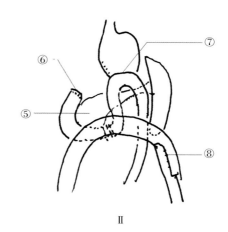

II

图 4-1-18　手术示意图

I . 术前；II . 术后

注：①胃底；②十二指肠；③横结肠；④脾；⑤胰；⑥十二指肠残端；⑦胃空肠吻合；⑧结肠侧 – 侧吻合

【术后诊断】巨大胃间质瘤，累及横结肠。

【实施手术】胃大部切除、横结肠切除、胃空肠吻合、结肠侧 – 侧吻合术。

【术后】无胃肠吻合口漏、结肠吻合口漏，无腹腔脓肿、出血等并发症，恢复平顺。病理切片：胃间质瘤。

【难点与创新】

（一）难点

本例胃间质瘤重达 6.5kg，文献未查到如此大的胃间质瘤，笔者亦未见过，手术难度大、危险性高。

（1）肿瘤巨大，几乎占据全腹。

（2）肿瘤血供丰富，来源于胃右动脉、胃网膜右动脉、胃左动脉、胃网膜左动脉，以及肿瘤与横结肠间新生的侧支静脉。

（3）肿瘤表面血管丰富、血管曲张，像一个血管环绕的"血球"。

（4）肿瘤与横结肠癌性粘连，肿瘤与脾、胰粘连，术中易损伤脾、胰。

（二）创新

（1）成功、平顺地切除肿瘤，而如此巨大的胃间质瘤以前未见过报道。

（2）首先断幽门、断胃底，而后断横结肠，控制入瘤的血流。

（3）切断横结肠，整块移除肿瘤。

（4）对本例创造了"从右向左、从上而下"的手术途径。

（5）"大奔驰"形切口。

（6）结肠之侧－侧吻合。

（三）外科手术技巧

（1）幽门横断。本例幽门上下血管曲张，最粗的胃网膜右静脉外径达 1.6cm，而网膜和胃右动脉是肿瘤的供瘤血管之一，必须首先结扎、切断。处理时宜注意：轻巧、细致；钳夹、结扎、切断胃网膜右动脉、胃右动脉；直线切割闭合器断幽门。

（2）断胃底应注意：辨清食管下段、贲门；离断肝胃韧带、胃左动脉、胃网膜左动脉；距贲门 5cm 以直线切割闭合器断胃。

（3）结肠－结肠之侧－侧吻合应注意：充分游离结肠脾曲及侧腹膜；结肠的吻合口做在结肠系带上；本例结肠吻合用 4-0 Prolene 线连续、内翻缝合。

病例 144：胃窦间质瘤，误诊为肝癌复发、晚期，施行开腹胃大部切除、胃空肠吻合术

患者，女，47 岁。肝癌术后，CT 发现腹腔占位 6 个月，吃硬饭后上腹胀、欲呕。10 个月前，诊为"中肝叶肝癌"住入医院，施"腹腔镜胆囊切除、中肝叶肝切除、T 形管引流术"。6 个月前复查 CT，发现肝门右前方占位病变，诊为"转移癌"。

T 37℃，P 78 次 / 分，R 20 次 / 分，BP 124/71mmHg。神清合作，皮肤、巩膜无黄染。心、肺无明显异常。腹平，浅静脉不曲张，示上腹部 4 个腹腔镜港口。腹壁软，右上腹剑突右下方可扪及肿块，约 3cm×5cm，无触痛。肝、脾未扪及，胃振水音（+），腹无移动性浊音。双腰背部无抬举痛，双下肢无水肿。

WBC $7.8×10^9$/L，N 67.3%，PLT $223×10^9$/L，TBIL 8.7μmol/L，DBIL 3.5μmol/L，TP 56g/L，ALB 3.5g/L，PA 198mg/L，CHE 6135U/L，AST 39.5U/L，ALT 25U/L，AFP ＞ 500ng/ml。

CT（2017 年 12 月 6 日，湖南省人民医院）：肝轮廓清，肝中叶表面凹陷，肝内、外胆管不扩张、无胆石、无积气。一级肝门前方见一低密度肿块，约 6cm×5cm，左前方与左肝外叶相连（图 4-1-19）。肿块后方见门静脉，胆总管、肝固有动脉不清（图 4-1-20）。胰头不大，主胰管不扩张。脾不大。胃腔扩大，胃壁肥厚（图 4-1-21）。无腹水，L_8 组淋巴结不肿大。

胃镜（2017 年 12 月 7 日，湖南省人民医院）：胃窦变形，腔稍小，蠕动好。黏膜花斑样充血、水肿，未见溃疡。大弯靠后壁可见一大小约 3cm×5cm 的椭圆形广基隆起肿物，表面黏膜色泽基本同周围一致。

【术前诊断】右上腹肿块性质待查。转移癌？胃窦间质瘤？

【手术过程】

（1）择期，平仰卧位，腹腔镜入腹探查。见：无腹水。一级肝门前方、胃窦处一肿块，

与左肝外叶脏面、肝十二指肠韧带粘连。胃壁厚，胃腔扩大。肿块大小与 CT 所示一致。考虑肿块来源不甚清楚，分离粘连困难，肝中无肿瘤复发，而立即中转开腹。

（2）取右上腹"反 L"形切口入腹探查，肿瘤位于胃窦，幽门梗阻，十二指肠球部粘连覆盖肝十二指肠韧带，肿块活动性好，无 L_8 肿大，肿块可以切除。①于胃无血管区游离胃大弯，并显露、结扎、切断其对应处胃小弯，小胃钳予以断胃。②紧贴胃壁游离胃大、小弯，离断肿块周围粘连达幽门环，以直线切割闭合器横断幽门环，移除胃 65%（图 4-1-22）。十二指肠残端以 4-0 Prolene 线连续缝闭。

（3）距屈氏韧带 20cm 提空肠做胃空肠吻合。

（4）逐层关腹。手术历时 3 小时，失血量约 100ml。手术示意图见图 4-1-23。

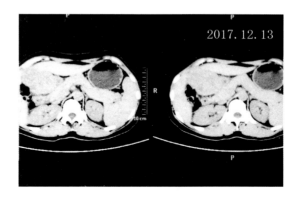

图 4-1-19　CT：一级肝门前方低密度肿块

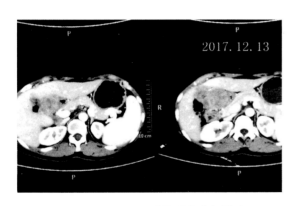

图 4-1-20　CT：肿块后方为门静脉

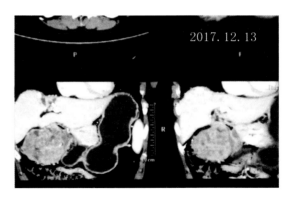

图 4-1-21　CT：左上腹为胃，胃腔扩大

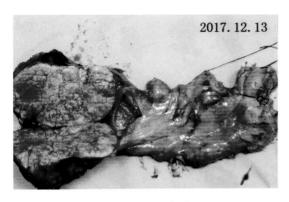

图 4-1-22　标本

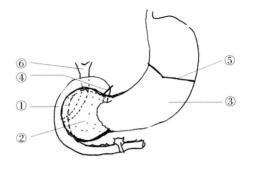

图 4-1-23　手术示意图

注：①十二指肠；②胃窦肿块；③胃；④十二指肠切断线；⑤胃切断线；⑥胆管

【术后诊断】

（1）胃窦间质瘤。

（2）肝癌切除术后并幽门梗阻。

【实施手术】 胃大部切除、胃空肠吻合。

【术后】 恢复平顺。病理切片：胃间质瘤。

【难点与创新】

（一）难点

（1）本例具有欺骗性，易致误诊为肝癌切除术后复发。

（2）胃窦肿瘤较大，与胰头、左肝、肝十二指肠韧带粘连。

（二）创新

（1）仔细望触叩听、阅读影像学检查资料，并借助腹腔镜探查，否认肝癌转移灶，确定诊断为胃间质瘤。

（2）施行开腹胃次全切除，获得满意的近期效果。

（三）外科手术技巧

胃窦间质瘤的切除须注意：

（1）先于胃无血管区断胃，而后紧贴胃壁游离胃。

（2）仔细保护好胰头、十二指肠，离断肿块与十二指肠、胰头粘连。

（3）直线切割闭合器离断幽门环。

病例 145：胃巨大间质瘤，施胃大部、胰体尾、脾切除术

患者，男，63 岁。发现左上腹胀、肿块 3 个月，无呕吐、呕血、便血。

T 36.8℃，P 74 次 / 分，R 20 次 / 分，BP 128/75mmHg。神清合作，无黄疸。心律齐，双肺呼吸音清。左上腹一隆起区约 5cm×3cm 大小，质硬，无触痛，不可活动。腹壁软，未扪及肝、胆囊及脾。Murphy 征（−），无胃振水音，叩击右肝区无不适，腹无移动性浊音。左侧腰背部抬举较丰满，无叩击痛。双下肢活动良好。

WBC $5.21×10^9$/L，N 58.9%，PLT $161×10^9$/L，HGB 127g/L，TBIL 9.6μmol/L，DBIL 2.6μmol/L，TP 64.8g/L，ALB 40.5g/L，PA 230mg/L，CHE 7188U/L，C_{12} 正常。

CT（2017 年 3 月 22 日，湖南省人民医院）：脾胃间示一巨大团块软组织密度灶，最大切面 10cm×15cm（图 4-1-24），胃受压向右移位，病灶边界尚清，局部与胃大弯分界不清，密度欠均。增强后示不均质强化，内可见坏死（图 4-1-25）。肿块上极与左肝外叶紧贴，似见脂肪组织相隔。肿块下方与胰体尾部紧贴，其间未见脂肪组织相隔。胰管未见扩张。肿块与左肾相距一段距离。肝轮廓清，边界清楚。肝内胆管不扩张，无胆石、积气。左肝内叶示一低密度灶，内径约 0.2cm×0.2cm 大小，增强扫描示对比剂快进快出特性。

【术前诊断】 左上腹巨大肿块性质待查，胃间质瘤？胰肿瘤？

【手术过程】

（1）择期，平仰卧位，左上腹 L 形切口入腹。见：无腹水，腹膜上无转移癌结节。左上腹肿块约 10cm×15cm×10cm，类圆形（图 4-1-26），左肝外叶与肿块相贴近。胃大弯侧一条块，外径约 2.5cm×1.5cm，伸入肿块。肿块卧于胰体尾部，似肿块从胰长出，与脾门

不能分离。肿块下部被大网膜包裹、粘连，但与横结肠无癌性粘连。L₈、L₉不肿大。

（2）离断胃与肿块相连条块，钳夹、切断、结扎胃大弯侧网膜，游离胃大弯，显露条块。贴近胃大弯侧以门脉钳钳夹、切断胃条块（图4-1-27），近胃侧残端以4-0 Prolene线连续内翻缝合（图4-1-28），肿块端以4号丝线连续扎闭。

（3）离断胃结肠韧带、胃短动脉。

（4）沟通胰体部后面，套带（图4-1-29），单独结扎脾动脉。门脉钳钳夹胰体部，用组织剪于钳间横断胰体部（图4-1-30），单独缝扎胰管。以4-0 Prolene线连续缝闭胰残端，远端以4号丝线缝扎。

（5）离断脾结肠韧带、脾肾韧带，托出脾及肿块，分离胰体尾部腹膜后结缔组织，整块移除脾、胰体尾及肿块。标本重1562g（图4-1-31）。术野结构清楚（图4-1-32）。

（6）在横断胰体时血压骤升至225/125mmHg，立即予以硝普钠处理，血压迅速降至正常。手术历时2.5小时，失血量100ml，安返回房。手术示意图见图4-1-33。

【术后诊断】胃间质瘤，累及胰体尾。

【实施手术】胃部分、胰体尾、脾、肿瘤切除。

【术后】恢复平顺。病理切片：胃间质瘤，梭形细胞型，肿瘤大小18cm×17cm×12cm，区域可见出血、坏死，核分裂象＞10/50HF，属于高危险度。肿瘤与胰腺紧密粘连。脾组织充血，未见肿瘤。

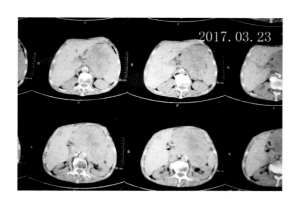

图4-1-24 CT：左上腹低密度占位肿块

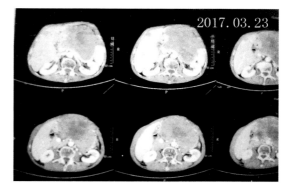

图4-1-25 CT：增强扫描示不均质强化

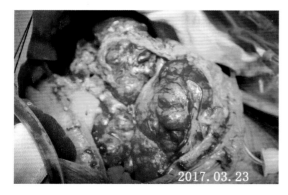

图4-1-26 肿块

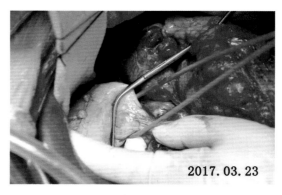

图4-1-27 门脉钳钳夹胃

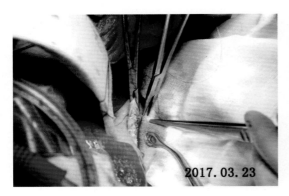

图 4-1-28　缝合、关闭胃

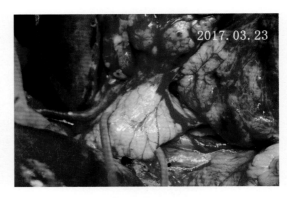

图 4-1-29　导尿管牵拉者为胰

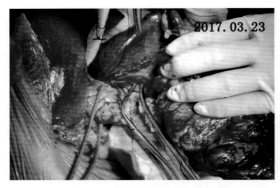

图 4-1-30　门脉钳钳夹处为胰体部

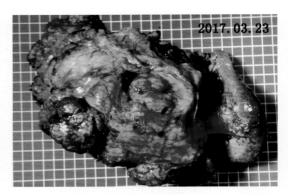

图 4-1-31　标本

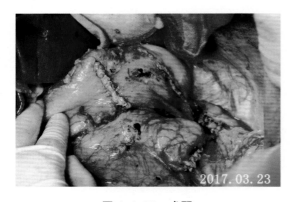

图 4-1-32　术野

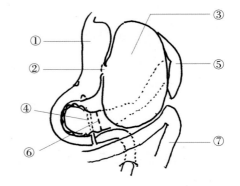

图 4-1-33　手术示意图

注：①胃；②胃与肿瘤相连处；③肿瘤；④胰颈；⑤脾；⑥胰体切断处；⑦结肠

【难点与创新】

（一）难点

（1）位于左上腹巨大的肿块，位置深在。

（2）巨大的肿瘤与邻近的左肝外叶、胃、脾、胰、结肠关系致密，尤其与左肝外叶、胃大弯及胰腺联系紧密，难以分离。

（3）肿瘤巨大，入瘤血管多源性，如胃右动脉、脾动脉、胃网膜动脉，甚至结肠动脉支等。另一方面，与肿瘤紧密相连的网膜静脉曲张。

（4）肿瘤的病理性质不清。

（二）创新

（1）先去除供瘤的动脉血供：离断胃大弯与肿瘤粘连的胃壁；离断胰体部，离断胰动脉；离断胃右动脉；离断脾结肠韧带。

（2）整块切除胃体部分、胰体尾部、肿瘤及脾。

（3）有机地配合使用超声刀、双极电凝、单极电凝等，认真、仔细地止血。

（三）外科手术技巧

（1）胃与肿瘤的离断，注意距肿瘤 3cm 离断胃，而断胃以门脉钳钳夹胃壁。

（2）胰体部的离断：沟通胰体后方；钳夹断胰；单独结扎脾动脉、胰管；4-0 Prolene 线连续缝合、关闭胰残留。

病例 146：巨大胃间质瘤切除

患者，男，72 岁。纳滞、发现左上腹肿块 10 天。

T 36.5℃，P 71 次/分，R 21 次/分，BP 122/75mmHg。神清合作，无黄疸。心律齐，无杂音。双肺呼吸音清。左腹部膨隆，可扪及腹块，其下缘达脐下 3cm，质硬，表面不平，无触痛，浅静脉不曲张。腹壁软，肝、胆囊、脾未扪及，无胃振水音，腹水征（−）。双腰背部无抬举痛，双下肢无水肿。

WBC $7.2×10^9$/L，N 66.4%，PLT $322×10^9$/L，TBIL 9.4μmol/L，DBIL 3.7μmol/L，TP 53.6g/L，ALB 36.3g/L，BUN 5.2mmol/L，AST 15U/L，ALT 11.5U/L。

胃镜：胃体向腔内隆起，中心溃烂，活检"胃间质瘤"。

CT：左上中腹见一巨大低密度肿块，胃腔受压，胃体大弯侧与肿瘤融合（图 4-1-34），其下缘与胰体尾部示融合（图 4-1-35）。肿块左后与脾相连，存脂肪间隙（图 4-1-36）。肿块最大径为 22cm×20cm×10cm，肿块中央多个液性区。

【术前诊断】 巨大胃间质瘤，与胰体尾部融合。

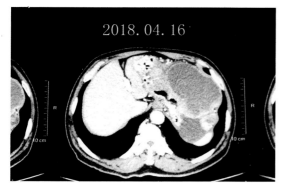

图 4-1-34　CT：左上腹巨大低密度肿块

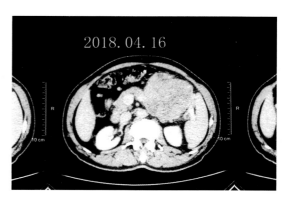

图 4-1-35　CT：肿块与胰体尾部融合

【手术过程】

（1）择期，平仰卧位，全麻，"倒T"形切口（图4-1-37）入腹。见：无腹水。胃体大弯侧肿瘤与CT所示一致，表面凹凸不平（图4-1-38），质硬，部分区域呈囊样感。肿块与胰体尾不能分割，与脾紧密相贴。肝色泽棕红，胆囊不大，胆总管不粗，十二指肠、胰头无异常。

（2）钳夹、切断胃结肠韧带，敞开小网膜囊。其过程中一直径达1cm曲张静脉破裂，以4-0 Prolene线缝扎。扪触肿瘤与胰体尾部融合，贲门、胃底正常，肿瘤与贲门相距达6cm，胃窦部正常。

（3）游离肝胃韧带，先后以直线切割闭合器离断胃窦（图4-1-39）及贲门处。

（4）沟通胰体，直线切割闭合器切、闭胰体部（图4-1-40）。离断脾周韧带，移除胃、胰体部及脾（图4-1-41），标本重1644g。

（5）以4-0 Prolene线做胃远、近端之端-端吻合。抽吸胃液，无出血。

（6）放置左膈下腹腔引流管，"三合一液"冲洗腹膜腔，术野无渗血。手术历时4小时，失血量约200ml，术中生命体征平稳。手术示意图见图4-1-42。

【术后诊断】巨大胃间质瘤，与胰体尾部融合。

【实施手术】胃间质瘤并胰体尾、脾切除术，胃远、近端-端吻合。

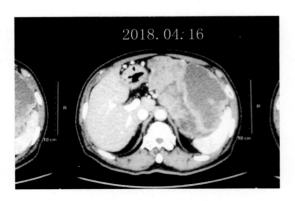

图4-1-36　CT：肿块左后与脾相连

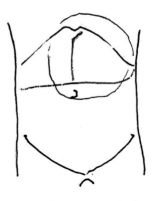

图4-1-37　手术切口示意图

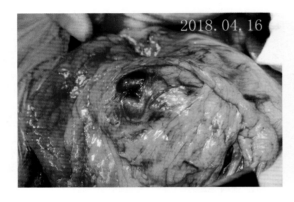

图4-1-38　肿块

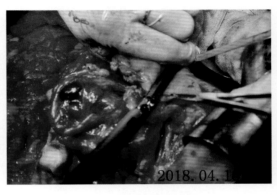

图4-1-39　切割闭合器断胃

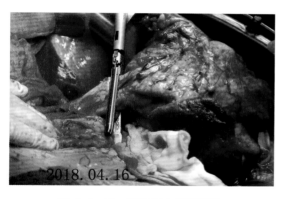

图 4-1-40　**切割闭合器断胰体**

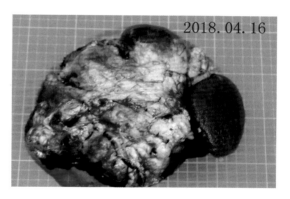

图 4-1-41　**标本**

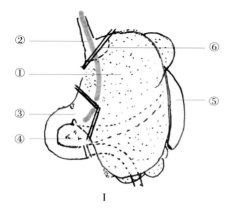

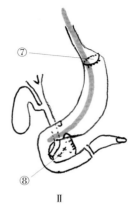

图 4-1-42　**手术示意图**

Ⅰ . 术前；Ⅱ . 术后

注：①肿瘤；②贲门；③幽门；④胰头；⑤脾；⑥直线切割闭合处；⑦胃肠吻合口；⑧胰头

【术后】无胃漏、膈下脓肿及胰漏，恢复平顺，第 10 天康愈出院。病理切片：胃间质瘤。

【难点与创新】

（一）难点

（1）胃间质瘤巨大（1644g）。

（2）肿瘤与胰体尾部癌性粘连、融合。

（3）胃结肠韧带与间质瘤粘连，而且静脉曲张。

（二）创新

（1）首先距肿瘤 2cm 以直线切割闭合器离断胃体肿瘤的远、近端，控制入瘤血供。

（2）直线切割闭合器断闭胰体，而后迅速移除胃、胰体尾部与脾。

（3）做胃远、近端之端 – 端吻合。

（三）外科手术技巧

（1）胃结肠韧带离断应注意：紧贴横结肠上缘钳夹、离断韧带；如果曲张静脉破裂出血，宜用 4-0 Prolene 线缝扎。

（2）胃肿瘤、胃体远、近段离断：距胃肿瘤边缘 2 ～ 3cm 断胃，注意远端应与贲门辨清，近端与幽门环辨清。近端距幽门环 5cm，以一把直线切割闭合器离断。远端 V 字形钳夹胃，宜用两把直线切割闭合器。

（3）断胰体部应注意以：①沟通胰体后。②以一把直线切割闭合器横断。

（4）胃远、近端吻合应注意：①"二点法"做胃远、近端吻合。②用 4-0 Prolene 线做连续、内翻缝合，再做浆肌层包埋。

病例 147：十二指肠间质瘤，施十二指肠、回肠切除，十二指肠空肠吻合，回肠－回肠吻合术

患者，男，54 岁。进食后呕吐、食欲缺乏、消瘦 3 个月。进食后 2 小时呕吐，体重减轻 12kg，未排血便。

T 36℃，P 61 次 / 分，R 20 次 / 分，BP 122/76mmHg。神清合作，皮肤、巩膜无黄染。心律齐、无杂音，双肺呼吸音清。腹平，左侧腹部可见胃型及蠕动波，浅静脉不曲张。腹壁软，肝、胆囊及脾未扪及，Murphy 征（－），胃振水音（＋），叩击右肝区无不适，腹无移动性浊音。双下肢无水肿。

WBC $6.3×10^9$/L，N 61%，PLT $224×10^9$/L，Hb 120g/L，TBIL 9.6μmol/L，DBIL 2.4μmol/L，TP 61g/L，ALB 37g/L，AST 27U/L，ALT 25U/L，PA 224mg/L，CHE 9085U/L，C_{12}（正常）。

胃镜（2017 年 12 月 18 日，湖南省人民医院）：十二指肠降部管腔变狭窄，局部黏膜纠集，充氧后内镜无法通过，用活检钳试插阻力大，无法顺利插入。退镜观察，见降段黏膜正常，未见溃疡、肿物。

CT（2017 年 12 月 20 日，湖南省人民医院）：十二指肠水平段肠管壁明显增厚，管腔狭窄，可见团块状软组织密度灶，边界清晰、光整，病灶大小约 5.5cm×3.4cm，病灶密度欠均匀，增强后轻度强化。梗阻以上十二指肠明显扩张。肝大小、形态未见明显异常，实质内见多发小结节水样密度灶，肝内无胆管扩张。胆囊增大，内未见明显高密度结石，囊壁不厚。胰腺形态及密度无异常，主胰管不扩张，胰周间隙清晰。脾不大，实质密度均匀。双肾及盆腔内未见明显肿大淋巴结。无腹水。右下腹见一低密度肿块（图 4-1-43）。

【术前诊断】十二指肠间质瘤。

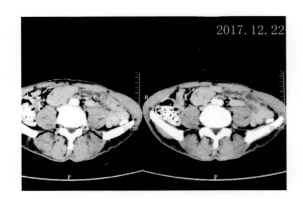

图 4-1-43 CT：右下腹低密度占位病变

【手术过程】

（1）择期，平仰卧位，取上中腹白线切口入腹。见：无腹水。肝色泽棕红，表面光泽，形态、大小无异常，质地软，无结节感。胆囊不大，无结石感。胆总管外径约 1cm。胃腔大、壁厚。十二指肠球、降部宽大，壁增厚。十二指肠降部与水平部交界处一肿块约 8cm×5cm，位于对系膜缘，肿块向外赘生与回肠末段系膜相连，呈串珠样，与回肠系膜缘紧贴（见图 4-1-46）。胰头、结肠无受累征象，肠系膜淋巴结不肿

大。取肿块一小片做快速切片报告：梭形细胞增生结节。

（2）切除标本：①游离肿块与十二指肠、结肠、回肠间粘连。②钳夹、楔形切除肿瘤与十二指肠肿瘤段（图4-1-44）。另距回盲瓣6cm钳夹、切断回肠，离断该段肠管系膜，整块移去肿块及回肠末段50cm（图4-1-45）。

（3）重建消化道：①直线切割闭合器分别做十二指肠远近残端切割闭合。②以外径0.8cm圆形切割闭合器做十二指肠降部与空肠吻合。③4-0 Prolene线做回肠、回肠端－端吻合。

（4）安置温氏孔右侧乳胶引流管1根，术野无出血、吻合口漏，逐层关腹。手术历时3小时，失血量约100ml，生命体征平稳，安返回房。手术示意图见图4-1-46。

【术后诊断】十二指肠间质瘤，累及回肠末段系膜，十二指肠梗阻（不完全性）。

【实施手术】十二指肠降部及回肠末段切除，十二指肠—空肠吻合，回肠、回肠端－端吻合。

【术后】无肠漏、出血、梗阻，恢复平顺。病理切片：十二指肠间质瘤。

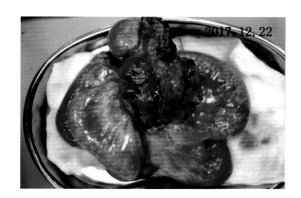

图4-1-44　标本

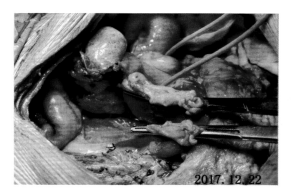

图4-1-45　钳夹处为肠断端

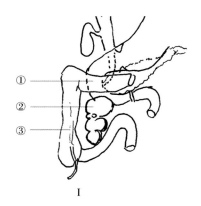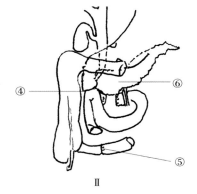

Ⅰ　　　　　　　　　　　　　　　Ⅱ

图4-1-46　手术示意图

Ⅰ.术前；Ⅱ.术后

注：①十二指肠；②十二指肠肿块及回肠末段系膜肿块；③升结肠；④十二指肠－空肠吻合；⑤回肠－回肠吻合；⑥胰腺

【难点与创新】

（一）难点

（1）十二指肠水平部肿块，累及回肠末段系膜，与胰头、横结肠、肠系膜上血管紧邻。

（2）一次性完成十二指肠降部及回肠末段切除、吻合。

（二）创新

仔细分离十二指肠降部肿块与邻近器官粘连，一次性完成十二指肠降部与回肠末段切除、吻合，获得成功。

（三）外科手术技巧

（1）肿块与胰腺的分离。本例肿瘤虽有 8cm×5cm 大小，但位于十二指肠水平部对系膜缘，距系膜尚有约 1cm，允许做局部肠切除，无须切除胰头。应注意距肿瘤 1～1.5cm 切除肠管。

（2）十二指肠－空肠吻合。本例由于十二指肠水平部的梗阻，致使梗阻近段延长、扩张，故采用直径 2.8cm 圆形切割闭合器。

（3）回肠－回肠吻合，本例采用手工缝合。

病例 148：巨大十二指肠间质瘤，施 Whipple 术

患者，男，32 岁。黑大便、乏力 20 天。无腹痛、寒战、发热、黄疸。患者住当地县医院，发现 Hb 25.2g/L，B 超发现"右肝巨大肿瘤"。经院方介绍转住我院，诊为"右肝肿瘤""贫血原因待查"。

T 36.7℃，P 110 次 / 分，R 20 次 / 分，BP 122/53mmHg。神清合作，贫血貌，无黄染。心律齐，无杂音。双肺呼吸音清。右中上腹隆起，浅静脉不曲张，右中上腹肿块下界于脐右下 3cm，右侧超过腹中线 5cm。右肝浊音界于右锁骨中线上第 4 肋间（见图 4-1-51），叩击右肝区无疼痛。无胃振水音，无腹水征。胆囊、脾未及。双下肢无水肿，双腰背部无抬举痛。

WBC $8.07×10^9$/L，N 74%，PLT $38×10^9$/L，Hb 25.4g/L，TP 53.2g/L，ALB 30g/L，AST 53.5U/L，ALT 43.6U/L，TBIL 25.3μmol/L，DBIL 16.3μmol/L，PA 224mg/L，CHE 6971U/L。

CT（2016 年 10 月 5 日，湖南省人民医院）：平扫：右侧腹腔见巨大软组织密度块影，约 29cm×21cm×12cm。肿块上极紧贴右肝第一肝门，将胰体尾顶推移位至左前方（图 4-1-47），胃、脾被挤压推移至左膈下，肿块前面顶腹前壁，后壁达腔静脉、腹主动脉、右肾前方，下极达脐下方 4cm。肿块密度欠均匀。

增强扫描（静脉期）：肿块内密度欠均匀，腔静脉未见，腹主动脉移位至椎体左侧，生殖静脉增粗，于腹主动脉左侧，与之平行，门静脉移位至肿块的左侧缘（图 4-1-48）。

CTA：腹腔干、肠系膜上动脉发出多个分支向肿瘤供血。腹腔动脉干、脾动脉、肝总动脉、胃左动脉走行未见异常，无狭窄征象。胃十二指肠动脉及肝固有动脉、肝左右动脉无异常。肠系膜上动脉、肾动脉无明显异常。

CTV：门静脉主干、肠系膜上静脉向左移位（图 4-1-49）。肠系膜上静脉、脾静脉及肝内左右属支血管无充盈缺损及异常。下腔静脉左移（图 4-1-50）。肝各静脉、下腔静脉示通畅，无明显狭窄及扩张，无充盈缺损。

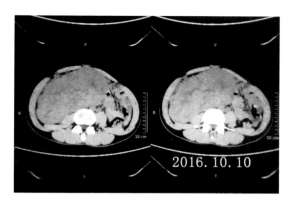

图 4-1-47　CT：右腹膜腔巨大低密度块影

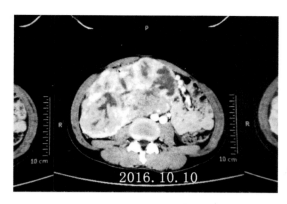

图 4-1-48　CT 静脉期：肿块密度不均

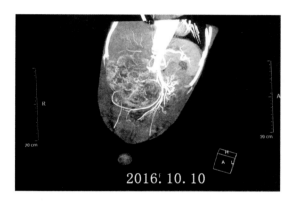

图 4-1-49　CTV：门静脉、肠系膜上静脉左侧移位

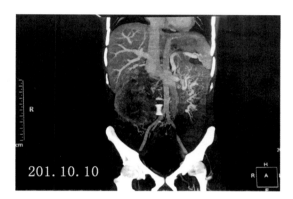

图 4-1-50　CTV：腔静脉左移位

【术前诊断】巨大十二指肠间质瘤，并破溃出血、失血性贫血。

【手术过程】

（1）择期，平仰卧位，做右腹"反 L"形切口（图 4-1-51）。见：无腹水，肿块位于腹膜后，其大小、位置如 CT 所示（图 4-1-52），与右肝无粘连。十二指肠及肿块占据右腹腔，十二指肠前壁平铺、牵张于肿块上。胃、肠挤于左侧腹。肝十二指肠韧带牵拉延长。肝色泽棕红，形态、大小无明显异常，质地软。胆囊不大。脾大小正常。

（2）剥离升结肠、横结肠及系膜，显露肿块、十二指肠前壁及其肠系膜上静脉、胰颈部。

（3）显露腹腔动脉干，结扎、切断胃十二指肠动脉。

（4）断胃。

（5）沟通胰颈与肠系膜上静脉、门静脉间隙，横断胰颈，胰管内径约 0.3cm。胰钩突空肠第一静脉扩张，外径达 1.8cm。仔细予以游离、钳夹、切断，4-0 Prolene 线连续缝闭残端，全程显现门静脉、肠系膜上静脉（图 4-1-53）。

（6）浆肌层下剥离胆囊，于胆囊管口下横断胆总管，紧贴胆管壁，于门静脉右侧剥离胆总管至胰腺上缘。

（7）向左侧牵开门静脉，显现肠系膜上动脉，于其右侧仔细钳夹、切断胰钩突纤维板及胰十二指肠下、上动脉。

（8）紧贴肿瘤仔细分离与右肾静脉、右肾及输尿管、腔主、腹主动脉粘连，保护好右输尿管，横断空肠近段，整块移除肿瘤。剖开肿瘤上十二指肠段，示十二指肠系膜缘侧破溃，肿瘤发于十二指肠，肿块约 23cm×19cm×10cm，重 1713g（图 4-1-54）。术中显示门静脉、肠系膜上静脉、肠系膜上动脉、腔静脉、左生殖内静脉（外径 2.5cm）及左肾静脉（2.5cm）、肝总管、肝固有动脉。

（9）按 Child 法重建消化道。

（10）逐层关腹，放置腹腔引流管、胆道 T 形管及胰导管。手术历时 8 小时，失血量约 100ml，术中生命体征平稳，安返回房。

【术后诊断】巨大十二指肠间质瘤，并破溃出血、失血性贫血。

【实施手术】Whipple 术。

【术后】第 2 天肛门排便、排气，第 3 天 Hb 85g/L。无发热、胰肠吻合口漏、出血等并发症，恢复平顺。病理切片：十二指肠间质瘤。

【难点与创新】

本例是笔者收治的十二指肠间质瘤中肿块最大、手术最难、最危险的病例。

（1）十二指肠间质瘤的临床特征是消化道出血致贫血。不明原因的上消化道出血，应考虑十二指肠间质瘤。尽管间质瘤巨大，但一般无上消化道梗阻、呕吐征象。影像学诊断主要依靠 CT、十二指肠镜检、钡剂，本例主要依靠 CT。

（2）十二指肠间质瘤的治疗，主要是手术切除和格列卫等治疗。有学者主张先做格列

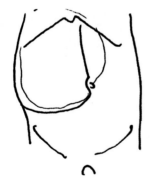

图 4-1-51　手术切口示意图

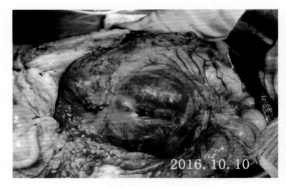

图 4-1-52　肿块

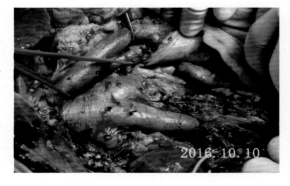

图 4-1-53　术野

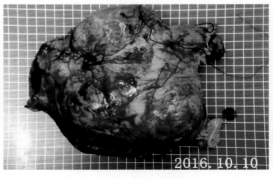

图 4-1-54　标本

卫治疗，肿块缩小再做手术切除。但本例肿块巨大，失血至 Hb 25.4g/L，故采用手术切除，再根据基因测定选择格列卫治疗。

（一）难点

（1）肿瘤巨大，重 1713g。

（2）十二指肠间质瘤所处位置解剖结构复杂、危险。

（3）由于失血，致失血性重度贫血。

（4）肿瘤巨大，致使一些重要解剖结构移位、变形：①门静脉、肠系膜上静脉移位、延长。②腔静脉受压，CT 片未见。左肾静脉、左生殖内静脉扩张达 2.5cm，自然转流形成，静脉曲张，辨别困难。③肿瘤位于腹膜后，剥离升结肠、横结肠困难。④肝总动脉、胃十二指肠动脉移位、深在，胃、胰颈、空肠移位，显现困难。肠系膜上动脉的显露及离断钩突纤维板困难。⑤保护右肾、右输尿管困难。

（二）创新

克服重重困难，成功施行巨大十二指肠间质瘤切除。

（三）外科手术技巧

（1）纠正贫血、低蛋白血症，术前备血，做好肠道准备。

（2）仔细剥离升结肠、横结肠、后腹膜，显露肠系膜上静脉。

（3）先后断胃十二指肠动脉、胃、胰颈、胆总管，全程显现门静脉、肠系膜上静脉。

（4）于肠系膜上动脉右侧缘离断胰钩突纤维板，单独缝扎胰十二指肠上、下动脉。

（5）辨清右肾静脉、输尿管，紧贴肿瘤分离、显露腔静脉、右肾静脉、右侧生殖内静脉，整块移除肿瘤及十二指肠。

病例 149：十二指肠间质瘤，胰十二指肠切除术后胆道出血，施布朗吻合，并反流性胆管炎、肝胆管结石，施改良盆式鲁氏 Y 形吻合术

患者，男，53 岁。胰头十二指肠切除术后多年，反复寒热 1 年，伴黄疸 6 天。2012 年，诊为十二指肠间质瘤，在外院施胰头十二指肠切除、Child 法重建。术后 10 天，胆道出血，而施"胆肠内引流术"。术式不明。

T 37.8℃，P 87 次 / 分，R 20 次 / 分，BP 124/78mmHg。神清合作，皮肤、巩膜轻度黄染。心律齐，双肺呼吸音清。腹平，多条腹部手术切口瘢痕，浅静脉不曲张，未见胃肠型。腹壁软，剑突右下方深压痛，叩击右肝区示心窝部疼痛，无胃振水音，肝、脾未扪及，腹水征（一）。双下肢无水肿。

WBC $12.2×10^9$/L，N 86.1%，PLT $156×10^9$/L，TBIL 30μmol/L，DBIL 85.6μmol/L，TP 51.4g/L，ALB 31.7g/L，AST 86U/L，ALT 114U/L，ALP 1278U/L，γ–Gt 504U/L，CA_{19-9} > 400kU/L。

CT（2018 年 8 月，湖南省人民医院）：肝轮廓清，表面光整，肝形态、比例无明显失衡。肝内胆管中度扩张，充填多发细小胆石，胆管无积气。肝外胆管不清。无门静脉海绵样变。胰管不扩张。脾大 8 个肋单元。无腹水（图 4–1–55）。

【术前诊断】十二指肠间质瘤，胰头十二指肠切除术后，并胆肠吻合口狭窄、肝内胆管结石、AOSC。

【手术过程】

（1）择期，平仰卧位，全身麻醉，取上腹 Y 形切口（图 4-1-56）入腹。见：无腹水。大网膜无癌性结节，无静脉曲张。大网膜空肠与腹前壁、肝脏面广泛粘连。肝呈深棕色，无明显形态、比例失常，质地硬，无明显结石感。肠曲间致密广泛粘连。

（2）离断腹内粘连，原为布朗吻合，吻合口在胆管、十二指肠吻合口的前上方，壁厚达 1cm，内径约 0.1cm。原胆管、桥襻吻合仍存，其内径约 0.2cm，近闭塞。布朗肠襻、肝总管吻合口输入襻未结扎，其侧侧吻合口内径约 0.4cm（见图 4-1-58）。由于粘连致密，分离粘连后，布朗肠襻粘连瘢痕累累，予以切除。

（3）制备肝胆管盆，清除肝内胆石：①横断肝桥，肝桥横径约 1cm，切除肝方叶约 3.5cm×3cm×2cm，显现左肝管、肝总管上部。②穿刺肝总管获胆汁，"四边法"切开肝总管、右肝管、左肝管口及左肝管，清除胆管内胆石及脓性胆汁。③拼合组成肝胆管盆，内径约 2cm。

（4）提取桥襻，完成改良盆式鲁氏 Y 形吻合术：①以 4-0 Prolene 线连续、内翻缝合、修补原十二指肠吻合口，长约 1.5cm。②做空肠、桥襻空肠侧－侧吻合，用切割闭合器完成。③4-0 薇乔线做肝胆管盆与桥襻空肠间断、外翻缝合，放置 14 号 T 形管入肝胆管盆，测试无胆漏（图 4-1-57）。

（5）放置好 T 形管及温氏孔右侧引流管，术野无出血、无胆漏。清点器械、敷料无

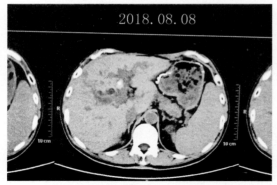

误，逐层关腹。手术历时 7 小时，失血量约 200ml，取出胆色素性结石 10g。手术示意图见图 4-1-58。

【术后诊断】 十二指肠间质瘤，胰头十二指肠切除术后。胆管出血，施胆管缝扎止血、胆肠布朗氏吻合术。并反流性胆管炎、胆肠吻合口狭窄、肝胆管结石、肠粘连。

【实施手术】 胆管桥襻吻合口拆除，桥襻空肠吻合口缝闭，原布朗吻合废除，肠粘连松解，改良肝胆管盆式鲁氏 Y 形吻合术。

图 4-1-55　CT：肝内胆管中度扩张，充填胆石

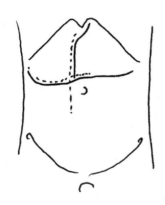

图 4-1-56　手术切口示意图

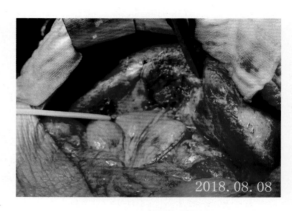

图 4-1-57　乳胶管入肝胆管盆

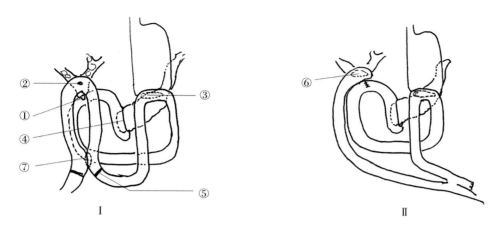

图 4-1-58　手术示意图

Ⅰ.术前；Ⅱ.术后

注：①胆总管、桥襻空肠吻合口；②肝总管、布朗桥襻吻合口；③胃、肠吻合口；④胰、肠吻合口；⑤肠切断处；⑥肝胆管盆、空肠吻合口；⑦布朗肠襻侧－侧吻合口

【术后】无胆漏、出血、腹腔脓肿、肠梗阻等并发症，恢复平顺。

【难点与创新】

（一）难点

（1）诊断不明，是什么疾病施 Whipple 术，没有病历介绍。

（2）什么原因胆道出血而再次手术，如何止血，不清楚。

（3）第二次胆肠内引流是如何做的，不明白。

（4）腹内广泛"肿块"样粘连，分离十分困难。

（二）创新

仔细、耐心分离粘连，废止原布朗吻合肠管，经肝圆韧带途径施行改良盆式鲁氏 Y 形吻合术。

（三）外科手术技巧

（1）分离粘连。注意：多用电刀、双极电凝离断致密粘连。

（2）肝胆管盆的建立应注意：敞开肝圆韧带途径，双极电凝移除肝方叶。在原胆肠吻合口以上，"四边法"切开左肝管，而后顺胆管途径切开胆管，即左肝管、右肝管、肝总管，拼合组成肝胆管盆。

（3）肝胆管盆、桥襻空肠吻合应注意：以可吸收薇乔线做胆肠间断、外翻缝合。放置12 号 T 形管入肝胆管盆。

第二节　其他疾病

典型病例

病例 150：十二指肠破裂 Ⅱ 级，施胃隔离术

患儿，男，14 岁。外伤后上腹痛 36 小时。36 小时前不慎跌伤，致右上腹剧烈刀割样痛，伴以呕吐，呕吐物为食物，呕吐后腹痛延续至全腹。就近就诊于当地某医院，CT 检查发现腹水，疑为十二指肠损伤可能，予以对症治疗，病情未好转，遂来我院。查 WBC 12.03×10⁹/L，N 94%。再次 CT：小肠破裂。来院后未解大便，小便量少、无血。

T 38.3℃，P 114 次/分，R 24 次/分，BP 114/70mmHg。神清合作，皮肤、巩膜无黄染。心、肺正常。腹浅静脉不曲张，腹壁紧张，压痛、反跳痛以右上腹为显，未扪及肝、胆囊和脾。肝浊音界小，无胃振水音，肠鸣音弱，移动性浊音不明显。右腰背部抬举痛明显，双下肢无变异、活动可。

CT（2016 年 10 月 19 日，湖南省人民医院），笔者阅片：（平扫）右肝肾夹角、十二指肠周围积液，其中见气体散在。

【术前诊断】 外伤性十二指肠降部破裂并弥漫性腹膜炎。

【手术过程】

（1）急症，平仰卧位，右侧经腹直肌切口入腹。见：气体逸出，浑浊腹腔液 2000ml。剥离右半结肠，见十二指肠降部破口，纵行长 2.5cm。请肝胆外科值班医生做胆总管造瘘。主管医生对十二指肠破裂拟修补，做小肠浆膜修补、胃造瘘、空肠造瘘、腹膜腔引流，但以前类似病例处理后效果欠佳，请笔者会诊。

（2）笔者完成以下手术：①挽出小肠，腾空腹膜腔，以"三合一液"6000ml 清洁腹膜腔，然后送肠管入腹。②拆除原胆总管缝线，拔除原 18 号 T 形管，重新更换 8 号 T 形管，直臂经胆总管右侧壁另戳孔引出，5-0 Prolene 线连续缝闭。③离断胃结肠韧带，显示幽门环后壁，以 7 号圆针丝线距幽门环上 1cm 做 U 形交锁。④经十二指肠破口插入 3 号胆道扩张器，至距屈氏韧带约 18cm 处戳孔，引出胆道扩张器头，借此引入一根 7 号丝线，至十二指肠破裂处引出。⑤距幽门环 10cm 做胃空肠吻合，胃空肠吻合口后壁吻合完成后，经胃前壁戳孔，放置长臂 14 号 T 形管，借助原 7 号丝线将 14 号 T 形管长臂引至十二指肠球部，然后缝合胃空肠吻合口前壁。⑥以 4-0 Prolene 线做十二指肠破口修补，外用 5-0 Prolene 线将浆肌层包埋破口。⑦用医用创面封闭胶 3 滴将破口近处与后腹膜粘贴。

（3）就近放置胃造瘘口、胆道 T 形管及温氏孔右侧引流管，逐层关腹。手术历时 1 小时 40 分钟，失血量约 100ml，生命体征平稳，安返回房。

【术后诊断】 外伤性十二指肠降部破裂并弥漫性腹膜炎。

【实施手术】 胆总管造瘘、胃隔离、胃空肠吻合、十二指肠修补、腹膜腔清创引流。

【术后】 无胆漏、肠漏、出血、腹腔脓肿，恢复平顺。术后第 18 天置 T 形管、胃造瘘管出院。

【难点与创新】 目前，外伤性十二指肠破裂较为常见，如何处理好这一疾病，值得认真

探索，尤其本例为一位 14 岁的患儿，手术的效果影响深远。

十二指肠损伤分类（Moore 分类法）：Ⅰ级，十二指肠挫伤、浆膜裂伤、壁内血肿。Ⅱ级，十二指肠破裂或穿孔（图 4-2-1）。Ⅲ级，任何类型十二指肠损伤，伴以较小的胰腺损伤、无胰管损伤。Ⅳ级，十二指肠损伤，伴严重胰腺损伤。转流术的 5 种方法见图 4-2-2。

根据以上分类法，本例为十二指肠损伤Ⅱ级。治疗：单纯缝合修补和转流术两种。

（1）以往转流术的方法有 5 种（图 4-2-2）：空肠 - 十二指肠吻合术，十二指肠憩室化，改良式十二指肠憩室化，改良式十二指肠憩室化再简化术，Whipple 术。

（2）然而，本例所采用的手术虽属转流术，但具体方法与以往的手术方式不同（图 4-2-3）。术后恢复平顺。

笔者既往采用同样的方法治疗过类似的病例 16 例，均获良好效果。本法的优点：①手术简便；手术创伤小，恢复快；保护了消化道。

（一）难点

（1）十二指肠破裂已 36 小时。

（2）十二指肠漏、弥漫性腹膜炎，腹膜腔严重感染。

（二）创新

施行胃隔离、十二指肠造瘘，成功救治患者。

（三）外科手术技巧

（1）胆总管 T 形管引流术：注意 T 形管尽量小些，T 形管直臂经胆总管右侧戳孔引出，胆管切口用 5-0 Prolene 线连续关闭。

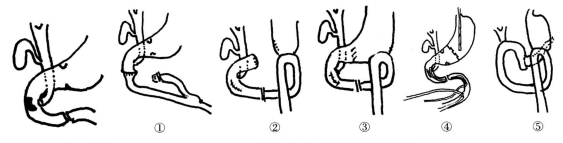

图 4-2-1　**十二指肠
损伤Ⅱ级**

图 4-2-2　**转流术的 5 种方法**

（2）十二指肠破口修补：宜用 5-0 Prolene 线连续缝闭，并以 5-0 Prolene 线做浆肌层包埋。

（3）胃隔离：用柳条针、7 号丝线距幽门环 0.5cm 做 U 形交锁缝合。

（4）胃造瘘：用 14 号 T 形管临时缝制，长臂应放入十二指肠内。

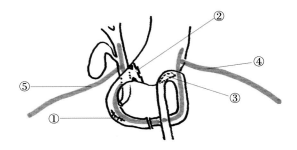

图 4-2-3　**手术示意图**

注：①十二指肠破口修补；②胃隔离；③胃空肠吻合；
④胃造瘘、长臂 T 形管；⑤T 形管

病例 151：巨大桥襻结石并发一系列严重并发症，施桥襻切开、取石，双 T 形管引流术

患者，女，71 岁。胆肠鲁氏 Y 形吻合术后上腹痛 15 年，腹壁溢脓 4 个月。1986 年，诊为"胆囊结石"在某乡镇医院施"OC"。2001 年因肝胆管结石在某县医院施部分肝切除、胆肠鲁氏 Y 形吻合术。4 个月前，右上腹痛、发热，右侧腹壁脓肿破裂、溢脓，迁延至今。1976 年，施"双侧输卵管结扎术"。患糖尿病 10 年。

T 36.6℃，P 82 次 / 分，R 22 次 / 分，BP 130/81mmHg，体重 40kg。神清合作，皮肤、巩膜无黄染。心律齐，双肺背部可闻细湿啰音。右上腹膨隆，无胃肠型，浅静脉轻度曲张，示右上腹肋缘下陈旧性切口瘢痕，切口上段见可复性肿块约 3cm×5cm，内环口约 2cm。右上腹可扪及硬块，下缘平脐，内侧缘达腹白线右侧 3cm，质地坚硬，不可活动，轻微触痛。肝、胆囊、脾未扪及。无胃振水音。叩击右肝区示心窝部疼痛。腹部移动性浊音存在。双下肢凹陷性水肿，达膝关节下。右季肋部示一瘘口，溢出少许脓液。

血常规：见表 4-2-1。

表 4-2-1　病例 151 血常规检查

日期	WBC（10⁹/L）	N（%）	PLT（10⁹/L）	HGB（g/L）
2016 年 11 月 18 日	27.66	87.8	37	97
2016 年 11 月 27 日	21.67	91.8	15	85
2016 年 11 月 30 日	14.65	84	7	99

凝血功能：PT 18s，APTT 48s，TT 19.5s

肝功能：见表 4-2-2。

表 4-2-2　病例 151 肝功能检查

日　期	TBIL (μmol/L)	DBIL (μmol/L)	TP (g/L)	ALB (g/L)	PA (mg/L)	CHE (U/L)	ALP (U/L)	γ-Gt (U/L)	AST (U/L)	ALT (U/L)
2016 年 11 月 18 日	20.5	11	52.7	22	42.7	1397	265	215	58	65
2016 年 11 月 27 日	38.4	17.9	59.4	30	20	1235	160	118	12	18
2016 年 11 月 30 日	45.9	22	57.4	30	11	982	232	110	63	46.1

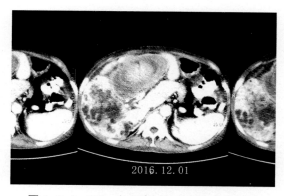

图 4-2-4　CT：左上腹树轮纹形高密度块影

CT 平扫（2016 年 11 月 24 日，湖南省人民医院）：左肝轮廓清，右肝表面欠光整，肝内胆管显著扩张。右肝内示多个低密度区，与膈肌相连。右上腹示一巨大树轮纹形的高密度区，约 16cm×9cm×12cm。腹水量多。未见胆囊及肝外胆管，脾不大。双侧胸膜腔积液（图 4-2-4）。

【术前诊断】

（1）肝胆管结石，胆肠鲁氏 Y 形吻合术

后。S：LHD、RHD、S_6、S_7、桥襻。St：RHD。A：无。C：AOSC，并继发性血小板减少、凝血功能障碍；低蛋白血症；胆源性肝脓肿、穿破右膈下；胆汁性肝硬化；肝肥大萎缩征（左肝外叶肥大、右肝内叶萎缩）；双侧反应性胸膜炎、盘状肺炎；二重感染。

（2）糖尿病。

【手术过程】

择期手术：①平仰卧位，右上腹"反L"形切口入腹。②分离粘连带，显示桥襻空肠，辨清十二指肠、右肝前缘（图4-2-5）。③于桥襻前壁"四边法"切开桥襻空肠前壁，完整取石。桥襻胆石重454g（图4-2-6）。④直视下清除左、右肝内胆管结石、泥沙，以"三合一液"冲洗、清创。⑤放置2根16号T形管于桥襻空肠，以4-0 Prolene线缝闭切口。注水测试T形管引流通畅，无胆漏、出血（图4-2-7）。⑥逐层关腹。手术历时1小时，失血量10ml，生命体征平稳，安返回房。

【术后诊断】

（1）肝胆管结石，胆肠鲁氏Y形吻合术后。S：LHD、RHD、S_6、S_7、桥襻。St：RHD。A：无。C：AOSC，并继发性血小板减少，凝血功能障碍；低蛋白血症；胆源性肝脓肿、穿破右膈下；胆汁性肝硬化；肝肥大萎缩征（左肝外叶肥大、右肝内叶萎缩）；双侧反应性胸膜炎、盘状肺炎；二重感染。

（2）糖尿病。

【实施手术】 桥襻切开取石，双T形管引流术。

【术后】 恢复平顺。

【难点与创新】 桥襻结石，笔者1983年至今先后收治达26例，最大的947g，本例重454g，患者病情十分危重，手术最终顺利完成。

（一）难点

（1）肝胆管结石病程达30年，先后施行2次肝胆道手术。

（2）由于肝胆管结石，出现一系列并发症：①胆汁性肝硬化、门静脉高压症。②AOSC并继发性血小板减少症、凝血功能

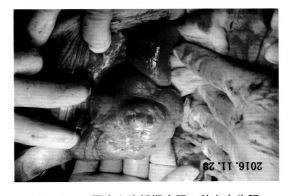

图4-2-5 图中心为桥襻空肠，其上方为肝

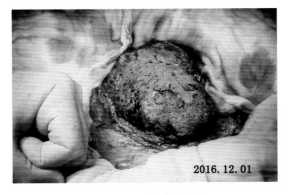

图4-2-6 桥襻结石

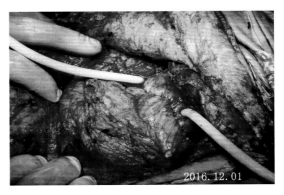

图4-2-7 两根黄色乳胶管为16号T形管

障碍、二重感染。③巨大桥襻结石（454g）。④胆源性肝脓肿、穿破。⑤低蛋白血症。⑥双侧反应性胸膜炎、胸腔积液、盘状肺炎。

（3）糖尿病。

（二）创新

高危的情况下，取出桥襻结石，救活了患者。

（三）外科手术技巧

（1）本次手术的目的在于清除桥襻结石，疏通胆道。

（2）充分做好术前准备，如高压氧舱、白蛋白、调血糖。

（3）选择适当切口，直达病灶。

（4）直接切取桥襻结石，双 T 形管引流。

（5）配合使用日达仙、抗生素、白蛋白等营养治疗。

病例 152：十二指肠乳头旁憩室，并胰胆综合征，多次胆道术后，施憩室切除、长臂 T 形管放置引流术

患者，女，71 岁。反复上腹痛 30 年，复发 2 个月。1993 年，诊为"胆囊结石、胆管炎"，施"OCTT"。2000 年，诊为"胆管炎、胆管结石、胰腺炎"，在外院施"胆管探查、T 形管引流术"。2007 年，诊为"胆管炎、肝内结石、胰腺炎"，在外院施"胆总管探查、T 形管引流术"。

T 37.8℃，P 77 次 / 分，R 20 次 / 分，BP 124/74mmHg。神清合作，皮肤、巩膜无黄染。心律齐，双肺呼吸音清。腹平，浅静脉不曲张，右上腹多条切口瘢痕。腹壁软，肝、脾未扪及，剑突右下方压痛，叩击右肝区示心窝部疼痛。无胃振水音，腹水征（–）。腰背部无抬举痛，双下肢无异常。

WBC $5.18×10^9$/L，N 62.2%，PLT $154×10^9$/L，TBIL 20.5μmol/L，DBIL 15.4μmol/L，TP 78.8g/L，ALB 44.4g/L，AST 32U/L，ALT 9.5U/L，BS 7.4mmol/L，C_{12}（正常）。

胃镜（2017 年 11 月，湖南省人民医院）：十二指肠降部后面见一憩室，内径 3cm，有食物残渣。

CT（2017 年 11 月，湖南省人民医院）：肝轮廓清，表面光整，形态、比例无异常。肝内、外胆管中度扩张，右肝后叶胆管示多发结石。十二指肠降部内侧一憩室，内径约 2.5cm。胰头不大，胰管轻度扩张。

【术前诊断】十二指肠乳头旁憩室，并胰胆综合征、肝胆管结石、慢性胰腺炎。

【手术过程】

（1）择期，平仰卧位，右上腹"反 L"形＋"鱼钩"形切口（图 4-2-8）入腹。见：无腹水，腹膜上无癌性结节。肝脏面、腹壁切口广泛与大网膜粘连。肝色泽棕红，无纤维萎缩征象，形态、比例无失衡，肝质地稍硬，右肝后叶脏面具有结石感。肝圆韧带不清，左肝桥肥大，前纵沟消失。胆囊已切除。肝总管、胆总管外径 1.5cm，肝右动脉跨越前方（见图

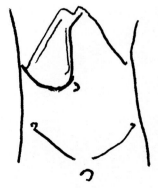

图 4-2-8　手术切口示意图

4-2-9-Ⅰ）。十二指肠、胃壁不厚，胃腔不大，十二指肠降部后侧示一憩室约 2cm，与胰腺致密粘连。胰头不大，质地稍硬。

（2）分离粘连带，横断肝桥，敞开左肝前纵沟及左肝管、肝外胆管、肝右动脉，游离十二指肠、胰头部，显现、游离憩室。

（3）切开憩室顶部，3 号胆道扩张器伸入十二指肠，未能进达胆总管。

（4）"四边法"切开肝右动脉上的肝总管、左肝管，切口长达 3.5cm，显现右肝后叶胆管口狭小，内径约 0.3cm。"四边法"做右肝后叶胆管内吻合，使其胆管口内径达 1cm，直视下清除左肝后胆管结石，配合纤维胆道镜检查无残石。

（5）于肝右动脉下方切开胆总管，插入小儿带芯导尿管入十二指肠，经憩室引出，经此引入 4 号丝线达胆总管引出，借助该丝线将长臂 12 号 T 形管的长臂引入十二指肠乳头旁憩室，并将横臂置入十二指肠（见图 4-2-9-Ⅱ）。

（6）以 4-0 Prolene 线先后连续缝闭胆管切口。

（7）于憩室颈部以科克氏钳钳夹、切除憩室，用 4-0 Prolene 线往返缝闭憩室残端。

（8）放置温氏孔右侧引流管，水平位引出 T 形管，逐层关腹。手术历时 4 小时，失血量 150ml，生命体征平稳。手术示意图见图 4-2-9。

【术后诊断】十二指肠乳头旁憩室，并胰胆综合征、肝胆管结石、慢性胰腺炎。

【实施手术】右肝后叶胆管内吻合、成形，十二指肠乳头旁憩室切除，长臂 T 形管引流术。

【术后】无胆漏、胰头炎、胆道出血，恢复平顺。

【难点与创新】

（一）难点

（1）已先后施行 3 次胆道探查，腹内粘连广泛，肝圆韧带"消失"。

（2）右肝后叶胆管真性狭窄，肝右动脉跨越胆管前方。

（3）十二指肠乳头旁憩室炎症较重，与胰腺难以分离。

（二）创新

（1）敞开左肝前纵沟，逆肝圆韧带途径切开肝总管、左肝管，做右肝后叶胆管内吻合、成形。

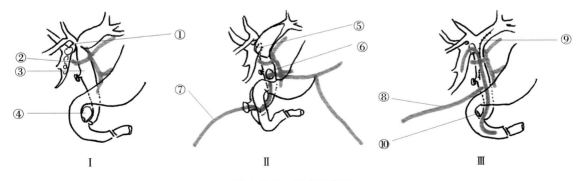

图 4-2-9　手术示意图

Ⅰ.术前；Ⅱ.放入长臂 T 形管；Ⅲ.术后

注：①右肝后叶胆管狭窄口；②肝右动脉；③肝总管；④十二指肠乳头旁憩室；⑤右肝后叶胆管内吻合；⑥胆总管切口；⑦长臂 T 形管横臂；⑧长臂 T 形管；⑨胆管封闭线；⑩憩室残端

（2）十二指肠乳头旁憩室切除，长臂 T 形管引流。

（三）外科手术技巧

（1）右肝后叶内吻合、成形应注意：首先切开肝总管、左肝管，放置 Pringle 止血带；"四边法"以 4-0 薇乔线间断缝合右肝后叶胆管与右肝管。

（2）十二指肠乳头憩室切除、长臂 T 形管放置应注意以下几点：①本憩室位于十二指肠降部内侧、胰头后方，首先应游离胰头十二指肠。②长臂 T 形管宜细不宜粗。③靠导管、胆道扩张器引入丝线，借此引置长臂 T 形管。

病例 153：十二指肠乳头旁憩室切除，胆管十二指肠长臂 T 形管放置

患者，男，59 岁。反复发作胰腺炎 3 年，加重 3 个月。

T 36℃，P 81 次 / 分，R 18 次 / 分，BP 133/86mmHg。神清合作，巩膜、皮肤无黄染。心、肺无明显异常。腹平、软，肝、胆囊及脾未触及，剑突右下方压痛，Murphy 征（−），胰区无压痛。胃无振水音，腹水征（−）。双腰背部无抬举痛。

WBC $6.87×10^9$/L，N 77.7%，PLT $197×10^9$/L，血清钙 2.08mmol/L，AMY 368.2U/L，TP 55.9g/L，ALB 33.9g/L，TBIL 7.7μmol/L，DBIL 3.4μmol/L，PA 177mg/L，CHE 7964U/L，ALT 169.4U/L，AST 195U/L，γ–Gt 270U/L，BS 7.58mmol/L。

B 超：脂肪肝，胆囊多发结石并息肉。

十二指肠镜检：十二指肠乳头旁憩室，内有食物残留。

CT：肝轮廓清，表面光整，形态、比例无失衡。肝内胆管不扩张，无胆石、积气。肝外胆管内径约 1cm，无胆石。胆囊不大，内有多个结石。胰不大，边界清楚，胰管可见，内径约 3cm。十二指肠降部内侧胰头内见一憩室，约 1.5cm×2cm，憩室与胰头后面较近。

【术前诊断】 十二指肠乳头旁憩室，并胰腺炎、胆囊炎、胆囊结石（胰胆综合征）。

【手术过程】

（1）择期，平仰卧位，右上腹"反 L"形切口入腹。见：无腹水，肠系膜上无癌性结节，无皂化斑。肝色泽、大小、形态如常，无结石感、结节感。肝外胆管外径约 1.3cm，无结石感，胆管壁稍厚。胆囊约 6.5cm×3cm，多个结石感。胰质地稍硬，体积不大，胰头前方未见憩室。游离胰头、十二指肠，显现后方，与十二指肠降部内侧相连。

（2）游离憩室，翻转胰头十二指肠背面，紧贴十二指肠系膜缘及憩室壁剥离憩室，约 1.5cm×1cm，憩室口内径约 0.6cm。

（3）切除胆囊，"四边法"切开胆总管，其内无胆石。插入小儿 8 号带芯导尿管，顺利进达十二指肠，换置 3 号胆道扩张器，进入十二指肠后方憩室，穿通憩室底（见图 4-2-10-Ⅰ），扎 4 号丝线，引入胆总管（见图 4-2-10-Ⅱ）。

（4）借助该线将 12 号长臂 T 形管的长臂引入胆管，经过十二指肠腔穿出憩室（见图 4-2-10-Ⅲ），做胆总管右侧壁戳孔，引出 T 形管直臂（见图 4-2-10-Ⅳ）。

（5）止血钳钳夹 T 形管长臂，送其入十二指肠（见图 4-2-10-Ⅴ）。

（6）1 号丝线做憩室颈部荷包状缝合、结扎（见图 4-2-10-Ⅵ），切断结扎线以远的憩室（见图 4-2-10-Ⅶ），4-0 Prolene 线连续缝合胆管切口。

（7）经 T 形管注水测试，无胆漏、十二指肠漏及出血。

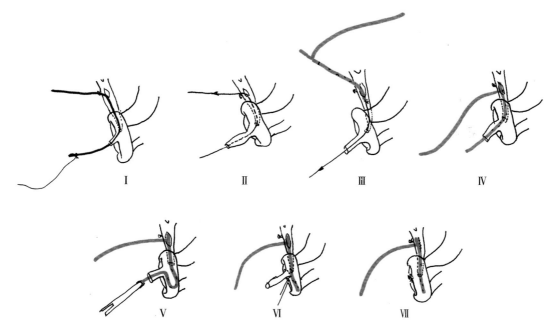

图 4-2-10　手术示意图

Ⅰ.3 号胆道扩张器穿通憩室；Ⅱ.4 号丝线引入胆管；Ⅲ.借助 4 号丝线引长臂 T 形管之长臂入胆管、憩室；Ⅳ.T 形管直臂经胆总管右侧壁戳孔引出；Ⅴ.送 T 形管长臂入十二指肠；Ⅵ.做憩室入口荷包状缝扎；Ⅶ.缝闭胆管切口

（8）关腹。手术示意图见图 4-2-10。

【术后诊断】十二指肠乳头旁憩室，并胰腺炎、胆囊炎、胆囊结石（胰胆综合征）。

【实施手术】十二指肠乳头旁憩室切除，胆管十二指肠长臂 T 形管放置。

【术后】配合使用施他林。无胆漏、十二指肠漏、胰漏、胰腺炎及出血、十二指肠梗阻等并发症。

【难点与创新】

（一）难点

十二指肠乳头旁憩室，切除效果好，但历年来多数学者认为宜慎用，因手术涉及十二指肠、胆道及胰腺，易致"三器官损伤"，致漏、出血、创伤性胰腺炎等。

（二）创新

笔者从 1990 年至今，经过长期摸索，施十二指肠乳头旁憩室切除 130 多例，经过十二指肠切开 + 乳头切除、十二指肠乳头切开切除 + 十二指肠或胃造瘘术等，最终采取十二指肠乳头切除 + 胆管十二指肠长臂 T 形管放置，方法简单，安全可靠。

（三）外科手术技巧

（1）十二指肠乳头旁憩室切除适于胰胆综合征。

（2）十二指肠乳头旁憩室的发现，注意憩室大小、位置：①术前 CT，确定憩室的大小、位置、类型。②十二指肠纤镜、钡剂。③术中注意十二指肠肠壁向胰头内伸延，十二指肠充气试验（+）。

（3）十二指肠乳头旁憩室切除应注意以下几点：①紧贴十二指肠壁、憩室壁游离憩室。②切开胆总管，插入胆道扩张器进达憩室，并予以穿通憩室，借此引入 4 号丝线。利用此线引入长臂 T 形管横臂，T 形管直臂经胆总管右侧壁引出。注意 T 形管宜小勿大。③修剪长横臂，使其长度约 10cm，放入十二指肠腔。④于憩室口做荷包状缝合，切除憩室。

（4）术后配合使用施他林。

病例 154：十二指肠球部穿透溃疡，先后 4 次手术，施胃次全、十二指肠瘘修补、胆肠鲁氏 Y 形吻合术

患者，男，53 岁。反复右上腹痛 10 多年，伴肠外漏 3 个月。2010 年，因"十二指肠溃疡出血、穿孔"在外院施"溃疡修补、止血"。2013 年，因"胆石病"在外院施"胆囊切除、胆总管探查"。2015 年，因"胆石病"在外院施"胆总管探查、T 形管引流"。2016 年，因"胆总管十二指肠瘘"施"十二指肠瘘修补、胆总管 T 形管引流"，术后第 4 个月，拔除 T 形管，从瘘口漏出食物，至今不愈。

T 36.4℃，P 63 次 / 分，R 20 次 / 分，BP 88/56mmHg。神清合作，皮肤、巩膜轻度黄染。心律齐，双肺呼吸音清。腹平，显示多条陈旧手术切口瘢痕（图 4-2-11），浅静脉不曲张。腹壁软，肝在右肋缘下 3cm，边界尚清，无触痛。剑突右下方压痛，叩击右肝区示心窝部疼痛，无胃振水音，脾未扪及，腹水征（−）。双腰背部无抬举痛，双下肢无水肿。于脐右上方可及波动感处，直径约 1cm，局部皮肤红肿。

WBC 9.64×10⁹/L，N 76.7%，PLT 79×10⁹/L，Hb 120g/L，TBIL 41.6μmol/L，DBIL 25.3μmol/L，TP 69.6g/L，ALB 33.2g/L，AST 160U/L，ALT 47U/L，PA 113mg/L，CHE 4425U/L，ALP 839U/L，γ–Gt 942.6U/L，CA₁₉₋₉ 201kU/L，AFP 13ng/ml。

钡剂（2017 年 7 月 15 日，湖南省人民医院）：胃窦部黏膜紊乱，并见痉挛，幽门通畅，造影剂于十二指肠球部外溢（图 4-2-12）。

CT（2017 年 7 月 20 日，湖南省人民医院）：肝轮廓清，表面光滑，形态、比例无明显失调。肝内胆管中度扩张，大量积气、少量胆石（图 4-2-13）。胃腔不大。

【术前诊断】 十二指肠球部穿透性溃疡，多次胆道术后，并胆管腹壁瘘。

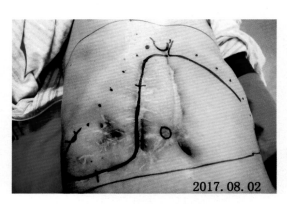

2017.08.02

图 4-2-11　腹壁切口瘢痕

【手术过程】

（1）择期，平仰卧位，取 S 形切口入腹。见：无腹水，腹膜上无癌性结节。肝周、横结肠上广泛致密粘连。肝色泽棕红，质地稍硬。胆囊已切除。见胆总管外径约 1.8cm，其内大量食物残渣及气体，与十二指肠球部后壁形成瘘口，内径约 1.5cm，与幽门环相距 1cm。十二指肠球部以远腔狭小，内径约 0.6cm。胆总管通过一条瘘管与腹壁相连通，其内径约 1cm，长约 10cm。胃壁厚，胃腔扩大。

（2）仔细离断肝周、腹壁粘连，显现

肝、胆管、十二指肠、胃，历时 1 小时 45 分。

（3）循十二指肠皮肤瘘管，进达十二指肠球部前壁瘘口，示指伸入十二指肠腔发现瘘口距幽门环约 1cm，并经此处入达胆总管，进一步探查发现胆总管十二指肠瘘口以远约 1.5cm 处十二指肠腔狭小，内径约 0.6cm。

（4）"四边法"切开肝总管，清除其内大量食物残渣、脓性胆汁，横断胆管，以 4-0 Prolene 线缝闭胆管，近端组成肝胆管盆，内径约 2cm。

（5）4-0 Prolene 线连续、内翻缝合、修补十二指肠瘘口。

（6）游离胃大小弯，于胃大弯无血管区断胃。游离胃至幽门环，切割闭合器断幽门环，移去胃。以 4-0 Prolene 线做十二指肠残端连续、内翻缝合。

（7）距屈氏韧带 20cm 提空肠与胃吻合，距胃肠吻合口 25cm 断空肠，提取桥襻空肠 35cm，完成改良盆式鲁氏 Y 形吻合术。

（8）放置温氏孔右侧乳胶引流管，清点器械、敷料无误，逐层关腹。手术历时 4 小时 20 分钟，失血量约 100ml，生命体征平稳，安返回房。手术示意图见图 4-2-14。

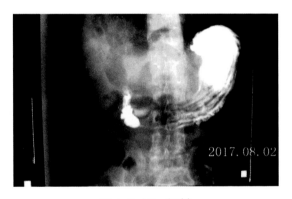

图 4-2-12　钡剂

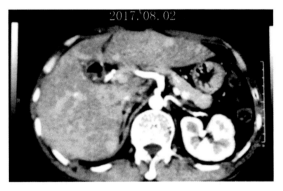

图 4-2-13　CT：肝内胆管积气

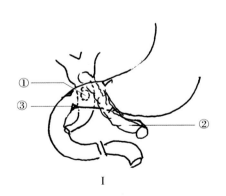

Ⅰ

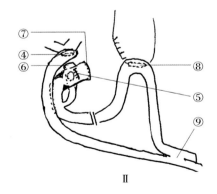

Ⅱ

图 4-2-14　手术示意图

Ⅰ. 术前；Ⅱ. 术后

注：①十二指肠溃疡穿透胆管；②瘘管；③十二指肠瘢痕狭窄；④胆肠吻合口；⑤十二指肠瘘口修补；⑥胆总管横断残端；⑦十二指肠残端；⑧胃肠吻合口；⑨空肠、桥襻空肠侧-侧吻合口

【术后诊断】十二指肠球部穿透溃疡，多次胆道术后，并十二指肠皮肤瘘。

【实施手术】十二指肠瘘修补、胆总管横断、胃次全切、胃空肠吻合、胆肠改良盆式鲁氏Y形吻合术。

【术后】无胆漏、十二指肠漏、出血等并发症，恢复平顺。

【难点与创新】

（一）难点

（1）本例的难点是术前诊断不清，其原因是主管医生没有认真查病史，究竟是十二指肠溃疡、穿透？还是T形管致胆管十二指肠瘘？

（2）由于胆总管十二指肠瘘合并十二指肠皮肤瘘，使得局部解剖结构紊乱，手术难以进行。

（3）右上腹多次胆道、十二指肠手术，局部粘连严重，尤其是第4次术后并发十二指肠皮肤瘘，右上腹广泛致密粘连，加之皮肤多条切口，纵横交错，导致进腹困难。

（二）创新

（1）选择S形切口，便于进腹。

（2）循十二指肠皮肤瘘管探查，顺利到达十二指肠、胆总管十二指肠瘘口，从而顺利辨清、显露胆总管。

（3）术中发现十二指肠球部瘢痕变形、狭窄，胃腔扩大，胃壁肥厚，结合病史，诊断符合十二指肠溃疡穿透至胆总管十二指肠瘘，按十二指肠溃疡处理，胃次全切。

（三）外科手术技巧

（1）胆总管横断：①切断平面选择在胆总管十二指肠瘘口之上的肝总管。②"四边法"切断肝总管，其远端以4-0 Prolene线连续缝闭。

（2）胃次全切：①先做十二指肠瘘口修补。②游离胃大小弯，于幽门环上1cm断胃。

病例155：十二指肠蹼切除

患者，男，44岁。右上腹痛伴以肠鸣、呕吐2年，加重5天，进软食、流汁。2017年，在外院诊为"十二指肠狭窄""十二指肠占位""肠套叠""慢性胰腺炎""胆囊炎"等。

T 36.3℃，P 81次/分，R 20次/分，BP 105/70mmHg，WG 45kg。神清合作。心律齐、无杂音，双肺呼吸音清。上腹较膨隆，可见胃型及蠕动，浅静脉不曲张。腹壁软，未扪及肝、脾、胆囊，剑突右下方压痛，Murphy征（-），叩击右肝区示心窝部不适，胃振水音存在，腹水征（-）。双腰背部无抬举痛，双下肢无水肿。

WBC $6.54×10^9$/L，N 48.5%，PLT $228×10^9$/L，C_{12} 正常，BS 2.6mmol/L，AMY 285U/L，Hb 13.5g/L，TBIL 19.4μmol/L，DBIL 6.9μmol/L，TP 74.2g/L，ALB 36.8g/L。

钡剂（2017年6月9日，外院）：十二指肠扩大，其内见肠套叠影像长约6cm（图4-2-15）。

MRCP（2018年5月，湖南省人民医院）：胆管、胆囊轻度扩张，胰管轻度扩张、内径约0.4cm，未见胆石、胰石及积气。十二指肠降部见一"憩室"，内径约6cm（图4-2-16）。

【术前诊断】十二指肠乳头旁憩室（十二指肠腔内型）？

【手术过程】

（1）择期，平仰卧位，右上腹"反L"形切口入腹。见：无腹水及腹膜癌结节。胃腔扩大、壁厚。十二指肠扩张（外径达6cm）延长达20cm，其内可扪及"肠管"似肠套叠。胆总管外径达1.3cm，无胆石。胆囊胀大，约10cm×4cm，其内无胆石。胰头增大，约5cm×3cm，质地中等硬度，无肿块。脾不大。

（2）探查病变：①做十二指肠胰头游离。②移除胆囊，切开胆总管，经胆总管插入导尿管达十二指肠腔。

（3）先后纵行切开十二指肠降部及球部对系膜缘，切口长度分别为4cm、3cm，见经胆总管插入的导尿管、十二指肠乳头（见图4-2-20）。经十二指肠球部注水，发现十二指肠内为蹼，其出口约1cm，蹼约6cm×5cm，其内大量食物，蹼口距十二指肠乳头约1cm，蹼的基底位于幽门环下3cm。经十二指肠球部切口插入导尿管，通过蹼口做标示（图4-2-17）。

（4）切除蹼，直视下沿蹼的基部钳夹、切断、缝扎，距十二指肠乳头1.5cm移除蹼（图4-2-18），切缘另用4-0 Prolene线连续缝扎。

（5）放置胆道长臂T形管，T形管为12号，长臂入十二指肠（见图4-2-20 Ⅱ），直臂经胆总管右侧壁戳孔引出，以4-0 Prolene线缝闭胆管切口（图4-2-19）。

（6）先后缝闭十二指肠远、近段切口，缝线为4-0 Prolene线。

（7）缝扎幽门环，做胃空肠吻合。

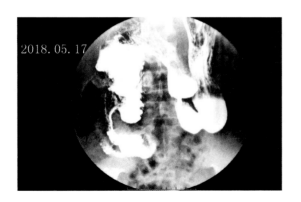

图4-2-15　钡剂：十二指肠套叠

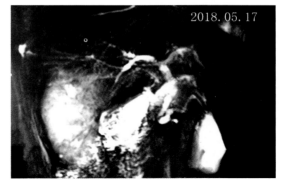

图4-2-16　MRCP：十二指肠降部"憩室"

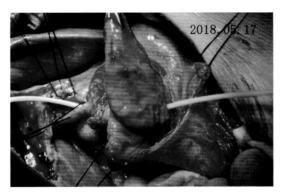

图4-2-17　十二指肠蹼

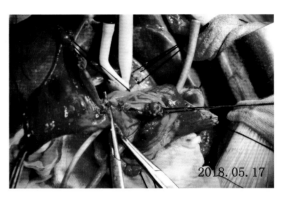

图4-2-18　切除蹼

（8）逐层关腹。放置温氏孔右侧引流管。手术历时 3 小时，失血量约 50ml，术中生命体征平稳，安返回房。手术示意图见图 4-2-20。

【术后诊断】十二指肠蹼并胆囊炎、胰腺炎（胰胆综合征）。

【实施手术】十二指肠蹼切除、胃隔离、胃空肠吻合术。

【术后】原症状消失，无胰漏、胆漏、十二指肠漏，恢复平顺。

【难点与创新】

（一）难点

（1）类似病例稀少，笔者长达 60 年的外科临床工作，这是第 2 例。8 年前曾收治 1 例，女，16 岁，诊为十二指肠乳头旁憩室Ⅱ型，蹼长达 16cm，内径达 5cm，经切除憩室后愈。

（2）十二指肠乳头在十二指肠蹼的基部，易在术中损伤。

（二）创新

十二指肠蹼切除、胆总管长臂 T 形管放置、胃隔离术。

（三）外科手术技巧

（1）诊断。十二指肠蹼有以下特点：①多见于婴幼儿。由于蹼的存在，十二指肠梗阻，导致患儿早期死亡。少数患者由于蹼致十二指肠梗阻，蹼坏死穿孔，而幸免于难。笔者收治的第一例 16 岁，本例 43 岁。②表现为幽门梗阻、呕吐、不能进硬食，甚至胰腺综合征。③钡剂、胃镜、CT 是常用的诊断手段。

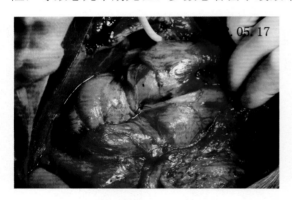

图 4-2-19　乳胶管为 12 号 T 形管

（2）手术。本例使用的手术方法是切除蹼、胆总管长臂 T 形管放置、胃隔离，近期效果好。手术时宜注意以下几点：①首先应辨别、确定诊断，最有效的方法是做蹼上下的十二指肠切开，直视探查。②直视下切除蹼，放置胆管长臂 T 形管。③胃隔离。

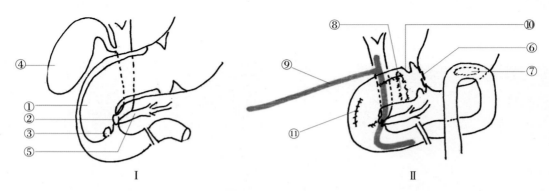

图 4-2-20　手术示意图

Ⅰ.术前；Ⅱ.术后

注：①十二指肠蹼（Web）；②十二指肠乳头；③十二指肠蹼破口；④胆囊；⑤胰管；⑥U 形缝扎线；⑦胃空肠吻合；⑧蹼残留；⑨长臂 T 形管；⑩幽门环；⑪十二指肠切口缝闭

病例 156：十二指肠球部溃疡穿孔，并胆囊结石、胆囊十二指肠内瘘、幽门不完全梗阻

患者，男，69 岁。间发右上腹痛 38 年，复发伴发热、呕吐 15 天。38 年来，患"十二指肠球部溃疡"。2014 年，B 超检查发现"胆囊结石"，此后反复右上腹痛，常服"消炎利胆片"。近 15 天，腹痛加重，伴以发热、呕吐，经当地医院治疗，效果不好。

T 37.8℃，P 82 次 / 分，R 20 次 / 分，BP 129/81mmHg，体重 78kg。神清合作，无黄疸。心律齐，双肺呼吸音清。腹平，浅静脉不曲张。右上腹壁较紧张，可扪及胆囊，约 3cm×3cm，质地硬，触痛明显。叩击右肝区示右上腹痛剧，胃振水音存在，肝、脾未扪及，腹无移动性浊音。双腰背部无抬举痛，双下肢无水肿。

WBC 9.14×10⁹/L，N 81%，PLT 225×10⁹/L，TBIL 10.6μmol/L，DBIL 4.9μmol/L，TP 57.2g/L，ALB 32.9g/L，AST 27U/L，ALT 18U/L，PA 81mg/L，CHE 3056U/L，CA$_{19-9}$ 15.8kU/L。

胃镜（2017 年 6 月，湖南省人民医院）：十二指肠球部见一巨大色素性结石，内镜无法继续过腔。

MRI（2017 年 6 月，湖南省人民医院）：胆囊内见多个结石，约 2.5cm×2cm，胆囊与十二指肠紧贴相连通。肝内外胆管不扩张（图 4-2-21）。

【术前诊断】结石性胆囊炎，并胆囊十二指肠瘘，幽门不全梗阻。

【手术过程】

（1）择期，平仰卧位，取右上腹"反 L"形切口入腹。见：无腹水。肝色泽棕红，肝叶形态、比例无明显异常。胆囊胀大，与十二指肠球部致密粘连呈包块，约 6cm×5cm。胆囊壁厚，质地坚硬，可扪及结石感。十二指肠球部呈瘢痕样狭窄。胃腔扩大，胃壁增厚。

（2）主管医生近胆囊床切开胆囊，取出胆囊内结石（图 4-2-22）共 3 枚，各约 2cm× 2.5cm×1.8cm。示胆囊与十二指肠球部形成内瘘，瘘口直径约 3cm，距幽门环 2cm，局部十二指肠狭窄，仅能通过小指头，内径约 1.5cm，结扎、切断胆囊管。主管医生觉得进一步处理困难，请笔者会诊。

（3）笔者洗手完成以下手术：①"四边法"切开胆总管，放置 12 号 T 形管，直臂经胆

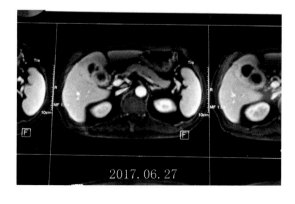

图 4-2-21　MRI：胆囊多个结石

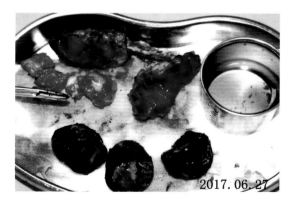

图 4-2-22　胆石

总管右侧壁戳孔引出，测试无胆漏。②辨清十二指肠壁，剔除粘连、破碎的胆囊壁，显示十二指肠球部瘘口，以 4-0 Prolene 线做瘘口连续、内翻缝合，外做浆肌层缝合，经 T 形管注水测试无十二指肠漏。③游离胃大小弯，于胃无血管区以胃钳断胃。顺行紧贴胃大小弯游离胃达幽门环，以"班氏法"断胃，残端做浆肌层缝合、包埋。④距屈氏韧带 16cm 提空肠与胃吻合，缝合线用 4-0 Prolene 线，吻合口长约 6cm，胃管插入输入襻空肠。经胃管注水测试无出血、无吻合口漏。

（4）放置好 T 形管及温氏孔右侧引流管，清点器械、敷料无误，逐层关腹。手术历时 3.5 小时，失血量 200ml，术中生命体征平稳，安返回房。手术示意图见图 4-2-23。

【术后诊断】十二指肠球部溃疡、穿孔，并胆囊结石、胆囊十二指肠内瘘、不全幽门梗阻。

【实施手术】胆囊切除、T 形管引流、十二指肠瘘口修补、胃次全、胃空肠吻合术。

【术后】无胆漏、十二指肠漏、胃肠吻合口漏及出血等并发症，恢复平顺。病理切片：胆囊炎。

【难点与创新】

（一）难点

（1）胆囊炎症、壁厚，胆囊结石大。胆囊十二指肠瘘口巨大，达 3cm，部分胆囊壁残留肝的胆囊床上。胆囊切开后残壁与十二指肠球部致密粘连，而且面积达 3.5cm×3cm，难以剥离。

（2）胆总管壁厚、腔小，外有肝右动脉斜跨，难以发现胆总管腔。

（3）十二指肠瘘口大达 3cm，局部肠腔狭小，距幽门环仅 1.5cm。

（二）创新

（1）沿残存胆囊管"四边法"切开、显露胆囊管、胆总管，放入 12 号 T 形管，其直臂经胆总管右侧壁戳孔引出。

（2）放置 Pringle 止血带，阻断入肝血流 10 分钟，彻底清除残存胆囊床上胆囊壁。

（3）十二指肠瘘口修补：①剔除十二指肠壁上的残留胆囊壁。② 4-0 Prolene 线全层缝合瘘口。

（4）胃次全，用"班氏法"处理胃远端。

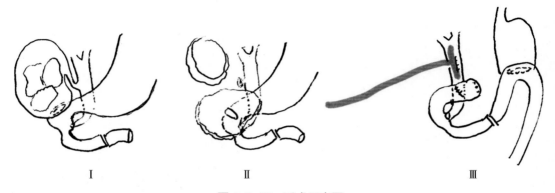

图 4-2-23　手术示意图

Ⅰ. 术前；Ⅱ. 术中；Ⅲ. 术后

（三）外科手术技巧

（1）残存胆囊床上的胆囊壁切除。此处胆囊壁炎症坏死、增厚，切除时易出血，也易致医源性右肝前叶下段胆管损伤。因此，切除残存胆囊壁时应注意以下几点：①阻断入肝血流，术野出血少，解剖结构清楚。②做胆囊壁内切削，分离、清除坏死胆囊黏膜。

（2）十二指肠瘘修补应注意以下几点：①辨清胆总管、十二指肠壁，为此术者手指伸入十二指肠腔内引导、保护十二指肠壁。②以组织剪剔除残存胆囊壁。③以 4-0 Prolene 线做瘘口壁全层、内翻缝合，外仍用 4-0 Prolene 线做浆肌层包埋。

第五章　其　　他

　　湖南省人民医院肝胆外科除收治大量的复杂肝、胆、胰疾病以外，还收治了许多其他疾病。如：腹膜后巨大脂肪肉瘤，右肾上腺巨大肿瘤，右半结肠切除吻合后肠漏，腹膜后巨大平滑肌瘤，巨大卵巢囊肿（20kg）切除等。

第一节　肿瘤性疾病

▶ 典型病例

病例 157：双侧巨大卵巢囊肿（20kg），在一所县医院成功施行切除

　　患者，女，69 岁。进行性腹胀满 2 年，伴气急、不能平卧 6 个月，大小便正常。病后先后就诊于多家医院，诊为"卵巢癌晚期""胃癌卵巢转移""无法手术""手术无意义"，而返回。本地县人民医院因"无法手术"而收住于腹部外科做一般对症处理。由于腹部极度胀满，不能平卧。曾患过肺炎，治愈。

　　T 36.6℃，P 72 次 / 分，R 24 次 / 分，BP 110/76mmHg，体重 77kg。神清合作，无发绀，能站立，侧卧位。心律齐，无杂音。双肺呼吸音清。腹部极度膨隆，腹围 117cm，浅静脉不曲张。腹壁软，无压痛、反跳痛，肝、胆囊、脾未扪及。于剑突下 3cm 可扪及腹部囊性肿块，下极达耻骨联合，肿块两侧达侧腹壁，肿块无触痛。有明显腹水征。双下肢轻度凹陷性水肿，活动自如。

　　肛门指检：直肠空虚，未及肿块。阴道检查：空虚，无结节感。

　　WBC 8.32×10^9/L，N 74.2%，PLT 324×10^9/L，Hb 88g/L，ALT 9U/L，AST 16U/L，ALP 105U/L，TP 62.6g/L，ALB 30.5g/L，TBIL 7.7μmol/L，DBIL 4.2μmol/L，BUN 5.4mmol/L，BS 4.1mmol/L，AFP 1.09ng/ml，CEA 14.09ng/ml，CA_{19-9} > 1000kU/L，CA_{12-5} 130kU/L。

　　CT（2016 年 6 月 18 日，某县人民医院）：腹部—盆腔可见多个囊实性低密度灶，最大断面大小为 23.4cm×18.4cm，部分病灶内可见多房。增强扫描：实性病灶可见斑片状强化，部分囊性病灶可见环形强化，病灶凸向腹壁，前腹壁明显向前膨隆，病灶周围肠道受挤压。子宫形态、大小无明显异常。双肾形状、大小正常。

　　【术前诊断】卵巢囊肿，恶性变？

　　【手术过程】

　　（1）经过前后 3 次院内外会诊，同意手术探查。完善术前各项准备，择期手术。

（2）平仰卧位，左侧腹直肌"卜"形切口入腹。术中所见与 CT 相符，为双侧巨大卵巢囊肿。

（3）吸出草黄色腹水 6500ml。

（4）托出左侧卵巢囊肿，钳夹、切断卵巢蒂（图 5-1-1），移出囊肿，重约 7.5kg。

（5）托出右侧卵巢囊肿，同法钳夹、切断卵巢蒂（图 5-1-2），移去囊肿，重约 6kg。

（6）"三合一液" 10 000ml 冲洗、清洁腹膜腔（图 5-1-3），放置盆腔引流管 1 根。

（7）清点器械、敷料无误，逐层关腹。手术历时 1 小时 30 分钟，失血量约 150ml，术中生命体征平稳，SpO_2 100%，送 ICU。左右侧囊肿重 20kg。

【术后诊断】双侧巨大卵巢囊肿。

【实施手术】双侧卵巢囊肿切除（20kg）。

【术后】无肺水肿、心力衰竭、肾功能不全、出血等并发症，恢复平顺。病理切片：卵巢囊肿（双侧，右侧并感染、化脓）。

【难点与创新】

卵巢囊肿是常见妇科疾病之一，但双侧卵巢囊肿，重量达 20kg，不能平卧，并不多见，在一所县级医院获手术成功，值得庆幸。

（一）难点

（1）是晚期卵巢癌，还是卵巢囊肿？一直诊断不明。

（2）由于年长，巨大卵巢，不能平卧，呼吸困难，营养状况极差，生不如死，难以承受本次巨大手术。

（3）由于肿瘤巨大，术中搬动肿瘤，腔静脉受压解除，回心血量骤然增加，致使肺水肿、心力衰竭，致死。

（二）外科手术技巧

（1）术前笔者认为是卵巢囊肿可能性大，其理由如下：①腹部肿瘤从下腹向上

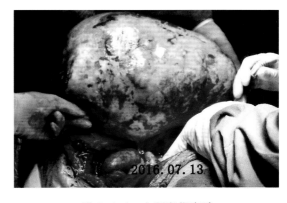

图 5-1-1　**左侧卵巢囊肿**

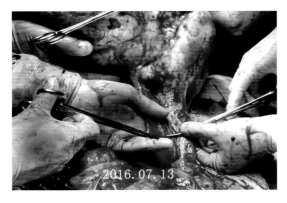

图 5-1-2　**钳夹切除卵巢蒂**

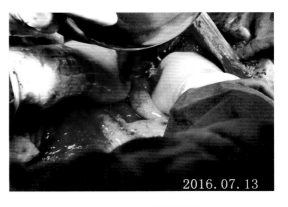

图 5-1-3　**冲洗腹膜腔**

长大，病程 2 年，大小便正常。②无腹膜炎体征，妇产科老主任做妇科检查"盆腔空虚"，无结节。③血象正常，肝肾功能正常。④CT 片示腹膜—盆腔多个囊性低密度灶，子宫、直肠正常、光整。

（2）笔者主张手术的理由：①以卵巢囊肿可能性大。②无直肠、膀胱受累征象。③做好术前准备：术前清洁洗肠 3 天。术前放置双侧输尿管导管。备浓缩红细胞、血小板、冷沉淀、康舒宁等。麻醉科做好围术期管理。呼吸内科、心内科临场观察、救治。

（3）成功施行手术：①全身麻醉，足够长的切口。②徐徐托出囊肿，切除囊肿蒂，移去肿瘤。③"三合一液"冲洗、清洁腹膜腔。④做好术中可能意外的应急处理准备，多科、省级医院与县医院合作。⑤做好充分的术前准备：术前 1 周开始补液、营养治疗，如利尿、输注白蛋白等。术前一天，清洁灌肠。术前放置双侧输尿管导管。浓缩红细胞 10U，血小板、冷沉淀、康舒宁等。建立好快速输液通道，下肢血液非肝素化转流装置，双套吸引装置。

病例 158：巨大腹膜后平滑肌瘤，联合右半肝、右肾、胰头十二指肠、肝后腔静脉切除，腔静脉重建，Child 法消化道重建

患者，女，44 岁。腹部平滑肌肉瘤术后，腹、背部剧痛 1 年。2011 年，诊为"右腹膜后肿瘤"在某医院施肿瘤切除，由腹部外科与血管外科协作进行，术后病检"平滑肌肉瘤"。近 1 年，腹、背部剧痛，复查 CT，发现"肿瘤复发"，先后施 4 个疗程化疗，效果不好，而来我院。

T 36.5℃，P 68 次 / 分，R 20 次 / 分，BP 144/98mmHg。神清合作，皮肤、巩膜无黄染。心律齐、无杂音，双肺呼吸音清。腹平，浅静脉不曲张，见右上腹经腹直肌切口长 15cm。腹壁软，右上腹饱满，似可扪及肿块，内侧达腹白线，下极平脐，不可活动，无触痛。肝、胆囊及脾未扪及。无胃振水音，腹水征（–）。右腰背部较紧张，无触痛。双下肢无水肿，活动好。

WBC 6.89×10^9/L，N 62.3%，PLT 244×10^9/L，BUN 4.91mmol/L，TBIL 6.8μmol/L，DBIL 6.8μmol/L，TP 71.5g/L，ALB 42g/L，PA 149.9mg/L，CHE 6484U/L，AST 28.7U/L，ALT 21.2U/L，AMY 61.3U/L，BS 4.3mmol/L，C_{12} 正常。

CT（2016 年 10 月 25 日，湖南省人民医院）：

平扫：右肾及腹膜后、右半肝可见一巨大肿块，较大层面大小约 11.2cm×8.3cm，边缘轮廓不整齐（图 5-1-4）。增强扫描可见不均匀强化（图 5-1-5、图 5-1-6）。肝被推移向右上移位，右肾向右下移位，肿块包绕门静脉主干。左肝、胰体尾部及脾、左肾实质内无异常密度灶及强化灶，双输尿管无扩张，膀胱充盈欠佳，无腹水征。

CTA：示肿瘤供应动脉为右膈动脉（图 5-1-7）、肝右动脉（图 5-1-8）及右肝动脉。

CTV：肝后腔静脉缺如，肝中、肝左静脉入口好（图 5-1-9），门静脉、脾静脉、左肾静脉充盈好。

【术前诊断】腹膜后平滑肌肉瘤复发，累及右半肝、右肾、胰头、肝后腔静脉，肝后腔静脉自然分流形成（腰静脉）。

【手术过程】

（1）择期，平仰卧位，取右上腹"直 T"形切口入腹（图 5-1-10）。见：无腹水。腹膜

未见癌结节。腹膜后肿块位置、大小如 CT 所示，质地坚硬，不可活动，基本上右肝肿块与腹膜融合。左肝色泽棕红。胰头见一肿块约 2cm×2.5cm，质地坚硬，胰体尾部软。胃肠被推移至左侧腹腔。左肾质地、大小如常，右肾位于肿块右下方。肝中静脉汇入口好，左肾静脉以下腔静脉弹性好。

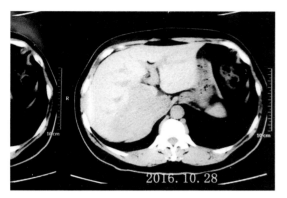

图 5-1-4　CT：右半肝巨大低密度影

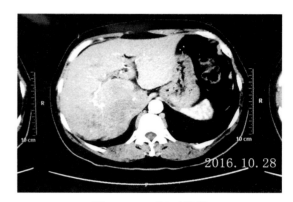

图 5-1-5　CT 动脉期

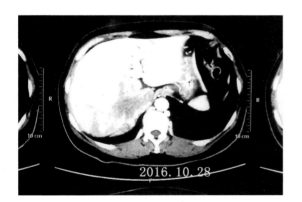

图 5-1-6　CT 静脉期

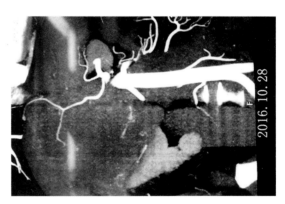

图 5-1-7　CTA：供瘤右膈动脉

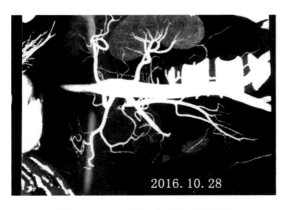

图 5-1-8　CTA：供瘤肝右动脉

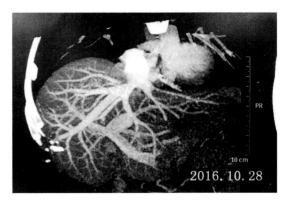

图 5-1-9　CTV：肝静脉

（2）做右侧侧腹膜切开，剥离右半结肠，显示肠系膜上静脉达胰颈下。

（3）脉络化腹腔动脉干、肝总动脉，结扎、切断右膈动脉、胃十二指肠动脉，显露门静脉，沟通胰头沟（图5-1-11）。

（4）做右半肝切除的准备。剥离胆囊，结扎、切断肝右动脉，做门静脉右干套线，解剖第二肝门。部分切开膈肌腔静脉裂孔，显现肝中静脉根部，做肝上、下腔静脉套线，肝中静脉汇入口通畅。其下1.5cm腔静脉被肿块包绕，质地坚硬。

（5）做胰头十二指肠切断。钳夹、断胃，距屈氏韧带15cm断空肠。切断胰颈，胰管内径约0.2cm。全程显露游离门静脉（图5-1-12）、肠系膜上静脉，门静脉钳向左牵开门静脉，显现肠系膜上动脉。逐步钳夹、切断胰钩突纤维板（图5-1-13）。显露肠系膜上动脉过程中，一处破裂，出血约20ml，立即以5-0 Prolene线缝扎、修补止血。查小肠血供、色泽正常。

（6）断肝。控制CVP 1cmH$_2$O，钳夹、切断门静脉右干、右肝管，显现右半肝缺血分界线，"微榨法"，15分钟＋5分钟模式阻控入肝血流，依缺血分界线于肝中静脉右侧逐步断肝，达肝中静脉根部，离断Arantius沟达肝中静脉根部脏面，做肝中静脉根部套线。

（7）显现右肾静脉及其以下的腔静脉，分别套线，先后结扎、切断右肾动脉、右肾静

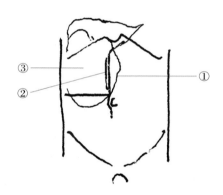

图5-1-10　手术切口示意图

注：①原切口；②右腹"直T"形切口；③肿块

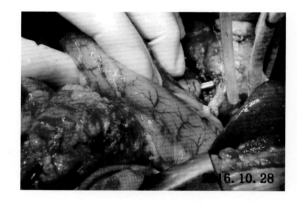

图5-1-11　图右上方钳尖示通过胰头沟

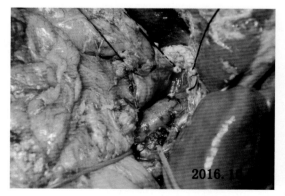

图5-1-12　图中央为门静脉

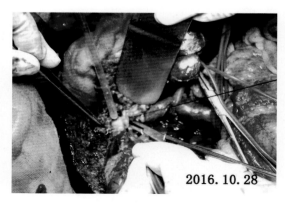

图5-1-13　图中央吸引器头处为胰钩突纤维板

脉及右侧输尿管、生殖静脉。

（8）整块移除右半肝、右肾及肝后腔静脉、胰头十二指肠（图 5-1-14）：①2 把门静脉钳分别钳夹左肾静脉、左肾静脉下腔静脉。于左肾静脉口上钳夹、切断腔静脉（图 5-1-15），保留侧以 4-0 Prolene 线缝扎，去除侧残端以 7 号丝线缝扎。②心耳钳 2 把夹持肝中静脉以下腔静脉（图 5-1-16），钳夹、切断，残端依上法处理。③辨清门静脉、肠系膜上静脉、腹主动脉，迅速以钝性加锐性切削剥离、移除整块肿瘤。

（9）选取外径 2.1cm 的人造血管长 12cm，以 4-0 Prolene 线先后做人造血管与近端腔静脉吻合及人造血管远端与腔静脉远端吻合，历时 35 分钟（图 5-1-17）。

（10）4-0 Prolene 线修补破裂膈肌，放置胸腔闭式引流管。

（11）按 Child 法做胰肠、胆肠、胃肠吻合。

（12）复位右半结肠，清点器械、敷料无误，放置腹腔引流管、胆道 T 形管及胰引流导管，逐层关腹。胸腔引流管连接闭式引流瓶。手术历时 17 小时，失血量 300ml。生命体征平稳，送 ICU。标本重量 1575g（体积 19cm×24cm×13cm）。

【术后诊断】腹膜后平滑肌肉瘤复发，累及右半肝、右肾、胰头、肝后腔静脉，肝后腔静脉自然分流形成（腰静脉）。

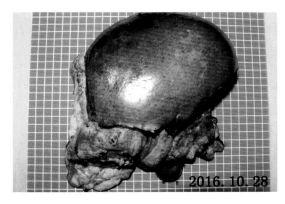

图 5-1-14　标本

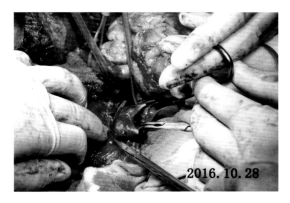

图 5-1-15　门脉钳钳夹处为腔静脉

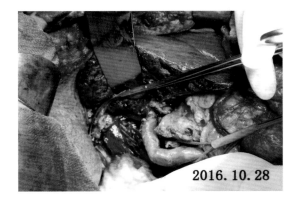

图 5-1-16　心耳钳钳夹处为腔静脉

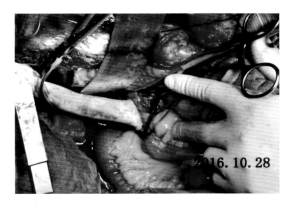

图 5-1-17　白色导管为人造血管

【实施手术】右半肝、右肾、胰头十二指肠切除，肝后腔静脉切除，人造血管移置，Chile 法重建。

【术后】无肺水肿、心力衰竭，无肝、肾功能不全，无胰肠吻合口漏、胆漏，双下肢无水肿。术后第 2 天肛门排气、排便，恢复平顺。病理切片：平滑肌肉瘤。

【难点与创新】本例是笔者从医 60 多年所完成的最复杂、最危险、最大的手术之一，手术历时 17 小时，失血量＜ 300ml，术后恢复平顺。

（一）难点

（1）5 年前因腹膜后平滑肌肉瘤，由腹部外科、血管外科联合完成肿瘤切除，当时历时 7 小时。

（2）肿瘤复发在 5 年前手术同一部位，局部致密粘连。

（3）本例肿瘤巨大，重 1575g，由右半肝、右肾、胰头十二指肠、腔静脉等组成。手术由胰头十二指肠切除、右半肝切除、右肾切除、腔静脉切除、腔静脉移置、Child 消化道重建完成，由腹内最复杂的四个大手术组成。

（4）肿瘤血供由膈动脉、肝右动脉、右肾动脉供给，而腔静脉、肠系膜上动脉、右肾动脉、右肾静脉均被肿瘤包裹，而且产生许多侧支曲张的静脉，血管的位置变迁，难以显露。

（5）肿瘤与膈肌、腰大肌融合。

（6）做胰头十二指肠切断后，才能显现门静脉、肠系膜上动脉及腔静脉；切除右半肝才能显现肝上腔静脉、肝中静脉；结扎、切断右肾动脉、右肾静脉才能断腔静脉近、远端，从而整块移除右肝、右肾、胰头十二指肠及肝后腔静脉，然后腔静脉移植、Child 法消化道重建。

（二）创新

成功地整体切除肿瘤右半肝、右肾，并做腔静脉置换。

（三）外科手术技巧

有一清楚的手术路线：①胰头十二指肠切除。剥离右半结肠，显露肠系膜上静脉，骨骼化腹腔动脉干、肝总动脉，离断胃十二指肠动脉，断右膈动脉，显现门静脉，沟通温氏孔，断胃、空肠、胰颈，全程显现门静脉、肠系膜上静脉，离断钩突纤维板。②断肝。离断右肝蒂，于肝中静脉右侧断肝，显现肝上下腔静脉、肝中静脉根部，断 Arantius 沟，显现肝后腔静脉左侧。③显现、游离左肾静脉、腔静脉，结扎、切断右肾动脉。④先后钳夹、切断肝下、上腔静脉，以 4-0 Prolene 线临时缝闭血管残端，快速剥离肿块。⑤做腔静脉人造血管移植。⑥Child 法重建消化道。

病例 159：右肾上腺巨大肿瘤，施行右肾上腺、右半肝切除，腔静脉切除、置换术

患者，女，49 岁。CT 发现右肾上腺肿块 7 天。无高血压病史。

T 36.8℃，P 72 次 / 分，R 20 次 / 分，BP 124/70mmHg。神清合作，皮肤、巩膜无黄染。心律齐，双肺呼吸音清。腹平，浅静脉不曲张。腹壁软，肝于右肋缘下锁骨中线上 3cm 可及，边缘钝，无触痛，叩击右肝区无不适。未及胆囊。Murphy 征（−），无胃振水音，腹水征（−）。右腰背部饱满，无叩击痛。双下肢无水肿。

WBC 5.15×10^9/L，N 38.6%，PLT 212×10^9/L，TBIL 13.3μmol/L，DBIL 3.1μmol/L，TP 61.9g/L，ALB 38.5g/L，PA 208mg/L，CHE 7876U/L，CA_{19-9} 17.1kU/L，AFP 1.06ng/ml，Cortis 7.91μg/dl，Ben 27.27ulv/ml，皮质醇 7.91μg/dl。

CT（2017年2月18日，湖南省人民医院）：右肾上腺区见一巨大团块状软组织影，大小约 12cm×6.4cm×8.7cm，其内可见楔形低密度影。右肝受压、变薄，肿块与右肝分界不清。右肾推移向下（图5-1-18）。

增强扫描（动脉期）：不均匀强化，肿块由右肾动脉、肾上腺、膈动脉供血（图5-1-19）。

增强扫描（静脉期）：强化减退，上腔静脉内可见低密度影（图5-1-20）。肝内外胆管不扩张，肝静脉通畅。

CTV：SMV、门静脉及肝内左右属支血管无充盈缺损、异常，下腔静脉内见多发低密度影（图5-1-21），门静脉通畅。

【术前诊断】右肾上腺肿瘤，累及右肝，并腔静脉癌栓形成。

【手术过程】

（1）择期，平仰卧位，右上腹"鱼钩"形切口（图5-1-22）入腹。见：无腹水。右腹膜后肿瘤位于肾上腺区，质地硬，无活动性，大小与CT所示相符，其上面与右肝脏面粘连、融合，推移挤压右肝成一薄片。肝十二指肠韧带较深陷。胆囊稍大，胆囊三角解剖结

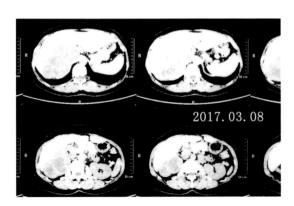

图 5-1-18　CT：右肾上腺区低密度团块

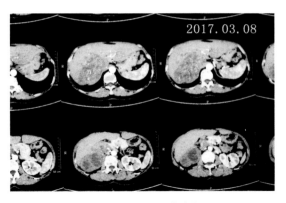

图 5-1-19　CT 动脉期

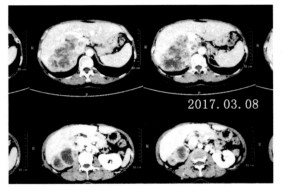

图 5-1-20　CT 静脉期

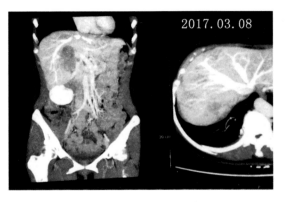

图 5-1-21　CTV：下腔静脉内多发低密度影

构尚清。右肾位于肿瘤下极，形态、质地正常。肿瘤后方与腔静脉致密粘连，第二肝门结构清楚。

（2）做右侧后腹膜切开，推右半结肠向左侧腹，显现腹主动脉、腔静脉、左右肾动脉，结扎、切断右肾上腺动脉和右膈动脉，做腹主动脉、右肾动脉套带。

（3）做移除右半肝、全尾叶切除的准备：①置肝十二指肠韧带 Pringle 止血带。②移除胆囊，显露右肝蒂，用直线切断闭合器切断、闭合右肝蒂，出现右肝缺血分界线。③于缺血分界线上、肝中静脉右侧，以超声刀、"微榨法"分离右肝（图 5-1-23），结扎、切断汇入肝中静脉的 S_5、S_8 支，离断 Arantius 沟，分离左、右肝，并显现肝后下腔静脉及腹主动脉。

（4）进一步做好右半肝、右肾上腺肿瘤及腔静脉的切除、移植：①显露肝后腔静脉左侧、肝中静脉、肝左静脉根部及肝右静脉根部。②显露左肾静脉、右肾静脉及右肾静脉以上 2cm 的腔静脉。③结扎、切断左右两侧肝短静脉，显现肝后腔静脉前壁，扪及发现腔静脉癌栓，企图试行剥离腔静脉后壁不能（图 5-1-24）。④以超声刀、高频电刀紧贴肿瘤后壁分离，达腔静脉右侧壁，并结扎汇入腔静脉的小静脉支 4 根，然后离断右肝周韧带，显现腔静脉。

（5）整块移除右半肝、右肾上腺肿瘤及腔静脉：①以腔静脉钳试夹右肾静脉上腔静脉 5 分钟，生命体征无变化。②钳夹、切断肝右静脉，关闭残端（图 5-1-25）。③先后于左肾静脉上、肝中静脉下放置腔静脉钳，钳夹、阻断腔静脉，予以切断，整块移除右半肝、右肾

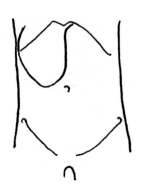

图 5-1-22　手术切口示意图

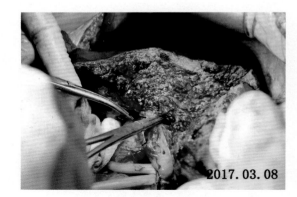

图 5-1-23　劈肝

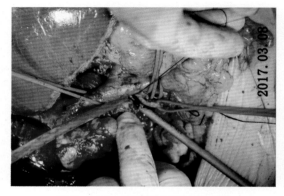

图 5-1-24　吸引器上方示腔静脉

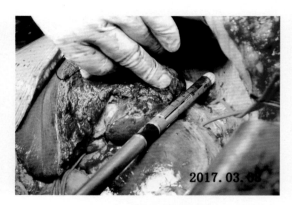

图 5-1-25　切割闭合器切割肝右静脉

上腺肿瘤及腔静脉。

（6）腔静脉人造血管移植：①选择人造血管，外径1.8cm，长10cm。②以4-0 Prolene线"二点法"做肝上下腔静脉与人造血管端-端吻合（图5-1-26）。③以4-0 Prolene线"二点法"做肝下下腔静脉与人造血管端-端吻合（图5-1-27）。结扎最后一针前，人造血管灌注肝素盐水，并开放远端血管钳放血100ml，扎紧线结，先后放开远、近端腔静脉钳，吻合口通畅，不漏血（图5-1-28）。此阶段历时29分钟。

（7）用温盐水冲洗术野，彻底止血，放置右膈下乳胶引流管，清点器械、敷料无误，逐层关腹。手术历时6小时，失血量300ml。标本重1047g（图5-1-29）。术中生命体征平稳，安返回房。

【术后诊断】右肾上腺肿瘤，累及右肝，并腔静脉受累，癌栓形成。

【实施手术】右肾肿瘤、右半肝切除，腔静脉节段切除、置换。

【术后】恢复平顺，无心、肺、肝、肾并发症。病理切片：肾上腺癌。

【难点与创新】

（一）难点

（1）本例为右肾上腺肿瘤，涉右半肝、腔静脉、联合器官切除，3个大手术结合在一起，即右肾上腺肿瘤切除、右半肝切除和腔静脉切除置换。

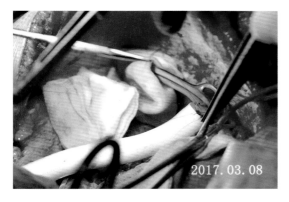

图 5-1-26　**肝上下腔静脉 - 人造血管吻合**

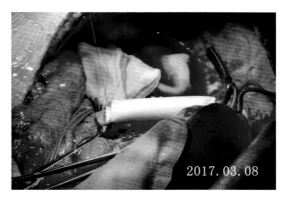

图 5-1-27　**肝下下腔静脉 - 人造血管吻合**

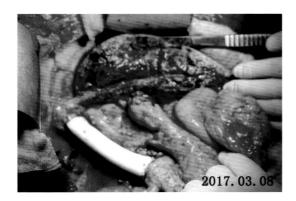

图 5-1-28　**人造血管移植完成**

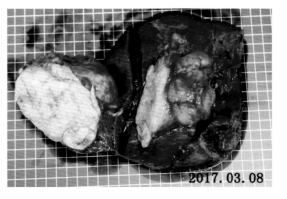

图 5-1-29　**标本**

（2）右肾上腺肿瘤与右肝癌性融合外，尚与其后腹膜组织致密粘连，难以分离。

（3）腔静脉的癌栓形成，随时可能手术致使癌栓脱落，发生急性肺动脉梗死，而致患者死亡。

（二）创新

本例手术历时 6 小时，失血量 300ml，术后平顺。

（1）首先结扎、切断入瘤的肾上腺动脉、膈动脉。

（2）Glisson 鞘外离断右肝蒂，经 Arantius 沟途径离断左肝。

（3）"二点法"做人造血管 – 腔静脉吻合，历时 29 分钟。

（三）外科手术技巧

腔静脉移植宜注意：①肝上腔静脉阻断：腔静脉钳钳夹部位在肝中静脉以下，以便腔静脉吻合口、肝血流正常运转，没有无肝期。②肝下腔静脉阻断：腔静脉钳钳夹部位在右肾动脉以上。

病例 160：腹膜巨大脂肪肉瘤切除

患者，男，51 岁。进行性加重腹胀痛 1 年，伴气促、纳滞 1 个月。

T 36.5℃，P 84 次 / 分，R 26 次 / 分，BP 130/80mmHg。神清合作，无黄疸。心律齐、无杂音，双肺呼吸音清。腹胀满，以左侧腹为显，浅静脉不曲张，无胃肠型。腹部可扪及巨大肿块，上自剑突，下达耻骨联合，质地较硬，不可活动，无压痛。叩呈浊音。右侧腹似较软，肝、胆囊扪及不清，叩呈鼓音。左侧腹股沟见一可复性肿块，约 3cm×5cm。双下肢活动可，无水肿。双腰背部无叩痛。

WBC $5.78×10^9$/L，N 62.5%，PLT $121×10^9$/L，Hb 121g/L，TP 57g/L，ALB 32.8g/L，ALT 23.4U/L，AST 29.6U/L，PA 120mg/L，CHE 5673U/L，TBIL 8.1μmol/L，DBIL 2.1μmol/L，C_{12}（正常）。

CT（2017 年 9 月 24 日，湖南省人民医院）：腹部膨隆，左侧腹膜后可见多个团块状及巨大不规则密度灶，向腹膜腔及盆腔内弥漫生长。肿瘤内呈软组织密度灶及脂肪密度，脂肪内见多发絮状稍高密度灶。

增强扫描：实质成分及絮状结构可见轻度至重度强化，病变边界不清。左肾移位至右侧腹腔，与肿块分界不清，其肾实质未见异常密度灶及强化灶。右肾、肠管、肠系膜及血管、胰腺等均受压向腹膜腔右侧移位。病变上达胃及脾下缘，下缘达盆腔。肝内胆管不扩张，胆囊不大，脾大 8 个肋单元，主胰管不扩张。

CTA：腹主动脉走行正常，管壁光整，无狭窄及扩张。肠系膜上动脉向右腹腔移位，腹腔动脉干及分支等受压、上抬，右肾动脉明显受压、右侧移位。

WBC $5.78×10^9$/L，N 62.5%，PLT $326×10^9$/L，Hb 121g/L，TP 57g/L，ALB 32.8g/L，AST 23.6U/L，ALT 23.4U/L，PA 120mg/L，CHE 5673U/L，TBIL 8.7μmol/L，DBIL 2.1μmol/L，C_{12}（正常）。

【术前诊断】腹膜后脂肪肉瘤（源于左肾周脂肪囊），斜疝（左）。

【手术过程】

（1）择期取右腹 T 形切口入腹（图 5-1-30）。见：无腹水。腹膜上无曲张静脉，无癌性结节。右腹膜后肿块与 CT 所示一致，几乎占据 4/5 的腹腔，肿块呈脂肪样，上缘与胰、脾、腹腔动脉干紧密相连，下缘达盆腔，胃肠被推移至右侧腹膜腔。

（2）剥离后腹膜，显现腹主动脉、左肾动脉、肠系膜上动脉，达左右髂总动脉，结扎、切断左肾动脉，肿块变软。

（3）离断肿瘤上缘与腹腔动脉干、肠系膜上动脉、胰体尾及脾门粘连，松解肿块左后与腰大肌间粘连，向左前方托起肿瘤。

（4）直视下贴近髂动脉逐步剥离、显露左侧髂内、外动脉及髂总静脉，离断左侧斜疝疝囊及左侧输尿管。距肿瘤下极 1.5cm 断离肿瘤，重量 7.4kg。

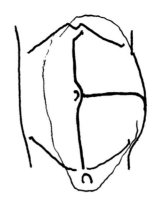

图 5-1-30　手术切口示意图

（5）直视下清除腰大肌、髂前筋膜上的残留肿瘤及左腰背部肿瘤，以温盐水冲洗清洁术野。

（6）做左侧斜疝内环口缝扎。

（7）修补肠系膜破口；放置后腹膜引流管；查：胰无漏，脾门完整，脾动脉、静脉完好，腹腔动脉干及肠系膜上、下动脉完好，术野无出血，无淋巴乳糜漏，器械、敷料无误；逐层关腹。手术历时 3 小时，失血量 200ml，生命体征平稳。

【术后诊断】左肾脂肪囊、脂肪肉瘤，左腹股沟斜疝。

【实施手术】左肾脂肪囊、脂肪肉瘤根治性切除，左腹股沟斜疝内环口结扎。

【术后】术后第 4 天肛门排便、排气，恢复平顺。病理切片：脂肪肉瘤。

【难点与创新】

（一）难点

（1）肿瘤位于左侧腹膜后，而且体积巨大，占据 2/3 的腹腔。

（2）肿瘤上极与腹腔动脉干、胰腺体尾部及脾门下方粘连、固定；肿瘤下极伸入盆腔，达左侧髂内、外动脉间骶前、固定，病体体部后侧与腰大肌致密粘连、固定。

（3）肿瘤覆盖压迫腹主动脉、髂血管，肿瘤供瘤血管来自左肾动脉。

（二）创新

手术历时 2.5 小时，失血量 200ml。为此，笔者注意了以下几点：①向右侧推开后腹膜，显露、游离、结扎、切断左肾动脉。②分离肿瘤上极与腹腔动脉干、胰体尾部与脾的粘连。③向前下方牵开肿瘤，沿腹主动脉、髂血管游离肿瘤，离断肿瘤下极，移除肿瘤。

（三）外科手术技巧

（1）肿瘤上极与腹腔动脉干、胰、脾、肠系膜上动脉的分离应注意：①使用超声刀分离。②注意保护好上述器官，"弃车保帅"。③先游离、结扎、切断左肾动脉，再做上述分离。

（2）肿瘤下极与骶前筋膜的分离应注意：①骶前曲张静脉较多，一旦撕裂难以止血，宜先将肿瘤下极离断，再将残留肿瘤仔细分离、移除。②创面渗血处，宜用 4-0 Prolene 线连续缝扎。

病例 161：右肾上腺巨大嗜铬细胞瘤切除

患者，男，68 岁。右上腹胀痛 7 天。否认高血压史。

T 36.8℃，P 72 次 / 分，R 29 次 / 分，BP 116/70mmHg。神清合作。心律齐，无杂音。双肺呼吸音清。腹平，浅静脉不曲张，右腹无局限性隆起区。腹壁软，肝、胆囊、脾未打及，但右上腹显示饱满，俱有轻度压痛，叩击右肝区示右上腹不适。无胃振水音，腹水征（–）。右腰背部较紧张，双下肢正常。

WBC $6.48×10^9$/L，N 70.8%，PLT $276×10^9$/L，TP 64.5g/L，ALB 34.6g/L，TBIL 6.1μmol/L，DBIL 1.7μmol/L，AST 22.1U/L，ALT 10.5U/L，PA 167mg/L，CHE 5482U/L，GLU 10.9mmol/L，K 3.6mmol/L，C_{12}（正常）。

皮质醇 2.6495μg/dl，直接肾素 0.1334 ng/ml，醛固酮 185pmol/L。尿液香草扁桃酸 51.8mg/24h。B 超（2016 年 12 月 31 日，外院）：多囊肾。CT（2016 年 12 月 31 日，外院）：肝癌。

笔者阅片（2017 年 1 月 12 日）：右肾上腺区见囊实性密度混杂的类圆形肿块，约 20cm×16cm×15cm，上极紧贴右肝后叶，期间可见脂肪间隙，下级右前方可见右肾。肝内外胆管不扩张，无胆石和积气。胆囊显示不清。胰体尾部不大，主胰管不扩张。左肾、脾无异常。无腹水（图 5-1-31）。

增强扫描（动脉期）：腹主动脉圆润，肿块密度稍增强。增强扫描（静脉期）：门静脉被肿块推移至左侧（图 5-1-32）。

CTA（2017 年 1 月 9 日，湖南省人民医院）：示肿瘤供血动脉为右肾上腺动脉、右膈动脉（图 5-1-33）。

CTV：门静脉被肿块推向左、延长（图 5-1-34）。

【术前诊断】嗜铬细胞瘤（右肾上腺），累及右肝、右肾。

【手术过程】

（1）平仰卧位，右上腹"反 L"形切口入腹。肿块系右肾上腺，大小与 CT 所示相符，肿块与右肝后叶紧密相触，右肾位肿块下极左前方，门静脉、腔静脉被推移向左。无腹水。腹主动脉干、肝十二指肠韧带、腔静脉周无肿大淋巴结（图 5-1-35）。

（2）结扎、切断供瘤右肾上腺动脉、右膈动脉：①切开升结肠沟后腹膜，剥离、推移

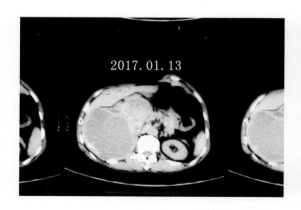

图 5-1-31　CT：右肾上腺区示囊性低密度区

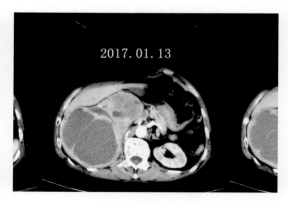

图 5-1-32　CT 静脉期：门静脉被推至左侧

右半结肠后腹膜，显露腹主动脉、腔静脉（图 5-1-36）、右肾动脉、右肾静脉、右肾上腺动脉、右肾上腺静脉。腹带吊开右肾动脉（图 5-1-37），结扎、切断右肾上腺动脉（图 5-1-38）。②显露腹腔动脉干、右膈动脉，结扎、切断右膈动脉，此时肿瘤颜色变暗。

（3）显露肝十二指肠韧带，安置 Pringle 止血带。

（4）剥离右肾：①紧贴右肾动脉、右肾静脉分离，离断肿瘤与右肾间粘连。②贴肾右

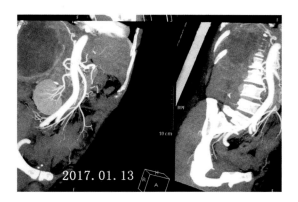

图 5-1-33　CTA：肿瘤供血动脉

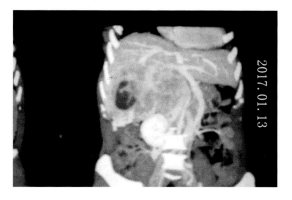

图 5-1-34　CTV：门静脉被肿块推移向左侧

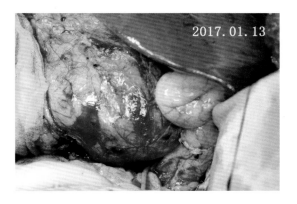

图 5-1-35　肝、胆囊左下方为肿瘤

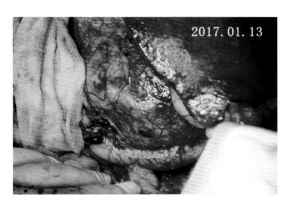

图 5-1-36　手指右上方为腔静脉

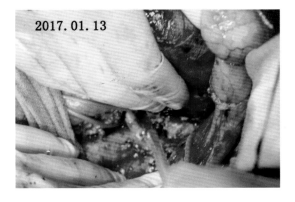

图 5-1-37　乳胶管牵拉处为左肾动脉

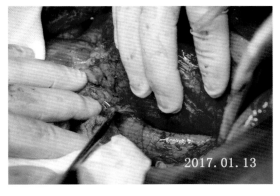

图 5-1-38　钳尖处为右肾上腺动脉

剥离。

（5）结扎、切断右肾上静脉，束扎 Pringle 止血带，贴近肿瘤强行快速剥离移去肿瘤，彻底做术野止血。肿瘤重 1641g，剖面隆起，多处肿瘤坏死、出血（图 5-1-39）。术野示肝血供良好，腹主动脉、腔静脉完好，右肾色泽、血供良好（图 5-1-40）。

（6）关腹。还位右半结肠，放置肿瘤乳胶引流管。术中稍压迫肿瘤，或结扎、切断右肾上腺动脉……血压骤升至 272/130mmHg，此时迅速用硝普钠、酚妥拉明静脉推注，血压回降后继续手术。当结扎、切断右肾上腺静脉，移去肿瘤，血压降至 0mmHg，速用去甲肾上腺素静脉推注，血压回升。术中血压的骤变，呈"过山车"样。手术历时 3.1 小时，失血量约 200ml，送返 ICU。

【术后诊断】右肾上腺嗜铬细胞瘤。

【实施手术】右肾上腺嗜铬细胞瘤切除。

【术后】血压平稳，恢复平顺。病理切片：嗜铬细胞瘤。

【难点与创新】

（一）难点

（1）肿瘤巨大，门静脉受推移延长，肿瘤与右肝后叶粘连，右肾被推移至肿块的左前下方，分离困难。

（2）腔静脉、腹主动脉、腹腔动脉干深在，使得显露、处理去瘤动脉困难。

（3）患者术前未做好充分准备，致使术中血压呈"过山车"样，十分难以处理，也十分危险。

（二）创新

嗜铬细胞瘤的切除，并非鲜事，但本例手术能获得成功，且术后恢复迅速，令人振奋。

（三）外科手术技巧

本例手术成功原因：①术前能较准确地诊断为右肾上腺嗜铬细胞瘤。②首先阻断供瘤的动脉右上腺动脉、右膈动脉，其次剥离右肾、分离肝肾粘连、安置好 Pringle 止血带，然后快速、移除肿瘤。

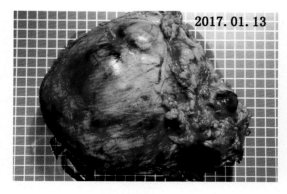

图 5-1-39　标本

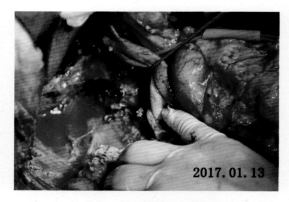

图 5-1-40　蓝色胶带牵拉处为腔静脉

病例 162：巨大子宫内膜异位囊肿切除

患者，女，65 岁。体检发现右上腹肿块 5 年，腹胀 30 天。

T、P、R 正常，BP 135/76mmHg。神清合作，皮肤、巩膜无黄染。心律齐，双肺呼吸音清。右侧中上腹饱满，可触及肿块，下缘达脐下 3 横指，内侧缘达腹白线左侧 3cm，肿块质地中等硬度，不可活动，具有轻微触痛。腹壁软，肝、胆囊及脾未扪及，无胃振水音，右肝区叩击示上腹不适，腹水征（－）。右侧腰背部饱满，双下肢无水肿。

WBC $3.82×10^9$/L，N 58%，PLT $247×10^9$/L，TBIL 10.2μmol/L，DBIL 2.5μmol/L，TP 80.2g/L，ALB 42.4g/L，AST 19.85U/L，ALT 19U/L，PA 205mg/L，CHE 8715U/L，BUN 6.01mmol/L，GLU 5.94mmol/L，CA_{19-9}14kU/L，Ferrit 252ng/ml。

CT（2017 年 6 月 13 日，湖南省人民医院）：右侧肝肾间隙一类圆形囊性密度灶，囊壁厚薄均匀，其内见点状及条状钙化影，CT 值 60Hu，横断面大小约 17.5cm×14cm（图 5-1-41）。

增强扫描（静脉期）：示部分囊壁呈结节及条状明显强化（图 5-1-42）。病灶与右肾上极皮质分界不清，呈杯口样改变，右肾、肝右叶明显受压。右肾上腺未见。肝表面光整，右肝被挤压呈薄片。肝内胆管不扩张。胆囊不大，壁不厚。右肾盂积水，左肾大小、形态无异常。

CTA：右肾动脉受压延长，腹主动脉形态规则，腹腔动脉干、肠系膜上动脉、双髂动脉管腔无狭窄（图 5-1-43）。

CTV：下腔静脉、右肾静脉、门静脉及分支受挤压、推移（图 5-1-44）。肝静脉、门静脉及分支、脾静脉、肠系膜上静脉无狭窄、无栓塞。

【术前诊断】右肾与肝间隙巨大囊性病变，并出血、钙化。

【手术过程】

（1）择期，平仰卧位，右上腹"直T"形切口（图 5-1-45）入腹。见：无腹水，腹膜上未见癌性结节。右上中腹腹膜后示囊性

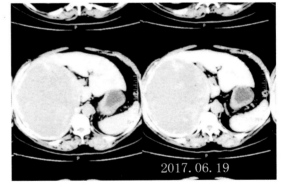

图 5-1-41　CT：右肝肾间隙一囊性低密度区

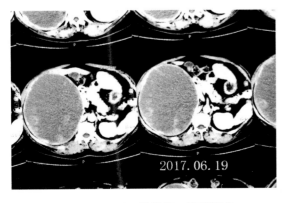

图 5-1-42　CT 静脉期：囊壁强化

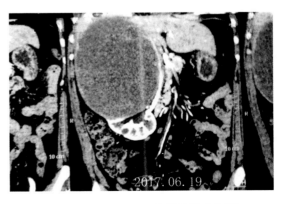

图 5-1-43　CTA：右肾被推移向下

肿块，下极于脐下 3 横指，右侧缘超过腹白线约 3cm，胃肠道被挤压、推移至左侧腹。肿块上极、后腹膜、右肝脏面致密粘连。右肾上极与肿块下极致密粘连。

（2）切开肿块外侧后腹膜，剥离后腹膜，随同将结肠、十二指肠、胰头一并推向左侧腹，甚至腹切口以外，用盐水垫保护。

（3）显现腔静脉、右肾静脉、左肾静脉，做右肾静脉套带，发现肾静脉、腔静脉汇合处腔静脉壁钙化，与肿瘤左侧缘"融合"。

（4）分离左肾、左肾蒂与肿瘤粘连，保护好右肾。以双极电凝靠近右肾动脉、右肾静脉及右肾盂仔细分离，将右肾与肿瘤分开（图 5-1-46）。

（5）离断肿瘤与右肝、膈肌粘连：①做肿块戳孔，吸出脓样液体 950ml（图 5-1-47），使肿块体积变小，腾出术野。②安置 Pringle 止血带，离断右冠状韧带、肝肾韧带，分离肿瘤上极与右膈、右肝脏面粘连，创面渗血用双极电凝止血，显现肝下下腔静脉。

（6）分离肿瘤与腔静脉间粘连，移除肿瘤：①钳夹、临时阻断右肾动脉、右肾静脉。②以组织剪、止血钳剥离肿瘤与腔静脉胼胝样粘连，两处破裂处以 5-0 Prolene 线缝合修补，彻底游离腔静脉长约 13cm。③血管钳钳夹肿瘤囊壁，向右前方牵拉，离断粘连，整块移除肿瘤，创面的出血点用双极电凝止血。以生理盐水冲洗术野，显现右肝脏面、腔静脉、右肾、右肾蒂（图 5-1-48）。肿瘤重 3kg（图 5-1-49）。

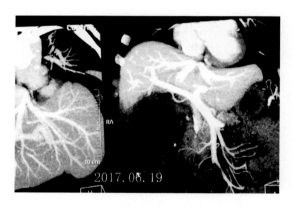

图 5-1-44　CTV：门静脉受压、推移

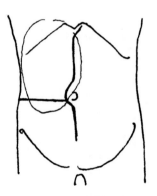

图 5-1-45　手术切口示意图

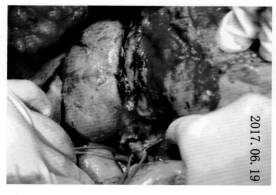

图 5-1-46　粉红色者为右肾

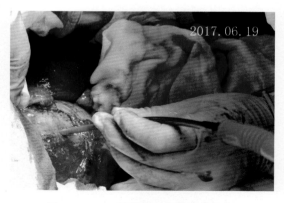

图 5-1-47　吸引器吸出囊肿内液体

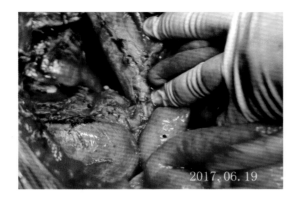

图 5-1-48　手指尖处为腔静脉

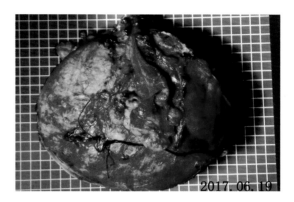

图 5-1-49　标本

（7）放置好右膈下引流管，清点器械、敷料无误，逐层关腹。手术历时 4.5 小时，失血量 500ml，术中生命体征平稳，安返回房。

【术后诊断】子宫内膜异位囊肿，并陈旧性出血。

【实施手术】囊肿切除。

【术后】恢复平顺。随访至今，健康。病理切片：子宫内膜异位囊肿并陈旧性出血。免疫组化结果：CD45（+）、CD38（+）、CK（-）、Syn（-）、CgA（-）、Ki-67（+2%）、CD34（-）、Vimentin（+），特殊染色：VG（+）。

【难点与创新】

（一）难点

（1）肿瘤与右肾间致密粘连，能否保住右肾？

（2）肿瘤与右肝、膈肌致密粘连，是否要切除右半肝？

（3）肿瘤与腔静脉"融合"，一部分腔静脉钙化，是否须做腔静脉部分切除、置换？

（二）创新

保右肾、保右肝、保腔静脉，切除肿瘤。

（1）足够长的切口，使术野充分暴露。

（2）放出肿瘤囊肿液近 1000ml，缩小肿瘤的体积，腾出术野。

（3）先显露肝后腔静脉、左右肾静脉、右肾动脉，做右肾动脉、静脉套带。

（4）双极电凝分离肿瘤与右肾的粘连。

（5）Pringle 止血带阻断入肝血流，离断肿瘤与肝、膈粘连。

（6）结扎、切断右肾静脉、右肾动脉。

（7）剥离肿瘤与腔静脉粘连，快速整块移除肿瘤。

（三）外科手术技巧

（1）肿瘤与右肾上极的分离应注意以下几点：①显现、保护好右肾静脉、右肾动脉、右肾盂。②于肿瘤与右肾间隙以双极电凝分离。

（2）肿瘤与右肝、膈粘连的分离应注意以下几点：①安置好 Pringle 止血带。②离断右冠状韧带。③以双极电凝在肿瘤与右肝、膈的间隙离断粘连。

（3）腔静脉与肿瘤粘连的分离应注意以下几点：①钳夹、切断肿瘤与腔静脉粘连最严重的部位。②组织剪配合双极电凝分离腔静脉与肿瘤间的粘连带。③腔静脉破裂处先后指压或门脉钳钳夹止血后，再以 Prolene 线修补。切不可用普通止血钳在血海里盲目钳夹！

第二节　其他疾病

典型病例

病例 163：腹膜后复发巨大脂肪肉瘤（3.9kg），施 8 个器官联合切除、消化道重建

患者，女，63 岁。发现腹块 6 个月，腹痛伴呕吐 7 天。2017 年，诊为"腹膜后肿瘤"在外院施"腹膜后巨大肿瘤、左半结肠切除及胃贲门肿瘤切除术"，病理切片报告"脂肪肉瘤"。

T 37.9℃，P 84 次 / 分，R 20 次 / 分，BP 116/77mmHg。神清合作，无黄疸。心、肺无异常。右中上腹膨隆，示上腹白线切口瘢痕长 15cm，浅静脉不曲张，无胃肠型。右侧腹扪及腹块，其下缘达脐下 3cm，质硬、无触痛、活动性差。未扪及肝、胆囊和脾，无胃振水音，肝浊音界于右侧锁骨中线上第 5 肋间，叩击右肝区无心窝部不适。无腹水征。双腰背部无抬举痛，双下肢无水肿。

WBC 4.79×10⁹/L，N 60%，PLT 259×10⁹/L，CA₁₉₋₉ 3.66kU/L，AFP ＜ 1ng/ml，AMY 93.5U/L，TBIL 8.9μmol/L，DBIL 3.4μmol/L，TP 63.2g/L，ALB 38.9g/L，PA 87mg/L，CHE 4816U/L，GLU 3.36mmol/L。

CT（2018 年 9 月，湖南省人民医院）：上中腹部示一巨大肿块，约 18cm×10cm×40cm，其内密度不均，并示脂肪密度（图 5-2-1）。

增强扫描：肿块不均强化，示结节样明显强化，肿块周围多个大小不一结节灶，以脾内侧为显（图 5-2-2）。胰体尾部正常结构，主胰管不扩张。肝大小、形态正常。肝内胆管不扩张，无胆石、无积气，无异常密度灶。脾大小、形态正常，无异常密度灶，与肿块无脂肪间隙。双肾示多发小结节，肾盂不扩张，双肾脂肪间隙清楚。

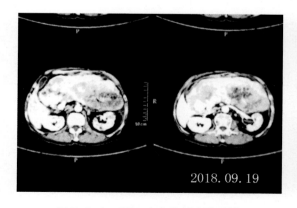

图 5-2-1　CT：中上腹低密度肿块

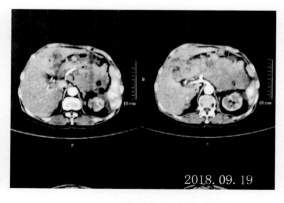

图 5-2-2　CT 动脉期：肿块不均质强化

CTA：肿块由肠系膜上动脉右半支、胃十二指肠动脉分支及脾动脉供血，脾动脉粗大，内径达 0.4cm。

【术前诊断】腹膜后巨大脂肪肉瘤（复发）。

【手术过程】

（1）择期，平仰卧位，全身麻醉，取上腹"倒 T"形切口入腹（图 5-2-3）。见：腹腔少量淡黄色腹水，腹壁无癌性结节。肝色泽棕红，表面光整，形态、比例无明显失衡，质软，无结节感。胆囊不大，约 8cm×4cm×3cm，张力较大，未及胆石。肝外胆管外径约 0.6cm。左侧腹膜后巨大肿块与胃、十二指肠、横结肠、脾致密粘连、融合，胰腺位于肿块后方，亦完全融合在一起，整个肿块与 CT 所示大小一致（图 5-2-4），占据左上腹及中腹部，活动性差，肿块表面布满曲张静脉支。试图分离肿块与横结肠粘连，因失血而终止（图 5-2-5）。

（2）切开十二指肠后腹膜，显现十二指肠、胰头后方，以及腔静脉、腹主动脉、左肾静脉和肠系膜上动脉根部，做肠系膜上动脉套带（图 5-2-6）。

（3）顺逆结合切除胆囊，横断肝总管，显现门静脉、肝固有动脉、胃十二指肠动脉、肝总动脉、腹腔动脉干、胃左动脉及脾动脉，结扎、切断胃十二指肠动脉、脾动脉。并进一步显露、游离门静脉至胰腺上缘（图 5-2-7）。

（4）切断、结扎胃网膜血管，距贲门 6cm 沟通胃后壁与胰间隙，以直线切割闭合器断

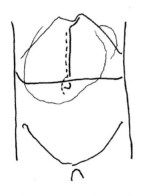

图 5-2-3 手术切口示意图

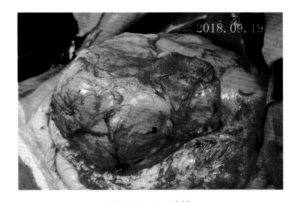

图 5-2-4 肿块

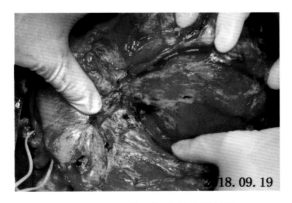

图 5-2-5 图右下拇指处为横结肠

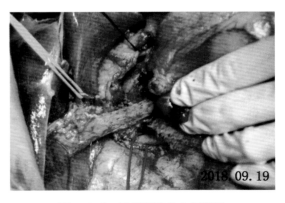

图 5-2-6 示指指尖处为门静脉

胃，游离胃小弯达十二指肠球部。

（5）距屈氏韧带 15cm 断空肠，游离空肠近段，至肠系膜上血管的右侧。

（6）直线切割闭合器先后横断结肠肝曲、原结肠与脾结肠吻合口。

（7）再次剥离横结肠系膜与胰头粘连，右路显现肠系膜上静脉达胰头沟下缘。以手指在门静脉上指引，长弯钳于胰头沟、肠系膜上静脉前方仔细小心分离，沟通胰头沟，全程显现门静脉、肠系膜上静脉及左侧的肠系膜上动脉。

（8）将胃十二指肠、胰头、空肠近段、横结肠、肿块向左前方搬动、游离，于门静脉左侧钳夹、切断脾动脉、脾静脉，于胰后方紧贴肿块游离、切断腹膜后脉管、纤维结缔组织、L_8、L_9、L_{12}、L_{13}、L_{14}、L_{16} 至左肾前筋膜，保护好左肾静脉及左生殖静脉。连同肿块、胃十二指肠、空肠近段、胰、脾一并整体移除，标本重约 3.9kg。术野以温去甲肾上腺素盐水冲洗、清洁。

（9）重建消化道（见图 5-2-8）：①胃空肠吻合。清除残胃大弯残留的肿瘤组织，小胃钳距贲门 4cm 断胃。以 4-0 Prolene 线做胃空肠连续内翻缝合，胃管置入输出段空肠，注水测试无胃内出血、无吻合口漏。②胆管空肠鲁氏 Y 形吻合。距胃空肠吻合口 20cm 横断空肠，提取远侧空肠与胆管施端-侧吻合，缝线用 4-0 Prolene 线。放置 12 号 T 形管，直臂经肝总管前壁戳孔引出，测试无胆漏、出血。距胆肠吻合口 30cm 做空肠、桥襻空肠侧-侧吻合。③结肠、乙状结肠端-端吻合。先后游离升结肠系膜、乙状结肠系膜，使两断端无张力跨越桥襻空肠前。以 4-0 Prolene 线做结肠、乙状结肠端-端吻合。

（10）再次用温去甲肾上腺素盐水冲洗术野。放置左膈下、温氏孔右侧乳胶引流管各 1 根。清点器械、敷料无误，逐层关腹。手术历时 12 小时，失血量 1500ml，输注浓缩红细胞 8U，术中生命体征平稳，安返回房。手术示意图见图 5-2-8。

【术后诊断】腹膜后巨大脂肪肉瘤（复发）。

【实施手术】腹膜后巨大脂肪肉瘤联合胃大部、横结肠、脾、胰切除，胃肠吻合，胆肠鲁氏 Y 形吻合，升结肠、乙状结肠端-端吻合术。

【术后】无胃肠吻合口漏、胆漏及结肠漏，恢复平顺。

【难点与创新】

（一）难点

（1）腹膜后脂肪肉瘤复发。

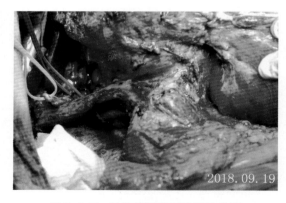

图 5-2-7 肿块等器官切除后的术野

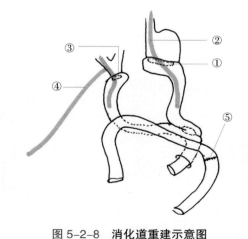

图 5-2-8 消化道重建示意图

注：①胃空肠吻合口；②胃管；③胆肠吻合口；④T 形管；⑤结肠、乙状结肠吻合口

（2）脂肪肉瘤巨大（3.9kg），与周围器官粘连融合（胃、胰、脾、横结肠）。

（3）显现脾静脉、脾动脉，沟通胰头沟，显现肠系膜上静脉、肠系膜上动脉困难。

（二）创新

经"上路"显现肝固有动脉、胃十二指肠动脉、腹腔动脉干、胃左动脉及脾动脉，经右路显现肠系膜上静脉，"上路"与"右路"结合沟通胰头沟，显现门静脉、肠系膜上静脉及肠系膜上动脉。横断空肠，移近段至肠系膜上脉管的右侧，而后从右向左、从左向右结合，辨清左肾及左肾静脉，整块移除胆囊、胰、胃、横结肠、十二指肠空肠上段及胆总管共 8 个器官，重建消化道并获成功，成功来之不易。

（三）外科手术技巧

（1）手术的成功，说明本例手术宜从"上路"开始，而不能从"下路"开始。①经上路显现、结扎、切断胃十二指肠动脉及脾动脉。②经上路显现门静脉及肠系膜上动脉。③经上路分离胰头十二指肠与腔静脉、腹主动脉。

（2）肠系膜上动脉的显现，沟通胰头沟，显现门静脉、肠系膜上静脉。①肠系膜上动脉的显现：显现腹腔动脉干、脾动脉，其下方找见肠系膜上动脉根部。将肿块、胰头十二指肠向左前方翻转，显现腹主动脉、肠系膜上动脉。②门静脉、肠系膜上静脉的显现：剥离横结肠系膜与胰头粘连，"右路"显现肠系膜上静脉达胰头沟下缘。 横断肝总管，经"上路"显现门静脉达胰头沟上缘。 上下结合，以大弯钳沟通门静脉、肠系膜上静脉前方裂隙，沟通胰头沟。别除门静脉、肠系膜上静脉周结缔组织及胰腺沟突汇入支，全程显现门静脉、肠系膜上静脉。

病例 164：取石网穿破十二指肠 2 处，致弥漫性腹膜炎、中毒性休克 3 天，再施十二指肠修补、胃隔离，成功

患者，女，57 岁。LC 取石网套取石后腹痛、发热 3 天。3 天前，诊为"结石性胆囊炎、胆总管结石"，施腹腔镜胆囊切除，取石网套取胆总管结石，发现十二指肠球部穿孔，而中转开腹，做十二指肠修补、胆总管放置 T 形管。术后当晚诉腹痛，继而休克。予以输液等抗休克处理，血压用去甲肾上腺素维持。继而腹胀、高热、腹部压痛，WBC 8.8×10^9/L，N 75.9%，PLT 40×10^9/L。

CT：左侧胸膜腔积液（图 5-2-9），十二指肠水平部肿胀，腹膜腔多处液体积聚，膈下游离气体（图 5-2-10）。

腹腔穿刺获大量乳白色混浊液体。尿量 610ml/d。

T 39℃，P 146 次/分，R 36 次/分，BP 87/63mmHg。镇静，双侧瞳孔等大等圆，对光反射存在，无黄疸。心律齐，无杂音。双肺呼吸音粗糙。腹部胀满，右肋缘下切口无溢血、流液（图 5-2-11），全腹肌紧张，右上腹明显压之有抵抗感，未及肿块。右肝浊音界消失，腹水征（+），无胃振水音，肠鸣音弱。右腰背部有抵抗感。双下肢无水肿。

TBIL 8.8μmol/L，DBIL 4.5μmol/L，AST 69.2U/L，ALT 58U/L，TP 40.5g/L，ALB 25.1g/L，PA 50.2mg/L，CHE 2184U/L，血清 K 4.9mmol/L，AMY 1111U/L，Hb 78g/L。

【术前诊断】医源性十二指肠损伤、穿孔，并弥漫性腹膜炎、中毒性休克、肾前性肾功能不全、反应性胸膜腔积液、低蛋白血症、继发性血小板减少。

【手术过程】

（1）急症，平仰卧位，延长原右肋缘下切口入腹。见：气液外溢，液体量约 1400ml，为淡乳白色、混浊。大网膜、十二指肠水平处后腹膜呈白色。肠曲肿胀、充血，少许部位呈紫色。十二指肠降部与水平部交界处对系膜缘一瘘口，直径约 1cm。原十二指肠球部破口修补处愈好，胆总管 T 形管未漏。肝色泽棕红、质软。腹膜腔广泛液体积聚。脾、胰未见明显异常。

（2）清创腹膜腔，吸出腹膜腔脓性液体，以 4000ml "三合一液" 冲洗、清洁腹膜腔。

（3）修补十二指肠破口，切开局部后腹膜，以 4-0 Prolene 线连续、内翻缝合修补破口。另于十二指肠降部戳孔，放置 14 号 T 形管，注水测试，未见肠漏（图 5-2-12）。

（4）游离胃大弯，于幽门环上 1cm 以 7 号圆针丝线做 U 形交锁缝合 5 针，隔离胃。

（5）距幽门环 10cm，以 4-0 Prolene 线做连续、内翻缝合，胃空肠吻合口放置 14 号长臂 T 形管，长臂伸入输入空肠，达十二指肠破口修补处。

（6）先后放置温氏孔右侧、盆腔及十二指肠破口修补处引流管。

（7）清点器械、敷料无误，引流管就近低位引出腹膜腔，减张缝合，逐层关腹。手术历时 3 小时，失血量 200ml。术毕时 P 96 次 / 分、SpO$_2$ 99%、BP 135/70mmHg。送 ICU，带气管插管。手术示意图见图 5-2-13。

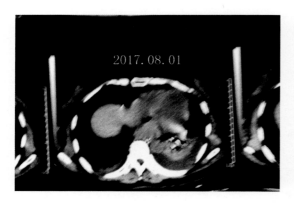

图 5-2-9　CT：胸腔积液

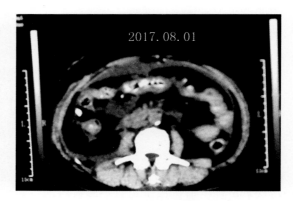

图 5-2-10　CT：腹膜腔多处积液

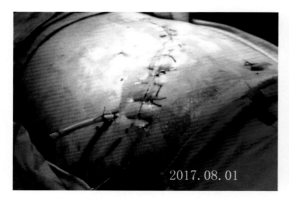

图 5-2-11　切口溢脓

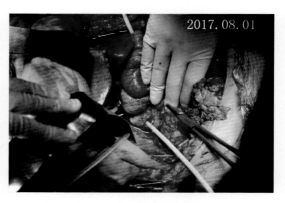

图 5-2-12　图右下为 14 号 T 形管

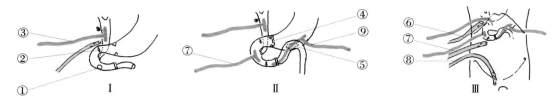

图 5-2-13　**手术示意图**

Ⅰ. 术前；Ⅱ. 术后

注：①十二指肠降部、水平部交界处破口；②十二指肠球部破口修补处；③；T 形管；④胃隔离；⑤胃空肠吻合口；⑥温氏孔右侧引流管；⑦十二指肠破口处引流管；⑧盆腔引流管；⑨胃造瘘长臂 T 形管

【术后诊断】医源性十二指肠损伤、穿孔，并弥漫性腹膜炎、中毒性休克、肾前性肾功能不全、反应性胸膜腔积液、低蛋白血症、继发性血小板减少。

【实施手术】十二指肠漏修补、十二指肠造瘘、胃隔离、胃空肠吻合、胃造瘘、长臂 T 形管放置、腹膜腔清创引流。

【术后】恢复平顺。

【难点与创新】本例原是结石性胆囊炎、胆总管结石，采取腹腔镜胆囊切除、取石网装取胆管结石，是一次微创手术。但由于取石网致十二指肠 2 处穿孔，第一次中转开腹，只补了一个破孔，另一破孔致弥漫性腹膜炎、中毒性休克、肾功能不全，生命危在旦夕。经再次手术终于获救，其印象深刻，意义重大。

（一）难点

（1）十二指肠穿破致弥漫性腹膜炎 3 天，由于胃液、胆汁、胰液漏入腹膜腔，消化自溶，组织极脆、易裂，给手术带来极大困难。

（2）弥漫性腹膜炎的情况下，做胃隔离、胃空肠吻合、十二指肠造瘘，愈合困难。

（3）患者周身情况极差、中毒性休克、继发性血小板减少、低蛋白血症、肝储备功能差、肾功能不全，广谱抗生素的使用已达 3 天。

（4）二重感染难免。

（二）创新

（1）在医源性十二指肠损伤后第 3 天，再施腹膜腔清创、胃隔离、十二指肠造瘘，获得成功。

（2）术后第 3 天肾功能不全、毛细血管渗漏综合征、二重感染，尽早使用血液净化及高压氧舱治疗。

（三）外科手术技巧

（1）加强术前的望触叩诊，脚踏实地做好每一件医疗工作，损伤后尽早手术，将会减少患者的创伤，有利于早日康复。

（2）盲视下取石网取石，对本例是失败的，不宜推广。

（3）十二指肠损伤的处理注意了以下几点：①术后充分与患者家属沟通。②胃隔离、长臂 T 形管放置到破损的远端。③十二指肠造瘘使十二指肠空虚，无张力。④胆道 T 形管引流。

病例 165：右半结肠切除术后，吻合口漏，再施吻合口切除、回结肠侧－侧吻合

患者，女，75 岁。右半结肠切除后，右侧腹痛、腹膜腔引流出"胆汁"3 天，不发热，无呕吐、肛门排气、便 1 次。7 天前，诊为"阑尾黏液癌"在当地医院施"右半结肠切除，回结肠端－端吻合术"，吻合口满意。

T 36.7℃，P 78 次／分，R 20 次／分，BP 125/75mmHg。神清合作，无黄疸。心律齐、无杂音，双肺呼吸音清。腹平，无胃肠型，浅静脉不曲张。见右中上腹经腹直肌切口瘢痕长 20cm，无红肿、渗液。右髂窝部一根腹膜腔引流管引流出蓝色液体。局部明显压痛，余腹软。腹水征（－），肠鸣音时有高亢。双腰背部无抬举痛，双下肢无水肿。

WBC $2.15×10^9$/L，N 67.8%，PLT $75×10^9$/L，TP 57.5g/L，ALB 35.6g/L，TBIL 17.5μmol/L，DBIL 14.3μmol/L，AST 41.3U/L，ALT 38.6U/L，C_{12}（－）。

血清 K^+、Na^+、Cl^- 正常。口服亚甲蓝，1 小时后腹腔引流管流出蓝色液体。

CT（2018 年 5 月 27 日，当地医院）：膈下见游离气体。肝表面清楚、光整，肝叶（段）表面无失衡。肝内胆管不扩张、无胆石、无积气。胆囊不大，无胆石。肠无液气平面。腹膜腔无液体积聚。结肠内未见气液平面。

【术前诊断】 右半结肠切除术后并回结肠吻合口漏、局限性腹膜炎，十二指肠漏待排除。

【手术过程】

（1）是否急症手术，主管医师与笔者意见不一，几经讨论，最终同意。

（2）急症，平仰卧位，全身麻醉，依原切口入腹。见：开腹时见气体逸出，无腹水。见回结肠吻合口约 1/3 裂开，黏膜外翻呈唇状，局部肠管肿胀、壁厚，吻合口以远结肠空虚，吻合口近端回肠胀满、积蓝色液。升结肠仍存留。十二指肠、肝外胆管完好。腹膜腔干净。

（3）游离回结肠吻合口、结肠肝曲及横结肠右半，先后横断横结肠及回肠，切除肠管长约 15cm，以 4-0 Prolene 线缝闭结肠、回肠残端。

（4）做回结肠侧－侧吻合，吻合口长 6cm，缝线为 4-0 Prolene 线，做连续、内翻缝合，外以 5-0 Prolene 线做浆肌层包埋。

（5）减张缝合关闭腹腔，温氏孔右侧放置乳胶引流管。

手术历时 2 小时，失血量约 50ml，术中生命体征平稳。手术示意图见图 5-2-14。

【术后诊断】 回盲部切除术后，并回结肠吻合口漏、局限性腹膜炎。

【实施手术】 回结肠吻合口、结肠右半切除，回结肠侧－侧吻合。

【术后】 术后第 2 天肛门排气、排便，恢复平顺。

【难点与创新】

（一）难点

（1）目前回结肠吻合口漏漏出量小，无弥漫性、粪性腹膜炎，生命体征平稳，而且原主管医师认为通过保守治疗可能治愈。同时家属不愿意再手术。

（2）患者目前表现回结肠漏的体征主要在右侧髂窝，与右半结肠切除后回结肠吻合口漏不相符合，给再手术增加了疑点，而且口服亚甲蓝后腹腔引流管流出亚甲蓝时间短，未见粪质。

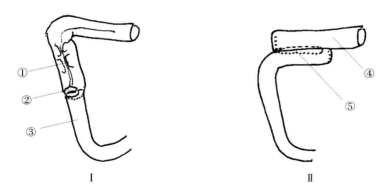

图 5-2-14　**手术示意图**

Ⅰ. 术前；Ⅱ. 术后

注：①升结肠；②回肠；③回结肠吻合口漏口；④横结肠；⑤回结肠侧 - 侧吻合口

（二）创新

急症手术，施原回结肠吻合口切除、回结肠侧 - 侧吻合术。

（三）外科手术技巧

（1）本例施原回结肠吻合口切除、回结肠侧 - 侧吻合的理由：①上次手术，急症施回盲部切除、回结肠端 - 端吻合，容易发生吻合口漏。一旦吻合口漏后，难以愈合，迁延时间长，此间一位 75 岁的高龄患者，将并发心、肺、肾疾病，后果不良。②患者目前回结肠吻合口漏、腹膜炎局限，切除吻合口不难，而且结肠空虚，方便术后愈合，目前亦可以承受手术。③再手术施回结肠侧 - 侧吻合，成功率高。

（2）再手术时应注意以下几点：①切除残留升结肠、结肠肝曲及横结肠右半。②回结肠侧 - 侧吻合，缝线宜用 4-0 Prolene 线。③右肝下间隙放置腹腔引流管。